中西医结合妇产科学

主编 赵淑萍 黄 煜 胡友斌 马德花 张 磊

科学技术文献出版社
SCIENTIFIC AND TECHNICAL DOCUMENTATION PRESS
·北京·

图书在版编目（CIP）数据

中西医结合妇产科学 / 赵淑萍等主编. —北京：科学技术文献出版社，2018. 1（2019.5重印）
ISBN 978-7-5189-3269-6

Ⅰ. ①中… Ⅱ. ①赵… Ⅲ. ①妇产科病—中西医结合疗法 Ⅳ. ① R710.5

中国版本图书馆 CIP 数据核字（2017）第 219238 号

中西医结合妇产科学

策划编辑：薛士滨　责任编辑：张　蓉　张　波　责任校对：文　浩　责任出版：张志平

出　版　者　科学技术文献出版社
地　　　址　北京市复兴路15号　邮编 100038
编　务　部　（010）58882938，58882087（传真）
发　行　部　（010）58882868，58882870（传真）
邮　购　部　（010）58882873
官 方 网 址　www.stdp.com.cn
发　行　者　科学技术文献出版社发行　全国各地新华书店经销
印　刷　者　北京虎彩文化传播有限公司
版　　　次　2018 年 1 月第 1 版　2019 年 5 月第 3 次印刷
开　　　本　889 × 1194　1/16
字　　　数　398千
印　　　张　15
书　　　号　ISBN 978-7-5189-3269-6
定　　　价　78.00元

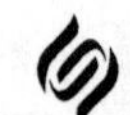

《中西医结合妇产科学》编委会

主　编　赵淑萍　黄　煜　胡友斌　马德花　张　磊

副主编　文　姝　邹存华　桑昌美　付婷婷　田树旭　王礼华

编　委　(按姓名拼音为序)

阿艳妮　曹　媛　戴红英　高凌雪　谷　雪　郭汉青

韩汶君　郝　娟　江　敏　李　婧　李　莎　李湘霞

林　慧　刘海瑛　刘青云　刘维琴　刘小强　刘　烜

刘永红　马雅茹　任婧婧　石　波　宋维伟　王　琦

王　妍　王玉洁　吴美丽　袁　芳　张惠文　张丽芳

张露英　张　鹏　张　萍　张叶三　张志磊　赵　蕾

前　言

中西医学的碰撞、交流与互补一直是现代中国医学发展的时代特征。中西医结合，就是在中西医团结合作的基础上，主要由中西医兼通的医学人才，用现代科学知识和方法，发掘、整理、研究祖国医药学遗产，丰富现代医学，发展具有中国民族特点的统一的新医学的过程。在几十年的实践过程中，中西医结合临床和实验研究取得了不少可喜的成就和宝贵经验。

中西医结合研究是从临床研究开始的。中西医结合治疗“乙脑”经验的总结和推广、辨证与辨病相结合原则的确立，中西医结合治疗急腹症、骨折及针刺麻醉的成功等，都是中西医结合早期临床研究产生了重大影响的医学成果。进入21世纪后，中西医结合更是在世界范围内为现代医学的发展做出了重要贡献。例如，我国首位诺贝尔生理学或医学奖获得者屠呦呦教授，依靠历史悠久的传统中医药，从本草研究入手，收集、整理了包括内服、外用，植物、动物、矿物药在内的2000多个方药，经历漫长而科学的实验研究最终在疟疾的药物治疗中取得突破。这正是我国医药卫生科技人员走中西医结合道路，发掘祖国医药学宝库所取得的一项重大科研成果。

2007年1月11日印发的由国家科学技术部、卫生部、国家中医药管理局、国家食品药品监督管理局等16个部委联合制定的《中医药创新发展规划纲要（2006—2020年）》提出的“促进东西方医学优势互补、相互融合，为建立具有中国特色的新医药学奠定基础”的战略目标，将对中西医结合事业的发展产生重要的推动作用。在妇产科领域，尤其体现了中西医结合研究者几十年努力的结晶。中西医学各自的优势在临床上得到越来越多的结合，许多妇科疾病的中西医结合治疗取得了较之单纯西医或单纯中医更好的疗效，中西医结合妇产科学体系逐步建立，将会更好地为广大妇女的医疗保健服务。

本书本着教学内容的科学性、先进性和实用性的原则，力求在妇产科常见疾病的中西医结合治疗中有所创新，沟通中、西医学，寻求彼此的结合点，使中、西医学临床思维模式在临床实践中达到协调。在中西医结合的思维观念、基本思路和理论体系指导下，培养学生对常见中西医妇产科病症的诊疗能力。

由于作者水平有限，书中难免有错误和不妥之处，恳请读者指正。

在编写过程中，得到了青岛妇女儿童医院的支持，表示感谢！

编　者

2017 年 7 月

目　录

第一章 绪论

第一节 中西医结合妇产科学的定义与研究范围

一、中西医结合妇产科学的定义

中医妇产科学是祖国医学的重要组成部分之一，有数千年的悠久历史，它具有独特的理论体系和丰富的诊疗经验。中医妇产科学是运用中医学理论，以整体观念和辨证论治为主导思想，研究妇女解剖、生理病理特点和特有疾病的病因、病机、症状、诊断、辨证规律和防治的一门临床学科。中医理论包括阴阳五行、脏腑经络、气血津液、病因病机、四诊八纲、辨证施治等。西医妇产科学（obstetrics and gynecology）是随着临床医学学科的漫长发展、整体进步、分工日趋明确而逐渐演变发展成的一门独立性较强、涉及面较广的临床科学，是专门研究女性特有的生理、病理变化及生育调控的一门临床科学，并随着现代科技的进步，将科学技术及高科技的产品运用到诊断方面，大大提高了诊断的准确率。西医妇产科学由妇科学（gynecology）、产科学（obstetrics）、计划生育（family planning）和生殖医学（reproduction medicine）组成。中西医结合妇产科学是运用中医和西医的医学基础理论，相互借鉴和补充来认识妇女生殖系统的解剖、生理、病理特点，研究与妇女经、带、胎、产及解剖生理有关的疾病的病因病机、临床表现、诊断与鉴别诊断、辨证规律和防治方法，并将中西医结合的基础理论运用到计划生育、优生优育和妇女保健领域的一门新兴的临床医学学科。

二、中西医结合妇产科学的研究范围

中医妇产科学研究的范围包括：月经不调、崩漏、带下、子嗣、妊娠、临产、产后、乳疾、癥瘕、前阴诸疾及杂病等内容，设立的病症类型有月经病、带下病、妊娠病、临产病、产后病、妇科杂病、前阴病等。

西医妇科学是研究非妊娠期妇女生殖系统的生理与病理的改变及对病理性改变进行预防、诊断和治疗的临床医学学科，通常包括妇科学基础、女性生殖器炎症、女性生殖器肿瘤、女性生殖器损伤和发育畸形、女性盆底功能障碍、女性内分泌异常及其他一些特有疾病。西医产科学又分为普通产科学、围产医学及母胎医学（maternal fetal medicine），其内容包括产科学基础、生理产科学、病理产科学和胎儿医学，主要研究妇女在妊娠、分娩和产褥期的生理现象、病理改变及胎儿和早期新生儿的监护和病理改变的预防、诊断与处理，致力于降低孕产妇和围产儿的死亡率及减少出生缺陷，达到保证母婴健康和提高出生人口素质。计划生育是一门独立的亚科学，主要研究女性生育时期的选择、避孕、绝育及非意愿妊娠的处理。生殖医学是研究针对不孕不育患者的生殖辅助技术。

中西医结合妇产科学是将西医的辨病与中医的辨证有机结合应用于研究女性内外生殖器官及骨盆的解剖结构、卵巢的功能、生理周期的变化和调节、月经、妊娠、分娩、产褥、哺乳的生理特点和特有疾病及对生殖器官的炎症、肿瘤、损伤等病症的病因病机、临床表现的诊断和鉴别诊断；将西医的善于祛病与中医的长于调理相结合应用于对妇产科疾病的预防、治疗和处理；不孕症、计划生育、妇女保健、优生优育等均属于本学科研究的范围。

第二节 中西医结合妇产科学的发展概要

一、中医妇产科学的发展概要

中医妇产科学数千年来在我国妇女医疗保健事业中起了很大作用，对中华民族繁衍做出了很大贡献，受到社会、政治、经济发展的影响，其发展史也是人类文明的发展史。因此，我们把中医妇产科理论体系的形成与发展分为六大历史阶段。

（一）夏、商、周、秦、汉时代——中医理论体系萌芽和奠基阶段

我们的祖先在远古时代的劳动与生活中发现了一些药物，逐渐积累了初步的医疗技术，开始了医疗保健活动。中医妇产科在夏、商、周时代已有萌芽。此时期的古籍主要有关于难产、妇科用药、种子、胎教等理论的记载。

最早在殷墟出土的甲骨文记载的21种疾病中就有“疾育”（妇产科病）的记载；关于难产的记载出现在相当于夏或夏以前的《史记·楚世家》：“陆终（妻女）生子六人，拆剖而产焉”；在《易经·爻辞》载有：“妇孕不育”“妇三岁不孕”，可见在公元前14世纪~前11世纪的古人已经很关心生育的事，也反映了古人对妇女孕产的认识。在西周时代的《诗经》中关于妇科用药就有50余种，其中有茜草、益母草、菟丝子、枸杞子等妇科常用药；先秦战国时代的《山海经》记载的120余种中药中有“种子”及“避孕”的药物；《周礼》说“男三十娶，女二十嫁”又说“礼不娶同姓”及《左传》“男女同姓，其生不藩”都明确提出了反对早婚及近亲结婚的主张，这些主张具有优生学的意义；《列女传》有“胎教”的记载；春秋战国时期《史记·扁鹊仓公列传》记载：“扁鹊名闻天下，过邯郸，闻贵妇人，即为带下医”。此“带下医”，即是妇产科医生。关于胚胎发育的记载，《文子·九守篇》说：“一月而膏，二月而血脉，三月而胚，四月而胎，五月而筋，六月而骨，七月而成形，八月而动，九月而躁，十月而生”，这是对怀胎十月而生的初始记载。战国时代成书的《黄帝内经》是祖国医学最早的古医书，不但确立了中医学的理论基础，还提出了有关妇女解剖特点、月经生理、妊娠诊断、妊娠用药等基本理论，论述了一些妇科疾病的病因病机，如血枯、子瘖、白淫、月事不来、不孕、石瘕、肠覃等。《黄帝内经》还记载了中医第一张妇科古方——四乌贼骨一藘茹丸。《黄帝内经·素问·上古天真论》曰：“女子七岁，肾气盛，齿更发长；二七而天癸至，任脉通，太冲脉盛，月事以时下，故有子；三七肾气平均，故真牙生而长极；四七筋骨坚，发长极，身体盛壮；五七阳明脉衰，面始焦，发始堕；六七三阳脉衰于上，面皆焦，发始白；七七任脉虚，太冲脉衰少，天癸竭，地道不通，故形坏而无子也”，明确阐述了女子一生中生长、发育、性成熟与衰老的规律，指出“肾气”“天癸”“冲任”在生殖功能的成熟与衰退过程中的重要作用，对中医妇科学的基础理论有重大指导意义。《神农本草经》在“紫石英”条最早提出了“子宫”这一解剖名词。两汉时期妇科学在原有的基础上有了进一步的发展，汉初有了专门的妇科医生，称为“乳医”或“女医”，有了妇产科病案的记载。根据《汉书·艺文志》《隋书·经籍志》记载的《妇人婴儿方》《范氏疗妇人方》《疗妇人产后方》等，是我国妇产科的最早专著，惜已散佚。长沙马王堆汉墓出土的约成书于公元2世纪的《胎产书》是现存最早的妇产科专著，书中对按月养生提出了一些见解，反映了当时对妊娠保健的重视。

东汉张仲景所著《金匮要略》的“妇人病”三篇内容十分丰富，如“妇人妊娠病脉证并治”

篇论述了妊娠呕吐、病症与胚胎的鉴别、妊娠腹痛、妊娠水气、妊娠小便难、养胎、伤胎等；“妇人产后病脉证并治”篇论述了“新产三病”及产后腹痛等证治；“妇人杂病脉证并治”篇论述了热入血室、月经病、带下、崩漏、脏躁等病的证候、脉象和治法。书中共收集了30多张药方，除了提出许多内治方药外，还最早记载了阴道冲洗的狼牙汤和塞药的外治方药蛇床子散，是妇科外治法的开端，许多方药至今仍在临床上广泛应用。据《后汉书·华佗传》记载，华佗凭脉证测知双胎难产的病例，并以针药合治，成功引产死胎，其医技高超令人叹服以至于我们现在还用“华佗再世”这个词称赞医术高超的医生。

（二）晋、南北朝、隋、唐时代——中医理论体系框架形成、临床各学科医学著作诞生和发展阶段

从两晋至隋唐五代，妇产科知识日益增多，中医理论体系构建并不断充实：脉学和病源证候学的成就推动了妇产科学的发展，提出了晚婚与节育的主张，记载了针刺引产成功的案例以及逐月养胎的理论。

晋代王叔和所著《脉经》发现有的妇人月经并非一月一行且未发生病变，提出了“并月”“居经”“避年”之说。又据经验，凭脉象诊断妊娠和临产，如“尺中之脉，按之不绝，法妊娠也”“妇人怀娠离经，其脉浮，设腹痛引腰脊，为今欲生也，但离经者，不病也。又法妇人欲生，其脉离经，夜半觉，日中则生也”。南齐褚澄著《褚氏遗书·求嗣门》提出了晚婚与节育的主张，如“合男子必当其年，男虽十六而精通，必三十而娶；女虽十四而天癸至，必二十而嫁。皆欲阴阳气完实而交合，则交而孕，孕而育，育而为子，坚壮强寿”；如“精未通而御女以通其精，则五体有不满之处，异日有难状之疾”“合男子多则沥枯虚人，产乳众则血枯杀人”。北齐徐之才著《逐月养胎法》较详尽地论述了胎儿从1~10月逐月发育的情况，并指出妊娠期要摄取丰富的营养、做轻微的劳动、睡眠充足、注意保暖、衣着宽敞、慎勿同房等等，这些观点都是非常合乎科学道理的。隋代时期的妇产科学比两汉时代又有了进一步发展，以巢元方为首集体编著的《诸病源候论》一书是当时中医证候病源学巨著，包括内、外、妇、儿、五官五科，其中妇人病8卷，共283论，前4卷论述月经、带下、前阴、乳房诸疾等，后4卷为妊娠、将产、难产及产后诸疾，全书从损伤冲任立论逐项论述了妇产科疾病的病因、病机及临床所见，书中明确了妊娠为10个阴历月左右，并提出人工流产法，书的内容颇为丰富，对后世影响巨大。

唐代医学制度有所改革，设立了太医署，专门培养医药人才，临证医学日益兴盛并逐渐趋向专科化，相继出现了综合性医书。孙思邈著《千金要方》不但在治法、方药上补充了《诸病源候论》的不足，并且在认识上较前有很大提高，《千金要方》包括内、妇、儿各科，其中有妇人方3卷，将妇人胎产列于卷首，广泛收集了唐以前的许多医论和医方，论述了求子、妊娠、产难、胞衣不出、崩中漏下、带下、前阴诸疾等，尤对临产及产后护理的论述更为贴切。书中还提出了治疗难产的方药以及针刺引产的穴位和手法。王焘著的《外台秘要》中有妇人病2卷35门，除论述了妊娠、产难、产后、崩中、带下外，还记载了一些堕胎断产的方法。昝殷所著的《产宝》成书于公元852~856年，即现在的《经效产宝》，全书共3卷，计41门，260余方，书中对妊娠、难产、产后等常见病的诊断和治疗作了简要论述，首次提出了产后败血“冲心”之说，对后来的产科学发展有一定指导作用。

（三）宋、金、元时代——学术争鸣、派系丛生、中医理论进一步完善阶段

祖国医学发展到宋代已有了良好的基础，积累了丰富的新经验，妇产科发展迅速形成独立专科，产科单独分科渐现雏形，国家太医局设立九科，产科是其中之一，并有产科教授，这在世界医事制度上也是最早的产科分科。宋代出现了许多妇产科专著。如杨子健的《十产论》，除叙述正产外，还详细描述了因胎位异常所致的各种难产和阴道助产的各种手法，其中肩产式转胎法早于西方近半个世纪，对产科的贡献较大。朱端章著《卫生家宝产科备要》，包括妊娠、临产、产后等内容，并有新生儿的护理和治疗，明确记述了产后“冲心”“冲胃”“冲肺”的症状和治法。齐仲

甫著《女科百问》将女性的生理、病理、经、带、胎、产及妇科杂病等内容归纳为100个问题并予以简明、清晰的逐一解答，附有理法方药，首次提出“胞宫”一词，为后人广泛接受和使用。宋代在妇产科方面成就和影响最大的是陈自明，他所著《妇人大全良方》是我国著名的妇产科专著，风行300余年，概括了妇、产全科，全书共24卷分10门268论，列为调经、众疾、求嗣、胎教、妊娠、坐月、产难、产后等八门，每门数十证，论后附方，并有验案。该书改变了既往将妇产科病混编于大方脉内的传统编纂方法，系统地论述了妇产科常见疾病和对难产的处理，对妇产科作了一次较为全面系统的总结，对中医妇产科学的发展起到了承前启后的作用。

金元时代具有代表性的学术流派医家有刘河间、李东垣、朱丹溪、张子和，他们对妇产科理论和证治均有各自的见解，学术争鸣，派系丛生，从而拓展了人们对妇产科疾病诊断和治疗的思路，从不同角度对妇产科做出了一定贡献。刘完素（寒凉派）的《素问病机气宜保命集》中的“妇人胎产论”提出：“妇人童幼天癸未行之间，皆属少阴；天癸既行，皆从厥阴论之；天癸已绝，乃属太阴经也。”此论为青春期少女着重补肾，中年妇女着重调肝，老年妇女着重健脾的妇科治则提供了理论依据。张子和（攻下派）在所著《儒门事亲》一书中提出：“凡看妇人病，入门先问经；凡治妇病，不可轻用破气行血之药，恐有娠疑似之间也；凡看产后病，须问恶露多少有无，此妇科要诀也”，这些诊法经验是非常宝贵的。该书中还记载了钩取死胎成功的案例，开创了中医产科器械手术助产的先河。李杲（补土派）著《脾胃论》和《兰室秘藏》，提出了“内伤脾胃，百病始生”的观点，补脾益气、升阳摄血除湿等法广泛应用于妇科临床并收到较好的疗效；对妇人血崩和“经闭不行”的病机和治法的独到见解在今天仍有指导意义。朱震亨（滋阴派）提出“阳常有余，阴常不足”之说，与《黄帝内经》中“妇人之生有余于气，不足于血”之观点相吻合；《黄帝内经》中有很多解剖学的内容，其所著的《格致余论》中第一次明确描述了女性内生殖器官——胞宫的形态，并对妇科胎前病、产后病之治分别提出“清热养血”和“产后以大补气血为先”的治疗法则，至今在临床上仍有一定的参考价值。在医政方面，元代设立了妇人杂病科和产科，将妇科和产科分别列为独立专科，从此，妇科从内科中分出。

（四）明、清时代——中医发展鼎盛时期和逐渐落后阶段

明清是中国封建社会从成熟走向停滞的时期。中医学在世界医学发展过程中，在明代前处于领先地位，明代是中医发展鼎盛时期而西医学则发展相对缓慢，中医理论在这一时期综合集成和深化发展，出现了大批集成性医学全书、丛书和类书。薛己著《校注妇人良方》一书的附方验案多显效，所著《女科撮要》上卷论经水及外证，下卷专论胎产。万全著《广嗣纪要》和《妇人秘科》，在《广嗣纪要·择配篇》中提出了螺、纹、鼓、角、脉的“五不女”证，即妇女生理缺陷导致的不孕症；万氏还指出：“求子之道，男子贵清心寡欲以养其精，女子贵平心定意以养其血。”王肯堂著《证治准绳》，其中女科部分集明代以前的医家医论之大成对妇科疾病进行了最详细证治论述。武之望著《济阴纲目》，对妇科疾病广集他说，细列纲目，资料较全，但少有己见。李时珍著《本草纲目》和《奇经八脉考》，对中医月经理论的发展做出了重要贡献。张介宾著《景岳全书》，其中《妇人规》3卷对妇科理论的阐述甚为精湛，其理论核心是强调冲任、脾肾、阴血；共分为总论、经脉、胎孕、产育、带浊、乳病、子嗣、癥瘕、前阴类等，治病立方理法严谨，倡导“阳非有余，阴常不足”之说，强调阳气阴精互为生化，自成全面温补学派之代表，对中医妇产科理论发展有重大影响。赵养葵所著《邯郸遗稿》是一部妇科专书，独重命门之说。明代时期妇科专著较多，具有代表性著作《万氏妇人科》《广嗣纪要》《证治准绳·女科》《景岳全书·妇人规》《邯郸遗稿》，中药学巨著《本草纲目》问世和“辨证论治”术语提出使中医妇产科理论更为系统化、条理化。清代将妇产科统称为妇人科或女科，继续以独立专科向前发展，妇产科的著作较多，流传较广。傅山著《傅青主女科》，对妇科疾病的辨证论治从肝、脾、肾三脏着手，方药简效，见

解独到，因而影响久远。亟斋居士著《达生编》，专论胎前、临产、产后调护及难产救治，平易浅近，书中提出的“睡、忍痛、慢临盆”六字真言流传甚广。王清任著《医林改错》，发展了补气、行气、活血化瘀学说，创立了多种方剂如血府逐瘀汤、少腹逐瘀汤等现今仍在应用，对妇科治疗学影响较大。唐容川著《血证论》对气血化生与作用的论述以及治病重视调和气血的思想，对妇科治疗学也有重要影响。此外，清代的还有陈念祖《女科要旨》、《叶天士女科诊治秘方》、沈金鳌《妇科玉尺》、吴道源《女科切要》等；专论胎产的有阎诚斋《胎产心法》、汪朴斋《产科心法》、单养贤《胎产全书》、张曜孙《产孕集》等。清朝后期由于历史的局限，闭关锁国，使中医学及其妇产科学与同期西方文艺复兴时代兴起的西医学比较明显落后。

（五）民国时期——中西医分道扬镳，中医发展坎坷没落阶段

清代后期及民国时期中国处于一个半封建半殖民地时期，随着西医的引进，中医受到西医的冲击以及在旧传统的制约下，中医事业发展缓慢，中医妇科受到一定影响，中医学方面的论著出现的较少，但仍有人致力于中医学的研究，其中张锡纯著的《医学衷中参西录》中“治女科方”与妇科的医论、医话、医案多有创见，重视调理脾肾和活血化瘀，其自创的理冲汤、安冲汤、固冲汤、温冲汤、寿胎丸等效果显著仍为当今医生常用。张山雷的《沈氏女科辑要笺正》，书中强调肝肾学说。其他妇科专著有严鸿志的《女科证治约旨》《女科医案选粹》，恽铁樵的《妇科大略》，时逸人的《中国妇科病学》等，其理论和处方均有独到之处，对妇科临床均有参考价值。

（六）中华人民共和国成立后——中医药学腾飞和蓬勃发展

新中国成立后，党和国家高度重视作为中华文化遗产瑰宝——中医药学的发展并给予大力支持，1950年第一届全国卫生工作会议制定了包括“团结中西医”在内的三大卫生工作方针。1954年毛泽东主席指出“中国对世界上的大贡献，中医是其中的一项”。从1956年起，至今已经连续组织编写了七版《中医妇科学》统一教材；1979年开始了中医妇科硕士学位教育，1982年开始了中医妇科博士学位教育，开展了不同层次和不同类别的中医药学教育，培养了大批中医妇科高层次人才。1992年将发展现代医药和传统医药正式载入宪法总纲第二十一条，从此传统医药的发展有了法律保证。各地先后整理编写和出版了一批妇科名老中医经验和专著，较有影响的如黄绳武主编的《中国医学百科全书·中医妇科学》，曾敬光、刘敏如主编的教学参考丛书《中医妇科学》，罗元恺主编的《实用中医妇科学》，刘敏如、谭万信主编的《中医妇产科学》，此外还有《中医妇科治疗学》《王渭川妇科治疗经验集》《刘奉五妇科经验》《朱小南妇科经验选》《罗元恺医著选》《哈荔田妇科医案医话选》《百灵妇科》《何子淮女科经验集》等。

在19世纪初西医传入中国前，中医学一直独立发展，为中华民族的繁荣昌盛、健康保健做出了巨大贡献。

二、西医妇产科学的发展概要

（一）西医妇产科学在国际的发展概况

疾病先于人类，考古学家在旧石器时期（250万~1万年前）人的股骨上发现长有骨瘤，并在古埃及（约公元前3000~公元前300年）的木乃伊中找到血吸虫病的证据，因疾病而有了医疗行为，因而就有了对疾病的认识和医疗行为的记载的医书，现存的最早的医学文档是古埃及的“纸草书”，其中《Kahun妇科纸草书》被认为是第一部妇产科学专著，成书于公元前1825年，专门论述女性健康及疾病处理方法。不仅在古代埃及，在希腊、罗马、以色列和印度等国家都有医学著作对妇女生理、病理，如白带、痛经、月经失调、不孕、子宫和盆腔炎症、子宫异位等以及妊娠生理和病理方面的论述，其他有关妇产科方面的知识也有一些零星记载，但远未形成妇产科独立专科。到公元13~16世纪西方文艺复兴时期，开始有了医院和医学堂，并有了简易的妇产科解剖学教材，1543年著名的《人体的构造》问世。意大利的解剖学家Garbriele Fallopio描述了卵巢和输卵管的构造；Casper Barthol发现了外阴前庭大腺。此前于1470~1590年间已开始了各种妇科手术，

1801年阴道窥器问世使妇科检查发生了重大变化；1809年美国外科医生McDowell——腹部手术之父在无麻醉的情况下成功切除巨大卵巢囊肿，是人类历史上第一个腹部手术；1813年完成第一例经阴道子宫切除术；1848年英国产科医师Simpson首次报道了产钳的构造及其使用并成为世界常用的助产器械；1853年英国医生Burnham完成第一例成功的经腹子宫切除术；1878年开始宫颈癌的手术治疗，1898年奥地利医师Wertheim首创了广泛性子宫切除术，该术式虽几经改进，但基本术式沿用至今。18世纪中叶提出了产科无菌接生和手术；18世纪以后产科学由单纯的医术阶段进入了现代医学时代；随着手术的进步使妇科从产科中分离出来成为独立学科。19世纪末，英国产科医师Murdoch Cameron采用缝合子宫的方法使剖宫产术成为处理难产的一种有效方法；直到Hen-drickVanRoonhyze于1916～1924年所著的《现代妇产科学》问世，妇产科学才真正成为一门独立专业学科。19世纪麻醉镇痛在手术中使用，在产房、手术室消毒的开展以及手术橡胶手套的应用加快了产科及盆腔手术的发展。1957年华裔美国医师李敏求成功应用甲氨蝶呤治愈绒癌，开创了实体肿瘤化疗的先河。口服避孕药于1960年在美国批准上市，它通过控制生育改变了妇女的生活，使妇女从家庭中解放出来融入社会成为可能，其产生的巨大影响前所未有；腹腔镜技术产生于40年代，该新技术因1967年第一部腹腔镜手术专著的出版而在世界上广泛传播，使得当今绝大多数的妇科手术均能在腹腔镜下完成；1978年英国医师Edwards等采用体外受精和胚胎移植的方法诞生了第一例“试管婴儿”，随之助孕技术迅速发展并且不断改进，生殖科学不断进步使人们从生殖医学的必然王国走向自由王国，而其胚胎植入前遗传学诊断为预防出生缺陷奠定了基础。20世纪80～90年代以德国学者Hausen为代表的科学家研究发现明确了人乳头瘤病毒是导致宫颈癌的元凶，使宫颈癌成为第一个病因明确的恶性肿瘤，随着2006年人类第一个肿瘤疫苗——HPV疫苗的问世使得宫颈癌的预防成为可能。20世纪末叶生物学的快速进步给未来医学带来了美好前景，随着生物医学的进步将把干细胞移植、分子成像、生物治疗、组织工程、器官克隆和功能重建等新兴技术引入妇产科疾病的防治。2001年美、英、日、中、德、法六国科学家公布了人类基因组谱，随后出现了蛋白质组学和转录组学等，人类进入了功能基因组学时代，奠定了精准医疗的基础。医学工程的进步使机器人手术将向微型化、远程和无人操作迈进，将手术的精确与微创推向更高境界。

（二）西医妇产科学在我国近代的发展概况

约在19世纪初西方医学开始传入我国。1853年第一家西医眼科医院在广州建立，而后，在我国沿海城市多家西医院相继开设，西医教学也相继在我国各地出现。1866年第一家西医学校“华南医学堂”在广州开办，西医院的开设推动了我国妇产科的发展，1877年和1892年在中国分别完成第一例子宫肿瘤手术和剖宫产手术。1901年，英国医生MCPoulter到中国福州开展产科工作，1908年开办产科培训班，1911年建立我国最早的产科病房。1929年我国杨崇瑞在北京建立第一国立助产学校和北京国立第一助产学校和附属医院，并于1930年制定《助产士管理法》。1932年齐鲁大学医学院妇产科提出重视产前保健、加强产前检查是预防产科并发症的重要措施，同年协和医院已能开展外阴癌广泛手术及腹股沟淋巴清扫术。1935年王逸慧开展宫颈癌手术与放射治疗，并提出早期诊断的重要性，他还是我国计划生育工作的先驱，并编著了《避孕法》。1937年林巧稚指出妊娠晚期出血最常见的原因为前置胎盘和胎盘早剥。1939年北京创立我国第一所节育诊所。1942年王淑贞提出了镭疗加X光治疗子宫颈癌的方法。1949年上海金钰珠报道蟾蜍试验诊断早孕及葡萄胎，其方法简便、迅速、准确。

新中国成立以后，使长期以来一直处于落后状态的妇产科学和妇女保健事业进入了迅速发展的新时代，在以林巧稚为代表的广大妇产科工作者的长期努力下，我国妇产科学发展迅猛，孕产妇死亡率由新中国成立前的1500/10万下降至1996年的61.9/10万，婴儿死亡率由250‰～300‰下降至1996年的17.5‰。20世纪50年代开展了宫颈癌的普查普治和1958～1965年开展了子宫脱垂和尿瘘的防治，1961年共查出子宫脱垂患者524万人，治疗242万人，1977年国家再次对百余万名子宫脱垂和数万名尿瘘患者进行免费治疗。20世纪70年代末，我国开展了围产医学的研究，推广围产保健的高危妊娠的管理和研究胎儿发育监测，胎儿胎盘生理、生化、病理，胎儿胎盘功能的早期诊断，遗传疾病的宫内诊断，胎儿发育异常的早期诊断等，提高了我国产科质量，大大降低了我国孕产妇死亡率和围产儿死亡率。50年代宋鸿钊开始对妊娠滋养细胞肿瘤进行研究并制定的该疾病的临床分期于60年代被世界卫生组织（WHO）采纳，其基本框架被国际妇产科联盟（FIGO）沿用至今。1961年引进阴道镜检查技术，成为降低宫颈癌三阶梯筛查的漏诊率的要素之一。1963年我国第一批口服避孕药研制成功，距世界上第一个口服避孕药上市仅3年之隔，并继之进行了多项大规模的前瞻性研究和多中心临床试验，研发了各种新型国产避孕药和宫内节育器并应用于临床，使我国在这一领域长期居于世界先进水平。70年代采用60钴、137铯、192铱为放射源和深度X线及高能加速器等治疗宫颈癌，提高了治疗效果。80年代一般地、市医院都能进行根治手术，其五年生存率0期为100%、Ⅰ期95%、Ⅱ期80%，已经达到国际先进水平。子宫颈癌筛查的普及和手术技能的成熟、放疗技术的改进使宫颈癌的发生率和死亡率明显降低。

（三）西医妇产科学在我国当代的发展概况

随着当代妇科内分泌学基础理论的研究进展及新技术的应用，使妇科疾病的诊治由器官水平进入了分子水平。先后发现了女性激素，如促性腺激素、性激素的受体及催乳素（PRL）、前列腺素等化学物质。腹腔镜、宫腔镜等许多新诊疗技术广泛应用于妇科临床。许多新药如氯米芬、溴隐亭、促性腺激素释放激素（GnRH），来源于天然植物成分的雌激素、孕激素，含孕激素的新型节育环的问世等等，使妇科与月经紊乱相关的疾病和生殖功能失调疾病的诊疗水平大大提高。细胞学的发展及绒毛膜促性腺激素（HCG）、癌胚抗原（CEA）、甲胎蛋白（AFP）、CA199、CA125、HE4等肿瘤标记物的发现和B超、CT、MRI等技术的临床应用提高了妇科肿瘤早期诊断的水平。病理学的发展使病理诊断成为妇科肿瘤诊断的“金标准”。化学治疗已成为当前治疗恶性肿瘤的重要手段之一。随着光学和电子技术的发展及微创观念的引入，使妇科手术方法发生了革命性的改进：腹腔镜、宫腔镜和机器人手术不断应用于妇科疾病的手术治疗，大部分妇科疾病可以不开腹进行手术。互联网+医疗+机器人手术使有些疾病有望行远程手术。一些新的节育技术和避孕药物相继问世，如各种口服长效避孕药及房事后紧急避孕药、皮下埋植甾体激素缓释剂、各种类型（包括含铜和含甾体激素）的宫内节育器、抗早孕药物等的推广和普遍应用、输卵管结扎术、粘堵术等，为广大妇女同胞选择计划生育措施提供了丰富多样的空间。妇女保健学是一门新兴学科，是在妇产科学基础上，根据女性生殖生理特征，以保健为中心内容，以群体为研究对象，研究女性一生各年龄阶段和特殊生理时期的生理、心理、病理以及社会适应能力的保健要求，包括影响妇女健康的卫生状态、社会环境、经济文化方面的各种高危因素，危害妇女健康的常见病和多发病的流行病学及其预防措施，妇女健康知识普及教育等，从而使单纯疾病诊疗的“疾病医学”转变为集疾病预防和健康维护与促进于一体的“健康医学”。20世纪末医学模式从生物医学模式转向生物-心理-社会医学模式，健康不仅是指没有身体疾病和缺陷，还要有完整的生理功能、良好的心理状态和正常的社会适应力；一些新的理念，如循证医学、价值医学、人性化治疗逐渐渗入到医学领域。注重疾病的预防，规范疾病的诊疗，改善患者的预后是现代妇产科的重要内容和发展趋势。

在当代我国妇产科学的发展中产科理论体系发生了转变：即由以母胎等同重要并统一管理的母胎医学替代了以母亲为中心的母体医学，并导致围产医学、新生儿学等分支学科的出现；围产医学的兴起及围产监护技术和仪器的出现对维护母胎安全和健康起了重要作用；功能基因组学在产前诊断技术及遗传咨询中的应用，可准确评估和早期发现、诊断胎儿某些先天性遗传性疾病和缺陷，把出生缺陷降低到最低限度。

生殖生理学的发展导致辅助生殖技术的产生，使孕育发生了革命性的转折，全世界通过助孕技术而怀孕生育的妇女已有数万名，我国大陆1988年诞生第一例试管婴儿，随之辅助生育技术在我国迅猛发展，到2011年我国收治容量已达200000周期以上。我国的辅助生殖技术不断成熟和进步：由人工授精、体外受精－胚胎移植术发展至卵泡浆内单精子显微注射、赠卵试管婴儿以及冷冻技术的广发应用、胚胎植入前遗传学诊断等，使我国的辅助生殖技术进入了世界先进行列。2000年9月在第16届世界妇产科联盟（FIGO）大会上我国妇产科学会被正式接纳为成员，使中国的妇产科在国际妇产科领域的舞台上占有重要席位。

第三节　中西医结合妇产科学的研究与发展的现状与趋势

新中国成立以后，妇产科界的中、西医同仁在医疗和科研上，取得了一些中西医结合的新进展和新成果，如：1958年山西医学院开展的中西医结合非手术治疗宫外孕取得良好效果，使90%早期患者不需手术而治愈；1964年上海第一医学院脏象研究组编著《肾的研究》一书，其中关于《无排卵型功能性子宫出血病的治疗法则与病理机制的探讨》及《妊娠中毒症中医辨证分类及其治疗法则的探讨》等文章，引起了很大关注；1978年江西省妇女保健院的《中药药物锥切治疗早期宫颈癌》以及针灸纠正胎位防治难产等为中西医结合妇产科学的形成和建立做出了开创性的贡献。

中西医结合妇产科学的大规模研究始于20世纪80年代，主要是借鉴西医妇产科疾病诊断的客观指标对中医妇科病症进行临床观察和实验室研究或中西医药物联合运用治疗妇产科病症。进入20世纪90年代之后，形成了首先采用西医的方法明确疾病诊断，再确定治疗和处理方案：以西医治疗为主或中西医结合进行治疗或以中医为主，西医循证医学的辨病和祖国医学的辨证论治相辅相成的临床医疗格局逐渐形成，从而较大地提高了中医妇科的临床诊断水平和西医妇产科的临床治疗效果，扩大了治疗病种的范围。中医、西医、中西医结合三支力量长期并存，是党的中医政策的重要组成部分。中医药学界科学家屠呦呦等运用现代技术的提纯和现代医学相结合从中草药中分离出青蒿素应用于疟疾治疗，因而获得了2015年诺贝尔生理学或医学奖，这是中医学界的最高奖，也是中西医结合的典范，是中西医相结合为世界卫生健康事业做出的一大贡献，进而证明中西医相结合在医学发展领域中大有前景，创造中西医相结合的新医学、新药学，是我国医学科学发展的必由之路。

（赵淑萍　李　婧）

第二章 女性生殖系统的解剖与生理

第一节 女性生殖系统的解剖

女性生殖系统通常包括外生殖器（external genitalia）和内生殖器（internal genitalia）及其相关组织（图2－1－1）。外生殖器指生殖器官外露的部分，即外阴；内生殖器包括：阴道、子宫、输卵管和卵巢。

一、外生殖器

女性外生殖器又称外阴，位于两股内侧之间，前面以耻骨联合、后面以会阴为界，包括阴阜、大阴唇、小阴唇、阴蒂、阴道前庭（见图2－1－1）。中医妇科学称外阴为阴户（又名“四边”）、玉门（相当于阴道口及处女膜的部位）。

（一）阴阜（mons pubis）

即耻骨联合前面隆起的脂肪垫。青春期该部皮肤开始生长阴毛，分布呈尖端向下的倒三角形。阴毛为第二性征之一，其疏密、粗细、色泽可因人或种族而异。

（二）大阴唇（labium majus）

双股内侧对称隆起的一对纵行皮肤皱襞，起自阴阜，止于会阴。两侧大阴唇前端为子宫圆韧带的终点，后端在会阴体前相融合，各形成阴唇前、后连合。大阴唇外侧面与皮肤相同，皮层内有皮脂腺和汗腺，青春期长出阴毛，其内侧面皮肤湿润似黏膜。大阴唇有很厚的皮下脂肪层，其内含有丰富的血管、淋巴管和神经，当局部损伤时，易形成血肿。未婚妇女的两侧大阴唇自然合拢，遮盖阴道口及尿道口，经产妇的大阴唇由于受分娩影响向两侧分开，绝经后的大阴唇呈萎缩状，阴毛也稀少。

（三）小阴唇（labium minus）

是在大阴唇内侧的一对较薄的皮肤皱襞，表面湿润、色褐、无阴毛，皮层内有皮脂腺及汗腺，许多血管和少数平滑肌纤维，神经末梢丰富，极敏感。小阴唇前端分为两叶，包绕阴蒂，上叶形成阴蒂包皮，下叶形成阴蒂系带。小阴唇后端与大阴唇后端会合，在正中线形成阴唇系带，但在经产妇由于受分娩影响已不明显。

（四）阴蒂（clitoris）

位于两侧小阴唇顶端下方由海绵体构成，与男性阴茎同源，具有勃起性。它分为三部分，前端为阴蒂头，中间为阴蒂体，后部为两个阴蒂脚附着于各侧的耻骨支上，阴蒂头显露于外阴位于阴蒂的包皮和系带之间，其直径为6～8mm，其富含神经末梢，极为敏感。

（五）阴道前庭（vaginal vestibule）

为两小阴唇之间的菱形区。其前为阴蒂，后为阴唇系带。此区域内，前方有尿道外口，后方有阴道开口，两侧有前庭大腺开口，阴道口与阴唇系带之间有一浅窝，称舟状窝，又称阴道前庭窝。经产妇因受分娩影响，此窝不复见。

1. 尿道外口（external orifice of urethra） 位于阴蒂头的后下方、阴道口之上，为尿道的开

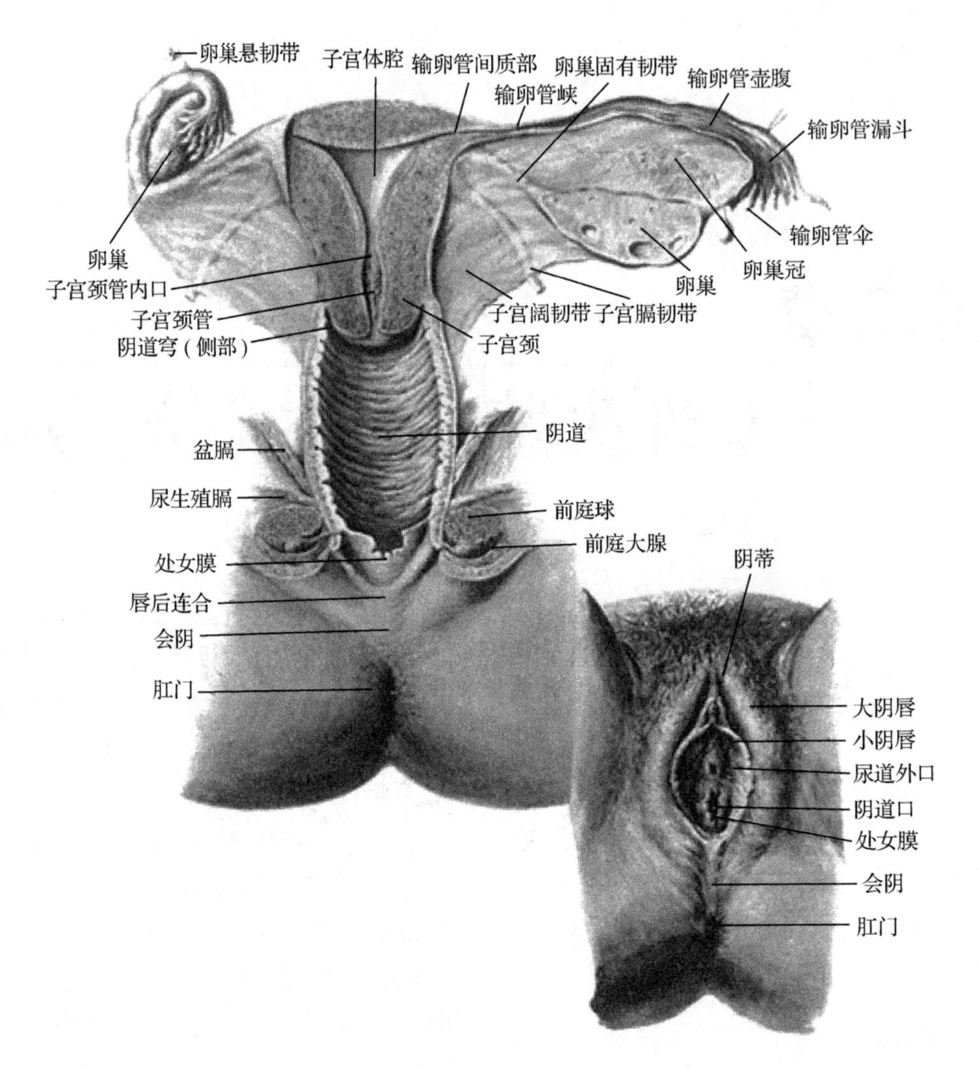

图 2-1-1　女性生殖系统的解剖示意图

口，呈圆形。尿道外口后壁左右两侧是尿道旁腺或称斯氏腺的开口处，也偶见此开口于尿道口内后壁者，其口径很小，均为 0.5mm，其分泌物有滑润尿道口的作用，但此处亦常为细菌潜伏所在。

2. 前庭球（vestibular bulb）　此又称球海绵体，位于前庭两侧，由静脉丛组成，有勃起性，前部在尿道外口与阴蒂之间的皮下，后部与同侧前庭大腺相邻，表面被球海绵体肌覆盖。

3. 前庭大腺（major vestibular gland）　又称巴多林腺（Bartholin glands），位于大阴唇后方阴道口的两侧，被球海绵体肌所覆盖，约如黄豆大小，左右各一，内壁衬以移行上皮。腺管细长 1～2cm，开口于前庭后方小阴唇与处女膜之间的沟内，性兴奋时分泌淡黄色黏液起润滑作用。正常情况检查时不能触及此腺。若因感染导致腺管口闭塞，可形成脓肿或囊肿，则能看到或触及。

4. 阴道口和处女膜　阴道口位于尿道口的后方，其大小、形状常不规则。阴道口覆有一层较薄的黏膜，称为处女膜。处女膜约 2mm 厚，两面均为鳞状上皮所覆盖，其间含结缔组织、血管与神经末梢，中间有孔，孔的形状呈圆形或新月形，少数呈筛状或伞状、大小因人而异，有的可容指尖，有的可容两指，甚至有的缺如易被误认为处女膜破裂，极少数处女膜组织坚韧或闭锁需手术切开。处女膜多在初次性交时破裂，并伴有少量流血和疼痛感觉，经阴道分娩过的妇女，产后仅留有处女膜痕迹。

二、内生殖器

女性内生殖器包括：阴道、子宫、输卵管及卵巢，后二者合称为子宫附件（见图 2-1-1）。中医学将女性内生殖器称为阴道、子门（指子宫颈口部位)、胞宫(指子宫及两侧附件)。

(一) 阴道(vagina)

位于真骨盆下部的中央，介于膀胱、尿道和直肠之间的管状器官，是性交、月经排出和胎儿娩出的通道。上端包绕宫颈阴道部，称为阴道穹窿(vaginal fornix)，可分前、后、左、右4部分。阴道随骶弯向前、向下走行，开口于外阴前庭后部。阴道上端宽松，后穹窿较前穹窿深。成年妇女阴道前壁长7~9cm，后壁长10~12cm。阴道的前、后壁上有纵行的皱褶柱和横行的横嵴，而富于伸展性，这些皱褶在侧壁逐渐消失。平时阴道前、后壁互相贴近，使阴道腔横断面呈"H"。阴道前壁与膀胱、尿道之间，后壁与直肠之间，分别称为膀胱阴道膈及阴道直肠膈。阴道后壁上1/3与直肠分离，在盆腔面仅有腹膜覆盖，形成子宫直肠陷窝，为腹腔的最低点。临床上常将此处作为后穹窿穿刺、盆腔引流及某些手术的入路。阴道壁静脉丛丰富，损伤后易出血或出现血肿。

(二) 子宫(uterus)

位于骨盆腔中央，膀胱与直肠之间，成年妇女的子宫，似一倒置梨形的有腔肌性器官，前面扁平，后面稍凸出，其大小长7~8cm，宽4~5cm，厚2~3cm，重50~70g，容量约5mL，是孕育胚胎、胎儿生长发育和产生月经的器官。

1. 子宫体(corpus uteri)　子宫上部较宽，其上端隆突部分称为子宫底；两侧与输卵管相接部分称为子宫角；子宫下端呈圆柱状并与阴道相接称为子宫颈(cervix uteri)；宫颈与宫底之间的大部称为子宫体。宫体部肌壁包绕形成的宫腔十分狭小，前壁与后壁几乎相接触，呈倒三角形。两上角部为两侧输卵管宫腔开口，下角为宫颈管内口。宫体下部与宫颈相接处为子宫最狭窄部分，称子宫峡部(isthmus uteri)。峡部上端最为狭窄，称为宫颈解剖学内口；子宫内膜在峡部下端转变为宫颈黏膜，因此称为宫颈组织学内口。峡部平时长约1cm，孕期可被动拉伸变长7~10cm，形成子宫下段，成为软产道的一部分。

子宫体壁由三层组织构成，外层为浆膜层即脏层腹膜，中间层为肌层，内层为黏膜层即子宫内膜。

子宫内膜软而光滑，为粉红色黏膜组织，覆以柱状腺上皮，具有管状腺体，分为功能层和基底层，其表面2/3为功能层，其下1/3为基底层。功能层受卵巢激素的影响，发生周期性改变及脱落形成月经。基底层直接与肌层紧贴，无黏膜下层，故刮宫操作不宜粗暴，以免损伤肌层。

子宫肌层为子宫壁最厚的一层，非孕时厚约0.8cm。由平滑肌束及弹力纤维所组成。肌束交错排列，非孕期不易分清，大致可分3层，外层肌纤维纵行，极薄，是子宫收缩的起始点；内层肌纤维环行排列，痉挛性收缩时形成子宫收缩环；中层较厚，呈交织状"8"字形围绕血管排列，有丰富的血管在其间穿行，血管的体积几乎占中层体积的一半。子宫收缩时，血管被压缩，能有效地制止子宫出血。

子宫浆膜层即覆盖子宫体底部及前后面的腹膜，与肌层紧贴，是最薄的一层。在子宫颈内口水平，子宫浆膜向前延伸覆盖膀胱顶，在子宫前面与膀胱之间形成一浅凹，为膀胱子宫陷凹，凹底反折的腹膜与子宫峡部之间有疏松结缔组织相连，在膀胱底与宫颈之间有一层结缔组织相隔，覆盖此处的腹膜称膀胱子宫返折腹膜，与前腹壁腹膜相连续。在子宫后面，腹膜沿子宫壁向下，至子宫颈后方及阴道后穹窿再折向直肠，形成子宫直肠陷凹，亦称道格拉斯陷凹，并向上与后腹膜相连续。此凹底距肛门约5.5cm。覆盖在子宫前后壁的浆膜在宫体两侧延续而形成阔韧带前、后叶，与盆侧壁腹膜相接。在阔韧带底部相当子宫颈内口水平，子宫动脉垂直于子宫体进入子宫肌壁。

2. 子宫颈(cervix uteri)　位于子宫的最下面，分为二部分，下1/3与阴道穹窿相接并凸出于阴道内的部分称为宫颈阴道部，穹窿以上的2/3部分称为宫颈阴道上部，其两侧与子宫主韧带相连。宫颈管长2.5~3cm，其内腔呈梭形，上为宫颈内口，连接子宫腔；下为宫颈外口，开口于阴道内。外口的形状，未产妇为平滑的圆孔，经产妇因分娩时裂伤而成横裂。宫体与宫颈的比例，因年龄而异，婴儿期为1∶2，青春期为1∶1，育龄期为2∶1，绝经后又变为1∶1。

宫颈主要由结缔组织构成，含少量弹力纤维及平滑肌。宫颈管黏膜为能分泌碱性黏液并受卵巢激素影响发生周期性变化的单层高柱状上皮，其黏液栓堵在宫颈外口可阻挡致病微生物上行起到防御功能；宫颈阴道部所被覆的复层鳞状上皮与颈管黏膜的柱状上皮交接，称为鳞-柱交接。胎儿期形成原始鳞-柱交接，青春期后在雌激素作用下原始鳞-柱交接外移即柱状上皮及其下的间质成分到达宫颈阴道部，形成假性糜烂；外移的柱状上皮在阴道酸性环境或致病菌的作用下通过鳞状上皮化生或鳞状上皮化机制被鳞状上皮替代而形成新的鳞-柱交接，称为生理性鳞-柱交接即新鳞-柱交接，原始鳞-柱交接与新鳞-柱交接之间的区域称为转化区（transformation zone）又称为移行带，此区域是宫颈癌及其癌前病变的好发部位。新生的鳞状上皮若将宫颈腺管口堵塞，则使腺体分泌物潴留而形成宫颈腺囊肿，此囊肿可作为辨认转化区的一个标志。

3. 子宫韧带 借以维持子宫于正常位置，还受骨盆底肌肉及其筋膜的支托。

（1）阔韧带子宫前、后壁浆膜向两侧延伸形成阔韧带的前、后叶，上缘游离，内2/3部包围输卵管，向外越过输卵管伞端（伞端无腹膜遮盖），在其外侧缘形成骨盆漏斗韧带（即卵巢悬韧带）而止于骨盆侧壁，卵巢动静脉由此穿过。在输卵管以下、卵巢附着处以上的阔韧带为输卵管系膜，其中有结缔组织及中肾管遗迹。卵巢与阔韧带后叶相接处为卵巢系膜。卵巢内侧与子宫角之间的阔韧带稍增厚，为卵巢韧带或卵巢固有韧带。在子宫体两侧的阔韧带中有丰富的血管、神经、淋巴管及大量疏松结缔组织，子宫动静脉和输尿管均从阔韧带基底部穿过。阔韧带限制子宫向两侧移动。

（2）圆韧带起于子宫双角的前面、输卵管近端的下方，然后向前下方伸展达两侧骨盆壁，再穿过腹股沟终于大阴唇前端，长10~12cm，由结缔组织和来自子宫肌纤维的平滑肌组成，其内有细小的血管、淋巴管及神经。表面为阔韧带前叶的腹膜层覆盖。其作用是使子宫保持前倾位置。

（3）主韧带又称子宫颈横韧带，位于子宫两侧阔韧带基底部，横行于宫颈两侧和骨盆侧壁之间，其中含有宽厚的结缔组织和平滑肌纤维，与骨盆膈膜的上筋膜相连，这一部分组织非常坚韧，对维持固定子宫颈的位置起主要作用，防止子宫下垂的主要结构；子宫血管及输尿管下段穿越此韧带。

（4）宫骶韧带起于子宫峡部水平两侧后方，分向两侧绕过直肠，呈扇形伸张，终止于第二、三骶椎前的盆壁筋膜上。此韧带含平滑肌、结缔组织和支配膀胱的神经，外有腹膜遮盖，短厚有力，将宫颈向后向上牵引，间接地保持子宫于前倾位置。

（5）膀胱宫颈韧带在子宫颈前方两侧与膀胱底两侧之间，由结缔组织形成的带状纤维束。称为膀胱宫颈韧带，其内有输尿管进入膀胱前的最后一段走行。

（三）输卵管（fallopian tube or oviduct）

为一对细长而弯曲的肌性管道，分别起自两侧宫角。其内侧端通连宫腔，外侧端开口于腹腔并与卵巢相近，具"捡拾"并向宫腔运送卵子的功能，全长8~14cm。在受精过程中，是精子的通道及卵子受精的场所。根据输卵管的形态由内向外分成四部分：间质部、峡部、壶腹部及伞部。除伞端游离外，其余部分均被阔韧带上缘包绕。

1. 间质部（interstitial portion） 始发于子宫角，在子宫肌壁内穿行的一段，内端开口于宫腔，称为输卵管子宫端，既短又狭窄，长约1cm；管腔直径为0.5~1cm。

2. 峡部（isthmic portion） 为紧接间质部外侧的一段，直而短，长2~3cm，管径0.2~0.3cm，壁厚。作输卵管结扎时，选用此部较为适宜。

3. 壶腹部（ampulla） 在峡部外侧，是输卵管最长，最宽大的一段，长5~8cm，壁薄，管径6~8mm。

4. 伞部（fimbria） 是输卵管最外侧端扩大部分，呈漏斗状，开口于腹腔，有许多须状组织呈伞状，故名伞部。伞部的长度不一，多为1~1.5cm，有"拾卵"作用。

输卵管由浆膜层、肌层及黏膜层构成。阔韧带上缘包绕输卵管大部，构成输卵管的浆膜层，伞部无浆膜覆盖，而代以输卵管黏膜覆盖。肌层是由两层平滑肌组成，内层为环行，外层为纵行，整个肌层愈接近壶腹部越薄，愈接近子宫端愈肥厚。当平滑肌收缩时，可产生由外向内的蠕动以及相反方向的逆蠕动，使输卵管液流动，而将精子送至壶腹部，并将在壶腹部受精的卵子送至宫腔，输卵管黏膜由单层高柱状上皮构成，包括纤毛细胞、无纤毛细胞、楔状细胞及未分化细胞4种。纤毛细胞的纤毛向子宫方向摆动，有助于运送卵子。无纤毛细胞分泌含有糖原或中性黏多糖的输卵管液，又被称为分泌细胞。未分化细胞又称为游走细胞，为上皮的储备细胞。输卵管肌肉的收缩和黏膜上皮细胞的形态、分泌及纤毛摆动均受卵巢激素的影响，有周期性变化。

（四）卵巢（ovary）

是女性的性腺，一对扁椭圆形的实质器官，左、右各一，分别位于子宫两侧盆腔侧后壁髂内、外动脉之间的卵巢窝内，主要功能为排卵及分泌女性激素，分别称为卵巢的生殖功能和内分泌功能。青春期前卵巢表面光滑；青春期排卵后卵巢表面逐渐变得凹凸不平。成年妇女的卵巢约4cm×3cm×1cm大小，重5～6g，呈灰白色。40岁以后卵巢开始缩小，并随着月经的停止而逐渐萎缩、变小、变硬。在老年妇女，卵巢的长、宽和厚度都只有0.5cm左右。

卵巢分为前、后两面，上、下两缘，内、外两端。前面朝向盆腔，后面与盆侧壁相贴近，内侧端靠近子宫，外侧端靠近输卵管伞端，下缘隆凸游离，上缘由卵巢系膜与阔韧带后叶相连，有血管、神经在此进出卵巢，称为卵巢门。卵巢借助骨盆漏斗韧带与盆壁相连以及卵巢固有韧带与子宫相连而固定于盆腔中。卵巢动、静脉走行于骨盆漏斗韧带中。卵巢表面无包膜，其内有一层纤维组织称为卵巢白膜，再往内为卵巢组织，分为皮质与髓质。皮质在外层，其内有数以万计的始基卵泡、发育程度不同的囊状卵泡、黄体和它们退化形成的残余结构及间质组织。髓质在中心与卵巢门相连，无卵泡，含疏松结缔组织及丰富的血管、神经、淋巴管，并有少量平滑肌纤维与卵巢韧带相延续。

三、邻近器官

女性生殖器官与尿道、膀胱、输尿管、直肠、阑尾相邻，且其发生与泌尿系统同源（见图2-1-1）。因此，女性生殖器官发育异常时也可能伴有泌尿系统器官的发育异常。

（一）尿道（urethra）

女性尿道长4～5cm，从膀胱三角尖端开始，于阴道前方，耻骨联合后面向下向前走行，穿过泌尿生殖膈至阴蒂的下方及阴道口的上方，终于阴道前庭的尿道外口，长4～5cm，直径约0.6cm。尿道由内面的黏膜层和外面的肌层构成。肌层分为内层纵行平滑肌，在排尿时缩短和扩大尿道管腔和外层横纹肌即尿道括约肌，可在肛提肌收缩的协同下快速使尿道闭合并可持久收缩保证尿道长时间闭合。肛提肌及盆腔筋膜对尿道有支持作用，若发生损伤可出现张力性尿失禁。尿道内壁黏膜与膀胱黏膜相延续；在黏膜下层有许多尿道腺，开口于尿道黏膜，在尿道外口两侧有较大的尿道腺开口，称为尿道旁腺。由于女性尿道短而直，又接近阴道，故易引起泌尿系统感染。

（二）膀胱（urinary bladder）

膀胱为一空腔器官，其大小、形状、位置及壁厚均随其盈虚而异，成人正常容量为350～500mL。膀胱位于真骨盆内子宫、宫颈、阴道之前，耻骨宫颈韧带上方。膀胱可分为膀胱顶及膀胱底两部分，其上部称膀胱顶，下部称膀胱底。膀胱底呈三角形，称膀胱三角。三角底的两侧后上角为输尿管口，两口相距约2.5cm，三角的尖向下为尿道内口。膀胱壁由浆膜层、肌层、黏膜下层和黏膜层构成。肌层由三层不随意平滑肌构成，外层和内层为纵行纤维，中层为环行纤维；环行纤维在尿道开口处增厚，形成尿道内括约肌。膀胱内壁被覆移行上皮，其上无腺体，任何可溶性物质均不能滤过。在黏膜层与肌层之间，弹力纤维构成了黏膜下层，使膀胱黏膜可随膀胱充盈而扩张。由于膀胱充盈可影响子宫位置及阴道，故妇科检查及手术前必须使膀胱排空。浆膜层（即腹膜）仅覆盖膀胱顶和外侧壁的上部，余部仅覆以结缔组织纤维膜，膀胱底后壁借一层疏松结缔组织固定于宫颈前壁及阴道上段前壁，膀胱体后壁借疏松结缔组织贴附于子宫峡部前壁，膀胱顶有腹膜遮盖，在子宫前壁处反折形成子宫膀胱凹，故盆底肌肉及其筋膜受损时可发生膀胱膨出。

（三）输尿管（ureter）

为一对肌性圆索状长管，左、右各一，分别

起始于两侧肾盂，止于膀胱，长约30cm，粗细不一，最细部分的直径仅3～4mm，最粗可达7～8mm。输尿管可分为腰段，骨盆段及膀胱壁段。腰段自肾盂起始后在腹膜后沿腰大肌前面偏中线侧下降，在骶髂关节处，经过髂外动脉起点的前方进入骨盆腔；盆段则继续在腹膜后沿髂内动脉旁下行，在卵巢窝的后面走行，达阔韧带底部折向前，向内走行，在子宫峡部外侧2cm处自子宫动脉后面，向下前行，在子宫动脉的下面与之交叉，再经阴道侧穹窿顶端绕向前内方，穿越主韧带上方坚固的肌性输尿管隧道，进入膀胱底；膀胱壁内段为输尿管进入膀胱肌壁后在肌层内向内斜行的一段，其终末开口于膀胱腔内，长1.5～2cm，故在行高位结扎卵巢血管、结扎子宫动脉及打开输尿管隧道时，应注意避免损伤输尿管。

输尿管壁厚约1mm，分为黏膜、肌层和外膜三层。由肾动脉、卵巢动脉、腹主动脉、髂总动脉、髂内动脉、子宫动脉和膀胱上、下动脉的分支，在输尿管周围吻合，形成丰富的血管丛，而进入输尿管内。妇科手术时，应注意保护输尿管血运勿损伤输尿管外膜（鞘膜），以免造成缺血坏死性输尿管瘘。

（四）直肠与肛门（rectum anus）

直肠移行于乙状结肠，起自左骶髂关节第三骶椎前，随骶弯向后弯曲，穿越盆膈，绕过尾骨尖转向后下方，终于肛门，全长15～20cm。以盆膈为界，上部称壶腹部，以下称肛管，肛管长2～3cm。直肠上2/3被覆腹膜，并被固定于骶前，形成子宫直肠陷凹的后壁。子宫直肠陷凹的最低点位于阴道后穹窿稍下水平，为腹腔最低点，距肛门约5cm。直肠下1/3借阴道直肠膈与阴道后壁连接，故盆底肌肉与筋膜受损伤时会造成直肠膨出。

直肠的环行纤维在肛管处增厚，形成肛门内括约肌，但无括约功能。肛门外括约肌为横纹肌，起自尾骨向前，包绕肛管止于会阴中心腱，由皮下部、浅部及深部三组形成，皮下部最浅，位于肛门口周围皮下，损伤断裂后不致引起大便失禁；浅部与深部位于皮下部深面，为环行肌束，有括约肛门口的作用，通常处于收缩状态，损伤时，可造成大便失禁，因此，阴道分娩时应保护会阴，避免损伤肛管。

（五）阑尾（vermiform appendix）

上端连接盲肠，长7～9cm，通常位于右髂窝内。但其位置、长短、粗细变化颇大，有的下端可达右侧输卵管及卵巢部位，而妊娠期阑尾的位置又可随妊娠月份的增加而逐渐向上外方移位。因此，妇女患阑尾炎时可能累及子宫附件，在诊断与鉴别诊断时也必须注意；阑尾也是黏液性肿瘤最常见的原发部位，故卵巢黏液性癌手术时应常规切除阑尾。

四、女性生殖系统的血管、淋巴和神经

女性生殖器官的血管（见图2－1－2）与淋巴管（见图2－1－4）伴行，且各器官间静脉丛相吻合、淋巴管网相吻合。

（一）血管

1. 女性盆腔血管分布概述 腹主动脉在第四腰椎水平分成左、右二条髂总动脉，分别沿腰大肌的内侧向外下方斜行，致骶髂关节的前方分为髂内动脉和髂外动脉。髂内动脉营养盆壁、盆腔脏器、外阴及臀部的结构；髂外动脉除分出一些分支营养盆壁，其主干则沿盆侧壁下行至股前部移行为股动脉，营养下肢。

髂内动脉自髂总动脉分出后沿骨盆后外侧壁在腹膜后脂肪组织中下行，长仅4cm，至坐骨大孔上缘处分为前干和后干。自前、后干又发出许多分支，按其分布区域又可分为壁支和脏支。

髂内动脉后干分出的分支均为壁支，可分出髂腰动脉、骶外侧动脉、臀上动脉等，供应腰肌、梨状肌、肛提肌、臀大肌、髂关节等盆壁、盆底及臀部的组织结构。

髂内动脉前干在胎儿期为脐动脉的一部分，亦称腹下动脉，经脐和脐带到达胎盘，为胎体与胎盘间血液循环的通道。胎儿降生后，胎盘血液循环停止，继而脐动脉闭锁，称为脐动脉索或腹下韧带，紧贴腹前壁后面上行至脐。因此，髂内动脉前干很短，其分出的壁支包括：闭孔动脉、臀下动脉及阴部内动脉；分出的脏支包括：膀胱上、下动脉，直肠下动脉及子宫动脉。

盆腔静脉的主干均与同名动脉伴行，唯其分支较多，呈网状分布，收纳同名动脉分布区的静脉血。

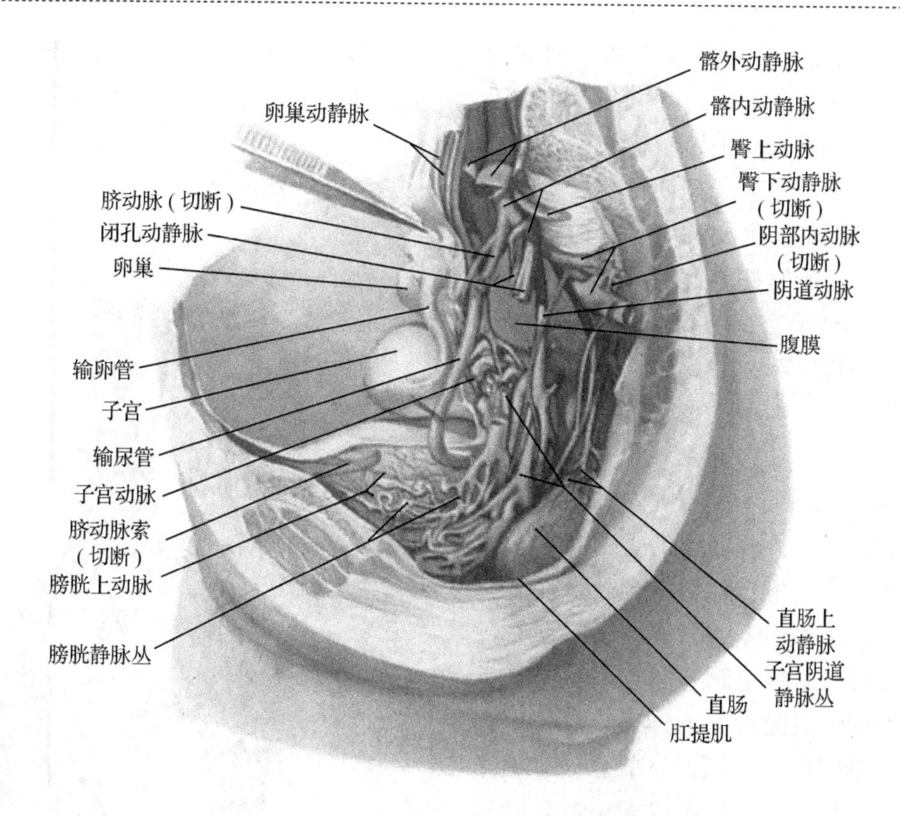

图 2-1-2　女性盆腔血管解剖示意图

2. 生殖系统血液供应　女性生殖器官的血液供应主要是依靠卵巢动脉、子宫动脉、阴道动脉和阴部内动脉（见图 2-1-3）。

（1）卵巢动脉位于肾动脉的稍下方，起自腹主动脉的前壁（左侧亦可自左肾动脉分出，左卵巢静脉回流至左肾静脉）在腹膜后沿腰大肌的前面斜向外下，至第四腰椎下缘水平与输尿管交叉（卵巢动脉在前）后继续下行，在前面越过髂总动脉下段，在真骨盆上缘侧面进入骨盆漏斗韧带内，下降并迂曲内行，在子宫阔韧带两层腹膜之间分支，经卵巢系膜进入卵巢门。卵巢动脉并在输卵管系膜内分出若干分支供应输卵管，其末梢在子宫角附近与子宫动脉上行的卵巢支吻合。

（2）子宫动脉起自髂内动脉前干，在腹膜后

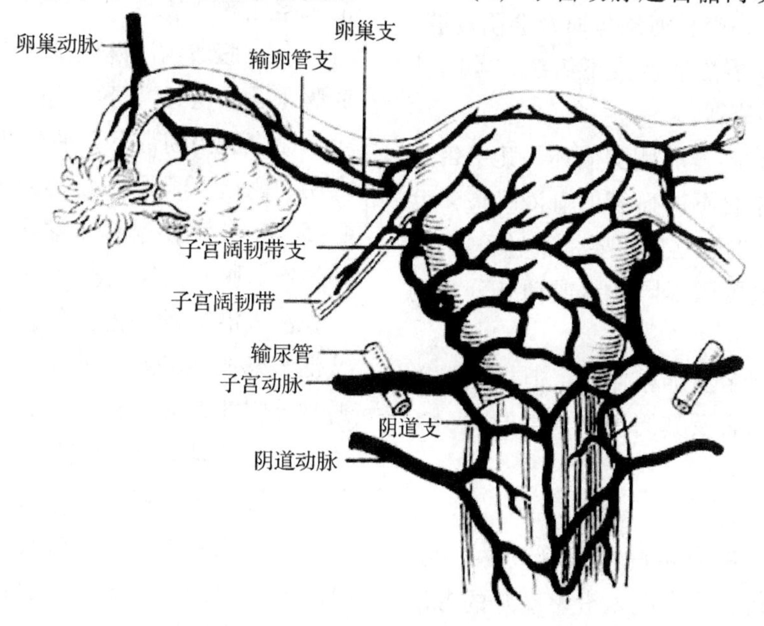

图 2-1-3　女性内生殖器官的动脉解剖示意图

沿盆腔侧壁向下向前走行，达阔韧带基底时转向内，走行于阔韧带基底部前、后叶之间，在距子宫颈（内口水平）外侧 2cm 处跨越输尿管到达子宫颈（俗称"桥下流水"）。子宫动脉在到达宫颈侧缘后分成上、下两支。上支称为子宫体支，为子宫动脉的本干，沿子宫侧缘，在阔韧带前、后叶之间向上走行，至子宫底再分成三条终末支：①底支：分布于子宫底部；②输卵管支：经输卵管系膜至输卵管；③卵巢支：在输卵管系膜内与输卵管平行向外走行，至卵巢并与卵巢动脉的分支吻合。子宫动脉在沿子宫体侧缘上行的同时，向子宫体前、后面发出许多向内的子宫支。下支称为宫颈－阴道支，为下行的小分支，分布到宫颈、阴道上段及部分膀胱。

（3）阴道动脉与子宫动脉一同起源于髂内动脉前干，在盆腔侧壁腹膜后向下走行，至阔韧带基底部后向内穿越阴道旁组织，分布于阴道中下段前、后面，向上与子宫动脉阴道支相吻合；向下与阴部内动脉相吻合。因此，阴道上段由子宫动脉阴道支营养，中段由阴道动脉营养，下段由阴部内动脉营养。

（4）阴部内动脉起自髂内动脉前干，经骶丛的前方走向后下，穿过坐骨大孔的梨状肌下孔出盆腔，在阴部神经外侧绕过坐骨棘背面，经坐骨小孔到达会阴及肛门，并分出四支：①肛门动脉：营养肛门及直肠下段；②会阴动脉：营养会阴浅、深横肌，球海绵体肌，坐骨海绵体肌及会阴皮肤；③阴唇动脉：营养阴唇皮肤及皮下组织；④阴蒂动脉：营养阴蒂及前庭球。

（5）盆腔血管有丰富的侧支循环，几乎每一个盆腔脏器都接受来自不同血管的血液供应，盆腔重要脏器侧支循环的建立，主要是通过子宫区、膀胱区、外阴区、直肠区不同动脉或动脉分支的吻合。

盆腔内静脉与同名动脉相伴行，但在数量上较动脉多，并在各器官及其周围形成静脉丛，而且互相吻合。

（二）淋巴

女性生殖器官具有丰富的淋巴管及淋巴结，均与相应的血管伴行。首先汇入沿髂动脉的各淋巴结，然后转入沿腹主动脉周围的腰淋巴结，最后在第二腰椎部注入胸导管的乳糜池。女性生殖器官淋巴主要分为外生殖器淋巴与内生殖器淋巴两大组。当内外生殖器官发生感染或肿瘤时，往往沿各部回流的淋巴管传播，导致相应淋巴结的肿大。

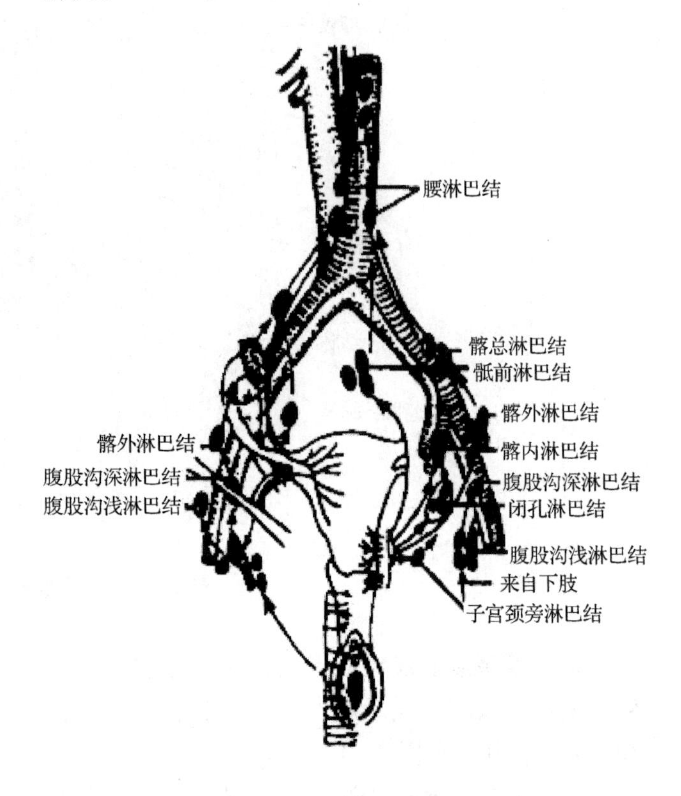

图 2－1－4　女性生殖器淋巴分布图

1. 外生殖器淋巴　可分为深、浅两部分，均汇入髂外淋巴结。

（1）腹股沟浅淋巴结位于腹股沟韧带下方阔筋膜上面，分上、下二组，上组有淋巴结 5～6 个，沿腹股沟韧带下方平行排列，收集外生殖器、会阴、阴道下段及肛门部的淋巴；下组有淋巴结 4～5 个，沿大隐静脉上端排列，收集会阴及下肢的淋巴。腹股沟浅淋巴结均伴随相应的血管而行。首先汇入沿髂动深淋巴结，也有一部分经股管直接汇入髂外淋巴结。两侧腹股沟浅淋巴结之间，通过外阴部丰富的淋巴吻合可有交通。

（2）腹股沟深淋巴结位于股管内，股静脉内侧，有淋巴结 3～5 个，其中临床上最重要的是在股环处的股管淋巴结，收集阴蒂部的淋巴及腹股沟浅淋巴结的输出管。腹股沟深淋巴结的输出管可分别汇入髂外、闭孔及髂内淋巴结。

2. 内生殖器淋巴

（1）髂淋巴组由髂内、髂外、髂总3组淋巴结构成，均围绕其同名动脉分布。①髂内淋巴结：收集会阴、阴道、宫颈、宫体、输卵管及卵巢的淋巴，髂内淋巴结的输出管汇入髂总淋巴结，位于闭孔动脉旁的淋巴结称为闭孔淋巴结，是外阴、阴道、宫颈等处淋巴向髂内淋巴结引流的中间淋巴结；②髂外淋巴结：主要收集腹股沟下深、浅淋巴结的输出管，外阴、阴道、宫颈的淋巴也可直接向髂外淋巴结引流，髂外淋巴结的输出管汇入髂总淋巴结；③髂总淋巴组：收集髂内、髂外淋巴结的输出管，骶前淋巴结向髂总淋巴结也有部分引流。髂总淋巴结的输出管汇入腰淋巴。

（2）腰淋巴组或称腹主动脉旁淋巴结，分布在腹主动脉及下腔静脉的两侧及后外侧，收集子宫体、子宫底、卵巢、输卵管等盆腔脏器的淋巴以及髂淋巴组、骶前淋巴组的输出管。腰淋巴结的输出管向上形成左、右腰干，在第一腰椎水平汇合形成胸导管的起端。

（3）骶前淋巴组沿骶中动脉排列，收集阴道、宫颈、直肠的淋巴，其输出管汇入腰淋巴及髂淋巴。

（三）神经

1. 外生殖器官的神经支配 外阴部皮肤及盆底随意肌由阴部神经支配，阴部神经为体干神经，由第二、三、四骶神经的分支组成，与阴部内动脉伴行，在坐骨结节内侧下方分成3支：

（1）会阴神经，又分深、浅两支，分布于会阴深、浅横肌，球海绵体肌，坐骨海绵体肌等及外阴、会阴的皮肤。

（2）阴蒂背神经为许多的小支，分布于阴蒂及包皮。

（3）肛门神经又称痔下神经，分布于肛门周围。

2. 内生殖器官的神经支配 主要由交感神经与副交感神经所支配，交感神经在腹主动脉前形成腹主动脉丛，其部分神经纤维分两部分向下延入盆腔：

（1）与卵巢动脉伴行，经骨盆漏斗韧带至卵巢，形成卵巢丛，并在阔韧带内形成小支，分布于输卵管。

（2）沿腹主动脉向下在骶岬前进入骨盆腔，在第五腰椎前面，两髂总动脉之间形成骶前神经丛，其发出神经纤维分布于子宫体、子宫颈、膀胱上部、阴道上段及直肠等，可支配子宫的肌肉活动，也可从子宫传导向心的感觉冲动到中枢，从而反射性地引起子宫收缩。但子宫平滑肌有自律活动，完全切断其神经后，仍能有节律的收缩，还能完成分娩活动。临床上可见到低位截瘫的产妇仍能顺利自然分娩。

五、女性骨盆

女性骨盆（pelvis）是胎儿娩出时必经的通道，其大小、形状对分娩有直接影响（见图2-1-5）。因此，对骨盆结构应有清楚的了解。

（一）骨盆的组成

骨盆由骶骨（os sacrum）、尾骨（os coccyx）和左右两块髋骨（os coxae）组成。在4块骨骼之

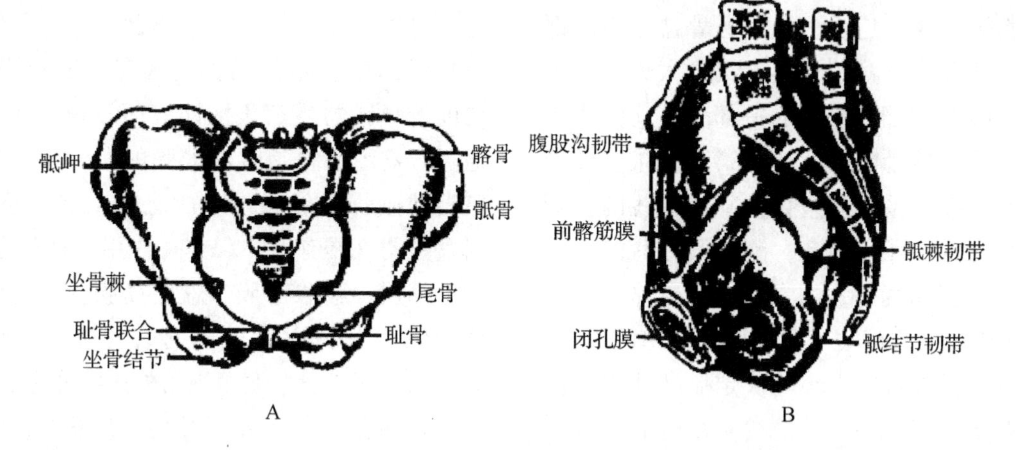

图2-1-5 骨盆的解剖示意图

A. 骨盆的组成；B. 骨盆的韧带

间有坚强的关节，并有韧带或软骨连接固定。每块髋骨又由髂骨（os ilium）、坐骨（os ischium）和耻骨（os pubis）融合而成，至成年已分不出3块骨骼的界线。两耻骨之间有纤维软骨，形成耻骨联合（pubic symphysis），全长约4.2cm，位于骨盆的前方，其上、下附有耻骨韧带，妊娠期受性激素影响变松动并可出现轻度分离，有利于胎儿娩出。骶髂关节（sacroiliac joint）位于骶骨和髂骨之间，在骨盆后方，关节的前后面有坚强的韧带加固。骶骨是由5～6块骶椎融合而成，其前面呈凹形称为骶窝，沿其弯曲长度测量全长约11.8cm，高（骶岬至骶尖的距离）约9.8cm，上缘为第一骶椎向前方凸出形成骶岬（promontory），其具有重要的临床意义：产科骨盆内测量对角径的重要据点、妇科腹腔镜手术的重要标志之一。尾骨由4～5块尾椎合成，上面与骶骨相连，形成骶尾关节（sacrococcygeal joint），有一定活动度，分娩时后移可加大骨盆出口前后径有利于分娩。在骶尾骨与坐骨结节之间有骶结节韧带（sacrotuberous ligament），骶尾骨与坐骨棘之间有骶棘韧带（sacrospinous ligament），是骨盆各部之间两对较坚强的韧带。此两韧带与坐骨大、小切迹之间围成二孔，上方为坐骨大孔，下方为坐骨小孔，有肌肉、重要血管及神经通过此二孔出骨盆。骶棘韧带的宽度（即坐骨切迹宽度）是判断中骨盆是否狭窄的重要指标。骨盆各韧带受孕期性激素影响而变松弛，有利于分娩。

（二）骨盆的分界

骨盆的分界线即髂耻线，以耻骨联合上缘、髂耻缘及骶岬上缘的连线为界，把骨盆分为两部分，即假骨盆和真骨盆。假骨盆又称大骨盆，位于骨盆分界线之上，为腹腔的一部分，其前为腹壁下部，两侧为髂骨翼，其后为第五腰椎。假骨盆与产道无直接关系，但假骨盆某些径线的长短关系到真骨盆的大小。因此，测量假骨盆的这些径线可以作为了解真骨盆的参考。真骨盆又称小骨盆，位于骨盆分界线之下，是胎儿娩出的通道，又称骨产道。真骨盆的大小是决定胎儿能否由阴道分娩的重要因素之一。其前壁是耻骨和耻骨联合，后壁为骶尾骨，两侧壁为坐骨内表面、坐骨棘、坐骨切迹及韧带。因此，骨盆腔呈前浅后深的形态。坐骨棘位于真骨盆的中部，可经肛诊或阴道诊触到，是产程中判断胎儿先露下降程度的重要骨性标志。

（三）骨盆腔的四个平面

1. 入口平面　即真、假骨盆的交界面，横椭圆形，前方为耻骨联合上缘，两侧为髂耻线，后方为骶骨岬。

2. 骨盆最大平面　即骨盆中上段平面，近似圆形。其前为耻骨联合后面的中点，两侧相当于髋臼中心，后为第二、三骶椎之间。此平面为骨盆腔内最宽大的部分，无产科临床重要性。

3. 骨盆最小平面　即中骨盆平面，最狭窄，呈椭圆形。其前为耻骨联合下缘，两侧为坐骨棘，后为骶骨第四、五交界处。此平面对胎头进入骨盆后的分娩阻滞特别具有重要性。

4. 出口平面　即骨盆腔的下口，由两个在不同平面的三角形所组成。前三角的顶端是耻骨联合下缘，两侧是耻骨降支；后三角的尖端是骶尾关节，两侧为骶结节韧带。出口横径为坐骨结节之间的距离，出口后矢状径为出口横径中点至骶尾关节间的距离。

通常女性骨盆较男性骨盆宽而浅，耻骨弓的角度，女性（90°～100°）较男性大。妊娠时因性激素的影响，韧带松弛，各关节的活动度均略有增加，因而分娩时骨盆径线略有增大，上述特点均是有利于胎儿娩出的重要条件。

（四）骨盆底构成及其临床意义

女性骨盆底（pelvic floor）由封闭骨盆口的多层肌肉和筋膜、韧带组成。两侧坐骨结节前缘的连线将骨盆底分为两个三角区：向后下倾斜的前三角区即尿生殖三角，此区有尿道和阴道通过；向前下倾斜的后三角区即肛门三角，此区有肛管通过。盆腔筋膜是腹内筋膜的向下延续包裹盆腔脏器的血管神经束，形成它们的鞘、囊或韧带，对盆腔器官具有保护和支持作用，其分为三部分：盆壁筋膜、盆膈筋膜、盆腔筋膜。骨盆底起到承托和保持女性内生殖器官、膀胱、直肠等盆腔脏器的作用。骨盆底组织由外向内分为三层：

1. 外层　位于外阴及会阴皮肤和皮下组织的下面，由会阴浅筋膜、球海绵体肌（即阴道括约肌）、坐骨海绵体肌、会阴浅横肌及肛门括约肌组成。

2. 中层　该层又称为泌尿生殖膈（又称为会阴隔膜），由上、下两层坚韧的筋膜和会阴深横肌及尿道括约肌组成并覆盖在由耻骨弓和两侧坐骨结节形成的骨盆出口前三角平面上，有尿道和阴道穿过。

3. 内层　由肛提肌及其内、外各覆盖的筋膜所组成的骨盆底最坚韧的一层，称为盆膈（pelvic diaphragm）。由前向后依次有尿道、阴道、直肠穿过。肛提肌由前向后又分为耻尾肌、髂尾肌和坐尾肌，在盆底组织中起着重要支持作用；其肌纤维在阴道和直肠周围交织，又加强了肛门括约肌和阴道括约肌支持作用，耻尾肌损伤可致膀胱和直肠膨出。

会阴（perineum）有广义及狭义之分，广义的会阴指封闭骨盆出口的所有软组织；狭义的会阴指阴道口与肛门之间的会阴体。会阴伸展性大，分娩时由非孕期的3～4cm变成薄膜状，有利于分娩，但经会阴分娩时若保护不当易发生裂伤且修补不及时可导致不同程度的直肠膨出。

骨盆底组织可因阴道分娩损伤、妇科手术损伤、衰老、腹压增高、先天发育因素或遗传因素（黑色人种盆腔器官脱垂率低）而出现盆底功能缺陷导致盆腔脏器脱垂、膨出或功能障碍。

第二节　女性生殖系统的生理

一、阴道的生理特点

成年妇女的阴道黏膜伸展性大，腔内湿润，内含少许乳白色稀糊样物即白带，是由阴道黏膜所脱落的上皮细胞渗出的少量液体和宫颈黏液混合而成。阴道黏膜上皮为复层鳞状上皮，其细胞形态随卵巢分泌的雌激素周期性变化由排卵前的底层细胞随雌激素量的增多而渐变为中层细胞进而变为表层细胞，排卵后在孕激素作用下表层细胞脱落。临床上可根据阴道脱落细胞的形态了解雌激素水平及有无排卵

此外，阴道尚有自净作用，这是因为阴道黏膜受雌激素的作用合成糖原，经乳酸杆菌分解后产生乳酸，使阴道内环境呈酸性（pH为4～5），部分抑制细菌生长。

二、宫颈的生理特点

子宫颈黏膜上皮由高柱状腺上皮细胞组成，其在卵巢性激素影响下也发生明显的周期性变化。其中含有分泌细胞，在雌激素水平低时分泌少量黏稠液体，形成黏液栓堵在宫颈外口，能防止细菌侵入；至排卵期前3～4天受大量雌激素影响宫颈管变柔软且宫口微开似瞳孔状，其分泌物则变为大量稀薄、透明、拉丝，有利于精子通过，将分泌物涂在玻璃片上自然干燥后显微镜下可见典型的羊齿植物叶状结晶。这时阴道部感觉润泽，出现多量黏液的第一日是易受孕期的开始，出现多量黏液的最后一日常是即将排卵的日子，因此临床上也常以宫颈黏液检查作为测定卵巢功能的一种方法。排卵后孕激素升高，黏液分泌量渐减少且黏稠不易拉丝，分泌物涂片可见排列成行的卵圆体。

三、输卵管的生理特点

输卵管的形态和功能均受卵巢性激素的影响而发生周期性变化。输卵黏膜上的非纤毛细胞分泌的浆液连同血管渗出液一起形成输卵管液。其每日分泌量随月经周期的变化从0.1～20mL不等，色淡黄、透明、无臭，含有丰富的蛋白质，对精子和卵子的进一步成熟、卵子受精和受精卵的分裂发育及运输都起着极为重要的作用。在排卵前后，体内雌激素水平最高时输卵管液分泌最多。输卵管液的流向，平时由输卵管流向腹腔，协助对精子的运行；排卵期则大部分输卵管液反向注入宫腔，协助卵子或受精卵向子宫腔运行；在雌激素的作用下，输卵管黏膜的纤毛细胞生长、体积增大，其摆动的方向系从伞部向子宫腔摆动，并且雌激素促进输卵管的发育和肌层节律性收缩的振幅加强；排卵后卵巢产生逐渐增多的孕激素抑制输卵管节律性收缩的振幅和抑制纤毛细胞的生长、减低分泌细胞的分泌功能使其所产生的浆液减少。排卵后，邻近卵巢的输卵管伞部起“拾卵”作用，卵子进入输卵管管腔后，在壶腹部与精子相遇并受精（fertilization）（多在排卵后12小

时内发生，整个受精过程约需 24 小时），此时纤毛摆动起主导作用，加上输卵管的蠕动，将受精卵向子宫腔推移。雌激素、孕激素的协同作用确保受精卵在输卵管内正常运行。从“拾卵”、受精到壶腹部与峡连接处，约需 30 小时，以后在该处停留 30 小时，一旦通过此连接处进入峡部后，则运行较快，一般在受精后第四日进入宫腔。

四、乳房的生理特点

雌激素促进乳腺管增生，而孕激素则促进乳腺小叶及腺泡生长。有的女性在经前期有乳房肿胀和疼痛感，可能是由于乳腺管的扩张、充血以及乳房间质水肿所致。月经来潮后雌激素、孕激素减退，上述症状大多消失。

五、卵巢的生理特点

卵巢是女性的生殖腺，在中枢系统及下丘脑、垂体的复杂调控下，卵巢每月产生卵子排出卵细胞，分泌多种激素及多肽类物质，促使第二性征及生殖道的发育。促进卵泡的发育及成熟，支持早期胚胎发育；上述即为卵巢的生殖功能和内分泌功能（见图 2－2－1）。

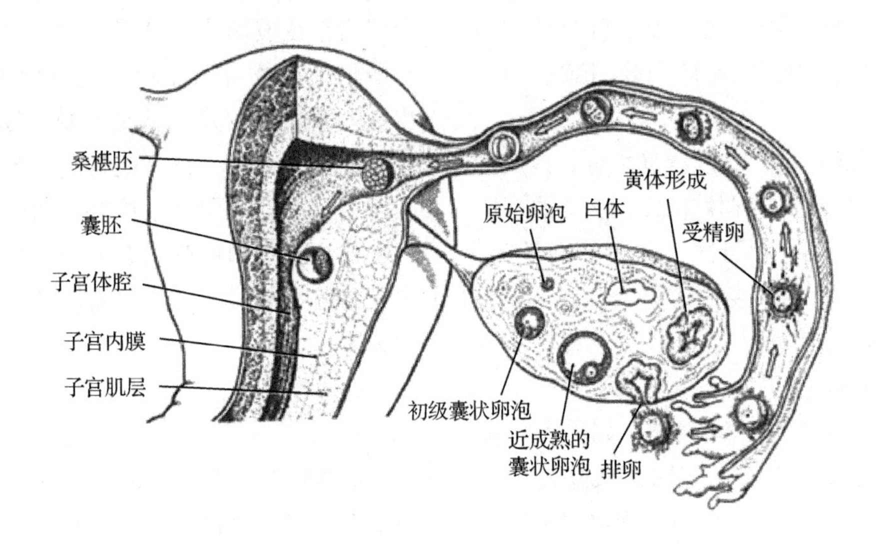

图 2－2－1　卵泡发育、排卵、受精、植入示意图

（一）卵巢与卵细胞的储备

胚胎形成后卵泡即已自主发育和闭锁，起始于原始生殖细胞（primordial germ cell，PGCs）的形成。胚胎 4 周时，胎儿中肾内侧形成原始生殖嵴，并逐渐发育为原始性腺索，胚胎 5～7 周时形成未分化性腺，胚胎 6～8 周时 PGCs 经过不断的有丝分裂形成卵原细胞（oogonia），约 60 万个。自胚胎 11～12 周卵原细胞进入第一次减数分裂，改称为初级卵母细胞（primary oocyte），但至减数分裂前期双线期便中止，直至青春期后每次排卵前夕，第一次减数分裂才分次恢复。胚胎 16 周至出生后 6 个月初级卵母细胞形成始基卵泡（primordial follicle），这是卵细胞储备的唯一形式，是女性的基本生殖单位。

妇女一生中，卵泡储备在胎儿期已成定局，月经初潮时约有卵母细胞 30～40 万个，妇女一生中约排出 400 个成熟卵子。绝经时卵细胞已基本耗竭。

（二）卵泡的生长发育

初级卵母细胞被单层梭形前颗粒细胞围绕形成始基卵泡，始基卵泡的前颗粒细胞分化为单层立方形细胞后成为初级卵泡（primary follicle），同时颗粒细胞合成和分泌黏多糖在卵子周围形成透明带，初级卵胞的颗粒细胞增殖，卵泡增大成为次级卵泡，此时颗粒细胞内出现促卵泡生长激素（FSH）受体、雌激素受体和雄激素受体，具备了对这三种激素的反应性；卵泡内膜细胞出现促黄体生成激素（LH）受体，具备了合成甾体激素的可能；次级卵泡在雌激素和 FSH 的协同作用下，继续增大成为窦卵泡，有些窦卵泡被募集后进入“生长发育轨道”。自胎儿期 5～6 个月起，卵泡闭锁的过程一直伴随在卵泡生长发育各期同步进行，卵泡闭锁的机制尚未阐明。卵泡发育始于始基卵泡到初级卵泡的转化即启动募集，从始基卵泡至形成窦前卵泡再发育到成熟卵泡共需 85 日，即跨越了 3 个月经周期。

（三）卵巢周期

从青春期开始到绝经前，卵巢在形态和功能上发生周期性变化称为卵巢周期（ovarian cycle）。卵巢内各种结构一直经历着周期性变化。根据卵巢结构形态的变化分为卵泡期、排卵期、黄体期三期。

在卵泡期，卵巢内有一组窦状卵泡群（3～11 个）被募集而进一步发育，约在月经周期第七天被募集的发育卵泡群中，FSH 阈值最低的卵泡优先发育成优势卵泡（dominant follicle），其余的卵泡发育到一定程度自行退化即卵泡闭锁。月经周期第 11～13 天优势卵泡迅速增大至直径 18mm 左右成为成熟卵泡，分泌雌激素量达到 300pg/mL 左右，对下丘脑起正反馈调节作用，促使下丘脑 GnRH 的大量释放，引起垂体释放促性腺激素，出现 LH/FSH 峰，LH 峰出现在卵泡破裂前 36 小时，是预测排卵的可靠指标；并且在 FSH 刺激下，优势卵泡的颗粒细胞内出现 LH 受体及 PRL 受体，具备了对 LH、PRL 的反应性，便形成了排卵前卵泡。血 LH/FSH 峰出现后，成熟卵泡迅速增大，突出卵巢皮质表面。在纤溶酶、前列腺素、组织胺及平滑肌纤维的收缩作用下，卵泡壁隆起尖端部分的胶原消化形成排卵孔进而卵泡破裂，最终卵细胞和它周围的卵丘颗粒细胞一起被排出，这一过程即称为排卵。多在月经来潮前 14 天左右排卵，多数由两侧卵巢轮流排出，也可由一侧卵巢连续排出。

排卵后的优势卵泡壁塌陷形成皱襞，细胞结构重组，颗粒细胞及卵泡内膜细胞在 LH 峰刺激下黄素化，形成黄体细胞，约排卵后 5 天内先后形成血体及黄体。黄体的功能主要是生成与分泌黄体酮与雌二醇使子宫内膜由增殖期转变为分泌期，为孕卵着床及维持早期胚胎发育做准备。正常黄体功能的建立需要理想的排卵前卵泡发育和 FSH 刺激以及一定水平的持续性 LH 维持。

排卵后 7～8 天黄体体积最大、黄体功能最旺盛，若卵子未受精，黄体于排卵后 10 天左右开始退化，黄体细胞逐渐缩小且逐渐由结缔组织替代形成白体（corpus albicans），黄体功能维持 14 天。卵巢黄体退化后，使血内黄体酮、雌二醇水平下降，子宫内膜脱落，月经来潮，FSH 水平又升高，则又开始一个新的卵巢周期。若卵子已受精，则黄体在胚胎细胞分泌的人绒毛膜促性腺激素作用下继续增大，转变为妊娠黄体，至妊娠 3 个月末才退化，继而由胎盘形成并分泌甾体激素维持妊娠。

（四）卵巢的分泌功能

卵巢的卵泡膜细胞和颗粒细胞在 FSH 和 LH 的共同作用下利用血液中的低密度脂蛋白合成性激素，如黄体酮、雄烯二酮、雌酮及雌二醇。卵巢分泌雌激素、孕激素及少量雄激素。

雌激素主要是优势卵泡分泌的雌二醇，占育龄妇女体内雌二醇总生成量的 95%。卵泡开始发育时分泌少量雌激素，月经第七天卵泡分泌雌激素迅速增加于排卵前形成第一次高峰，排卵后少下降，排卵后 2 天黄体开始分泌雌激素并逐渐增多至排卵后 7～8 天血液循环中雌激素量达到的第二高峰，此时雌激素量较第一次高峰略低，此后，黄体萎缩使雌激素量迅速下降。绝经后妇女体内雌激素的主要来源是外周转换而来的雌二醇。

孕激素是由黄体细胞生成与分泌的，卵泡期卵泡不分泌黄体酮，排卵前成熟卵泡的颗粒细胞黄素化分泌少量黄体酮，排卵后黄体成熟时（即排卵后 7～8 天）孕激素分泌量达最高峰，随后逐渐下降，月经来潮时降至卵泡期水平。

雄激素主要来自肾上腺，卵巢门细胞和卵巢间质细胞合成与分泌睾酮、卵泡内泡膜层合成和分泌雄烯二酮且其分泌的雄烯二酮约占育龄妇女体内雄烯二酮总量的 50%。

性激素的作用机制：性激素属于类固醇激素，为小分子物质，主要是通过扩散进入细胞内。与细胞内特异受体结合，形成激素受体复合物，引起受体构型改变而活化，发挥生物效应（见表 2－2－1：雌激素、孕激素的生理功能）。

表 2-2-1　雌激素和孕激素的生理功能

<table>
<tr><th colspan="2">部位</th><th>雌激素</th><th>孕激素</th></tr>
<tr><td rowspan="3">子宫</td><td>肌层</td><td>促进子宫发育，增强子宫收缩力，增加子宫平滑肌对缩宫素的敏感性</td><td>降低子宫收缩力，同时降低妊娠子宫对缩宫素的敏感性，抑制子宫收缩</td></tr>
<tr><td>内膜</td><td>内膜间质和腺体增生和修复</td><td>增生期转化为分泌期</td></tr>
<tr><td>宫颈</td><td>使宫颈口松弛，宫颈黏液分泌增加质稀薄易拉成丝状，有利于精子通过</td><td>使宫颈口闭合；黏液减少变稠形成黏液栓阻塞宫颈口</td></tr>
<tr><td colspan="2">输卵管</td><td>促进肌层发育及上皮的分泌，加强输卵肌节律性收缩</td><td>抑制节律性收缩</td></tr>
<tr><td colspan="2">阴道上皮</td><td>促进增生和角质化；增加糖原含量</td><td>加快细胞脱落</td></tr>
<tr><td colspan="2">乳腺</td><td>使乳腺管增生</td><td>促使乳腺腺泡发育</td></tr>
<tr><td colspan="2">卵巢</td><td>促使卵泡发育</td><td>—</td></tr>
<tr><td colspan="2">下丘脑、垂体</td><td>正、负反馈调节</td><td>月经中期正反馈调节、黄体期负反馈调节</td></tr>
<tr><td colspan="2">体温</td><td>—</td><td>体温升高 0.3 ~ 0.5℃</td></tr>
<tr><td colspan="2">水钠代谢</td><td>潴留</td><td>排泄</td></tr>
<tr><td colspan="2">脂肪代谢</td><td colspan="2">促进高密度脂蛋白合成，抑制低密度脂蛋白合成，减少胆固醇在动脉管壁的沉淀，有利于防止冠状动脉硬化</td></tr>
<tr><td colspan="2">钙磷代谢</td><td colspan="2">促进钙盐及磷盐吸收及在骨质中沉淀以维持正常骨质</td></tr>
<tr><td colspan="2"></td><td colspan="2">协同作用：孕激素在雌激素作用的基础上，促使女性生殖器和乳房发育，为妊娠准备条件
拮抗作用：雌激素和孕激素表现在子宫收缩、输卵管蠕动、宫颈黏液变化、阴道上皮细胞角化和脱落，以及水钠潴留与排泄等拮抗</td></tr>
</table>

雄激素为雌激素合成提供底物；刺激腋毛、阴毛的生长；促进蛋白合成及促进肌肉生长，刺激骨髓中红细胞生成；在性成熟期前，促进长骨骨基质生长和钙的保留，性成熟后可导致骨骺的关闭，使生长停止；可促进肾远曲小管对水、钠的重吸收并保留钙；排卵前循环中雄激素升高，一方面可促进非优势卵泡闭锁，另一方面可提高性欲。

卵巢除分泌甾体激素外还分泌一些多肽激素、细胞因子和生长因子。在卵泡液中可分离到三种多肽，根据它们对 FSH 产生的影响不同，分为抑制素、激活素和卵泡抑制素，它们既来源于卵巢颗粒细胞，也产生于垂体促性腺细胞，与卵巢甾体激素系统一样，构成调节垂体促性腺激素合成与分泌的激活素 - 抑制素 - 卵泡抑制素系统。抑制素：主要生理作用是选择性地抑制垂体 FSH 的产生，包括 FSH 的合成和分泌。另外，它也能增强 LH 的活性。激活素：主要在垂体局部通过自分泌作用，增加垂体细胞的 GnRH 受体数量，提高垂体对 GnRH 的反应性，从而刺激 FSH 的产生。卵泡抑制素：主要功能是通过自分泌/旁分泌作用，抑制 FSH 的产生。抗苗勒管激素：是近年来成为研究热点的生殖调节，多肽激素，属于转化生长因子 - β 超家族成员，仅由早期卵泡颗粒细胞分泌，具有抑制卵泡启动募集和卵泡生长的作用，被认为是反映卵巢储备功能的最佳指标。

细胞因子和生长因子：卵巢还分泌包细胞介素 - I、肿瘤坏死因子 - α、胰岛素样生长因子、血管内皮生长因子、表皮生长因子、成纤维细胞生长因子、血小板衍生生长因子等细胞因子和生长因子，通过自分泌和旁分泌形式也参与卵泡生长发育的调节。

六、月经的生理特点

月经是指伴随卵巢周期性排卵、卵巢分泌雌孕激素的周期性变化所引起的子宫内膜周期性脱落及出血。正常月经周期具有明显的规律性。周期平均约为28天，月经持续平均为5天，每次月经量30～50mL，超过80mL为月经过多，少于30mL为月经过少。两次月经第一日的间隔时间为1个月经周期。一般经期第2～3天失血量最多，经血色鲜红或晦暗，黏稠而不易凝固，含有子宫内膜碎片、前列腺素及来自子宫内膜的大量纤维蛋白酶。经期由于盆腔充血及前列腺素的作用，有些妇女可出现下腹及腰骶部下坠不适或子宫收缩痛等。并可出现腹泻等胃肠功能紊乱症状，少数患者可有头痛及轻度神经系统不稳定。月经周期是育龄妇女下丘脑－垂体－卵巢轴功能的反复表现及其生殖道靶器官的结构周期性变化的结果。月经来潮第一天为月经周期的第一天，下次月经来潮的前一天为本周期的最后一天。根据月经周期的变化将子宫内膜组织的周期性变化分为增殖期、分泌期、月经期三阶段。正常月经周期的第5～14天，此阶段在雌激素的作用下，内膜表面上皮、腺体、间质、血管均是增殖性变化，称增殖期。与卵泡期成熟阶段相对应。月经周期的第15～28天。此阶段黄体分泌的孕激素、雌激素使增殖期内膜继续增厚，腺体扩张弯曲，螺旋小动脉继续生长、弯曲，间质疏松水肿，成为分泌期。此期内膜厚且松软，含有丰富的营养物质。有利于受精卵着床。月经的第1～4天，子宫内膜脱落出血为月经期。月经期脱落的子宫内膜只限于表面的功能层，基底层不脱落。

阴道、宫颈管、输卵管及乳腺在雌激素、孕激素的作用下，同样发生周期性变化。

月经期受下丘脑－垂体－卵巢轴的调控。下丘脑通过分泌GnRH调节垂体释放LH及FSH，从而控制性腺发育及性激素分泌的周期性变化。卵巢激素对垂体激素的合成和分泌具有反馈作用，从而使循环中的LH、FSH有密切关联的周期性变化（见图2－2－2）。

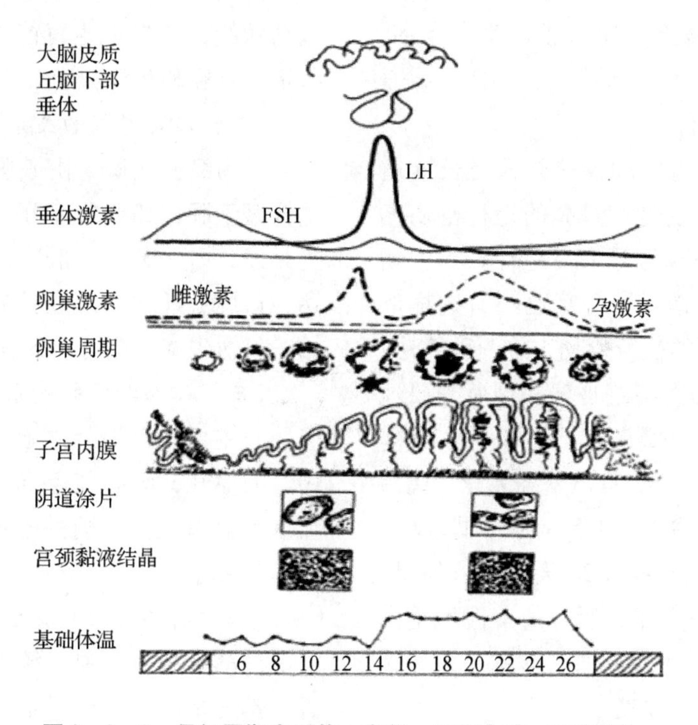

图2－2－2　月经周期中垂体、卵巢、子宫内膜、阴道图片、宫颈黏液与基础体温的周期变化

第三节　月经产生与调节的中医学理论

中医学理论认为胞宫是行经和孕育胎儿的脏器；天癸是肾中产生的促进人体生长发育和生殖的物质；气血是行经、养胎、哺乳的物质基础；脏腑是气血生化之源；经络是联络脏腑、运行气血的通路。因此，研究女性的生理特点，必须以脏腑、经络为基础，深入了解脏腑、经络、气血、天癸与胞宫的整体关系，尤其要了解肾、肝、脾、胃和冲、任二脉在妇女生理上的作用。

一、月经产生的中医学理论

月经是发育成熟女子有规律的、周期性的胞宫出血，是脏腑、经络、气血作用于胞宫的正常生理现象。生理常态下，五脏安和、气血充足、经脉通畅、下达胞宫，然后天癸至，月事以时下。《素问·上古天真论》说："女子七岁，肾气盛，齿更发长；二七而天癸至，任脉通，太冲脉盛，月事以时下。"可见肾气盛，天癸至，冲任二脉通盛是产生月经的主要条件。

中医学认为，月经有时间规律是人类长期适应天地日月的运行，特别是和月亮的运行密切相关而形成的一种生物节律，是人类这种高等生物的进化的结果。在《淮南子》里面已经有这样的记载，有人计算过月亮的运行周期，有两种算法：一种叫作"恒星月"即月亮绕地球一周所需要地时间，为 27.321661 天，即 27 天；另一种叫作"朔望月"即月亮从某一个定点出发绕地球一周后又回到这个点的时间大约 29.5305886 天，即 29 天多，因此，女性的月经周期为 28 天左右。但是，依据上述观点难以解释为什么所有的女性不是同一天来月经呢？既然是受到月亮的影响，为什么月经出现的时间不完全一致呢？

健康女子 14 岁左右月经来潮，叫作初潮，以后有规律的一月一次，按月来潮，行经天数 3 ~ 7 天，颜色正红，质地不稠不稀，没有血块，直到 50 岁左右为止，除妊娠和哺乳外都是有规律地按期而至，这是生理常态。此外，也有身体无痛而两月至的叫作"并月"；有三月一至的，叫作"居经"，也叫"四季经；有一年一至的，叫"避年"；更有终生不行经而照常能够生育的叫作"暗经"；妊娠后仍按月行经而无损于胎儿的叫"激经"，也叫"垢胎"，这些都是生理上的个别现象，不是疾病。

二、月经调节的中医学理论

月经的主要成分是血，血来源于脏腑，是脏腑功能活动的综合产物，与五脏密切相关。心主血，肝藏血，脾统血，肺主气，气行则血行，气为血之帅，血为气之母，气血阴阳互根，所以月经与五脏、气血、奇经的关系十分密切，下面分别阐述肾、肝、心、脾、气血、奇经对月经的调节。

（一）肾与月经的关系

肾为先天之本，主藏精气，包含肾阴、肾阳，是天癸的物质基础，是人体生长发育和生殖的根本。故肾气旺盛才能"天癸至"，月经来潮，并能受孕。到了 49 岁以后，肾气衰退，天癸竭，月经逐渐断绝，并失去生育能力。因此，肾气之盛衰决定着月经和孕育功能。

（二）肝与月经的关系

肝为藏血之脏，由脏腑化生的血除营养周身外皆藏于肝，其有余部分下注冲脉（血海）而产生月经，另一方面。肝主疏泄，喜条达，肝气畅达，血脉流通，则月经按期来潮。反之，肝气郁结，气血失和，则可导致月经紊乱。

（三）心与月经的关系

心主血，统诸经之血。胞脉属心。而络于胞中。心血旺，则心气下通，故月经按期而来；心血虚，血海不充，则月事不来。所以心与月经有着密切关系。

（四）脾与月经的关系

脾的作用是生血、统血和摄血。脾主运化水谷，输送精微，上注于心肺，乃化为血，故为血的生化源泉。女子以血为本，月经、乳汁为气血所化，怀孕后，胎儿又赖血以营养，这些都与脾的运化、统血有着密切的关系。

（五）气血与月经的关系

血是产生月经的一种物质基础。血的生成、

统摄、运行有赖于气的调节。同时，气又依靠血的营养。所谓血为气之母。气为血之帅。血在妇女的生理作用是上为乳汁，下为月经。故气血协调，血脉通畅，血海按时满而后溢，月经方能如期来潮。

（六）经络与月经的关系

经络学说是中医理论体系的重要组成部分。经络就是人体通行气血、沟通内外表里的一个系统，它的主要内容有十二经脉、十二经别、奇经八脉、十五络脉、十二经筋和十二皮部、其中以十二经脉为主。奇经八脉联络于十二经脉之间，起着调节经血的作用。月经来自胞宫，胞宫除与脏腑、十二经脉相联系之外，与冲、任、督、带四脉，特别与冲、任二脉关系尤为密切。冲脉：冲脉为十二经气血汇聚之所，并调节十二经气血，故有“冲为血海”之称。冲脉起于胞中，并肾经之脉上行而经腹部的盆腔部位，夹脐旁左右各五分上行，与任脉汇于咽喉，而络于唇口。冲脉之血既能滋养周身，又可下行而为经血，因此，冲脉与月经的产生和调节有着密切的关系。任脉：为妊养胎儿的主要经脉，主一身之阴，凡精、血、津、液等阴液，都由任脉总司，为人体妊养之本。任脉行于人体胸腹之前，其脉起于中极穴之下，当脐中而上行循腹部正中线上行。由于任脉有输注人体阴液的作用，又与胞宫相连接，所以任脉的精气充盛和流通，为孕育创造了有利条件。督脉：督脉与任脉同出胞宫，督脉行人身背脊之处，与任脉相对，任脉主一身之阴，督脉主一身之阳，二者维持阴阳气血的平衡，从而保持了月经的正常来潮，以及促进受孕。带脉：围腰一周，如带束腰，主要作用是约束冲、任、督三脉及十二经脉，而起到加强经脉间的互相联系和气血流通的作用。

综上所述，冲、任、督、带四脉内系胞宫，外连十二经脉，使内外贯通，把妇女的生殖系统与整个机体紧密地联系起来。胞宫与冲、任、督、带四脉彼此关联，相互影响，四脉与妇女生理功能密切相关。

中医妇科学的月经产生与调节理论与西医妇科学的理论互相对应（见图2－3－1）。

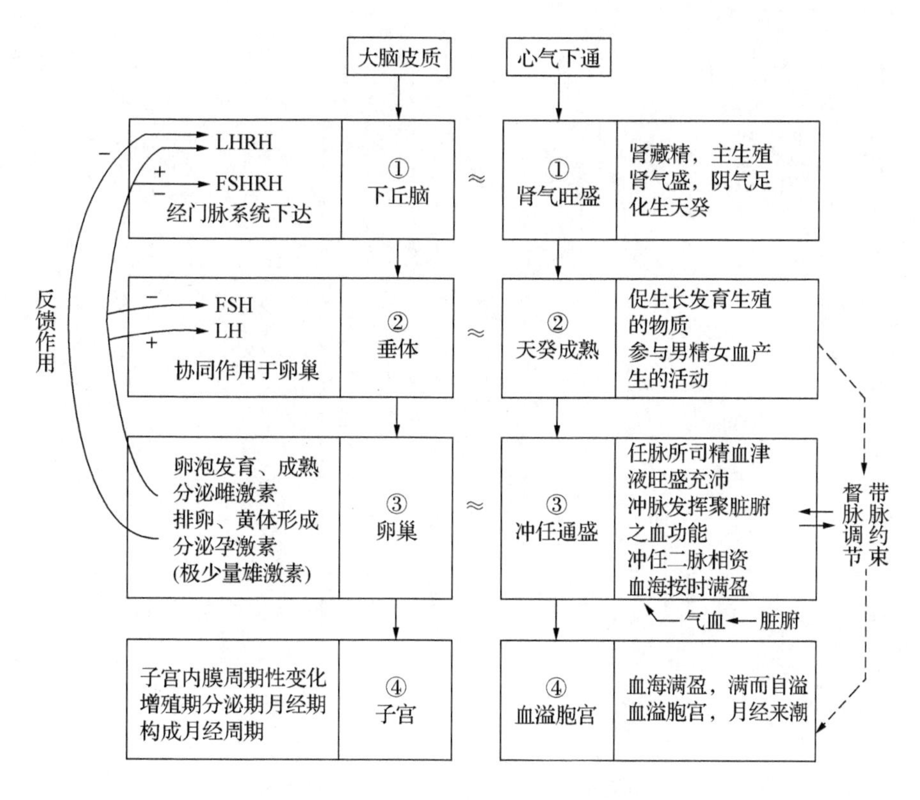

图2－3－1　中西医月经理论的对应关系示意图

三、经期卫生要渗透到治疗过程当中

妇女行经期间，正气偏虚，血室正开，邪气易侵，而罹患疾病，“虚邪贼风，避之有时”，故经期卫生不容忽视，应渗透到治疗的全过程中去，“调摄得宜，则经应以时矣”。

（一）心情舒畅

行经之时，肝血偏虚，肝气偏盛，情绪容易激动，应自我控制，勿过于悲伤恼怒。若肝气不舒，气血逆乱，则可引起月经失调。

（二）劳逸适度

经期可以从事日常的工作、学习和劳动。超负荷的体力劳动或运动，易耗气动血，使盆腔过度充血，可以引起经期延长、月经过多及腹痛腰酸等。从事一般的体力劳动，不但无害反而有利，因为适当的体力劳动，可以促进盆腔的血液循环，使血液流畅，从而减轻腰酸背痛及下腹部坠痛感。此外，还应保持充足的睡眠，使精神饱满，情绪稳定。

（三）调节饮食

经期不宜过食辛辣温燥的食物，以免血中蕴热，迫血妄行，亦不宜过食生冷寒凉之品，以免血为寒凝，血行不畅。

（四）注意寒温

经期易保暖，避寒风。如冒雨涉水或冷水洗浴，可导致寒凝血滞，月经不调。

（五）保持清洁

保持外阴清洁非常重要，经期易淋浴，不宜盆浴、池浴和坐浴，以免邪毒入侵。

（六）避免房事

正值经期，合之非易，毒邪侵袭胞宫，可引起出血量多，经期延长，腰酸背痛，甚至导致盆腔炎症。

（李　婧）

第三章

妊娠生理

第一节　胚胎形成与胎儿发育

一、胚胎形成

妊娠是胚胎和胎儿在母体内成长发育的过程。妊娠的开始是成熟卵子受精，妊娠的终止是胎儿及附属物自母体内排出。

（一）受精卵的形成

受精为获能的精子与次级卵母细胞结合形成受精卵的过程。受精一般发生在排卵后12小时内，受精过程约需24小时。晚期囊胚种植于子宫内膜的过程称受精卵着床。

当精液射入阴道内，精子离开精液经子宫颈管、子宫腔进入输卵管腔内，此过程中精子顶体表面的糖蛋白被生殖道分泌物中α、β淀粉酶降解，同时顶体膜电位及膜结构中胆固醇与磷脂比率发生变化，降低顶体膜稳定性，此过程称为顶体获能，需7小时左右。次级卵母细胞从卵巢排出后经输卵管伞部进入输卵管内，当停留在输卵管处等待的精子与卵子相遇时，精子头部顶体外膜破裂，释放出顶体酶，其可溶解卵子外围的放射冠和透明带，称顶体反应。借助酶作用，精子可穿过放射冠和透明带。只有发生顶体反应的精子才能与次级卵母细胞发生融合。当精子的头部与卵子的表面接触时，卵子细胞质内的皮质颗粒释放溶酶体酶，可引起透明带结构改变，精子受体分子的变性，阻止其他精子进入透明带，此过程称为透明带反应。穿过透明带的精子外膜与卵子细胞膜接触并且融合，精子进入卵子内。随后卵子迅速的完成第二次减数分裂形成卵原核，卵原核和精原核融合后核膜消失，染色体相互混合，形成了二倍体的受精卵，完成受精过程。

受精30小时后，受精卵借助输卵管的蠕动和输卵管上皮纤毛的推动向宫腔方向移动。同时开始进行有丝分裂，形成多个子细胞，称为分裂球。受透明带的限制，子细胞虽增多，但并不增大，只在狭窄的输卵管腔中移动。受精后50小时为8细胞阶段，到受精后72小时分裂为16个细胞的实心细胞团，称桑椹胚，随后早期的囊胚形成。受精后第四日早期囊胚进入了宫腔。受精后第5～6日早期囊胚透明带消失，总体积迅速增大，继续分裂发育，形成晚期囊胚。

（二）受精卵着床

受精卵着床经过了定位、黏附和侵入3个过程：①定位：透明带的消失，晚期囊胚以其内细胞团接触子宫内膜；②黏附：晚期囊胚黏附于子宫内膜，囊胚表面的滋养细胞分化为两层，外层的为合体滋养细胞，内层的为细胞滋养细胞；③侵入：滋养细胞穿透侵入子宫的内膜、内1/3肌层及血管，囊胚完全的埋入子宫内膜中且被内膜覆盖。

受精卵着床必须具备的条件是：①透明带的消失；②囊胚的滋养细胞分化出合体滋养细胞；③囊胚和子宫内膜同步发育并且功能协调；④孕

妇体内分泌足够量黄体酮。子宫有一个极其短的窗口期允许受精卵着床。

二、胚胎及胎儿发育特征

妊娠10周（受精后8周）内的人胚称之为胚胎，是器官分化及形成的时期。受精后的第9周起称为胎儿，是生长及成熟的时期。从末次月经计算，妊娠全过程280天，即40周。

下面以4周（一个妊娠月）为一个孕龄单位，描述胚胎及胎儿发育特征。

4周末：可辨认出胚盘与体蒂。

8周末：胚胎已初具人形，头大，占整个胎体近一半。可分辨出眼、耳、鼻、口、手指及足趾，各个器官正在分化发育，心脏已形成。

12周末：胎儿的身长约9cm，顶臀长约67cm。外生殖器可初辨性别。胎儿四肢可活动。

16周末：胎儿的身长约16cm，顶臀长约12cm，体重约110g。可从外生殖器确认胎儿性别。头皮长出毛发，胎儿开始出现呼吸运动。皮肤菲薄呈深红色，尚无皮下脂肪。部分孕妇已自觉胎动。

20周末：胎儿的身长约25cm，顶臀长约16cm，体重约320g。皮肤暗红，出现了胎脂，全身覆盖毳毛，可见少许头发。并开始出现吞咽、排尿的功能。自该孕周起胎儿体重呈现线性增长。胎儿运动明显的增加，10%~30%时间胎动活跃。

24周末：胎儿的身长约30cm，顶臀长约21cm，体重约630g。各个脏器均已发育，皮下的脂肪开始沉积，因其量不多皮肤呈皱缩状，出现了眉毛和睫毛。细小的支气管和肺泡已经发育。出生后可有呼吸，但是生存力极差。

28周末：胎儿的身长约35cm，顶臀长约25cm，体重约1000g。皮下的脂肪不多：皮肤呈粉红，表面覆盖胎脂。瞳孔膜消失，眼睛呈半张开，四肢活动好，有呼吸运动、出生后可存活，易患呼吸窘迫综合征。

32周末：胎儿的身长约40cm，顶臀长约28cm，体重约1700g。皮肤深红但仍呈皱缩状。出生后生活力尚可，注意护理可能存活。

36周末：胎儿的身长约45cm，顶臀长约32cm，体重约2500g。皮下的脂肪较多，身体圆润，皱褶已消失。指（趾）甲达指（趾）端。出生后可啼哭及吸吮，生活力良好，基本可存活：

40周末：胎儿的身长约50cm，顶臀长约36cm，体重3400g。胎儿发育已成熟，皮肤呈粉红色，皮下脂肪多，外观体形丰满。足底的皮肤有纹理。男性睾丸降至阴囊内，女性的大小阴唇发育良好，出生后吸吮能力强，哭声响亮，能很好存活。

第二节　胎儿附属物的形成及功能

胎儿以外的组织，包括胎盘、胎膜、脐带和羊水，称为胎儿附属物。它们对维持胎儿宫内的生命、生长发育有重要作用。

一、胎盘

胎盘是由胎儿部分羊膜、叶状绒毛膜（也称丛密绒毛膜）和母体部分底蜕膜构成。

（一）胎盘的形成

1. 羊膜　是构成胎盘的胎儿部分，胎盘的最内层。羊膜无血管、神经及淋巴，光滑，具有一定的弹性。正常羊膜厚0.02~0.05mm，电镜下见上皮细胞表面有微绒毛，使得羊水与羊膜间可以进行物质交换。

2. 叶状绒毛膜　是构成胎盘的胎儿部分，胎盘的主要部分。晚期的囊胚着床后，着床部位滋养细胞迅速的分裂增殖，内层是细胞滋养细胞；外层的合体滋养细胞是执行功能的细胞，由细胞滋养细胞分化而来。滋养层的内面有一层胚外中胚层，与滋养层共同组成绒毛膜。与底蜕膜相接触的绒毛，因其营养丰富发育良好，称为叶状绒毛膜。胎盘主要结构的叶状绒毛形成经历了三个阶段：①初级绒毛：绒毛膜表面长出了呈放射状排列的合体滋养细胞小梁，绒毛膜深部的增生活跃的细胞滋养细胞伸入其中，形成了合体滋养细胞小梁的细胞中心索；②次级绒毛：初级绒毛继续的增长，胚外中胚层长入细胞中心索，形成了间质中心索；③三级绒毛：大约在受精后的三周末，胚胎的血管长入间质中心，绒毛内血管已形成。每个绒毛干中均已有脐动脉和脐静脉分支，随着绒毛干一再的分支，脐血管越来越细，最终形成了胎儿毛细血管可以进入的三级绒毛，此时，胎儿－胎盘已建立循环。绒毛间的间隙称绒毛间隙。在滋养细胞侵入子宫壁的过程中，子宫的螺旋血管破裂，直接开口于绒毛的间隙，绒毛间隙充满母体的血液。绒毛末端悬浮于充满母血的绒毛间隙中的称为游离绒毛，长入底蜕膜中的称为固定绒毛。蜕膜板长出胎盘隔，将胎儿叶不完全分隔为母体叶，每个母体叶包含数个胎儿叶，而每个母体叶有其独自螺旋动脉供应血液。孕妇的子宫螺旋动脉（也称子宫胎盘动脉）穿过蜕膜板而进入母体叶，母儿间的物质交换均在胎儿小叶的绒毛处进行，这说明胎儿血液是经脐动脉直至绒毛毛细血管，经过与绒毛间隙中的母血进行物质交换，两者并不直接的相通。绒毛组织的结构：妊娠足月胎盘的绒毛滋养层主要是由合体滋养细胞组成，细胞滋养细胞仅散在的可见，滋养层的内层为基底膜，起胎盘屏障作用。

3. 底蜕膜　是构成胎盘母体部分。底蜕膜的表面覆盖一层来自固定绒毛的滋养层细胞与底蜕膜共同的形成绒毛间隙的底，称之为蜕膜板，此板向绒毛膜方向伸出一些蜕膜的间隔，将胎盘母体面分成了肉眼可见的20个左右的母体叶。

足月胎盘呈盘状，重450～650g，直径16～20cm，多为圆形或椭圆形，厚1～3cm，边缘薄，中央厚。胎盘分胎儿面和母体面。母体面呈暗红色，蜕膜间隔形成若干浅沟分成母体叶。胎儿面被覆羊膜，呈灰白色，光滑半透明，脐带动静脉从附着处分支向四周呈放射状的分布直达胎盘边缘，其分支穿过绒毛膜板，进入绒毛干及其分支。

（二）胎盘功能

胎盘是维持胎儿宫内生长发育的重要器官，介于胎儿与母体之间，具有代谢、防御、内分泌及免疫等功能。

1. 代谢功能　包括气体交换、营养物质供应和排除胎儿代谢产物。

（1）气体交换　维持胎儿生命最重要的物质是O_2。O_2及CO_2在母体与胎儿之间以简单扩散方式进行交换，可替代胎儿呼吸系统的功能。CO_2通过血管合体膜的速度比O_2快20倍左右，所以CO_2容易自胎儿通过绒毛间隙直接向母体迅速扩散。在一些疾病状态，如肺功能不良、子痫前期、心功能不全、贫血等，胎儿获氧明显的不足，容易发生胎儿宫内生长受限或胎儿窘迫。

（2）营养物质供应替代胎儿消化系统功能。①胎儿热能的主要来源是葡萄糖，其以易化扩散方式通过胎盘，胎儿体内的葡萄糖均来自母体；②氨基酸的浓度胎血高于母血，是以主动运输方式通过胎盘，电解质及维生素多以主动运输方式通过胎盘；③胎盘中含有的多种酶，如氧化酶、还原酶、水解酶等，可将复杂的化合物分解为简单的物质，也能将简单的物质合成后供给胎儿。

（3）排除胎儿代谢产物胎儿的代谢产物如尿素、尿酸、肌酐、肌酸等，经过胎盘送入母血，由母体排出体外，故可以替代胎儿泌尿系统的功能。

2. 防御功能　胎儿血与母体血之间有胎盘屏障的分隔，其对胎儿具有保护功能，但作用很有限。母血中的免疫性抗体IgG可通过胎盘，使胎儿从母体获得被动的免疫力。而母体内的抗A、抗B、抗RH抗体也可进入胎儿血中，使胎儿或新生儿发生溶血。各种的病毒（如风疹病毒、巨细胞病毒等）、分子量小的对胎儿有害的药物，亦可通过胎盘影响胎儿，致畸甚至是死亡。衣原体、螺旋体细菌、弓形虫可在胎盘部位形成病灶，破坏绒毛结构后进入胎体感染胎儿。母血中免疫抗体如IgG亦能通过胎盘。

3. 内分泌功能　胎盘的合体滋养细胞具有活跃的合成物质能力，主要合成激素（蛋白激素和甾体激素）和酶。其中蛋白激素有绒毛膜促性腺激素、胎盘生乳素、绒毛膜促甲状腺激素、妊娠特异性β_1糖蛋白等，甾体激素有雌激素和孕激素等。合成酶有缩宫素酶、耐热性碱性磷酸酶等。

（1）绒毛膜促性腺激素（HCG）：是一种分子量约为36700的糖蛋白激素。有α、β亚基基本组成，与FSH、LH和促甲状腺激素一样。α亚基的结构基本与垂体分泌的FSH、LH、TSH等相似，故相互之间能发生交叉反应，但β亚基的结构各不相似。HCG在受精后的6周开始分泌，至妊娠8～10周血清浓度可达最高峰，持续1～2周后迅速的下降，持续至分娩，产后2周内消失。HCG

在受精后的 10 日左右即可用放射免疫测定法（RIA）自母体的血清中测出，成为诊断早孕的敏感方法之一。HCG 已知主要功能有：①HCG 作用月经黄体，产生生化反应可延长黄体寿命，成为妊娠黄体，增加了甾体激素的分泌以维持妊娠；②促进雄激素芳香化转化成为雌激素，同时也可刺激黄体酮的形成；③抑制植物凝集素对淋巴细胞的刺激作用，吸附于滋养细胞表面的 HCG，可以避免胚胎滋养层细胞被母体淋巴细胞攻击；④刺激胎儿的睾丸分泌睾酮，促进男性性分化；⑤能与母体的甲状腺细胞 TSH 受体结合，刺激甲状腺活性。

（2）胎盘生乳素（HPL）：是由合体滋养细胞产生，分子量为 22279，由 191 个氨基酸组成的蛋白类激素。于妊娠的 5～6 周用放射免疫测定法可在母血中测出，并且维持至分娩。分娩后 7 小时内迅速消失。HPL 的主要功能有：①与胰岛素及肾上腺皮质激素协同作用于乳腺腺泡，促进腺泡的发育，为产后泌乳作准备；②促进胰岛素生成，使母血胰岛素值增高，可增加蛋白质合成；③通过脂解的作用提高游离脂肪酸、甘油的浓度，以游离的脂肪酸作为能源，抑制摄取葡萄糖，使多余的葡萄糖运送给胎儿，成为胎儿的主要能源，也可成为蛋白合成的能源；④促进黄体的形成；⑤抑制母体对胎儿的排斥作用；⑥有促进胰岛素生成的作用，使母血胰岛素值增高。所以，HPL 是通过母体促进胎儿发育的重要“代谢调节因子”。

（3）妊娠特异性蛋白：是由合体滋养细胞分泌，包括了妊娠相关血浆蛋白 A（PAPP-A），妊娠相关血浆蛋白 B（PAPP-B）及妊娠相关血浆蛋白 C（PAPP-C），其中重要的为 PAPP-C，即 SP1，分子量为 90000，含糖为 29.3%，半衰期为 30 小时。受精卵在着床后，SP1 进入母体血循环，其值逐渐地上升，妊娠 34～38 周可达高峰，至妊娠足月为 200mg/L。正常妊娠的母血、羊水、脐血及乳汁能测出 SP1。测定 SP1 值，可用于预测早孕，并且间接了解胎儿情况。

（4）雌激素：主要来自胎盘和卵巢。于妊娠的早期，主要是黄体产生雌二醇和雌酮。于妊娠 10 周后，胎盘接替卵巢产生更多量的雌激素，至妊娠末期，雌三醇值约为非孕妇女 1000 倍，雌二醇及雌酮为非孕妇女 100 倍。雌激素由胎儿胎盘共同产生，因而称为胎儿胎盘单位。雌三醇的前身物质可由母体和胎儿肾上腺及肝产生，雌三醇的前身物质，是胎盘合成雌三醇的主要来源。

（5）孕激素：妊娠早期是由妊娠黄体产生，合体滋养细胞自妊娠 8～10 周是产生孕激素的主要来源。随妊娠进展，母血中的黄体酮值逐渐增高，并且与雌激素共同参与妊娠母体各系统的生理变化。

（6）缩宫素酶：是分子量约 30 万的糖蛋白。随着妊娠进展逐渐地增多，至妊娠末期达到高峰。其作用不明确，主要的作用是灭活缩宫素分子，维持妊娠。如死胎、胎儿生长受限、子痫前期等胎盘功能不良时，血中缩宫素酶降低。

（7）耐热性碱性磷酸酶（HSAP）：自妊娠 16～20 周母血清中可测出。随妊娠进展而增多，至胎盘娩出后其值下降，产后 3～6 日消失。动态测其数值，可以作为检查胎盘功能的一项指标。

（8）细胞因子与生长因子：如表皮生长因子（EGF），胰岛素样生长因子（IGF），神经生长因子，白细胞介素（IL）-1、2、6、8 等。上述因子在胎盘和胎儿营养和免疫保护中起一定作用。

4. 免疫功能　胎儿是同种异体移植物。正常的母体能容受、不排斥胎儿，其具体的机制目前尚不明确，可能与早期的胚胎组织无抗原性、母体界面的免疫耐受及妊娠母体免疫力低下有关。

二、胎膜

胎膜是由外层的平滑绒毛膜和内层羊膜组成。囊胚表面非着床部位的绒毛膜在其发育过程逐渐退化萎缩成为平滑绒毛膜。羊膜为无血管膜，能转运溶质和水，并参与维持羊水平衡，合成血管活性肽、生长因子和细胞因子，并参与血管张力的调节。胎膜的重要作用是维持羊膜腔的完整性，对胎儿起保护作用，且在分娩发动上起一定作用。

三、脐带

脐带的一端连于胎儿腹壁脐轮，另一端附着在胎盘胎儿面。妊娠足月的胎儿脐带长 30～70cm，平均约 50cm，直径 1.0～2.5cm，脐带断面的中央有一条脐静脉、两条脐动脉。血管周围是华通胶，有保护脐血管作用。脐带是母体与胎儿气体交换、营养物质供应及代谢产物排除的重要通道。脐带受压可使血流受阻时，可致胎儿缺氧，甚至危及胎儿的生命。

四、羊水

（一）羊水来源

妊娠早期的羊水，主要是由母体血清经胎膜进入羊膜腔的透析液。妊娠中期后，胎儿的尿液成为羊水的重要来源。妊娠晚期胎儿的肺参与羊水的生成，每日有600~800mL液体从肺泡分泌至羊膜腔。羊膜、脐带华通胶及胎儿皮肤渗出少量液体。

（二）羊水吸收

约50%的羊膜完成；胎儿吞咽羊水，足月妊娠时胎儿每日可吞咽羊水500~700mL；脐带每小时能吸收40~50mL；20周前，胎儿角化前皮肤可吸收羊水的功能，但较少。

（三）母体、胎儿、羊水三者间的液体平衡

母儿间的液体交换，主要是通过胎盘，每小时约3600mL。母体与羊水的交换，主要是通过胎膜。羊水与胎儿的交换，主要是通过胎儿消化管、呼吸道、泌尿道以及角化前皮肤等。

（四）羊水量、性状及成分

妊娠期的羊水量逐渐增多，妊娠38周时约1000mL，后羊水量逐渐减少。妊娠足月时羊水量约800mL。妊娠的早期羊水为无色透明液体，妊娠的足月羊水则略显混浊，不透明，可见羊水内悬小片状物，内包括胎脂、胎儿脱落上皮细胞、毳毛、毛发、少量白细胞、清蛋白、尿酸盐等。羊水中含有大量的激素（包括雌二醇、黄体酮、绒毛膜促性腺激素、前列腺素、胎盘生乳素等）。羊水中的酶含量较母血清明显增加。足月妊娠时羊水比重为1.007~1.025，内含水分98%~99%，pH值7.20，1%~2%为无机盐及有机物。

（五）羊水的功能

1. 保护胎儿　胎儿可在羊水中自由活动，防止胎体畸形及胎肢粘连；保持子宫腔内的温度恒定；适量羊水可避免子宫肌壁及胎儿对脐带的直接压迫所致的胎儿窘迫；有利于胎儿的体液平衡，如果胎儿体内水分过多可以以胎尿方式排至羊水中；临产宫缩时，尤其在第一产程初期，羊水直接受宫缩压力能使压力均匀地分布，避免胎儿局部受压。

2. 保护母体　减少胎动所致的不适感；临产后，前羊水囊可扩张子宫颈口及阴道；破膜后羊水可冲洗阴道，减少感染。

第三节　妊娠期母体变化

妊娠的生理过程，为了满足胎儿生长发育的需要，母体各器官系统将会发生一系列的改变。主要是由在体内新增加的器官——胎盘分泌的蛋白类激素和甾体类激素作用的结果。在胎盘排出后，胎盘所分泌的激素在体内迅速的减少并消失，在妊娠所引起的各种变化，于产后6周逐渐恢复至孕前水平。

一、生殖器官的变化

妊娠后，最为明显的是生殖器官的变化，具有以下的共性：组织增生、肥大、水肿、充血、松软及呈紫蓝色。

（一）子宫

1. 子宫的大小、容量、重量及形态的改变　妊娠时子宫的变化最大。肌纤维肥大、变长、增生，致使宫体逐渐增大。妊娠末期，子宫增大至35cm×25cm×22cm。子宫的重量由未孕期时的40~50g增至约1000g，增加了近20倍。容量增加约500倍。随妊娠的进展，子宫形态也逐渐由倒置梨形变为了球形和直椭圆形，子宫增大呈不对称性，受精卵着床和胎盘种植处突出的明显，形态欠规则，孕12周后至足月妊娠时子宫呈对称性增大。子宫的增大以底部最明显，宫底向上膨出，使得输卵管、卵巢几乎在子宫中段与子宫相连接，几乎呈垂直走向、增粗的圆韧带相对的接近中线。由于乙状结肠、直肠固定在盆腔左后方，故而妊娠子宫常有不同程度的右旋。

2. 子宫内膜的改变与胚泡的发育同步　在黄体酮的作用下，子宫内膜的腺体增大弯曲，腺上皮细胞内和腺腔中含大量的糖原，血管充血，结缔组织细胞肥大，此时子宫内膜称为蜕膜。根据蜕膜与胚泡的位置关系，蜕膜分为 3 个部分：①底蜕膜：位于囊壁与子宫壁之间，胚泡植入处的内膜，将来发育成母体的胎盘部分；②包蜕膜：覆盖在囊胚表面的蜕膜；③真蜕膜：除包蜕膜与真蜕膜外，余所有覆盖宫腔的内膜。

3. 子宫血流量 子宫的血流量包括供应子宫肌层、蜕膜和胎盘的总血容量。在孕早期时，子宫的血流量为 50mL/min，主要供应子宫肌层和蜕膜。在孕中晚期时子宫血流量 450 ~ 650mL/min，其中约 5% 供肌层，80% ~ 85% 供胎盘。子宫收缩时，子宫的血流量明显减少。子宫肌纤维之间的走形是相互交错。收缩时，可紧压血管，故能使胎盘剥离面迅速止血。

4. 子宫收缩 自孕 12 ~ 14 周起，子宫出现无痛性不规则收缩，随着妊娠周数的增加，这种收缩的频率及幅度也相应地增加。这种收缩是稀发的，不规则及不对称的。收缩时，子宫内的压力通常在 5 ~ 25mmHg，持续时间不足 30 秒。一般不会引起痛感，也不使子宫颈扩张，称为无痛性宫缩。

（二）子宫峡部

是位于子宫体与子宫颈之间最狭窄的部分，长 0.8 ~ 1cm。上方为宫颈解剖学内口，其下方为组织学内口，即宫颈管的高柱状上皮与宫腔的立方上皮的交界处。妊娠 3 个月后，子宫峡部不断的伸展，到妊娠末期可达 7 ~ 10cm。峡部肌纤维也增生，但不如子宫体明显。至分娩时，峡部继续伸展，成为软产道的一部分，称“子宫下段”。分娩时因产道梗阻所致的子宫破裂，一般均发生在子宫下段。

（三）子宫颈

妊娠时宫颈组织水肿，血管增多，故宫颈外观肥大，呈紫蓝色，质地较柔软，颈管的腺体增生，组织外翻，外观呈现糜烂状。宫颈管内腺体的分泌增多，所分泌的黏液形成了黏液栓，可防止细菌侵入宫腔。由于胶原丰富的宫颈结缔组织进行了重新排列，它的机械强度下降 12 倍，至临产时，宫颈管变短并出现扩张。

（四）卵巢

在受精卵植入 24 小时后，合体滋养细胞即分泌人绒毛膜促性腺激素，刺激月经黄体成为妊娠黄体并且产生大量的雌激素和孕激素，对妊娠6 ~ 7 周前维持妊娠起重要作用。在孕 10 周后，胎盘取代黄体功能。孕期需要切除卵巢肿瘤时，应在孕期的 12 ~ 16 周进行，因为此时胎盘功能完善。妊娠黄体有时较大，可占卵巢一半，切面呈菜花样，颜色淡黄或金黄，中心有腔，内含少量淡红色的液体。至妊娠足月时，有时可见双侧卵巢呈均匀性的增大，包膜下面有多数散在的、直径约 1cm 的小泡，这是卵泡壁上卵泡膜细胞黄素化所致，成为黄素囊肿。黄素化的间质细胞可产生睾酮，使孕妇多毛，女胎可出现阴蒂的肥大或伴阴唇粘连等男性化现象。

（五）阴道

妊娠期阴道受雌孕激素的影响，黏膜充血，水肿及血管扩张充盈，外观呈现紫蓝色，阴道的肌层肥厚，周围的结缔组织变软，分娩时被扩张成为软产道的一部分，有利于胎儿的娩出。妊娠时，阴道黏膜的通透性增高，同时宫颈管的腺体增强，所以白带增多。阴道上皮内糖原聚集，经过乳酸杆菌作用后变为乳酸，能抑制致病菌生长。

（六）会阴

会阴的皮肤色素沉着，血管增多、充血，淋巴管扩张，及结缔组织变软，所以伸展性增大，有利于分娩时胎儿娩出。

二、乳房的变化

妊娠最早几周可感乳房发胀，或有刺痛感及触痛，至妊娠 8 周后乳房明显增大。由于雌激素及孕激素的增加，乳房的腺管及腺体皆增生，脂肪沉积，乳头很快增大、着色、乳晕着色、出现散在皮脂腺肥大隆起，称为蒙氏结节。在妊娠后期可由乳头挤出少量黄色液体，称“初乳”。

三、血液与循环系统的变化

（一）血容量

自孕 6 周起开始增加，至妊娠 32 ~ 34 周可达高峰，约增加 35%，平均增加约 1500mL，此水平维持至分娩。血容量增加包括血浆和红细胞的增加，血浆的增加多于红细胞增加，血浆增加约

1000mL，红细胞容量增加约500mL，出现血液稀释。

（二）血液成分

1. 红细胞　妊娠期骨髓不断产生红细胞，使网织红细胞轻度增生。由于血液的稀释，红细胞计数约为360万/mm^3，血红蛋白值11g/dL，红细胞的压积降至31%～34%。孕妇储备铁约为500mg，为适应红细胞增生、胎儿成长及孕妇各器官生理变化的需要，容易缺铁，故应在孕晚期补充铁剂，以防血红蛋白值下降。

2. 白细胞　孕7周起开始增加，到妊娠30周时达高峰，约10000/mm^3，有的可达15000mm^3，主要是中性多核细胞增加，而淋巴细胞增加不多，单核细胞和嗜酸性细胞几乎无改变。

3. 凝血因子　在妊娠期血液处于高凝状态。凝血因子Ⅱ、Ⅴ、Ⅶ、Ⅸ、Ⅹ均增加，只有凝血因子Ⅺ、Ⅻ降低。而血小板略有减少。在妊娠晚期凝血酶原时间、部分孕妇凝血活酶时间见轻度缩短，凝血时间可无明显变化。血浆纤维蛋白原比非孕期增加了约50%，至孕末期可达400～500mg/dL，因改变了红细胞表面负电荷，出现红细胞线串样反应，所以红细胞沉降率加快。妊娠期纤维蛋白溶酶增加，优球蛋白溶解出现了延长，说明纤溶活性降低，分娩后纤溶活性可迅速增高。

血浆蛋白由于血液的稀释从孕早期即下降，到妊娠中期为6.0～6.5g/dL，主要是白蛋白的减少，约为3.5g/dL，以后持续此水平至分娩。

（三）循环改变

由于新陈代谢、循环血量的增加及为了适应胎盘循环的需要，母体的心脏负担加重。每分钟心搏出量从妊娠第十周开始增加，到妊娠32～34周达最高峰，增加30%～50%。心率逐渐地增加，最高较未孕时增加约10次/分。妊娠的后期，因子宫增大，横膈的上升，使心脏向左前方移位，大血管轻度扭曲，心尖部产生收缩期杂音及肺动脉瓣第二亢进，但是心电图正常。正常的心脏具有代偿功能，所以能胜任孕期的负担。但在心脏病患者，妊娠、分娩或产后各期，均可出现不同程度心功能代偿不全。

因妊娠子宫压迫盆腔的静脉，使得下肢血液回流受阻，股静脉脉压升高，故妊娠后期常出现脚踝及小腿浮肿，少数出现下肢或会阴部静脉曲张。

血压的高低与心排出量、循环血容量、血液黏稠度、外周血管阻力、大血管壁弹性等有关。血压同时受神经和内分泌调节。在孕期由于胎盘形成动静脉的短路、血液稀释、血管扩张等因素均导致孕早期及中期血压偏低，至孕晚期血压轻度升高，脉压稍增大。孕妇的体位影响血压，仰卧位时下腔静脉受压，使回心血量减少，心排出量减少，迷走神经兴奋，使得血压下降，形成妊娠仰卧位低血压综合征。在妊娠时股静脉脉压随着妊娠进展而增加，孕妇易发生下肢、外阴静脉曲张和痔。

四、消化系统的变化

在早孕期常有食欲不振、恶心、呕吐、选食、唾液分泌增多等现象，几周后多自愈。因胃液分泌的减少，使胃酸减少，可影响铁的吸收，故而孕妇易患贫血。因胃肠道蠕动减弱，易引起胃肠胀气和便秘。在妊娠后期子宫压迫直肠，加重了便秘，且可因静脉血流淤滞而出现痔疮。

五、泌尿系统的变化

在妊娠时，由于母子代谢产物的排泄量增多，而增加了肾脏的负担，使肾脏血液量及肾小球的滤过率均增加，到足月时比孕前可增加30%～50%。

早孕时增大的子宫，及妊娠末期下降的胎头，均可压迫膀胱而引起尿频。至妊娠中期以后，在孕激素的影响下，输尿管的蠕动减弱，且输尿管常在骨盆入口处受妊娠子宫的压迫，使尿流迟缓，易引起泌尿系的感染。

六、内分泌系统的变化

1. 垂体　在妊娠期垂体增大1～2倍，尤其是在妊娠末期，腺垂体增生肥大较明显。嗜酸细胞肥大增多，形成了“妊娠细胞”。产后休克出血者，增生肥大的垂体缺血坏死导致Sheehan综合征。

（1）促性腺激素（gonadotropin，Gn）：妊娠期间，妊娠黄体及胎盘所分泌大量雌、孕激素，其对下丘脑及腺垂体的负反馈作用，使得 FSH 及 LH 分泌减少，所以妊娠期间卵巢内的卵泡不再发育成熟，也无排卵。

（2）催乳激素（PRL）：自妊娠 7 周开始增多，随着妊娠进展逐渐增量，至足月妊娠（从非孕时的 15μg/L 上升为 150μg/L）。催乳激素有促进乳腺发育作用，为产后的泌乳做准备。分娩后不哺乳者于产后 2～3 周内降至非孕期水平，哺乳者多在产后 3～4 个月或更长时间才降至非孕期时水平。

2. 甲状腺 妊娠期在 TSH、HCG 共同作用下，甲状腺呈现中等程度增大。孕妇的基础代谢率增高，血清甲状腺浓度自孕 8 周开始增加，且很快上升至峰值，至妊娠 18 周达到平台期，一直维持至分娩后。大量的雌激素使肝脏产生甲状腺素结合球蛋白（TBG）增加 2～3 倍。虽血中甲状腺激素增多，但是游离甲状腺激素并未增多，故孕妇无甲状腺功能亢进表现。孕妇与胎儿体内促甲状腺激素（TSH）均不可通过胎盘，各自负责其自身甲状腺功能的调节。

3. 甲状旁腺 在妊娠期甲状旁腺增生肥大。妊娠早期时孕妇血浆甲状旁腺素水平降低，随着妊娠进展，血容量和肾小球滤过率的增加及钙的胎儿运输，致孕妇钙浓度的缓慢降低，致使甲状旁腺素在妊娠中晚期逐渐升高。

4. 肾上腺皮质 因妊娠期雌激素大量的增加，使中层束状带所分泌皮质醇增多 3 倍，约 75% 进入血循环约与肝脏产生的皮质甾类结合球蛋白（corticosteroid-binding globulin，CBG）结合，15% 与白蛋白结合。血中皮质醇虽然大量增加，而起活性作用的游离皮质醇仅为 10%，所以孕妇无肾上腺皮质功能亢进表现。外层球状带所分泌醛固酮于妊娠期增多 4 倍，而起活性作用的游离醛固酮仅为 30%～40%，不引起水钠潴留。内层网状带所分泌睾酮增加，孕妇阴毛腋毛增多增粗。但肾上腺髓质所产生的肾上腺素及去甲肾上腺素均无改变。

5. 胰腺 妊娠期胰腺的功能亢进，特别是胰腺 β 细胞亢进，胰腺的分泌增加。由于妊娠期妇女高葡萄糖血症及高胰岛素血症，确保胎儿葡萄糖的供应，从而维持体内糖代谢，胰岛素自孕中期开始增加至分娩前达到高峰。

七、皮肤的变化

妊娠期皮肤常有色素的沉着，在面部、乳头、乳晕、脐下正中线及外阴等处较显著。色素沉着的原因不明，可能与垂体前叶分泌的促黑色素细胞激素增加有关。皮脂腺及汗腺的功能亢进，分泌增多。由于过度伸展，腹壁、乳房及大腿处侧面及臀部的皮肤因弹力纤维断裂而出现斑纹，称“妊娠纹”。新妊娠纹为紫红色，多见于初孕妇；陈旧性的妊娠纹呈白色，多见于经产妇。妊娠纹并不是妊娠所特有，在任何的皮下脂肪沉积较快或皮肤过度伸展的情况下都可出现。

八、骨骼系统的变化

在孕期因骨盆关节以及椎骨间关节松弛，孕妇感腰骶部、耻骨联合及（或）肢体的疼痛不适，这可能与松弛素有关，对此目前还了解不够。

九、体重的变化

在早孕期因反应以及食欲不振，体重可下降，但随着妊娠月份的增长、胎儿发育、血液总量的增加、体内水分的潴留及蛋白质和脂肪的储存等，孕妇的体重逐渐增加。一般自妊娠第五个月开始，每周约增加 0.5kg，至足月时共增加约 10kg。如体重增加的过快，应考虑有病理情况。

十、矿物质代谢的变化

铁是血红蛋白和多种氧化酶的组成部分，与血氧运输及细胞内氧化过程关系密切。在孕期母体储存铁供不应求，如不补充外铁易发生缺铁性贫血。

胎儿骨骼及胎盘形成需要较多的钙，孕末期体内含钙约 25g、磷 14g。绝大多数在孕末的两个月储存，因此在孕末期需补充钙以及维生素 D。

十一、水代谢的变化

孕妇的体内钠盐潴留较多，除了供胎儿需要外，也分布在母体的细胞外液内。孕期随着钠的潴留，体内水分亦可相应增加。钠与水的潴留和体内醛固酮及雌激素有关，但其排出则与孕激素及肾脏功能有密切关系。潴留的水分，在产后迅速以尿及汗液形式排出。

第四节 妊娠与产育的中医学理论

一、妊娠

从怀孕到分娩的这个阶段，称之为“妊娠”，也称“怀孕”。

（一）妊娠的生理现象

月经停止来潮，脏腑、经络的阴血，下注冲任，以养胎元是在妊娠后母体明显的变化。所以妊娠期间整个机体出现“血感不足，气易偏盛”的特点。

在妊娠初期，由于血聚于下，冲脉气盛，胃气不降，肝气上逆，则可出现饮食偏嗜、恶心作呕、晨起头晕等的现象，但一般不严重，经过20～40天后，症状多能自然消失。此外，妊娠的早期，孕妇亦可自觉乳房胀大。妊娠3个月后，白带略增多，乳头乳晕的颜色加深。在妊娠4～5个月后，孕妇可自觉胎动，胎体逐渐的增大，小腹部逐渐的膨隆。在妊娠6个月后，胎儿逐渐长大，因阻滞气机，水道不利，常可出现轻度肿胀。在妊娠末期，由于胎儿先露部压迫膀胱和直肠，可见小便频数、大便秘结等现象。

另外，在妊娠3个月后，六脉平和滑利，按之不绝，尺脉尤甚。在《金匮要略》中记载：孕60日“妇人得平脉，阴脉小弱。”《备急千金要方》曰：“妊娠初时寸微小，呼吸五至；三月而尺数也。”在西医学也认为妊娠11周后循环血量才开始增加，这和中医滑脉出现的时间是一致的。

在妊娠后胎儿发育的情况，最早在《黄帝内经》中有记载。《灵枢·经脉》：“人始生，先成精，精成而脑髓生，骨为干，脉为营，筋为刚，肉为墙，皮肤坚而毛发长。”后多有论述胎儿发育的，而徐之才的《逐月养胎法》中所论较切实际，即《备急千金要方》：“妊娠一月始胚，二月始膏，三月始胞，四月形体成，五月胎动，六月筋骨立，七月发生，八月脏腑具，九月谷气入胃，十月诸神备，日满即产矣。”说明了前人对胎儿发育及成熟有详细的观察。

（二）妊娠的机制

女子在发育成熟后，月经来潮，有了孕育的功能。受孕的机制在于肾气的充盛，天癸的成熟，冲任二脉功能正常，男女两精相合后，就可以构成胎孕。《灵枢·决气》中记载：“两神相搏，合而成形。”《女科正宗》中说：“男精壮而女经调，有子之道也。”也正说明了构成胎孕的生理过程及必要条件。另外，受孕须有一定的时机，《证治准绳》中引袁了凡语：“凡妇人一月经行一度，必有一日絪缊之候，于一时辰间……此的候也……顺而施之，则成胎矣。”这里面所说的“絪缊之候”“的候”相当于西医学所称的排卵期，是受孕的良机。

二、产育

产育包括了分娩、产褥及哺乳。分娩、产褥及哺乳是女子生育后代紧密联系的三个阶段，在其每个阶段里都发生了急剧的生理变化，了解这些生理情况对指导临床有着重要意义。

（一）分娩

怀孕末期，即孕280天左右，胎儿和胎衣从母体阴道娩出的过程，称之为分娩。

对于预产期的计算方法，在中医学中有明确记载。李梴《医学入门》中记载：“气血充实，可保十月分娩……凡二十七日即成一月之数。”10个月总共270天。《妇科新说》中说：“分娩之期或早或迟……大约自受胎之日计算，应以二百八十日为准，每与第十次经期暗合也。”和西医学计算为280天基本一致。目前预产期的计算方法是：自末次月经第一天算起，月份数加9（或减3），日数加7，即可。如是按农历计算，月数算法同上，日数加14。孕妇的分娩，又称临产，在分娩前多有征兆，如胎位下移，小腹的坠胀，有便意感，或“见红”等。《胎产心法》中说：“临产自有先兆，须知凡孕妇临产，或半月数日前，胎胚必下垂，小便多频数。”另外，古人也有试胎（试月）、弄胎的记载，《医宗金鉴》中说：“妊娠到八九个月时，或腹中痛，痛定仍然如常者，此名试胎……若月数已足，腹痛或作或止，腰不痛者，此名弄胎。”说明至妊娠末期常可出现子宫收缩，应与真正分娩相区别。

分娩是正常的生理现象，在临产时可出现腰腹阵阵作痛，小腹重坠，且逐渐加重，至产门开全，阴户窘迫，胎儿、胞衣依次的娩出，分娩结束。《十产论》中说：“正产者，盖妇人怀胎十月满足，阴阳气足，忽腰腹作阵疼痛，相次胎气顿陷，至于脐腹痛极甚，乃至腰间重痛，谷道挺拼，继之浆破血出，儿遂自生。”产讫胞衣自当萎缩而下。《达生篇》中说：“渐痛渐紧，一阵紧一阵，是正产，不必惊慌。”同时也总结了“睡、忍痛、慢临盆”的临产调护六字的要诀。

所以，应当帮助产妇正确的认识分娩，消除其恐惧心理和焦躁情绪，也不可过早用力，以免气力消耗，影响分娩顺利进行。

中医学中关于产程，也有观察和记录，晋·王叔和《脉经》中说：“怀娠离经，其脉浮，设腹痛引腰脊，为今欲生也”“又法，妇人欲生，其脉离经，夜半觉，日中则生也。”其明确表示分娩必腰痛，自规律宫缩至分娩约需 12 小时，即所谓的“子午相对”，这和现代统计的一、二、三产程的时间基本一致。此外，中医强调产室要寒温适宜，且安静整洁，不可滥用催产之剂，这些论述现在仍有实用价值。

（二）产褥期

在产后 6 周内称产褥期。由于分娩时的用力汗出和产创出血，损伤了阴液，使整个机体的生理特点是“阴血骤虚，阳气易浮”。所以在产后 1～2 日内，常常有轻微发热、自汗等阴虚阳旺的症状，如果无其他致病因素，一般短时间会自然消失。

产后的数日内，胞宫尚未复常因而有阵缩，所以小腹常有轻微阵痛，称“儿枕痛”。产后 2 周内因胞宫尚未回缩至盆腔，故小腹按之有包块。大约产后 6 周后，胞宫才能恢复至孕前大小，这段时间称产褥期，同时从阴道不断有余血浊液流出，称为恶露。恶露先是暗红血液，后血液颜色逐渐的由深变浅，其量也由多变少，约在 2 周内淡红色血性恶露消失，3 周内黏液性恶露断绝。

（三）哺乳期

产妇一般在产后第二天可挤出初乳，大约持续 7 天后逐渐变为成熟乳。母乳易消化，营养丰富，并有抗病能力。在分娩后 30 分钟内可使新生儿吮吸乳头，以便刺激乳汁尽早分泌，让婴儿吃到免疫价值极高的初乳，可增强抗病能力，促进胎粪排出，同时亦可促进母亲子宫收缩，减少出血，尽早地建立母子感情联系。母乳喂养提倡按需哺乳，即为按婴儿的需求哺乳，不规定哺乳的时间及次数，婴儿饥饿时或母亲感到乳房充满时就可哺乳。一般每次哺乳时间 10 分钟左右，最多不超过 15 分钟，避免乳头浸软皲裂。母乳是产妇气血所化。《胎产心法》中说：“产妇冲任血旺，脾胃气壮则乳足。”哺乳期应使产妇保持精神舒畅，营养充足，乳房的清洁，按需哺乳，这对保证乳汁的质和量有重要的意义。哺乳的时限，在纯母乳喂养 4～6 个月后，边喂母乳边加辅食。在 12～24 个月是婴儿断乳的适当月龄，最好是在秋凉和春暖的季节里进行。

产后，脾胃生化之精微除了供应母体营养需要外，另一部分则是随冲脉与胃经之气上行，生化为乳汁，以便供哺育婴儿的需要。薛立斋说：“血者，水谷之精气也，和调于五脏，洒陈于六腑，妇人则上为乳汁，下为月水。”因此在哺乳期，气血上化为乳汁，一般无月经的来潮，也比较不易受孕。

第四章
妇产科疾病的病因与病机

女性生殖系统的疾病即为妇产科疾病，包括外阴疾病、阴道疾病、子宫疾病、输卵管疾病、卵巢疾病等。妇产科疾病是女性常见病、多发病。但由于许多人对妇产科疾病缺乏应有的认识，缺乏对身体的保健，加之各种不良生活习惯等，使生理健康每况愈下，导致一些女性疾病缠身，且久治不愈，给正常的生活、工作带来极大的不便。女性的疾病主要表现在经、带、胎、产和杂病等方面，与女性的生理特点密切相关，妇产科疾病的病因、病机都有其独特的特点和规律，应系统掌握。

第一节　病因

导致妇女疾病的因素有淫邪因素、情志因素、生活因素和体质因素。淫邪因素之中以寒、热、湿为多发；情志因素方面以怒、思、恐为常见；生活因素主要指早婚多产、房事不节、饮食失调、劳逸过度、跌扑损伤等；体质因素（包括先天因素）是指人的体质强弱而言，即脏腑、经络、气血活动的盛衰。淫邪因素、情志因素和生活因素都是致病的条件，它们作用于机体后能否发病，以及发病后的表现形式、程度与转归如何，是由体质因素决定的，而妇科病症则常是由脏腑、气血、冲任督带四脉和胞宫的功能盛衰来决定的。《素问·评热病论》说：“邪之所凑，其气必虚”，正说明了外因是变化的条件，内因（体质）是变化的根据，外因通过内因而起作用。现将妇科的致病因素和致病特点分述于下。

一、淫邪因素

淫邪因素是风、寒、暑、湿、燥、火六种病邪的总称。其常为“六气”，其失常如太过、不及或非时而至为六淫，成为致病因素。六淫皆能导致妇产科疾病，但因妇女以血为本，寒、热、湿邪更易与血相搏而导致妇产科诸证，故予重点讨论。而机体内在的寒、热、湿邪系脏腑功能失常所致。

1. 寒　寒为阴邪，收引凝涩，易伤阳气，影响气血运行。寒邪就部位而言有外寒、内寒之分，就性质而论有实寒、虚寒之别，这四者常是交互存在的，但应以虚、实为纲。寒邪伤人的具体病因归纳如下：若感受寒邪，冒雨涉水，或过食生冷，则血为寒凝，血行不畅，胞脉阻滞，可出现月经后期、痛经、癥瘕等。若机体阳气不足，寒自内生，脏腑功能失常，影响冲任、胞宫功能，可出现痛经、带下病、妊娠腹痛、宫寒不孕等。

2. 热　热为阳邪，耗气伤津，每易动血，迫血妄行。热邪同样有外热、内热、虚热、实热之分，这里仍以虚、实为纲将热邪病因归纳如下：感受热邪、五志过极化火、过服辛辣助阳之品，都可导致阳热内盛；或素体阴分不足，阳气偏盛，以致阴虚而生内热。至于热毒则属实热范畴，即所谓“热之极为毒”，是实热中的重证。无论实热、虚热都可损伤冲任经脉，迫血妄行，出现月经先期、崩漏、经行吐衄、胎漏、胎动不安、恶露不绝、产后发热等。

3. 湿　湿为阴邪，重浊腻滞，易阻滞气机。湿邪依其伤害人体部位的不同，有外湿和内湿之别。若感受水湿，冒雨涉水，或久居阴湿之地，以致湿邪内侵，是外湿。若脾阳素虚，运化失职，湿浊内盛，或肾阳不足，气化失常，水气内停，都可导致水湿停聚，是内湿。湿为有形之阴邪，因此湿邪伤人自无虚、实可分，但却能随人体的阴阳盛衰以及湿浊停留之久暂而发生从化的转变，或从阳化为湿热，或从阴化为寒湿。关于湿毒，一是湿气蕴结所致，一是从阴部感染而来。总之，湿邪重浊趋下，下注冲任，带脉失约，可致带下病、阴痒、不孕症等；若在孕期，受胎气影响可致妊娠呕吐、妊娠水肿等。

二、情志因素

情志因素是指喜、怒、忧、思、悲、恐、惊七种情志的变化。妇女受到过度的精神刺激，情志发生变化，主要引起气分病变，继而引起血分病变，使气血不和，以致机体阴阳失调、脏腑功能失常而发病。内伤七情之中，以怒、思、恐对妇科病症影响较著，故分述于下。

1. 怒　抑郁忿怒，常使气滞、气逆，进而引起血分病变，可致月经后期、痛经、闭经、经行吐衄、缺乳、癥瘕等。

2. 思　忧思不解，每使气结，气血瘀滞，可致闭经、月经不调、癥瘕等。

3. 恐　惊恐过度，常使气下、气乱，失去对血的统摄和调控，可致月经过多、崩漏、胎动不安、堕胎、小产等。

三、生活因素

生活因素是致病的条件，也是影响体质的条件，在一定程度上是损伤体质的重要原因。

1. 房劳多产　妇女若先天不足，或早婚、房事不节，产多乳众，都可损伤肾气，耗伤气血。肾气不足，气血失调，能引起月经病、带下病、胎动不安、堕胎、小产等。

2. 饮食失节　若暴饮暴食、过食肥甘、饮食偏嗜，或寒温失宜，都可损伤脾胃，引起诸病。若过食辛辣助阳之品，可致月经先期、月经过多、经行吐衄、胎动不安等；过食寒凉生冷食物，可致痛经、闭经、带下病等。

3. 劳逸过度　妇女在月经期、妊娠期和产育期劳动要适度。若经期繁劳过力，可致经期延长或月经过多。若孕期持重过劳，易致胎动不安、堕胎、小产；反之过度安逸，气血凝滞，易成滞产。产后持重、操劳过早，易致子宫脱垂。

4. 跌仆损伤　妇女在经期、孕期登高持重，或跌扑闪挫，易致崩漏、胎动不安等。

四、体质因素

人体的体质明显地表现出抗病能力的强弱，它不仅决定着上述致病因素能否损伤机体导致疾病，而且决定着导致疾病的种类、程度、转归和预后。《灵枢·百病始生》曰：“卒然逢疾风暴雨而不病者，盖无虚，故邪不能独伤人。”说明体质因素的重要性。同时，不同类型的体质因素，可能影响机体对某种致病因素的易感性。吴德汉《医理辑要》记载：“要知易风为病者，表气素虚；易寒为病者，阳气素弱；易热为病者，阴气素衰；易伤食者，脾胃必亏；易劳伤者，中气必损。须知发病之日，即正气不足之时。”可见在同样的生活环境中，体质强健者在致病因素作用下可以不病，而体质虚弱者经受不了致病因素的攻击而发生疾病。

人体由于先天禀赋的不同，后天营养状态和生活习惯的影响，可以形成不同类型的体质。有的人素禀阳盛，经常便秘、手足心热；有的人素禀阴盛，经常便溏、畏寒肢冷。再如同样是先天不足、早婚多产、房事不节，损伤肾气，但结果不同。有的人主要是损伤了命门真火，而表现为肾阳虚衰诸证，如肾阳虚型经行泄泻、带下、子肿、不孕等；有的人主要是耗伤了阴精真水，而表现为肾阴亏损诸证，如肾阴虚型崩漏、闭经、经断前后诸证、胎动不安等。又如同样是感受湿邪，但由于体质阴阳盛衰的不同，而结果各异。有的湿邪从阳化热，表现为湿热诸证，如湿热型带下病、阴痒等；有的湿邪从阴化寒，表现为寒湿诸证，如寒湿凝滞型痛经、闭经等。此外，体质强健者，病轻而易治；体质虚弱者，病重而难愈。

由此可见，体质因素在疾病的发生、发展、转归和预后的整个过程中起着决定性的作用。

第二节　病机

妇产科疾病的病理机制，可以概括为三大方面：脏腑功能失常影响冲任为病；气血失调影响冲任为病；直接损伤胞宫影响冲任为病。

妇产科病机与内科、外科等其他各科病机的不同点就在于：妇产科病机必须是损伤冲任（督带）的。在生理上胞宫是通过冲任（督带）和整个经脉联系在一起的，在病理上脏腑功能失常、气血失调等只有损伤了冲任（督带）的功能时，才能导致胞宫发生经、带、胎、产、杂诸病。历代医家多是以此立论：《诸病源候论》中论妇人病："凡月水不调候五论、带下候九论、漏下候七论、崩中候五论"，全部以损伤冲任立论；《校注妇人良方》称："妇人病有三十六种，皆由冲任劳损而致，盖冲任之脉为十二经之会海。"；《医学源流论》说："凡治妇人，必先明冲任之脉……冲任脉皆起于胞中，上循背里，为经脉之海，此皆血之所从生，而胎之所由系，明于冲任之故，则本源洞悉，而候所生之病，则千条万绪，以可知其所从起。"；李时珍更明确地指出："医不知此，罔探病机。"说明必须突出"冲任损伤"在妇产科病机中的核心地位。本节仅就主要病理机制予以叙述。

一、脏腑功能失常影响冲任为病

（一）肾

肾藏精，主生殖，胞络系于肾。若肾气不足，则冲任不固，系胞无力，可致子宫脱垂；冲任不固，胎失所系，可致胎动不安；冲任不固，封藏失职，可致崩漏；冲任不固，血海失司，蓄溢失常，可致月经先后无定期；冲任不固，不能摄精成孕，可致不孕等病。若肾阴亏损，则精亏血少，冲任血虚，血海不按时满，可致月经后期、月经过少、闭经；冲任血虚，胞脉失养，可致经断前后诸证；冲任血虚，不能凝精成孕，可致不孕。若肾阴亏损，阴虚内热，热伏冲任，迫血妄行，则致月经先期、崩漏等。若肾阳不足，冲任失于温煦，胞脉虚寒，可致妊娠腹痛、胎动不安、不孕等；经期血气下注冲任，命火愈衰，可致经行泄泻；气化失常，湿浊下注冲任，带脉失约，可致带下病；孕期冲任养胎，胎阻气机，湿浊泛溢肌肤，可致妊娠肿胀等病。

（二）肝

肝藏血，主疏泄，性喜条达。若情志不畅，肝气郁结，则血为气滞，冲任失畅，血海蓄溢失常，可引起月经先后无定期；冲任失畅，胞脉阻滞，可引起痛经、闭经等。若肝郁化火，热伤冲任，迫血妄行，可引起带下病、阴痒等。若肝气犯胃，孕期冲脉气盛，挟胃气上逆，可引起妊娠呕吐。若肝血不足，孕后血聚冲任养胎，肝血愈虚，肝阳偏亢，可引起妊娠眩晕，甚则肝风内动，发为妊娠痫证。

（三）脾

脾主运化，司中气，与胃同为气血生化之源。若脾气不足，则冲任不固，血失统摄，可致月经先期、月经过多、崩漏等；冲任不固，胎失所载，可致胎动不安、胎漏、堕胎、小产等；冲任不固，系胞无力，可致子宫脱垂。若脾虚血少，化源不足，冲任血虚，血海不按时满，可致月经后期、月经过少、闭经等；冲任血虚，胎失所养，可致胎动不安、堕胎、小产等。若脾阳不振，湿浊内停，下注冲任，带脉失约，任脉不固，可致带下病；湿浊内停，孕期冲脉气盛，挟痰饮上逆，可致妊娠呕吐。

（四）心

心藏神，主血脉。若忧思积念，阴血暗耗，心气不得下达，冲任血少，血海不能按时满盈，可致月经过少、闭经；营阴不足，神失所养，可致脏躁、经断前后诸证。

（五）肺

肺主气，主肃降，朝百脉而通调水道。若阴虚肺燥，经期阴血下注冲任，肺阴愈虚，虚火上炎，损伤肺络，以致经行吐衄；孕期肃降失职，则致妊娠咳嗽。若肺气失宜。水道不利，可发生妊娠肿胀、妊娠小便不通、产后小便不通。

二、气血失调影响冲任为病

气血失调，是妇产科疾病中一种常见的发病机制。由于经、孕、产、乳都是以血为用，而且皆易耗血，所以机体常处于血分不足、气偏有余的状态。《灵枢·五音五味》曰："妇人之生，有余于气，不足于血，以其数脱血也。"由于气血之间是相互依存、相互滋生的，伤于血，必影响到气，伤于气，也会影响到血。所以临证时应该分析是以血为主，或以气为主的不同病机。一般说来，情志变化主要引起气分病变，如《素问·举痛论》记载："百病皆生于气也，怒则气上，喜则气缓，悲则气消，恐则气下……惊则气乱，劳则气耗，思则气结，"而寒、热、湿邪则主要引起血分病变，如《素问·调经论》曰："寒湿之中人也，皮肤不收，肌肉坚紧，荣血泣（涩），"《素问·阴阳应象大沦》曰："热盛则肿。"说明了寒、热、湿邪主要伤于营血。明确这一病机要点可以为审因论治提供线索，兹将气血失调具体病机分述如下。

（一）情志变化常引起气分病变

气逆，冲气随之而上，孕期可出现妊娠呕吐；经期气逆血上，可出现经行衄血。气虚下陷，则冲任不固，血失统摄，可致经行先期、月经过多、崩漏、产后恶露不绝；冲任不固，不能载胎，则胎动不安；冲任不固，系胞无力，则子宫脱垂。气结、气滞则血滞，冲任失畅，血行迟滞，可致经行后期、痛经、经闭，甚则血结成块，而致癥瘕。

（二）寒热湿邪常引起血分病变

寒与血结，血为寒凝，冲任失畅，可致月经后期、月经过少、痛经、闭经、癥瘕、产后腹痛等。热与血搏，损伤冲任，迫血妄行，可致月经先期、月经过多、崩漏、经断复来、堕胎、小产、产后发热、恶露不绝等。湿伤于血，遇热则化为湿热，损伤任带二脉，可致带下病、阴痒等；逢寒则化为寒湿，客于冲任，血行失畅，可致痛经、闭经等。

三、直接损伤胞宫影响冲任为病

经期产时，忽视卫生，感染邪毒，搏结胞宫，损伤冲任，可致月经不调、崩漏、带下病、产后发热等。久居湿地，或冒雨涉水，寒湿之邪侵袭胞宫，客于冲任，血为寒湿凝滞，可致痛经、闭经、癥瘕等。外伤（含宫腔手术创伤）或房事不节，可直接伤及胞宫，冲任失调，导致月经不调、崩漏、胎动不安、堕胎、小产等。

综上所述，三种病机不是孤立的，而是相互联系、相互影响的。如脏腑功能失常，可导致气血失调，气血失调，也能使脏腑功能失常，同样直接损伤胞宫。总之，不论何种致病因素损伤了机体，不论病变起于哪个脏腑，是在气还是在血，其病机反应总是整体的，都是损伤了冲任（督带）生理功能才发生妇产科疾病的。懂得这些，才能从错综复杂的变化中，找出经、带、胎、产、杂等诸病的关键，最后做出正确的诊断。

第五章

妇产科诊断概要

第一节　妇科病史与检查

病史采集和体格检查是诊断疾病的主要依据，是妇科临床实践的基本技能。盆腔检查是妇科特有的检查方法。书写妇科病历时，首先应熟悉有关妇科病史的采集方法，并通过不断实践，逐步掌握盆腔检查技术。

一、妇科病史

（一）病史采集方法

采集病史时，应做到态度和蔼、语言亲切，耐心细致地询问病情，必要时加以启发，但应避免暗示和主观臆测。询问病史应有目的性，切无遗漏关键性病史内容，以免漏诊或误诊。对危重患者应一边了解病情，一边进行急救处理，以免贻误治疗。对不能亲自口述的患者，可向最了解其病情的家属或亲友询问。对外院转诊者，应索阅病情介绍作为参考资料，了解外院的诊疗过程及治疗效果。

（二）病史内容

1. 一般项目　患者姓名、年龄、籍贯、职业和工种、民族、住址、入院日期、病史记录日期、病史陈述者、可靠程度，若非患者陈述，应注明陈述者与患者的关系。

2. 主诉　指促使患者就诊的主要症状（或体征）及持续时间。力求简明扼要，通常不超过20字。妇科临床常见症状主要为外阴瘙痒、阴道出血、白带增多、闭经、下腹痛、下腹部包块以及不孕等。按主要症状发生的时间次序书写，如停经×天，阴道出血×天，伴下腹痛×天。若无自觉症状，系普查发现的包块、肌瘤等，则可写作：普查发现××包块（或子宫肌瘤）×天。

3. 现病史　指患者本次疾病的发生、演变、诊疗等方面的详细情况，为病史的主要组成部分，应按时间顺序书写。以主要症状为核心，按时间先后描述其发生、发展和治疗的全部过程。询问有无发病诱因、起病缓急、主要症状的部位和性质、持续时间、病情的发展与演变、是持续性或间歇性、是进行性加剧或逐渐缓解、有无伴随症状及特点；发病后的诊断及治疗经过、治疗效果及不良反应等。此外，询问并予记录患者的食欲、大小便、体重变化、有无发热等情况。对有鉴别意义的相关症状，即便为阴性也应询问并记录。

4. 月经史　包括初潮年龄、月经周期及经期时间。如14岁初潮，每28～30日来一次月经，每次持续5日，可简写为14/5/28－30。经量多少，有无经前不适、经期腹痛及程度。询问末次月经（LMP）的日期、经量及伴随症状，若末次月经不同于以往正常月经时，应追问再前次月经日期（PMP）；若月经延期未来，应询问停经后的症状。对绝经患者应询问绝经后有无异常出血、异常排液或其他不适。

5. 婚育史　包括：①婚次及每次婚龄，是否近亲结婚，爱人健康状况，有无冶游史（婚外性生活史），性病史及双方同居情况；②足月产、早产及流产次数以及现存子女数，如足月产 3 次，无早产，流产 1 次，现存 2 子女，可表示为 3－0－1－2 或 G_4P_3；③分娩方式，有无难产，婴儿出生情况，产后出血，产褥感染；④自然流产或人工流产情况；⑤末次分娩或流产日期；⑥避孕措施及效果。

6. 既往史　指患者过去的健康和疾病情况。重点询问妇科疾病及与妇科有关的疾病；可按全身各系统依次询问，如心脏病、肝炎、肾炎、结核等；有无手术史及手术情况，有无过敏史，并注明对何种药物过敏。

7. 个人史　出生地和曾居留地区、职业和工种、有无烟、酒等嗜好等。

8. 家族史　了解父母、兄弟、姊妹及子女健康状况。家族成员中有无遗传性疾病（如血友病、白化病等）、可能与遗传有关的疾病（如糖尿病、高血压、肿瘤、双胎等）以及传染病（如结核、肝炎等）。

二、体格检查

体格检查应在采集病史后进行。包括全身检查、腹部检查和盆腔检查。盆腔检查为妇科所特有，又称妇科检查。

（一）全身检查

包括体温、脉搏、呼吸、血压、体重、身高、意识、精神状态、面容、体态，全身发育及毛发分布情况、第二性征发育情况、皮肤、浅表淋巴结、头颅、五官、甲状腺、乳房、胸肺、腹部、脊柱、四肢、关节、神经系统等。

（二）腹部检查

为妇科检查的重要组成部分，应在盆腔检查前进行。

1. 视诊　腹部是否隆起或呈蛙腹状，腹壁有无瘢痕、静脉曲张、妊娠纹、腹壁疝、腹直肌分离等。

2. 触诊　腹壁厚度，肝、脾、肾有无增大及压痛，腹部是否有压痛、反跳痛或肌紧张，能否扪及包块。对包块应描述部位、大小、形状、质地、活动度、表面是否光滑或有高低不平隆起、有无压痛等。

3. 叩诊　鼓音和浊音分布范围，有无移动性浊音。

4. 听诊　了解肠鸣情况。

（三）盆腔检查

又称妇科检查，包括外阴、阴道、宫颈、宫体及双侧附件。

1. 基本要求

（1）关心、体贴被检者，态度严肃，语言亲切，检查仔细动作轻柔。

（2）排空膀胱（尿失禁者除外），直肠充盈者应排便或灌肠后检查。

（3）一人换垫单一张，防止交叉感染。

（4）膀胱截石位，尿瘘者取膝胸卧位。

（5）月经期应避免检查，但异常阴道流血必须检查，且在检查前消毒外阴、阴道，用无菌器械。

（6）未婚者禁作双合诊和窥器检查。

（7）男医生作妇科检查需第三者（最好是女性）在场。

（8）检查不满意时可适当使用麻醉剂或行 B 超检查。

2. 检查方法及步骤

（1）外阴：发育，阴毛分布，外阴畸形、水肿、皮炎、溃疡、赘生物或肿块，皮肤、黏膜的色泽、质地、有无增厚、变薄或萎缩。尿道口、阴道口有无异常。嘱患者屏气观察有无阴道前后壁膨出、子宫脱垂或尿失禁。

（2）阴道：黏膜颜色、皱襞多少、有无阴道隔等畸形，溃疡、赘生物或囊肿、阴道分泌物（白带）多少、性质、色泽、气味。

（3）宫颈：大小、颜色、外口形态、有无糜烂、撕裂、外翻、腺囊肿、息肉、肿块。颈管内有无出血或分泌物情况。

（4）双合诊：盆腔检查中最重要的项目，即检查者用一手的两指或一指放入阴道，另一手在腹部配合检查。目的是扪清阴道、宫颈、宫体、输卵管、卵巢、子宫韧带和宫旁结缔组织以及盆腔内其他器官和组织是否异常。

阴道：通畅度及深度。

宫颈：大小、形状、硬度及外口情况，有无举痛及接触性出血。

宫体：位置、大小、形状、软硬度、活动度

及有无压痛。正常子宫位置一般是前倾略前屈。（“倾”指宫体纵轴与身体纵轴的关系；“屈”指宫体与宫颈间的关系）。

附件区：有无肿块、增厚及压痛。对肿块应查清其位置、大小、形状、软硬度、活动度、与子宫的关系以及有无压痛等。

（5）三合诊：腹部、阴道、直肠联合检查，可弥补双合诊的不足。

在生殖器官肿瘤、结核、子宫内膜异位症、妇科炎症的检查时尤为重要：①可扪清后倾、后屈子宫的大小；②发现子宫后壁、子宫直肠陷凹、宫骶韧带或双侧盆腔后部的病变；③估计盆腔内病变，特别是肿瘤与盆壁间的关系；④扪诊阴道直肠隔、骶骨前方或直肠内有无病变。

（6）直肠－腹部诊：一手示指伸入直肠，另手在腹部配合检查。（一般适用于未婚、阴道闭锁或因其他原因不能作双合诊的患者。）

妇科检查时，掌握下述各点有利于检查的顺利进行：①当两指进入阴道患者疼痛不适时，可单用示指替代双指进行检查；②三合诊及肛腹诊时，手指进入肛门时，嘱患者像解大便样用力向下屏气，使肛门括约肌松弛，可减轻患者的疼痛和不适感；③若患者腹肌紧张，可与患者交谈，使其张口呼吸而放松腹肌；④当查不清盆腔内解剖关系时，强行扪诊往往徒劳无益，可暂停检查，等下次再做。

3. 记录　盆腔检查应按下列解剖顺序记录：

外阴：发育情况，婚产式，有异常时要详加描述。

阴道：是否通畅，黏膜情况，分泌物量、色、性状、气味。

宫颈：位置，大小，硬度，糜烂（分度、分型），撕裂，息肉，囊肿，接触性出血，举痛。

宫体：位置，大小，硬度，活动度，有无压痛。

附件：有无块物、增厚或压痛。若扪及包块，要描述其位置、大小、硬度、表面光滑与否、活动度、有无压痛以及包块与子宫及盆壁间的关系。

第二节　妊娠诊断与产前检查

一、早期妊娠的诊断

（一）病史与症状

1. 停经　生育年龄妇女，平时月经周期规则，一旦月经过期10日或以上，应疑为妊娠。停经是已婚妇女可能妊娠最早与最重要的症状。哺乳期妇女虽未恢复月经，仍可能再次妊娠。

2. 早孕反应　约半数妇女于妊娠早期（停经6周左右）出现头晕、乏力、嗜睡、流涎、食欲不振、喜食酸物或厌恶油腻、恶心、晨起呕吐等，称为早孕反应。恶心、晨起呕吐与体内HCG增多、胃酸分泌减少以及胃排空时间延长可能有关，多于妊娠12周左右自行消失。

3. 尿频　妊娠早期出现尿频，系增大的前倾子宫在盆腔内压迫膀胱所致。

（二）检查与体征

1. 乳房的变化　乳房逐渐增大，孕妇自觉乳房轻度胀痛及乳头疼痛。哺乳期妇女一旦受孕，乳汁常明显减少。检查见乳头及其周围皮肤（乳晕）着色加深，乳晕周围有蒙氏结节显现。

2. 生殖器官的变化　于妊娠6～8周可见阴道壁及宫颈充血，呈紫蓝色。双合诊检查发现宫颈变软，子宫峡部极软，感觉宫颈与宫体似不相连，称为黑加征。随妊娠进展，子宫体增大变软，于妊娠5～6周子宫体呈球形，妊娠8周子宫体约为非孕子宫体的2倍，妊娠12周时约为非孕子宫体的3倍。当子宫底超出骨盆腔时，可在耻骨联合上方触及。

（三）辅助检查

1. B型超声显像法　在增大的子宫轮廓中，见到来自羊膜囊的圆形光环，妊娠环内为液性暗区（羊水）。最早在妊娠5周时见到妊娠环。若在妊娠环内见到有节律的胎心搏动和胎动，可确诊为早期妊娠活胎。

2. 妊娠试验　孕妇尿液含有HCG，用酶联免疫吸附法检测，若为阳性表明受检者尿中含有HCG，可以协助诊断早期妊娠。

3. 宫颈黏液检查　宫颈黏液涂片干燥后光镜下见到排列成行的椭圆体，则早期妊娠的可能性大。

4. 黄体酮试验　利用孕激素在体内突然撤退能引起子宫出血的原理，每日肌注黄体酮注射液20mg，连用3日，停药后观察2～7日，若超过7日仍未出现阴道流血，则早期妊娠的可能性很大。

5. 基础体温测定　具有双相型体温的妇女，停经后高温相持续18日不见下降，早期妊娠的可能性大。

二、中晚期妊娠的诊断

（一）病史与症状

有早期妊娠的经过，并逐渐感到腹部增大和自觉胎动。

（二）检查与体征

1. 子宫增大　根据手测宫底高度及尺测耻上子宫长度（表5－2－1），可以判断妊娠周数。

表5－2－1　不同妊娠周数的宫底高度及子宫长度

妊娠周数	手测宫底高度	尺测耻上子宫长度/cm
满12周	耻骨联合上2～3横指	—
满16周	脐耻之间	—
满20周	脐下1横指	18（15.3～21.4）
满24周	脐上1横指	24（22.0～25.1）
满28周	脐上3横指	26（22.4～29.0）
满32周	脐与剑突之间	29（25.3～32.0）
满36周	剑突下2横指	32（29.8～34.5）
满40周	脐与剑突之间或略高	33（30.0～35.3）

2. 胎动　胎儿在子宫内的活动称为胎动。孕妇于妊娠18～20周开始自觉胎动，胎动每小时3～5次。

3. 胎儿心音　妊娠18～20周用听诊器经孕妇腹壁能听到胎儿心音。每分钟120～160次。妊娠24周以前，胎儿心音多在脐下正中或稍偏左、右听到。于妊娠24周以后，胎儿心音多在胎背所在侧听的最清楚。子宫杂音为血液流过扩大的子宫血管出现的吹风样低音响。腹主动脉音为咚咚样强音响，两种杂音均与孕妇脉搏数相一致。胎动音为强弱不一的无节律音响。脐带杂音为与胎心率一致的吹风样低音响。

4. 胎体　于妊娠24周以后，触诊时已能区分胎头、胎背、胎臀及胎儿肢体。胎头圆而硬，有浮球感；胎背宽而平坦；胎臀宽而软，形状略不规则；胎儿肢体小且有不规则活动。

（三）辅助检查

1. 超声检查　B型超声显像法不仅能显示胎儿数目、胎产式、胎先露、胎方位、有无胎心搏动以及胎盘位置，且能测量胎头双顶径等多条径线，并可检查有无胎儿畸形。超声多普勒法能探出胎心音、胎动音、脐带血流音及胎盘血流音等。

2. 胎儿心电图　于妊娠12周以后即能显示较规律的心电图形。

三、产前检查

产前检查是指为妊娠期妇女提供一系列的医疗和护理建议和措施，目的是通过对孕妇和胎儿的监护，及早预防和发现并发症，减少其不良影响，在此期间提供正确的检查手段和医学建议是降低孕产妇死亡率和围产儿死亡率的关键。

（一）检查时间

根据中华医学会围产分会制定的指南要求推荐无妊娠并发症者妊娠10周进行首次产检并登记信息后，孕期需7次规范化产检，分别是16、18、20、28、34、36、38、41周；既往未生育过者，还应在25、31、40周分别增加1次，共计10次。低危孕妇产前检查的次数，整个孕期7～8次较为合理，高危孕妇检查次数增多，具体情况按照病情不同个体差异大。

（二）检查内容

1. 详细询问病史　内容包括年龄、胎产次、职业、月经史，了解初潮年龄及月经周期，若为经产妇，应了解以往分娩情况，有无难产史、死胎死产史，分娩方式，末次分娩或流产日期，新生儿情况，既往史有无高血压、心脏病等；本次妊娠过程，出现早孕反应的时间、程度，有无发热、病毒感染和其他不适，用药情况等；丈夫健康情况，双方家族史中需要注意有无出生缺陷和遗传病，对于相关的疾病需要进行记录。

2. 推算预产期　按末次月经第一日算起，月份数字减3或加9，日数加7。如末次月经为3月

5日，则其预产期为12月12日。需要注意月经不规律的孕妇由于排卵时间的异常而不能机械使用本方法确定预产期，可以根据早孕反应出现的时间、胎动开始时间、宫底高度等进行判定，必要时需要行超声核对孕周。

3. 全身检查

（1）身高和体重/体重指数（BMI）：一般来讲，身材矮小的孕妇骨盆狭窄的情况增加，而BMI值与妊娠预后有相关性，BMI指数高者孕期需要警惕妊娠期高血压、糖尿病等并发症发生。

（2）血压测量：了解患者基础血压情况对于评估和判断妊娠期循环系统的耐受性具有重要的意义，如慢性高血压的患者需要早期积极控制血压，在生活和饮食方面需要得到更为专业的指导。

（3）口腔检查：目前的研究表明牙周炎与感染性早产有密切的相关性，因此孕期牙齿的保健非常重要，当然计划妊娠前对于口腔疾病进行彻底治疗是非常重要的。

（4）心肺的听诊：了解心脏有无杂音，肺部有无基础病变，尤其是既往有心肺疾病病史的孕妇，在妊娠期负担明显加重，需要进一步的心肺功能的评估。

（5）下肢有无水肿：正常孕妇往往会有膝部以下的水肿且休息后消退，如不消失且伴有体重增加过多，则需要警惕妊娠期高血压疾病的发生。

4. 产科检查

（1）测量宫高与腹围：宫高是指耻骨联合上缘至子宫底部的距离。宫底超过正常孕周的范围时，需要考虑是否为双胎妊娠、巨大儿以及羊水过多，尤其是胎儿畸形引起的羊水量的异常增多。腹部过小则需要注意是否存在胎儿宫内发育受限，胎儿畸形等。

（2）胎心音听诊：胎心音往往在胎儿的背侧听诊比较清楚，对孕妇子宫壁较敏感，或者肥胖等其他原因导致的胎位评估困难者有一定的帮助。

（3）阴道及宫颈检查：阴道检查往往在早孕期6～8周期间进行，需要注意无孕前检查的孕妇需要进行常规的宫颈细胞学检查以排除宫颈病变，如果发现有宫颈细胞学的异常，需要酌情行阴道镜检查。在孕晚期可以在进行阴道检查的同时，进行骨盆测量，骨盆测量中最为重要的径线是坐骨结节间径，即骨盆出口平面的横径，如出口平面正常可以选择阴道试产。骨盆外测量目前已经废弃不用。

5. 辅助检查及其临床意义

（1）血常规：一般在早孕期和晚孕期30周进行血常规的检查。孕妇血液稀释，红细胞计数下降，血红蛋白值降至110g/L为贫血。白细胞自孕7～8周开始增加，30周时至高峰，有时可以达到15×10^9/L，主要是中性粒细胞增加，需要与临床感染性疾病相鉴别。孕晚期检查血常规注意有无出现贫血，及时补充铁剂。

（2）尿常规：孕期尿常规与非孕期一致，但由于阴道分泌物增多可能会对结果有一定的干扰，在孕中晚期需要注意尿蛋白的情况。每次产前检查的时候均需要进行尿常规的检查。

（3）肝肾功能检查：妊娠期肝肾负担加重，需要了解早孕期肝肾功能状态，如存在基础病变需要进一步检查以明确疾病的类型评估妊娠风险。有些妊娠并发症如先兆子痫和妊娠期急性脂肪肝均可以累及肝肾功能。在早孕期和晚孕期需要监测两次。

（4）梅毒血清学检查：患梅毒后妊娠的孕妇需要在孕期进行检查，如早期妊娠感染梅毒需要根据情况给予治疗，减少梅毒病原体对于胎儿的损害。

（5）乙型肝炎表面抗原：乙肝孕妇可以通过母胎传播而导致新生儿乙肝病毒感染，因此在早孕期即需要进行筛查，不提倡孕期进行乙肝免疫球蛋白的阻滞剂，胎儿出生后需要进行主动免疫联合被动免疫，预防新生儿肝炎。

（6）ABO与Rh血型：主要与判断和预防母儿血型不合有关，中国人Rh阴性血较为罕见，3‰～4‰。测定血型是因Rh阴性的孕妇由于丈夫为Rh阳性，其胎儿血型为Rh阳性时出现母儿Rh血型不合，会引起胎儿的宫内水肿，严重时胎死宫内，需要给予及时地治疗。ABO血型系统出现胎儿溶血的风险相对小。

（7）HIV筛查：在早孕期进行筛查，对于阳性病例进行诊断，按照HIV感染处理指南进行积极的处理。

（8）妊娠期糖尿病筛查：根据卫生部妊娠期糖尿病行业标准的要求在妊娠24～28周应进行

75g 糖耐量试验，如空腹血糖，服糖后 1 小时和 2 小时血糖只要有一项超过临界值即诊断妊娠期糖尿病，临界值分别为 5.1mmol/L、10.2mmol/L、8.5mmol/L。对于高危妊娠的孕妇可以依据情况提前进行筛查或者重复筛查。

（9）孕妇血清学筛查：在各省市卫生局获资质认证的医院根据各医院不同的条件进行各种相关的血清学筛查试验。早孕期筛查试验是指妊娠 11～13 周，应采用超声测定胎儿颈部透明层厚度（NT）或综合检测 NT，母血 β-HCG 及妊娠相关血浆蛋白 A（PAPP-A），得出 Down 综合征的风险值。筛查结果为高危的孕妇，可考虑绒毛活检（CVS）进行产前诊断。中孕期筛查可等到妊娠中期再次血清学筛查后，可以结合早孕期的筛查结果或者独立计算罹患风险值，决定是否进行产前诊断。妊娠 14～20 周是中孕期筛查的窗口期，多为血清学二联筛查（AFP 和游离 β-HCG）或者三联筛查（AFP、游离 β-HCG、游离 mE3）。血清学筛查结果包括 21 三体、18 三体和神经管畸形的风险值，其中前二者需要进行染色体核型的进一步检查，而后者只需要进行系统的超声检查。

（10）超声检查：是妊娠期中最为重要的检查项目，在妊娠 7～8 周时超声检查有助于判断是否为宫内妊娠，如果此阶段并未出现阴道流血、腹痛等异常情况，建议第一次超声检查的时间安排在妊娠 11～13 周，在确定准确的孕龄同时测定胎儿颈部透明层厚度（NT）。妊娠 18～24 周时进行第二次超声检查，此时胎儿各器官的结构和羊水量最适合系统超声检查，全面筛查胎儿有无解剖学畸形，系统地检查胎儿头颅、颜面部、脊柱、心脏、腹部脏器、四肢、脐动脉等结构。妊娠中期染色体异常的超声软指标包括胎儿颈部透明层厚度、胎儿鼻骨缺失或者发育不良、肱骨股骨短小、肠管强回声、心脏结构异常、三尖瓣反流、心室内强回声光点、肾盂扩张、脉络膜囊肿等，通过以上检查可以提高胎儿非整倍体异常的检出率。妊娠 30～32 周进行第三次超声检查，目的是了解观察胎儿生长发育状况，胎盘位置及胎先露等。妊娠 38～40 周进行第四次超声检查，目的是确定胎盘的位置及成熟度、羊水情况、估计胎儿大小。正常情况下孕期按上述 4 个阶段做 4～5 次 B 超检查已足够，但孕期出现腹痛、阴道流血、胎动频繁或减少、胎儿发育异常及胎位不清等，则需根据情况酌情增加检查次数。

（11）电子胎心监护：妊娠 34～36 周开始，应每周进行 1 次电子胎心监护。37 周后根据情况，每周行 1～2 次。若系高危孕妇尤其存在胎盘功能下降风险者应增加胎心监护的次数。

（12）心电图检查：首次产检和妊娠 32～34 周时，分别做 1 次心电图，由于在孕晚期存在血容量的增加需要了解孕妇的心脏功能的情况，必要时需要进行超声心动的检查。

（三）特殊人群的相关检查

1. TORCH 的筛查　包括风疹病毒（RV）、弓形虫（TOX）、巨细胞病毒（CMV）、单纯疱疹病毒（HSV）及其他。如孕妇出现与以上病毒相关的感染症状或者胎儿超声检查异常时可以进行检查，如果出现TORCH-IgM 阳性者，需要判断其是否为原发感染。需要警惕一点，母体感染并不意味着胎儿感染，要确认胎儿是否感染还需进行确诊检查。

2. 胎儿纤连蛋白（FFN）的筛查及超声评估宫颈长度　对于有晚期流产或者早产风险的孕妇可以进行检测，协助预测其不良结局发生的风险。宫颈长度小于 2.5cm 结合 FFN 阳性可以用来筛选真性早产的孕妇。

3. 甲状腺功能减退的筛查　妊娠合并甲状腺功能减退的发生率约为 0.9%，对于高危病例可以进行筛查，但是目前尚没有证据支持针对所有孕妇进行甲状腺功能减退的筛查。

第三节　中医诊断与辨证

一、月经病的诊断与辨证

（一）月经病的诊断

月经病的诊断，主要是以月经周期、经期和经量的异常情况，月经的非生理性停闭，以及伴随行经或绝经前后出现的突出症状为依据，但应注意月经后期、闭经等与妊娠停经相鉴别，经期延长、月经过多、崩漏等与胎、产病症及肿瘤等引起的下血证相鉴别，月经过少、痛经与异位妊娠、先兆流产相鉴别等。

（二）月经病的辨证

月经病的辨证，主要是以月经的期、量、色、质、臭气，伴随月经周期性出现突出症状的特点，结合全身证候与舌脉征象为依据。

1. 以期而论　一般周期提前，多为血热或气虚；周期推后，多为血虚或血寒；周期先后无定，多为肝郁或肾虚；经期延长，多为气虚和血热。

2. 以量而论　量多者，以血热和气虚为常见；量少者，以血虚或血寒为常见；量或多或少者，以肝郁、肾虚为多见。

3. 以色而论　色鲜红或紫红者属热，黯红者属寒，淡红者为虚，黯淡者为虚寒。

4. 以质而论　黏稠者属热属实，清稀者属寒属虚，有血块者属瘀。若兼气味臭秽者多属热，气味血腥者多属寒，恶臭难闻者多属瘀血败浊成毒为患，病多险恶。

5. 以经期伴随症状而论　在经前或行经之初出现者，多属实证；在经后或行经末期出现者，多属虚证；平时持续存在，经期加重者，多属湿热蕴结或气滞血瘀。

二、带下病的诊断与辨证

（一）带下病的诊断

带下病的诊断，主要是以带下量明显增多，或色、质、气味异常，或伴全身或局部症状为依据，临床应借助妇科体格检查和实验室辅助检查进一步明确引起带下异常的原发疾病的病因和病位，分清炎症性带下病如阴道炎、子宫颈炎等与非炎症性带下病。带下病尚须与白浊相鉴别，白浊是从尿道中流出的秽浊如脓的液体，且在发病之初有小便淋沥涩痛；赤带尚须与经间期出血、经漏以及淋证相鉴别；尤其要注意与引起阴道异常排液的妇科恶性肿瘤相鉴别。

（二）带下病的辨证

带下病的辨证，主要是根据带下的量、色、质、气味异常的特点，结合全身与局部症状的临床特点来分析。一般正常带下无色、无臭，其量不多。若带下量多，色白质稠，如唾如涕，绵绵不断，多属脾虚；量多质薄，清稀如水，兼腰膝酸软，多属肾虚；量多质稠，色黄或黄白相兼，多属湿热；兼阴中瘙痒，属湿热蕴，结酿虫生风。

古代医籍中载有白、黄、赤、青、黑“五色带”名，结合临床辨证，色白者多属虚属寒，病变涉及脾、肾；色黄者多属湿热蕴结，为肝郁脾湿下注；若带下黄绿如脓，为湿热成毒；色赤为肝火炽盛；带下色黑者，临床少见偶或有之。此外，还有赤白相兼者，多属湿热或虚热为患。

湿热者，少腹坠胀，阴户瘙痒；虚热者，多伴五心烦热，或兼潮热盗汗等。若带下五色并见，多为内脏虚损，秽浊下注，或为恶性癌瘤晚期之排液所致，尤宜审慎；若带下腥臭多属寒证；若酸秽腐臭，则为热证；若带下恶臭难闻，为热毒内炽之象。

三、妊娠病的诊断与辨证

（一）妊娠病的诊断

妊娠病是指在妊娠期发生的与妊娠有关的疾病。诊断妊娠病首先要确定妊娠，古称“候胎”。生理性早、中、晚期妊娠的诊断已如前述。诊断时要注意分清是母病动胎还是胎元本身有缺陷，是病理性妊娠本身的疾病还是妊娠期合并发生的内、外科病症，除了根据孕妇出现的与妊娠有关的临床主证诊断妊娠病外，还需借助实验室辅助检查。同时还要分辨哪些是妊娠早期容易出现的疾病，哪些是妊娠中、晚期发生的疾病。如妊娠期阴道流血和腹痛，若发生在妊娠早期，要鉴别是先兆流产、不全流产、完全流产，还是异位妊娠；若发生在妊娠中期，要鉴别是晚期流产，还是葡萄胎；若发生在妊娠晚期，要鉴别是早产，还是前置胎盘或胎盘早期剥离等。

（二）妊娠病的辨证

妊娠病的辨证，主要是抓住妊娠病不同临床主症的特点，结合全身兼证和舌脉征象，运用脏腑、气血、八纲辨证的方法进行综合分析和证候归纳。如妊娠恶阻应抓住主症呕吐的特点，即呕吐物的颜色、口味、性状进行分析，一般呕吐清涎，色浅，味淡，多属脾虚；呕吐物夹有痰涎，伴中脘痞满，舌苔厚腻，为脾虚夹痰；呕吐物带酸苦味或辛辣味，伴口干、舌苔黄腻，多属肝胃郁热。又如妊娠肿胀应抓住肿胀主症发生的部位、范围、程度等特点辨其性质与证型，首先分清属于水肿还是气肿。一般肿胀延及大腿、外阴和胸腹部，程度较重，皮薄色白而光亮，按之凹陷，即时难起，为水肿，属脾虚、肾虚或脾肾阳虚；肿胀部位不定，程度不重，皮厚而色不变，按无明显凹陷，随按随起，为气肿，属气滞湿阻。

四、产时病的诊断与辨证

（一）产时病的诊断

产时病发生在子宫出现规律性收缩，正式进入临产以后，直至胎儿娩出后 24 小时以内。如分娩出现异常，病多危急，应按现代新法接生的要求及时做出诊断和相应处理，诊断要点参照异常分娩各节。

（二）产时病的辨证

产时病的辨证，应始终围绕失血与耗气的特点辨其虚实，但是除了产力异常、胎膜早破、产后出血的部分情况可以参照月经病、妊娠病中的血病进行气血和八纲辨证，采用中医药疗法治疗外，大多非中医药物所能奏效，故其辨证要点此处从略。

五、产后病的诊断与辨证

（一）产后病的诊断

产后病是分娩结束后至产褥期中发生的与分娩和产褥有关的疾病。产后病的诊断主要依据：近期有无分娩史；全面了解患者产前有无妊娠并发症及其治疗效果；产时有无异常，是否顺产、滞产、手法或器械助产、剖宫产，出血多少、有无创伤等，并把握好时间与分娩和产褥的关系，诊断一般不难。历代医家十分重视对产后病的研究：早在东汉时期成书的《伤寒杂病论·妇人产后病脉证并治篇》中根据产后阴血亏虚、元气虚弱的特点提出了“新产三病”，即“痉”“郁冒”“大便难”；唐代以后又提出产后败血上冲有“冲心”“冲肺”“冲胃”三种危重症；清代把产后发生呕吐、盗汗、泄泻三种伤津耗液的病证称为“产后三急”，告诫人们应引起高度重视。而现代产科所强调的产后急重病症，则主要是指产后出血、产褥感染以及各种原因引起的产后休克。

（二）产后病的辨证

产后病的辨证应注重“产后三审”，即一审小腹痛与不痛，以辨恶露有无停滞；二审大便通与不通，以验津液之盛衰；三审乳汁与饮食多少，以察胃气的强弱。除此之外，亦应抓住产后病不同临床主症的特点，结合全身兼证和舌脉征象，运用脏腑、气血、八纲辨证的方法进行综合分析和证候归纳。

六、妇科杂病的诊断与辨证

（一）妇科杂病的诊断

凡不属经、带、胎、产疾病范畴之内，而又与女性特殊解剖和生理病理特点有密切关系的一类疾病，称为妇科杂病，如癥瘕（包括女性生殖器肿瘤、子宫内膜异位症、盆腔炎性肿块等）、不孕症、脏躁、子宫脱垂、阴痒、阴疮、外阴色素减退疾病、盆腔瘀血综合征等，诊断主要依据各病症特有的临床表现，结合辅助检查进行，但应注意与内、外科疾病相鉴别。

（二）妇科杂病的辨证

妇科杂病的辨证依然是抓住各病症不同临床主症的证候特点，结合全身兼证和舌脉征象，运用脏腑、气血、八纲辨证的方法进行综合分析和证候归纳。

第四节　常见症状的鉴别诊断

妇产科疾病的常见症状有阴道流血、白带异常、腹痛及下腹部包块等，相关鉴别诊断的掌握尤为重要。

（一）阴道流血

1. 阴道流血　可来自外阴、阴道、子宫颈和子宫内膜，但以来自子宫者为最多。

2. 阴道出血大致可表现为以下不同类型

（1）经量增多、经期延长但周期正常一般多考虑子宫肌瘤、子宫腺肌症，或有排卵型功能失调性子宫出血的可能。此外，放置宫内避孕器者亦可有经量增多。

（2）周期不规则的阴道出血同时有血量增多或流血时间延长者，常为无排卵型功能失调性子宫出血的表现，但应排除子宫内膜癌、子宫颈癌等生殖道恶性肿瘤。

（3）停经后不规则出血发生于育龄期妇女，首先应考虑与妊娠有关的疾病，如流产、宫外孕、葡萄胎等。绝经期妇女多为功能失调性子宫出血或生殖道恶性肿瘤所引起。

（4）阴道出血伴白带一般应考虑为晚期子宫颈癌、子宫内膜癌并感染或黏膜下肌瘤伴感染等疾病。

（5）性交后出血应考虑子宫颈息肉、早期子宫颈癌、黏膜下子宫肌瘤的可能。

（6）经间出血发生在两次月经之间，历时3～4天，量少者，多为排卵期出血。

（7）月经来潮前数日或来潮后数日有少量血性分泌物，一般为卵巢功能异常所致，亦可能是子宫内膜异位症的表现。

（8）阵发性阴道流血水应考虑原发性输卵管癌的可能。

（9）外伤后阴道流血，常见骑跨伤后。

（二）白带异常

1. 透明黏性白带　见于体内雌激素水平增高时，如排卵期、妊娠期、子宫内膜增生过长或应用雌激素治疗后。

2. 脓性白带　多为阴道炎症所致，多见于滴虫性阴道炎、常伴有外阴瘙痒，亦可见于老年性阴道炎、慢性子宫颈炎、子宫内膜炎、宫腔积脓等情况。

3. 豆腐渣样白带　多为霉菌性阴道炎所致，常伴外阴瘙痒。

4. 血性白带　见于宫颈息肉、黏膜下子宫肌瘤、老年性阴道炎、子宫颈癌、子宫内膜癌等病，放置宫内节育器也可见血性白带。

5. 黄色水样白带　应考虑子宫颈癌、子宫内膜癌、子宫黏膜下肌瘤合并感染以及输卵管癌的可能。

（三）腹痛

下腹痛为妇产科疾病常见症状，可根据腹痛的性质和特点考虑各种不同的妇科疾病，但尚须与内、外科的腹痛相鉴别。

1. 起病缓急　起病缓慢而逐渐加剧者，多为内生殖器炎症或恶性肿瘤所引起；起病急骤者应考虑卵巢囊肿蒂扭转或破裂、输卵管妊娠破裂或流产之可能。

2. 腹痛部位　下腹正中部疼痛多为子宫性疼痛，下腹一侧痛应考虑该侧附件病变，下腹双侧疼痛多为附件炎症，全腹疼痛应考虑输卵管妊娠破裂、盆腔腹膜炎的可能。

3. 腹痛性质　持续性钝痛多为炎症，顽固性疼痛难以忍受应考虑晚期癌肿，阵发性绞痛、坠痛多为子宫收缩所致，撕裂样锐痛多为输卵管妊娠破裂或卵巢肿瘤破裂所致。

4. 腹痛伴随症状　同时有停经史者多为异常妊娠，伴发热恶寒者多为盆腔炎症，有休克症状者为腹腔内出血，有恶病质者为晚期癌肿的表现。

（四）盆腔肿块

位于盆腔的肿块多为妇科的肿块，但应与内、外科的肿块及生理性的粪块等相鉴别。妇科的肿块主要有子宫的病变及附件的肿块。

1. 子宫病变或增大　凡与子宫颈相连，特别是位于耻骨联合上正中部位的肿块，多来源于子宫，临床常见有下列几种情况：

（1）妊娠子宫：生育年龄的妇女有停经史且扪及子宫增大、质软者，应首先考虑妊娠的可能。停经后有不规则阴道流血而子宫增大者，应考虑流产或葡萄胎的可能。

（2）子宫肌瘤：子宫肌瘤一般与子宫相连，质地较硬，可为多个或单个隆起。多伴有月经过多、经期延长等症状。

（3）子宫腺肌症：子宫均匀增大，质硬，可伴有后穹窿的触痛结节，多伴有月经过多、痛经等症状。

（4）子宫畸形：可为双子宫、残角子宫，双角子宫等。肿块与子宫相连，推举宫颈时肿块与子宫同时移动，两者的软硬度相同，患者可有流产、早产或难产史。

（5）宫腔积血或积脓：子宫积血多见于先天性生殖道畸形、经血排出受阻所致，患者至青春期无月经来潮，但有周期性腹痛及下腹部肿块出现。人工流产手术后宫颈管粘连亦可导致子宫积血。绝经后子宫积脓应首先考虑子宫内膜癌的可能。子宫颈癌放射治疗数年后亦可出现子宫积脓。

（6）子宫恶性肿瘤：肿块与子宫相连，增长快，伴有腹痛及不规则子宫出血者应考虑为子宫肉瘤，以往有生育、流产，特别是葡萄胎史，出现不规则子宫出血，而肿块为增大且外形不规则时，应想到子宫绒癌的可能。

2. 附件肿块　位于子宫之一侧或后方，多为附件肿块，可见下列几种情况：

（1）输卵管妊娠肿物：位于子宫旁或后方，大小、形状不一，质软，触痛，有停经后不规则阴道流血和腹痛，妊娠试验阳性。

（2）输卵管炎症肿块：可表现为输卵管积水或积脓，输卵管卵巢囊肿或炎症包块，甚至为输卵管卵巢脓肿。块物与子宫相连，不活动，有压痛，常为双侧病变，但程度不一，患者有不孕及以往盆腔炎反复发作史。

（3）卵巢非赘生性囊块：其中除卵巢子宫内膜异位囊肿为逐渐增大、固定、有压痛，且常伴有盆腔内结节的囊块外，其余非赘生性囊肿，如卵巢黄体囊肿、滤泡囊肿、黄素囊肿均为体积较小、可自行消失、无压痛的囊肿。

（4）卵巢肿瘤：凡块物为囊性，表面光滑，活动者多为良性，如无并发症，一般无自觉症状。凡块物为实性，表面不平，不活动，特别是伴有腹痛、腹水及恶病质者为恶性肿瘤。

第六章 妇产科疾病治法概要

第一节 内治法

妇女以血为主，血赖气行，脏腑是气血生化之源。妇产科疾病常因脏腑功能失常，气血失调，或冲、任、督、带损伤而发生。治疗要本着“治病必求于本”的原则，首先要分清先病后病；其次要分清标本缓急。因此，脏腑功能失常，气血失调，导致冲任损伤，产生的经、带、胎、产、杂诸病，常用补肾滋肾、疏肝养肝、健脾和胃、调理气血诸法来调补冲任，作为妇科疾病治疗的基本原则。

一、补肾滋肾

肾为先天之本，主藏精气，是人体生长、发育和生殖的根本。妇女发育到一定时期，肾气旺盛，天癸成熟，冲任通盛，才有月经和孕育的可能。若肾气不足，冲任亏损，就会发生妇产科病证。所以补肾滋肾是治疗妇产科病的一个重要原则。

若肾气虚，冲任不固，导致月经先期、月经先后无定期、崩漏、胎动不安、子宫脱垂、不孕等疾病，治疗宜平补肾气为主，常用的代表方剂如大补元煎、固阴煎之类。

若肾阴虚，冲任血少或热伏冲任，导致月经先期、崩漏、闭经、不孕等疾病，治疗宜滋肾益阴为主，常用的方剂如左归丸、六味地黄丸、补肾地黄丸之类。

若肾阳虚，冲任失于温煦，导致经、带、胎、产、杂诸病，治疗宜温肾助阳为主，常用的代表方剂如金匮肾气丸、右归丸之类。肾阳虚的进一步发展，以致气化失常，水湿内停，水湿下注冲任或泛溢肌肤，导致带下病、妊娠肿胀等疾病，治疗宜温肾助阳，化气行水为主，常用的代表方剂如真武汤、五苓散之类。

肝肾同司下焦，肝藏血，肾藏精，精血相生，肝肾同源。肝肾又为冲任之本，所以肝肾不足产生的病变可影响冲任；冲任损伤，也可涉及肝肾。一般常见的崩漏、经闭、胎动不安、滑胎、不孕等大都由肝肾不足所致。因此，肝肾不足，冲任损伤所致的妇科疾病，应以滋肾养肝为主，常用的代表方剂如左归丸、杞菊地黄丸之类，并应根据具体病情佐以血肉有情之品。滋肾养肝即是益冲任之源，源盛则流自畅，其病自愈。

脾主湿，肾主水，水湿同根，根于命火的虚衰。脾肾阳虚，水湿内停或日久化为痰浊，可导致经行泄泻、妊娠肿胀、带下病、月经后期、闭经、不孕等病。治疗宜温肾健脾为主，常用的代表方剂如四神丸合健固汤、温胞饮之类，同时根据水湿、痰浊的不同情况兼用燥湿、利水、化痰之品。

二、疏肝养肝

肝藏血，主疏泄，司血海。若情志不舒，或忿怒伤肝，致肝失条达，疏泄失司，冲任失调，可引发妇产科疾患。因此，疏肝养肝成为治疗妇科疾病的又一个重要原则。疏肝气的方法，是郁结者疏之、泄之，上逆者抑之、平之，阳亢者柔之、缓之，以使肝气冲和为要。养肝血的方法重在补血，或以益气养血，或以填精养血，贵在权衡。

若抑郁忿怒，使肝气郁结，冲任失畅，导致月经后期、痛经、闭经、不孕等妇科疾病，治疗宜疏肝解郁为主，常用的代表方剂如加味乌药汤、八物汤之类。

若肝郁化火，热伤冲任，或气火上逆，导致月经先期、崩漏、经行吐衄等疾病，治疗宜疏肝泻火为主，常用的代表方剂如丹栀逍遥散、清肝止淋汤之类。

若肝郁化热，肝气犯脾，脾虚湿盛，湿热互结，下注冲任，导致带下、阴痒等疾病，治疗宜泻肝清热除湿为主，常用的代表方剂如龙胆泻肝丸之类。

若肝气犯脾，肝脾不和，冲任失司，导致月经不调、不孕等疾病，治疗宜疏肝理脾，常用的代表方剂如逍遥散、开郁种玉汤之类。

若肝郁兼肾虚，充任失调，导致月经不调、痛经、不孕等疾病，治疗宜调肝补肾，常用的代表方剂如调肝汤、定经汤之类。

若妇女由于经、孕、产、乳数伤于血，肝血不足，冲任血虚，进一步导致月经后期、月经过少、闭经、胎动不安、不孕等疾病，治疗宜养血柔肝，常用的代表方剂如四物汤、滋血汤、养精种玉汤之类。

若肝经血虚日重，肝阴不足，或肝血本虚，孕血养胎，肝血愈虚，肝阴不足，均使肝阳偏亢，导致妊娠眩晕、产后痉证等。治疗宜平肝潜阳，常用的代表方剂如一贯煎、三甲复脉汤之类。

若阴虚火旺，肝风内动者，可致妊娠痫证，宜镇肝熄风，代表方剂如羚角钩藤汤之类。

三、健脾和胃

脾胃为后天之本，乃气血生化之源，而冲脉又隶于阳明。妇女脾胃健运，气血充盛，则血海满盈，经候如期，胎孕正常，乳汁充沛。若脾胃失调，影响冲任，就容易发生妇产科病症。其治疗原则应是健脾和胃，滋其化源。

若素体脾胃虚弱，或为饮食、劳倦所伤，以致脾胃虚弱，冲任不调，或孕期冲气上逆，导致胎产诸病，治疗宜健脾和胃，或佐以消导之品，常用的代表方剂如香砂六君子汤之类。

若脾胃虚弱，中气不足，冲任不固，血失统摄，导致胎产崩伤诸病，治疗宜健脾益气为主，常用的代表方剂如举元煎、补中益气汤之类。

若脾胃虚弱，影响了生化之源，则脾虚血少，冲任血虚，导致经、带、胎、产诸病，治疗宜健脾养血为主，常用的代表方剂如归脾汤、八珍汤之类。

若脾胃气虚严重者，脾阳不振，运化失职，导致经行泄泻、浮肿等疾病，治疗宜健脾扶阳为主，常用的代表方剂如参苓白术汤、健固汤之类。

若脾阳不振，水湿内停，甚至水湿下注冲任，导致妊娠肿胀、带下病等疾病，治疗宜健脾利湿，常用的代表方剂如全生白术散、完带汤之类。

若脾阳不振，水湿停聚，化为痰浊，壅塞胞脉，导致月经后期、闭经、不孕等妇科疾病，治疗宜健脾豁痰除湿，常用的代表方剂如丹溪治湿痰方、苍附导痰丸之类。

若胃中积寒，受纳失权，导致经行泄泻，妊娠呕吐等病，宜温中和胃，常用的代表方剂如理中汤、半夏茯苓汤之类，常用药物如砂仁、蔻仁、藿香、丁香、炮姜、吴茱萸之类。

若胃中郁热，或泻热入里，导致妊娠呕吐、产后便秘、产后发热等病，宜清热和胃或泻热和胃，常用的代表方剂如白虎汤、麻子仁丸之类，常用药物如竹茹、黄芩、黄连、大黄之类。

若妊娠恶阻，久吐损伤胃阴，或热邪损伤胃阴者，宜养阴和胃，代表方剂如近效方之类，常用药物如石斛、麦冬、天花粉、火麻仁之类。

四、调理气血

妇女以血为本，血随气行，气血调和，则五脏安和，经脉通畅，冲任充盛。若气血失调，影响冲任，便可产生经、带、胎、产诸病。因此，调理气血成为治疗妇产科疾病的重要原则之一。

（一）病在气分，以治气为主，止血为佐

1. 气虚者补气　气虚者，中气不足，冲任不固，导致月经先期、量多、崩漏、胎动不安、堕胎、小产、产后恶露不绝、子宫脱垂等病，治疗宜补气为主，常用药物如人参、党参、黄芪、白术、山药之类。

2. 气陷者升提　中气不足，甚者则气虚下陷，清阳不升，导致月经过多、崩漏、带下、子宫脱垂等病，治疗宜于补气之中加用升提之品，常用的升提药物如升麻、柴胡、荆芥穗之类。

3. 气滞者行气　抑郁忿怒，气机不利，郁滞不行，气滞则血瘀，冲任失畅，导致月经后期、量少、痛经、闭经、缺乳等病，治疗宜行气为主，常用药物如香附、木香、乌药、枳壳、陈皮、砂仁、川楝子、橘核、荔枝核等。

4. 气逆者降气　郁怒之甚，则气机逆乱，引起经行吐衄、妊娠恶阻等病，治疗宜行气之中兼以降气之品，常用药物如沉香、枳实、厚朴、半夏、苏子之类。

5. 气寒者温经扶阳　感受寒邪，寒伤阳气，或素体阳虚，寒自内生，导致经、带、胎、产诸病，治疗宜温经扶阳为主，常用药物如附子、肉桂、吴茱萸、炮姜、小茴香、桂枝、艾叶、淫羊藿、补骨脂、巴戟天、仙茅之类。

6. 气热者清气泄热　感受热邪，入里化热，或五志过极化火，导致经、带、胎、产诸病，治疗宜清气泄热为主，常用药物如石膏、知母、栀子、黄芩、黄连、黄柏、大黄、芒硝之类。

（二）病在血分，以治血为主，治气为佐

1. 血虚者补血养血　经、孕、产、乳都是以血为用，而又都易耗血，以致冲任血虚，导致月经后期、量少、闭经、胎动不安、产后腹痛等病，治疗宜补血养血为主，重证血虚宜填精补血。常用药物如熟地黄、白芍、当归、阿胶、龙眼肉、山茱萸、枸杞子之类。

2. 血瘀者活血化瘀　寒凝、热结、气滞、气虚均可导致血瘀、冲任失畅，引起月经后期、月经过少、经期延长、经间期出血、痛经、崩漏、胞衣不下、产后腹痛等病，治疗宜活血化瘀为主，重证宜用虫类血肉有情之品搜剔脉络。常用药物如赤芍、丹参、红花、桃仁、牡丹皮、益母草、当归、川芎、川牛膝、王不留行、五灵脂、蒲黄、泽兰、山楂、三棱、莪术、延胡索、水蛭、虻虫之类。血瘀重证，宜活血化瘀，同时兼以软坚散结，常用药物如海藻、昆布、鳖甲、牡蛎、穿山甲之类。

3. 出血不止者固冲止血　在针对出血原因治疗的同时，宜以止血为主。以药物作用不同可分为固摄止血、涩血止血、温经止血、凉血止血、活血止血等类。常用药物如龙骨、牡蛎、乌贼骨、陈棕炭、仙鹤草、血余炭、藕节、艾叶炭、炮姜炭、炒地榆、贯中炭、黑黄柏、焦栀子、侧柏叶、三七、茜草、炒蒲黄、丹皮炭之类。

4. 血热者清热凉血　热邪与血搏结，损伤冲任，迫血妄行，导致月经先期、量多、崩漏、经行发热、产后恶露不绝、产后发热等病，治疗宜清热凉血为主。常用清气泄热与凉血药，如水牛角、生地黄、牡丹皮、玄参、白芍之类伍用。

5. 热毒与血搏结者清营祛瘀　感染邪毒，入里化热，或热极化毒，与血搏结，导致热入血室，妇人腹痛，产后发热等病，治疗宜清营祛瘀，即清热解毒，活血化瘀。常用清热解毒药，如金银花、连翘、蒲公英、紫花地丁、败酱草、鱼腥草、土茯苓之类，与活血化瘀药伍用。

6. 血寒者温经行滞　寒邪入里，与血搏结，血为寒凝，冲任阻滞，导致月经后期、量少、痛经、闭经、不孕、胞衣不下等病，治疗宜温经行滞。常温经扶阳药与活血化瘀药配伍。

7. 虚寒者温经养血　素体阳气不足，寒自内生，脏腑生化功能不足，不能生血行血，冲任血虚，导致月经后期、量少、痛经等病，治疗宜温经养血。常用温经扶阳与补血养血药伍用。

8. 寒湿者散寒祛湿　脾肾阳虚，或感受寒湿，寒湿与血凝结，血行不畅，冲任阻滞，导致痛经、闭经等病，治疗宜散寒祛湿为主。常用温经扶阳药与燥湿利湿药，如苍术、白术、茯苓、猪苓、泽泻、薏苡仁、车前子、大腹皮、茵陈、木通之类伍用。因寒湿凝滞，血行不畅，所以又常伍用活血化瘀药。

9. 湿热者清热除湿　湿浊从阳化热，或感受湿热之邪，湿热下注，损伤冲任，导致痛经、带下病、阴痒等病，治疗宜清热除湿为主。常用清气泄热药与燥湿利湿药伍用。若湿热化毒或感受湿毒者，又宜解毒除湿，常同时伍用清热解毒药。

由于湿阻气机，血行不畅，也常用活血化瘀药。

第二节　中医周期疗法

源自《黄帝内经》，首先应用于针灸治疗，属于中医时间治疗学的一部分。按照中医妇科学的基础理论，结合月经周期在经后期、经间期、经前期、行经期不同时期的阴阳气血消长规律，在月经周期的不同阶段分期用药，采取周期性治疗，调整脏腑阴阳气血以调经的一种治法。

中医认为月经周期的形成是肾、天癸、冲任督带、胞宫协调作用的结果，与现代医学提出以下丘脑－垂体－卵巢轴的反馈调节机制有类似之处。因此，中医周期疗法是以肾的阴阳转化为中心，冲盛、任通、督温、带束变化为特征，胞宫气血藏泻为特点，将月经周期分为4期，运用藏、至、温、泻4法调理，来恢复正常月经周期，促进排卵，健全黄体功能，从而获得孕育。

一、月经周期不同阶段特点

月经期：血海由满而溢，血室正开，子宫泻而不藏，经血下泻；经后期：子宫、胞脉相对空虚，阴血不足，血室已闭，子宫藏而不泻，阴精渐长；经间期：重阴必阳，在肾中阳气的鼓动下，阴阳转化，阴精化生阳气，出现氤氲之候；经前期：阳气渐长，达到“重阳”状态，阴精与阳气皆充盛，子宫、胞脉气血满盈。

二、中医周期疗法的基本原则与治疗

辨证与辨病相结合；顺应生理节律，分期用药；平衡阴阳，兼顾气血，藏泻适时。

（一）月经后期

月经后期为月经周期的8～13天，本期胞宫空虚，冲脉不盛，属于肾阴增长时期。治疗上应藏胞宫精血，即滋肾阴，益冲血，使肾气盛，冲脉亦盛，下注胞宫，胞宫藏精血则不泻，为月经来潮填补精血，为卵泡生长、发育奠定物质基础，为促进卵泡成熟创造有利条件。用药应遵照“精不足者补之以味”的原则。常用药物为龟板胶、阿胶、乌贼骨、二至丸、四物汤和丹参。

（二）月经间期

月经间期为月经周期的14～15天，本期胞宫处于阴转阳时期。治疗上应使阴精充足，促使由阴转阳，卵子顺利排出。常表现为白带量多，质稀，色如蛋清而透明，称为孕型黏液，基础体温由下降而上升，为受孕期。宜在补阴药中加用温阳药，如鹿角胶、淫羊藿、川续断、菟丝子、巴戟天以温阳促进排卵。

若素体肝郁者，情怀不畅，肝气郁结，气滞血瘀，影响排卵，则辨证应抓住乳房胀，少腹痛，经间期出血量少、色暗，舌质紫黯，脉弦的特征，在补阴药中加用理气化瘀药，如制香附、乌药、丹参、红花、郁金、泽兰、王不留行、川牛膝等，以活血化瘀促进排卵。

若素体肥胖者，多饮食劳倦伤，脾失运化，肾失气化，阴精转化为痰湿，痰湿内阻，影响排卵，辨证应抓住带下和舌苔变化及肥胖闭经、不孕的特点，在补阴药中加用燥湿化痰之味，如苍术、姜半夏、石菖蒲、制南星、海藻、路路通、薏苡仁等，以燥湿化痰促进排卵。

（三）月经前期

月经前期为月经周期的16～28天，此期胞宫气血盛，督脉温，属于阴已转入阳，阴盛阳生，阴阳两气不断滋长时期，治疗上应温养督脉，补益胃气，补火生土，使督脉温，发挥阳的功能，胞宫得温则为种子提供着床孕育的基地，使黄体发育良好而功能健全，为月经的顺利来潮创造条件。用药应遵照“形不足者温之以气”的原则。常用药为鹿角胶、肉桂、紫石英、紫河车、仙茅、淫羊藿、川续断、菟丝子、巴戟天以温督脉，党参、炙黄芪，怀山药、石莲肉养胃气。

（四）行经期

行经期为月经周期的1～7天，本期血海满盈而泻，任脉通，属于阳转阴时期，情绪易波动，治疗上应注重活血通经，使冲脉通畅，下注胞宫，胞宫气血泻而不藏，使经前诸证缓解，因势利导，冲脉得通，经血自畅。用药应遵照“气行则血行”的原则，常用药为柴胡、香附、八月札、青皮、枳壳、绿萼梅以疏肝理气，丹参、泽兰、当归、川芎、赤芍、桃仁、红花、益母草以活血止痛。

第三节 外治法

外治法是中医治疗学的组成部分之一，早在《金匮要略》中就有多种外治法的记载，后世妇科专著中对妇科外治法也有大量记载，根据病情设方取法，以取得杀虫、清热、解毒、止痒、止带、止痛、止血、祛寒、消肿、排脓、生肌等疗效。在外治法中常选用清热、解毒、杀虫、收敛之类的药物。清热的常用药如黄柏、黄连、知母等；解毒的常用药如金银花、蒲公英、土茯苓、鱼腥草、败酱草、白花蛇舌草等；杀虫的常用药如苦参、鹤虱、蛇床子、百部、雄黄、白头翁等；收敛的常用药如乌梅、五倍子、赤石脂、乌贼骨、海蛤粉、枯矾等。

一、熏洗法

用药水熏蒸和洗涤外阴局部的方法，主要用于外阴病变，如瘙痒、湿疹、肿胀、溃疡等。

二、冲洗法

用药水冲洗阴道、外阴的方法，主要用于阴道及宫颈的病变，如滴虫性阴道炎、霉菌性阴道炎、非特异性阴道炎、急慢性宫颈炎等。

三、纳药法

将外用药物放置于阴道穹窿和子宫颈部位的方法，主要用于宫颈及阴道的病变，如慢性子宫颈炎、子宫颈癌、滴虫性阴道炎、霉菌性阴道炎、非特异性阴道炎、老年性阴道炎等。

四、帖敷法

将外治用的水剂、散剂或膏剂用无菌纱布贴敷于患处的方法，主要用于外阴或乳房的病变，如外阴肿胀、外阴溃疡、外阴脓肿切开、急性乳腺炎或回乳等。

五、针灸疗法

针灸疗法包括针刺、艾灸、注药、埋线等。妇产科疾病采用针灸疗法，不仅是一种有效的治疗方法，而且有时具有药物不可替代的优点。

针灸疗法主要作用是通过腧穴，作用于经络、脏腑以疏通经络，行气活血，或调和阴阳，扶正祛邪，达到防病治病的目的。针灸对机体的作用，主要表现在三个方面，即镇痛、对机体各系统功能的调整以及增强机体的免疫功能。针灸在妇产科主要用于治疗急慢性盆腔炎、痛症、月经不调以及不孕症等。

此外，在妇产科临床上使用外治法时，有几项原则必须遵守：

（1）所有外用制剂（栓、膏、散等）必须按标准操作规程制备，消毒后使用；所有自煎外用药水，必须煮沸20～30分钟以上备用。

（2）治疗部位应常规清洁或消毒。

（3）月经前后3天内不宜施用外治法，妊娠期、新产后宜少采用外治法，特殊需要者除外。

（4）外用药物治疗期间，禁止房事或盆浴。

（5）从整体观念出发，强调局部外治与全身调治相结合的原则，突出辨证论治。

第四节 心理疗法

心身疾病是由心理因素影响躯体而发病的。疾病发生不只是细胞病理改变，而是整体的变化过程。

心身医学是用整体观念将它们结合在一起。这与中医的整体观和形神一体的理论基础是一致的。形神一体理论强调生理过程与心理的相互联系，相互影响。正常的脏腑生理可以产生正常生理活动，而良好积极的心理活动又可对人体脏腑生理产生有益的影响。在中医妇科领域，七情之中尤以忧、思、怒、恐影响较著。郁怒伤肝，忧思愁虑伤脾，惊恐则伤肾。与七情相关的常见病症有月经不调、痛经、闭经、崩漏、不孕、梅核气等。因此增强妇女心理健康的治疗是十分必要的。

以心理因素为核心，简单归纳为4类：

1. 心疗 主要是调摄心神，改易心志，移精变气，其旨在通过转移患者的注意、情绪，以改变患者的心理状态。

2. 知疗　主要是言语开导，改变认识，提高认识。《黄帝内经》所创造的言语开导治疗方法，乃是知疗的基本方法，即："告知以其败""语之以其善""导之以其所便""开知以其所苦"。

3. 情疗　又称情志相胜疗法，它是一种正常的情志活动，去调整另一种不正常的情志活动，使其恢复正常以受收到治疗效果。它又可分为喜疗、怒疗、恐疗、悲疗、思疗、意疗诸种。

4. 意疗　主要指有意识地运用正常言语或改变环境等方法，去治疗患者隐性的精神损伤。它主要有感化法与回避法。

妇科心身疾病初期：心理因素的致病作用常是病症或不适感的主要矛盾来源，此时以心理治疗为主，辅以针药。疾病中期：精神因素导致气机失调及各种生理功能的紊乱和一些病理产物孳生、滋长、滞留常是疾病的关键，此时应以针药治疗妇科疾病为主，辅以心理治疗。疾病后期：有可能加重上述病情，同时因病致郁出现严重的情绪障碍，所以治疗原则应是针药及心理治疗并重，同时注意鼓起患者战胜疾病的勇气，进一步配合对躯体疾病的治疗。

第五节　饮食疗法

食物疗法和药物疗法有很大的不同。食物治病最显著的特点之一，就是"有病治病，无病强身"，对人体基本上无毒副作用。利用食物（谷肉果菜）性味方面的偏颇特性，能够有针对性地用于某些病症的治疗或辅助治疗，调整阴阳，使之趋于平衡，有助于疾病的治疗和身心的康复。但食物毕竟是食物，它含有人体必需的各种营养物质，主要在于弥补阴阳气血的不断消耗。因此，即便是辨证不准确，食物也不会给人体带来太大的危害。这种自然疗法与服用苦口的药物相比迥然不同，它不像药物那样易于使人厌服而难以坚持，可长期运用，对于慢性疾病的调理治疗尤为适宜。

一、月经过多

素体气虚、血热、血瘀可导致经行量多，食疗原则以凉血、补肾、祛瘀为主，忌食辛辣刺激、温热、滋腻之物，忌蛮补。除应用中西药调理外，气虚型可多食木耳甜汤、乌鸡黄芪煲；血热型可多食马齿苋粥、生地藕节饮；血瘀型可多食三七藕蛋羹、益母草粥等。

二、月经过少

素体肾虚、血虚、血寒可导致经行量少，食疗原则以多食滋补类食物，忌食寒凉、辛辣食物。除应用中西药调理外，血虚型可多食木耳红枣母鸡煲、龙眼莲子粥；肾虚型可多食杞子怀山药母鸡煲、核桃板栗粥；血寒型可多食艾叶鸡蛋生姜煎、杞子当归羊肉羹等。

三、痛经

素体气滞血瘀、寒湿凝滞、气血虚弱、肝肾亏损、湿热蕴结可导致血行不畅，"不通则痛"，食疗原则宜消化为主，可食用补血活血的温热性食物，利于气血运行，不可过食滋腻，忌食辛辣刺激、生冷的食物。除应用中西药调理外，气滞血瘀型可多食玫瑰花茶、三七炖乳鸽；寒湿凝滞型可多食姜艾苡仁粥、山楂桂皮红糖饮；气血两虚可多食黄芪当归鸡肉煲、黄芪熟地煮鸡蛋；湿热瘀结型可多食薏苡仁粥、丝瓜红糖饮等。

四、带下病

主要病因为湿邪。素体脾虚、肾虚、阴虚挟湿、湿热下注、湿毒蕴结可致带下病。食疗原则宜清淡少油，多饮水，多吃蔬菜，宜食补脾，固肾止带的食物。肝经湿热忌食辛温刺激性食物，宜食清热利湿的食物。忌酒类、油腻、难以消化之品。除应用中西药调理外，脾虚湿盛型可多食扁豆荞麦粥、芡实煮老鸭；肾虚不固型可多食扁豆莲子粥、芡实粥；湿热下注型可多食土茯苓粥、蒜茸炒苋菜等。

五、不孕症

素体肾虚、肝郁、痰湿、血瘀可致不能摄精成孕、胎孕不受。食疗原则以补肾、化痰、理肝、祛瘀为治疗大法，忌食辛辣刺激、生冷、肥腻的食物；忌多食用胡萝卜，抑制卵巢排卵功能。除应用中西药调理外，肾气虚型可多食核桃仁炒韭菜；肾阳虚型可多食菟丝子粥、韭菜炒虾肉；肾阴虚型可多食海参粥、三子甲鱼汤；肝郁型可多食益母当归鸡蛋粥、黑枣蒸玫瑰；痰瘀血滞型可多食韭菜炒豆渣、羊血面等。

六、滑胎

素体肾气亏损、气血两虚、胎元不健、血热血瘀可致冲任损伤、胎元不固。食疗原则慎用少用温燥型食物，勿过食生冷之物；忌食动血利水食物；忌食油腻食物；饮食有节、适量；宜清淡，保证多样化。除应用中西药调理外，肾虚型可多食菟丝子粥、山药羊肉粥；血热型（实热）型可多食鲤鱼安胎汤；血热型（虚热）可多食阿胶鸡蛋粥；气血虚型可食用黄芪粥等。

七、绝经前后诸症

素体肾虚为本，可累及多脏、多经。食疗原则以补肾为主，佐以宁心宁神、养阴疏肝之品。宜食菌类，宜低脂、低糖、少盐饮食；选择易消化吸收的粗粮为主，配合薯类；宜食绿黄色蔬果；忌辣椒、咖啡、烟酒、浓茶等刺激性、兴奋性食物。除应用中西药调理外，肾阴虚型可多食枣仁生地粥、甘麦大枣汤；肾阳虚型可多食当归羊肉汤、肉苁蓉鸡蛋；肾阴阳两虚型可多食山萸肉粥、大枣茯神粥；肝气郁结型可多食甘松陈皮饮、百合知母汤。

第七章 月经病

第一节 代偿性月经

代偿性月经指与月经周期相似的周期性子宫外出血的一种疾病，出血的部位有鼻黏膜、胃、肠、膀胱、肺、乳腺、皮肤、外耳道、眼等部位，以鼻黏膜出血最多见，其次为胃，常伴有月经过少甚至无月经。好发于青春期女子。中医学将本病归入“经行吐衄”的范畴，其他还有“倒经”“逆经”“错经”之称，如《叶氏女科证治》中曰：“经不住下行，而从口中出，名曰逆经。”《本草纲目》云：“经期只吐血、衄血，或眼目出血者，是谓逆行。”

一、病因病理

（一）西医病因病理

1. 病因

本病发病原因及机制目前尚不清楚，与血中雌激素含量降低有关。此外异位内膜受激素影响也发生周期性剥离出血。

2. 病理

目前认为因血中雌激素含量降低，血液中产生的类似优球蛋白样毒素，易使鼻、胃、肠、膀胱等黏膜血管扩张，脆性增强，易破裂出血；亦有人认为通过血流移植的异位内膜，如同子宫内膜一样，受体内雌、孕激素的影响发生周期性出血，其出血量或多或少。

（二）中医病因病机

中医认为代偿性月经主要机制是血热气逆，冲任失调。

1. 肝经郁火 素性抑郁，郁久化火，或暴怒伤肝，肝热移于冲脉，当经前经期血海充盛，冲气甚旺，冲脉之气携肝气上行，横逆犯胃、犯肺而发为吐血、衄血。如《类证治裁》云：“按月倒经，血出鼻口，此由肝火上迫，不循常道。”

2. 胃热炽盛 平素过食辛辣、辛温、香燥之品，致胃火炽盛，血分蕴热，而冲脉隶于阳明，于经期血海满溢之时，胃热挟冲气上逆而为吐血、衄血。唐容川在《血证论》曰：“血之归宿，在于血海，冲为血海，其脉上隶于阳明，未有冲气不逆上而血逆上者也。”

3. 肺肾阴虚 素体阴虚，虚火妄动，经行时冲气旺盛，冲气挟虚火上逆，灼伤血络而为吐血、衄血。如《沈氏女科辑要笺正》云：“倒经一证，亦曰逆经，乃有升无降，倒行逆施，多由阴虚于下，阳反上冲。”

4. 血瘀 血瘀的形成或为肝郁气滞日久，血滞成瘀；或为肾阳不足，阳虚气化不利，瘀浊内阻，随冲任、厥少阴之经脉流注于口鼻部，形成本病。

二、临床表现

（一）病史

每逢月经来潮之际见某些部位有相应出血史。

（二）症状

鼻衄是临床最常见症状，呈周期性发作。月

经来潮衄血最多时则月经量少，或鼻出血少时则经量多，亦有表现无月经，只有周期性鼻衄。除鼻衄外，有的人表现周期性咯血、吐衄、尿血、便血、眼耳出血、皮下紫斑等。若无月经表现者常伴全身不适或盆腔坠胀感，一旦代偿月经出现，上述症状即消失。

（三）体征

无其他器质性病变可究，生殖器发育尚可，偶见子宫发育欠佳。

三、实验室与其他检查

（一）实验室检查

通过血常规、出血及凝血时间、血小板计数及肝功能测定以排除血液系统疾病。

（二）辅助检查

如做鼻镜、胃镜、肠镜、膀胱镜检查等，并做活体组织病理检查，排除恶性肿瘤。

四、诊断

（一）辨病要点

出血呈周期性，其出血间隔时间一般为 4 周左右，这一特点是辨病的重要依据。同时即使无月经，一代偿性月经出现，周身不适及盆腔坠胀感等症状即消失。

（二）辨证要点

本病是以经前或经期吐血、衄血或其他部位出血为特点，常伴有月经过少或无月经，主要为血热所致，有虚热和实热之别，偶有血瘀引发。临床辨证主要是根据出血的量、色、质及伴随症状、舌脉辨其虚实。若经前或经初吐血、衄血，量多色鲜红，质黏稠，为实热证；兼有心烦易怒，口苦咽干，胸胁胀痛，脉弦数，为肝经郁火；伴有口干咽燥，喜冷饮，口臭，便结，脉洪大，为胃热炽盛；若经期或经后吐血、衄血，量少，色红，质略稠，兼有头晕耳鸣，手足心热，脉细数，为虚热；如吐血、衄血，色紫黯，夹血块，色紫，脉涩，为瘀血内阻。

五、鉴别诊断

1. 鼻黏膜肿瘤 长期或间断性鼻衄，甚至出血不止，但无周期性。通过鼻镜或鼻腔脱落细胞检查或鼻腔黏膜活检可证实。

2. 鼻外伤 在外因下如机械性外伤、手术损伤或气压性损伤所致的突然鼻出血，无周期性表现，不难鉴别。

3. 鼻腔内炎症 如急性鼻炎、萎缩性鼻炎、干燥性鼻炎、过敏性鼻炎、鼻结核炎性反应也可致鼻衄，但与月经周期无关。结合病史及鼻镜检查可鉴别。

4. 血液病 出血与月经周期无关。化验血常规，出血及凝血时间，血小板或骨髓穿刺均见异常。

5. 肝硬化 偶有鼻衄，但患者有肝炎病史，常有肝脾大、蜘蛛痣，可有肝掌，肝功能测定异常。

六、治疗

（一）治疗思路

代偿性月经患者，绝大多数鼻衄出血量较少，时间短暂，且能自止，故一般不需治疗。若鼻衄血量多，甚则引发贫血或影响身体健康，则必用西医对症迅速止血，而后采用中医辨证治本。

（二）西医治疗

1. 一般治疗 可采用临时急救止血法，如使头保持直立位，用手指紧捏两侧鼻翼，并进行深呼吸，指压 5～10 分钟；或用填塞物压迫出血部位，持续 48 小时左右，使破裂的血管形成血栓而达到止血，填塞物一般采用凡士林纱条，或以冰水浸湿的毛巾或冰袋敷患者前额或颈部，通过降温减少出血。保持心情舒畅，宜清淡饮食。

2. 手术治疗

（1）烧灼法：患处黏膜麻醉后，用铬酸或硝酸银点于患处，将出血的血管封闭达到止血。术后用油剂滴鼻。

（2）黏膜下注射法：1% 的普鲁卡因或 0.5% 利多卡因注射于鼻黏膜出血处，以压迫破裂的血管达到止血。

（3）硬化疗法：70% 乙醇加普待卡因注射于鼻出血的黏膜内。

（4）剥离疗法：鼻中隔黏膜下剥离术止血效果好，需依次进行，不可同时进行。两侧鼻黏膜剥离，以防鼻中隔穿孔。

3. 药物治疗

（1）激素疗法

1）孕激素：甲地孕酮4mg，每日2次，连服22日，月经周期第五日始服，疗程5个月。

2）雄激素：甲睾酮5～10mg，每日1次，连服22日；或丙酸睾酮25mg，肌注，1周2～3次，每周期总量为200～300mg。

（2）其他药物

1）维生素K：每次2～4mg，每日2～3次，血量减少或血止立即停用。

2）维生素C：每次100～300mg，每日3次。

（三）中医治疗

本病的治疗主要是本着“热者清之”“逆者平之”的原则，以清热凉血降逆为主。实热者以苦寒清热为法，虚热者重在滋阴化燥，不可妄用苦寒攻下之品。瘀血性出血应当化瘀止血，宿血不去新血难安，故宜化瘀止血。病久且失血过多者，实证也可转为虚证，不可仍按实证施治，需随证论治。

1. 辨证论治

肝经郁火

证候：经前或经期吐血、衄血，量较多，色鲜红，月经提前，量少，或月经不潮，心烦易怒，口苦咽干，胸胁胀痛，头晕耳鸣，尿黄便结；舌红苔黄，脉弦数。

治法：疏肝清热，降逆止血。

方药：清肝引经汤（《傅青主女科》）：当归、白芍、生地黄、牡丹皮、栀子、黄芩、川楝子、茜草、白茅根、牛膝、甘草。

胃热炽盛

证候：经前或经期吐血，衄血，齿衄，量多，色红，质稠，月经量少或闭止不行，口干咽燥，喜冷饮，尿黄便结；舌红苔黄，脉洪大或滑数。

治法：清胃泻火，降逆止血。

方药：三黄四物汤（《医宗金鉴》）：当归、白芍、川芎、生地黄、黄芩、黄连、大黄。

加减：若月经量少或闭止不行者，加三棱、莪术、丹参、桃仁、红花。

肺肾阴虚

证候：若经期或经后吐血、衄血，量少，色红，质略稠，月经量少甚至闭止不行，头晕耳鸣，手足心热，两颧潮红，干咳少痰，咽干口燥；舌红苔少或无苔，脉细数。

治法：滋阴润肺，降逆止血。

方药：顺经汤（《傅青主女科》）：当归、熟地黄、白芍、牡丹皮、沙参、茯苓、黑芥穗。

血瘀不行

证候：经期吐血、衄血，最少或多，有血块，小腹时痛，口干不欲饮，肢体麻木，面色青紫，或口唇青紫；舌质紫黯或有淤点、淤斑，脉沉涩或沉弦。

治法：化瘀止血，引血下行。

方药：血府逐瘀汤（《医林改错》）：桃仁、红花、当归、赤芍、生地黄、牛膝、柴胡、川芎、桔梗、枳壳、甘草。

加减：若血行不畅，腹痛剧烈者，加三棱、莪术、地龙、延胡索。

2. 中成药

（1）知柏地黄丸口服，每次8粒，每日2次。适用于阴虚火旺者。

（2）龙胆泻肝丸口服，每次6粒，每日2～3次。适用于肝火上逆者。

（3）失笑散口服，每次8粒，每日3次。适用于瘀血内阻者。

（4）四红丸口服，每次1丸，每日2次，凉开水送服。适用于血热妄行者。

七、预防

注意摄生调护，如保持心情舒畅，避免焦躁情绪；饮食宜清淡，禁食辛辣香燥之品，尤其经前、经期更须注意。平时注意治本，以使疾病减少复发次数，甚至完全解除症状。

八、预后

代偿性月经，病情轻者，一般不需治疗；病情重者，可因长期周期性出血过多而致贫血，或致不孕。因此，必须注意治疗。目前采用中西医结合治疗，部分患者甚至可完全解除症状。

第二节　经前期综合征

经前期综合征（premenstrual syndrome，PMS）

是指妇女在行经前（黄体期）反复周期性出现影响日常生活和工作的躯体、精神以及行为方面改变的综合征，如烦躁易怒、精神紧张、神经过敏、头晕、头痛、失眠、乳房胀痛、水肿、泄泻、身痛、发热、口舌糜烂、大便下血等症状，严重者影响生活质量，月经来潮后症状即自然消失。据统计，发生率为30%~40%，严重者占5%~10%。中医学无此专门病名，散在记载于“经行头痛”“经行乳房胀痛”“经行发热”“经行身痛”“经行泄泻”“经行浮肿”等范畴。《中医妇科学》将本病称为“月经前后诸证”。

一、病因病理

（一）西医病因病理

经前期综合征至目前尚无确切的病因，可能由于卵巢激素、中枢神经和自主神经系统失调等综合作用有关。

1. 雌、孕激素比例失调　由于孕激素水平不足，雌激素相对过高引起。孕激素促进远端肾小管对钠和水的排泄，雌激素则通过肾素－血管紧张素－醛固酮系统使水钠潴留。由于雌、孕激素比例失调，因而出现水肿、乳房胀痛、头痛、经前泄泻等。

2. p-内雌肽释放异常　p-内雌肽可抑制中枢神经系统，导致去甲肾上腺素或多巴胺的释放减少，从而导致经前期疲劳、烦躁或抑郁的精神症状。

3. 维生素 B_6 缺乏　维生素 B_6 可促进体内过多雌激素的清除，增强脑的单氨基生物合成，调节情绪与行为。

4. 精神社会因素　与 PMS 的严重程度有动态关系。部分患者精神症状突出，当情绪紧张时则使原有症状加重。

（二）中医病因病机

妇女行经之前，阴血下注冲任，血海充盈，而全身阴血相对不足，脏腑功能失调，气血失和，则出现一系列证候。月经以血为本，肝藏血，肾藏精，精化血，脾统血，主运化，是气血生化之源，因此月经的产生与肾、肝、脾的关系尤为密切。故肝、脾、肾功能失调，气血、经络受阻是导致月经前期紧张综合征的重要因素。临床常见的病因有：

1. 肝郁气滞　素禀抑郁，情志不舒，或恚怒伤肝，肝失条达，经期之际阴血下注血海，肝血不足，失于濡养，肝气不舒，气机壅阻，故出现胁肋、乳房胀痛，肝郁日久化火上扰清窍，可致经行头晕头痛、烦躁失眠；肝木侮脾土，脾失健运则经行腹泻。

2. 肝肾阴虚　素体阴虚，临行经之前，阴血更虚，阴虚水不涵木，木火上炎，则经行头痛头晕，烦躁失眠，经行发热，或口糜；热灼阴络，则经行便血等。

3. 脾肾阳虚　素体阳虚，脾失温煦，运化不健，则水湿停聚，泛于肌肤则为水肿，水湿下注则为经行泄泻；清阳不升，则清窍失养，以致经行头晕头痛，疲劳嗜睡。

4. 气血虚弱　素体亏虚，经期阴血下注，气血虚弱，经脉失养，经血运行不畅，故经行一身疼痛，或酸楚麻木；血虚生风，可致经行风疹发生等。

5. 瘀血阻滞　经行、产后遇寒饮冷，血为寒凝，或跌仆外伤，瘀血阻滞脉中，经脉不通，故经行之际身痛，小腹疼痛；足厥阴肝经络胞而过，上循巅脑，经脉不通，则巅脑失养，因而头痛、头昏。

二、临床表现

（一）病史

多见于 25 ~ 45 岁妇女，伴随月经周期性发作，症状出现在月经前 7 ~ 14 日，经前 2 ~ 3 日症状明显加重，月经来潮后症状明显减轻或消失。常因家庭不和睦或工作紧张诱发。

（二）症状

1. 躯体症状　表现为头痛、乳房胀痛、腹部胀满、肢体水肿、体重增加、运动协调功能减退。

2. 精神症状　易怒、焦虑、抑郁、情绪不稳定、疲乏以及饮食、睡眠、性欲改变。

3. 行为改变　思想不集中、工作效率低、意外事故倾向，易有犯罪行为或自杀意图。

（三）体征

每随月经周期见颜面及下肢凹陷性水肿，体重增加，或乳房胀痛，且有触痛性结节，或口腔黏膜溃疡，或见荨麻疹、痤疮。程度轻重不一，或可多症并存，月经干净后诸症逐渐消失。

三、实验室及其他检查

（一）辅助检查

1. 雌、孕激素测定　月经后半期黄体酮水平低下或正常，雌二醇浓度偏高。雌二醇/黄体酮比值增高。

2. PRL 测定　水平较高。测定时宜在醒后3小时抽血。

3. 阴道细胞学检查　角化细胞异常持久，提示雌激素水平增高，孕激素不足。

4. 宫颈黏液检查　黄体期涂片仍见宫颈黏液稀薄透明，延展性强，并见羊齿状结晶者，提示雌激素水平高。

5. 基础体温测定　大多为双相，但排卵后体温曲线上升缓慢且不规则，或上升日数短，说明黄体功能不全（亦有呈单相型）。

（二）其他检查

1. 体格检查　如血常规、尿常规、肝肾功能检查、血浆蛋白检查等，排除全身性疾病引起的水肿。

2. 妇科检查　无器质性病变。

四、诊断

（一）辨病要点

根据患者年龄以及临床特征为周期性系列症状出现，即月经前1～2周症状出现，月经后症状减轻至消失，诊断基本准确。

（二）辨证要点

本病见症多端，临床可根据各症的不同表现辨其寒热虚实。因其症状的出现均与月经周期相关，故当根据经前、经期、经后的生理特性，综合分析。

五、鉴别诊断

1. 周期性精神病　周期性精神病也随月经周期而发作，经净后自然缓解，但无水钠潴留症状。好发于13～18岁女性，常见部分患者发育迟缓，身材矮小，生殖器官发育不全，甚至闭经。脑电图可有轻度或中度异常等。发作时体温略升，心率快，手足冷而多汗，肢端轻度发绀，面部充血或苍白。其诱因多为精神因素所致。

2. 与水肿有关的疾病

（1）心脏性水肿：有心脏病史；心脏扩大，心脏杂音以及肝大，颈静脉怒张的体征，水肿由下肢开始波及全身。与月经无关。

（2）肾病性水肿：有肾病史；尿常规可见尿蛋白、红细胞及管型等；伴血压升高，少尿症；晨起时可见颜面、眼睑水肿，渐渐发展至全身水肿。与月经无关。

（3）营养缺乏性水肿：由于低蛋白血症所致。经过高蛋白、高热量、高维生素等膳食调理，水肿即能迅速消退。与月经无关。

六、治疗

（一）治疗思路

本病治疗原则以预防为主，但因本病的特点为周期性发作，与月经关系密切，故治疗也应根据发病的时间，按经期、经前、经后分别施治。一般以中医治疗为主，症状严重时以西药控制。

（二）西医治疗

1. 一般治疗　重视心理治疗，应予心理安慰与疏导，使精神松弛，重新控制生活使患者消除恐惧、紧张的心理。调节生活状态，包括合理的饮食及营养、适当的身体锻炼、戒烟、限制盐和咖啡的摄入。

2. 药物治疗

（1）抗焦虑剂：适用于有明显焦虑的患者，阿普唑仑经前用药，起始可用0.25mg，每日2～3次，逐渐递增，最大剂量为每日4mg，一直用至月经来潮的第2～3日。

（2）抗忧郁剂：如氯西汀可选择性地抑制中枢神经系统5-羟色胺的再摄取。剂量20mg，每日1～2次口服。明显缓解精神症状及行为改变，但对躯体症状疗效不佳。

（3）促性腺激素释放激素激动剂（GnRH-a）：造成低促性腺激素、低雌激素状态，缓解症状。

（4）醛固酮受体拮抗剂：螺内酯口服20～40mg，每日2～3次，不仅可拮抗醛固酮而利尿，减轻水潴留，而且对改善神经症状也有效。

（5）维生素 B_6：可调节自主神经系统与下丘

脑-垂体-卵巢轴的作用，并抑制催乳激素的分泌与合成，每日口服100mg可改善症状。

（6）纠正水钠潴留：口服螺内酯20mg，每日3次，因可拮抗醛固酮而利尿，适用于月经前体重增加明显（>1.5kg）者。

（7）镇静：轻者可口服谷维素20mg，每日3次。重者可口服利眠宁10mg，每日2~3次；或甲丙氨酯0.2~0.4g，每晚睡前服1次。

3. 补充矿物质及维生素　近年来有报道用碳酸锂治疗经前期紧张综合征。锂离子能改变神经的兴奋性，置换体内潴留的钠，具有除钠排水的利尿作用，对重症经前期紧张综合征患者有良好效果。于预期月经来潮前10日开始口服，碳酸锂0.3g，每日3次，月经来潮时停止。据报道所有患者服药后不再头痛，能促进睡眠，消除精神紧张及抑郁，乳房胀痛及腹部饱胀亦不复存在。维生素B_6每次10~20mg/次，口服，每日3次。于月经来潮后第十日服用。同时配服维生素A、E，有调节自主神经系统与下丘脑-垂体-卵巢轴的作用，并抑制催乳激素的分泌与合成，可改善症状。

4. 激素治疗　可用孕激素作替代治疗。自月经周期第十四日开始，每日口服甲地孕酮。

5. 溴隐亭　可降低泌乳素水平，减少乳房胀痛等。每次1.25~2.5mg，口服，每日1~2次，可使90%患者的症状消失。

（三）中医治疗

根据月经病的治疗原则，审因论治，重在补肾、温脾、疏肝理气、祛瘀，使脏腑功能平衡，阴阳气血互济。

1. 辨证论治

肝郁气滞

证候：经前乳房，乳头胀痛，胸闷胁胀，精神抑郁，头晕目眩，烦躁易怒，或少腹胀痛；舌质红或紫黯，脉弦。

治法：疏肝解郁，理气止痛。

方药：柴胡疏肝散（《景岳全书》）：柴胡、枳壳、炙甘草、白芍、川芎、香附、陈皮。

加减：若乳房胀痛有结节者，加橘核、王不留行；胸胁胀满甚者，加川楝子、郁金。若心烦易怒，口苦咽干，目赤，尿黄便干者，则为肝郁化热，治以舒肝清热，方用丹栀逍遥散（《女科撮要》）。

肝肾阴虚

证候：经前、经期头晕头痛，烦躁失眠，口干不欲饮，烘热汗出，腰酸腿软，肢体麻木，口舌糜烂；舌红少苔，脉细数。

治法：滋肾养肝，清热降火。

方药：知柏地黄丸（《医宗金鉴》）：熟地黄、山茱萸、山药、泽泻、茯苓、牡丹皮、知母、黄柏。

加减：若潮热汗出，加龟板，养阴潜阳，清热降火。

脾肾阳虚

证候：经前、经期面目四肢水肿，经行泄泻，腰腿酸软，身倦无力，形寒肢冷；舌淡，苔白滑，脉沉缓。

治法：健脾温肾。

方药：健固汤（《傅青主女科》）合四神丸（《校注妇人良方》）：人参、茯苓、白术、巴戟天、薏苡仁、补骨脂、吴茱萸、肉豆蔻、五味子。

心脾气虚

证候：经行或经后发热，形寒，自汗，神疲肢软，少气懒言，心悸怔忡，失眠多梦，经行感冒，或发风疹；舌淡苔薄，脉弱无力。

治法：健脾升阳，益气固表。

方药：归脾汤（《校注妇人良方》）：人参、黄芪、白术、茯神、酸枣仁、龙眼肉、木香、炙甘草、当归、远志、生姜、大枣。

加减：若经行风疹块，去龙眼肉、生姜，加生地黄、白蒺藜；经行感冒，去当归、龙眼肉、酸枣仁，加防风、荆芥。

瘀血阻滞

证候：经前、经期身痛，腰膝关节酸痛，得热痛减，经行量少，色黯，或有血块，巅顶胀痛；舌红苔白，脉沉紧或沉涩。

治法：温经通络，活血散瘀。

方药：趁痛散（《校注妇人良方》）：当归、黄芪、白术、炙甘草、肉桂、独活、牛膝、生姜、薤白。

2. 中成药

（1）逍遥丸口服，每次8粒，每日3次。适用于肝郁气滞型患者，经前1周开始服用。

（2）知柏地黄丸口服，每次8粒，每日3次。适用于肝肾阴虚型患者，经后1~2日后开始服用，连服20日，连续服用3个月。杞菊地黄丸，服法同上，对肝肾阴虚，肝阳上亢之经行眩晕、经行头痛有持久疗效。

（3）济生肾气丸口服，每次6粒，每日3次，适宜于脾肾阳虚型以水肿为主者。

（4）八珍丸、补中益气丸、归脾丸等遵医嘱服用，适宜于气血虚弱型患者。

七、预防

1. 调节情志 本病的发生多与精神因素有关，故除药物治疗外，还应重视心理治疗，尤其在经期，应保持情怀舒畅，使气血调和。

2. 饮食调节 经期、经前勿过食寒凉，以免损伤脾阳；亦勿食辛燥之品，以防伤阴。

3. 适寒温经 经期、经前注意避免感受风寒或风热，勿居潮湿之地，勿冒雨涉水。

4. 劳逸结合 尤其在经期不宜过度消耗脑力或体力。注意经期宣传教育，防止伤气伤心，劳伤心脾。

八、预后

本病特点均伴随月经周期反复发作。病情轻者，不需药物治疗，每随经过后则自然消失；病情严重除影响工作和学习，如不治疗可致月经不调、不孕等疾病，甚至精神失常，致家庭和社会的不安定。虽然目前尚无特效药物根治PMS，但中西医治疗本病对控制症状均有明显疗效，尤其中医中药临床疗效明显高于西药治疗，而且无不良反应。大多数妇女约需2年（极个别甚至需治疗至绝经期）可望治愈。

第三节 绝经综合征

绝经综合征是指妇女在绝经前后由于性激素减少所致的一系列躯体及精神心理症状。如月经紊乱、情志异常、潮热汗出、眩晕耳鸣、心悸失眠、水肿便溏等。中医学无此病名，其症状与“年老血崩”“老年经断复来”“脏躁”“百合病”等病证中有类似症状的记载，现《中医妇科学》教材将此归属于“经断前后诸证”范畴。

一、病因病理

（一）西医病因病理

1. 病因 围绝经期最主要的病因是卵巢功能的衰退，卵巢渐趋停止排卵，雌激素分泌减少，促性腺激素分泌增多，黄体生成素仍保留在正常水平；绝经后，卵巢已不能分泌雌激素，但仍分泌雄激素，促性腺激素水平逐渐升高，黄体生成素升高；至老年期、雌激素稳定在低水平、促性腺激素略下降。此外，患者机体老化以及精神、神经和所处社会环境因素、心理创伤、家庭矛盾等因素亦可相互影响而导致发病。临床上绝经分为自然绝经和人工绝经两大类，自然绝经是指卵巢内卵泡生理性耗竭而导致的月经闭绝；人工绝经则是由于手术切除或放射线损坏两侧卵巢而导致的绝经。人工绝经更容易诱发本病。

2. 病理

（1）卵巢变化：围绝经期的最早变化是卵巢功能衰退，表现为卵泡对FSH敏感性下降，对促性腺激素刺激的抵抗性逐渐增加，然后才表现为下丘脑和垂体功能退化。围绝经期后，卵巢体积缩小，卵巢皮质变薄，原始卵泡耗尽，不再排卵。

（2）性激素变化：由于卵巢功能衰退，雌激素分泌逐渐减少，绝经后妇女体内仅有低水平雌激素，以雌酮为主，来自肾上腺皮质的雄烯二酮经周围组织转化为雌酮。

1）雌激素：绝经期由于卵巢功能衰退，雌激素分泌减少。但在不同的阶段，雌激素水平的变化有差异。绝经过渡期早期雌激家水平呈波动状态，其原因是FSH升高对卵泡过度刺激引起雌二醇分泌过多，导致雌激素水平高于正常增生期水平。在整个绝经过渡期雌激素水平不呈逐渐下降趋势，而只是在卵泡停止生长发育时，雌激素水平才下降。绝经后卵巢不再分泌雌激素，妇女体内低水平的雌激素主要是由来自肾上腺皮质以及来自卵巢的雄烯二酮经周围组织中芳香化酶转化的雌酮，转化的部位主要在肌肉和脂肪，肝、肾、脑等组织也可促使转化。雌酮在周围组织也与雌二醇互相转化，但与生育期妇女相反，雌酮高于雌二醇。

2）黄体酮：绝经过渡期卵巢尚有排卵功能，但因增生期延长，黄体功能不全，导致黄体酮分泌减少。绝经后无黄体酮分泌。

3）雄激素：绝经后雄激素来源于卵巢间质细胞及肾上腺总体雄激素水平下降。其中雄烯二酮主要来源于肾上腺，量约为绝经前的一半。卵巢主要产生睾酮，由于升高的LH对卵巢间质细胞的刺激增加，使睾酮水平较绝经前增高。

（3）促性腺激素变化：绝经过渡期FSH水平升高，呈波动型，LH仍可在正常范围，但FSH/LH仍<1。绝经后由于雌激素水平下降，诱导下丘脑分泌GnRH增加，进而刺激垂体释放FSH和LH增加；同时，由于卵泡产生抑制素（inhibin）减少，使FSH和LH水平升高，其中FSH升高较LH更显著，FSH/LH>1，绝经后2~3年达最高水平，约持续10年，然后下降。围绝经期由于雌激素不足对下丘脑、垂体不能进行有效的负反馈，致使垂体分泌促性腺激素增加，绝经后2年达最高水平，至老年期才开始下降。

（4）PRL变化：绝经过渡期由于雌激素具有肾上腺能耗竭剂的功能，可抑制下丘脑分泌催乳激素抑制因子（PIF），使PRL水平升高。绝经后由于雌激素水平下降，下丘脑分泌PIF增加，使PRL浓度降低。

（5）GnRH变化：绝经后GnRH的分泌增加，与LH相平衡。

（6）抑制素：通过反馈抑制垂体FSH和GnRH对自身受体的升调节，使抑制素水平与FSH水平呈负相关。围绝经期妇女血抑制素浓度下降，较E2下降早且明显，可能成为反映卵巢功能衰退敏感的指标。绝经后卵泡抑制素极低，而FSH升高。

（二）中医病因病机

妇女进入围绝经期，肾气渐衰，天癸将竭，冲任二脉虚损，精血不足，气血失调，脏腑功能紊乱，肾阴阳失和而致。临床常见的为肾阴虚、肾阳虚或肾阴阳两虚，故肾虚致病之本，可以涉及他脏而发病。

1. 肾阴虚 素体阴虚或产乳过多，精血耗伤，天癸渐竭，肾阴亏虚。阴虚则阳失潜藏，或水不涵木可致肝阳上亢，水不济火则心肾不交，故肾阴虚临床多兼有肝肾阴虚，心肾不交。

2. 肾阳虚 月经将绝，肾气渐衰，命门火衰，虚寒内盛，脏腑失于温煦，冲任失养，以致经断前后诸症。临床常伴脾肾阳虚。

3. 肾阴阳两虚 肾为水火之宅，内藏元阴元阳。阴阳互根，故肾阳不足，日久阳损及阴；同样肾阴不足，日久也可阴损及阳，从而导致肾阴阳两虚之诸多症状。

二、临床表现

（一）病史

既往月经正常，出现月经紊乱伴有头晕耳鸣，烦躁易怒，心悸失眠，潮热汗出，情志异常等症状；或因手术或受放射线损伤造成人工绝经而出现上述症状者。

（二）症状

1. 月经紊乱 是在绝经过渡期的常见症状。妇女在绝经前期无排卵性月经增加，月经周期不规则、持续时间长，月经量增加。

2. 与雌激素下降有关的症状

（1）血管舒缩症状：表现为潮热，这是雌激素下降的最有特征性的症状，发生情况是反复出现短暂的面部和颈部皮肤阵阵发红，伴有烘热，既而出汗，持续时间为1~3分钟，症状轻者每日发作数次，重者十余次或更多，常在夜间和应急状态时容易发作，这种血管功能不稳定现象可以持续1年或者长达5年，个别病例甚至更长。人工绝经者发生率高于自然绝经者，自然绝经的潮热发生率高于50%。

（2）精神症状：主要指记忆、情绪和认知功能。围绝经期妇女容易出现激动易怒、焦虑不安、情绪低落、抑郁寡言、多疑猜忌，不能自我控制等情绪症状。记忆力减退和注意力不集中也常常出现。

（3）泌尿生殖道症状：主要表现在泌尿生殖道萎缩症状，出现阴道干燥，性交困难，反复发生的阴道炎，排尿困难，尿急以及反复发生的尿路感染。尿道缩短，黏膜变薄，括约肌松弛，常有张力性尿失禁。

（4）心血管疾病：包括冠状动脉及脑血管病变。雌激素对女性心血管系统有保护作用，雌激素通过对脂代谢的良性作用改善心血管功能并抑制动脉粥样硬化，研究表明绝经后血胆固醇水平升高，各种脂蛋白增加，而高密度脂蛋白/低密度脂蛋白比率降低。绝经后妇女易发生动脉粥样硬化、心肌缺血、心肌梗死、高血压和脑出血，绝经后妇女冠心病发生率及并发心肌梗死的死亡率也随年龄而增加。

（5）骨矿含量改变及骨质疏松：雌激素具有保护骨矿含量的作用，是妇女一生维持骨矿含量的关键激素，其机制主要与雌激素对骨生成的直接作用以及对抗甲状旁腺的骨吸收作用有关。骨质疏松是指骨的骨矿含量减少，与骨基质的比例下降，导致骨易折断。绝经后妇女雌激素下降，骨质吸收速度快于骨质生成，致使骨质丢失，骨变疏松，围绝经期约5%妇女患有骨质疏松。骨质疏松可引起骨骼压缩、身材变矮，严重者可致骨折，常见于桡骨远端、股骨颈、椎体等部位。

（三）体征

月经紊乱渐至停止，白带减少，性欲降低，生殖器官及乳房萎缩。

三、实验室及其他检查

实验室根据检查所测数据有助于诊断。

1. FSH值测定　绝经过渡期血FSH >10U/L，提示卵巢储备功能下降。FSH >40U/L提示卵巢功能衰竭。

2. 氯米芬兴奋试验　月经第五日起服氯米芬，每日50mg，共5日，停药第一日测定血FSH，若FSH >12U/L，提示卵巢储备功能下降。

3. 其他　阴道细胞学检查显示底层细胞明显减少。宫颈涂片或子宫内膜活检；妇科内、外生殖器官以及乳房的检查，以排除恶性病变。若合并有脂代谢异常，可行血脂检查胆固醇中β蛋白，前β脂蛋白比例增大。合并有骨代谢异常，胸闷等情况时可以进一步作心电图、X线检查等项目。

四、诊断

（一）辨病要点

根据临床表现和实验室检查和其他检查：①患者发病年龄在45~55岁，有月经紊乱史或人工绝经史；②有典型的自主神经系统失调症状，如潮热、汗出、情绪不稳定、失眠、多梦、易疲劳。

（二）辨证要点

本病以肾虚为本，病理变化以肾阴阳平衡失调为主。临床辨证关键在于辨清阴阳属性。肾阴虚者必见腰膝酸软，头晕耳鸣，烘热汗出，潮热颧红等阴虚内热证；肾阳虚者，必见腰膝酸痛，畏寒肢冷，小便清长，大便稀溏等阳虚内寒证；阴阳诸虚者，则寒热错杂，阴阳两证同时并见，但亦可以出现偏于阴分或偏于阳分虚者，临证需详加分析。

五、鉴别诊断

围绝经期综合征症状几乎涉及全身各系统，主要与以下疾病鉴别：

1. 原发性高血压　家族有高血压史，多年来以高血压为主症，病程缓慢，发作期收缩压和舒张压同时升高，晚期常合并心、脑、肾损伤。

2. 心绞痛　每劳累过度、情绪激动或饱餐等诱发胸骨后疼痛，甚至放射至左上肢，持续1~5分钟，经休息或舌下含服硝酸甘油片后，症状得以缓解和控制。

3. 围绝经期精神病　进入围绝经期首次出现忧郁症，妄想症（如嫉妒妄想、被害妄想、疑病妄想等）和神经官能症。

4. 子宫肌瘤与子宫内膜癌　子宫肌瘤好发于30~50岁的女性，子宫内膜癌多发生于50岁以上者。二者均可见不规则阴道出血，前者通过妇科检查和B超可行鉴别，后者通过诊刮病检可与围绝经期月经失调鉴别。

5. 尿道炎与膀胱炎　虽有尿频、尿急、尿痛，其至尿失禁，但尿常规化验可见白细胞，尿培养有致病菌，经抗感染治疗能迅速缓解和消除症状。

6. 增生性关节炎　如脊柱、髋、膝等关节酸痛和发作，且随年龄增长而加重。X线检查：关节有骨质增生，或有骨刺，或关节间隙变窄等。

六、治疗

（一）西医治疗

1. 心理治疗　围绝经期精神症状可因个体素

质差异而表现出精神不稳定状态，若因某种刺激使精神状态加剧，影响其工作和生活时可选用适量的镇静药以助睡眠，如夜晚服用艾司唑仑2.5mg；谷维素有助于调节自主神经功能，口服20mg，每日3次。绝经后还应增加日晒时间，摄入足量蛋白质及含钙丰富食物，坚持体育锻炼。

2. 激素替代治疗（HRT）

（1）雌激素与孕激素制剂

1）雌激素制剂：天然雌激素主要包括雌酮、雌二醇和二者各自的结合型以及妊马雌酮。合成雌激素主要包括炔雌醇、炔雌醚以及尼尔雌醇。常用的制剂有：①妊马雌酮：为天然雌激素，剂量为每日口服0.625～1.25mg；②微粒化雌二醇（micronized estradiol）是天然雌激素，每日口服1～2mg；③7-甲异炔诺酮（tibokme）：其在体内可与雌、孕及雄激素受体结合，故具有这三种激素弱的活性，每日或隔日口服2.5mg；④尼尔雌醇：为长效雌三醇衍生物，每半月服1～2mg或每月服2～5mg。

2）孕激素制剂：最常用的是甲羟孕酮，每日口服2.5～5mg。其他药物有炔诺酮（norethisterone），每日口服5mg，炔诺孕酮（norgestrel），每日口服0.15mg，微粒化孕酮（mi-cronized progesterone），每日口服100～300mg。

（2）用药途径及方案

1）口服：主要优点是血药浓度稳定，改善血脂。但对肝脏有一定损伤，还可刺激产生肾素底物及凝血因子。口服法方案有如下：①雌激素+周期性孕激素：雌激素每周期应用21～25日，后12～14日加用孕激素，每周期停用6～8日，模拟自然月经周期，可预测撤药性出血；②雌激素+连续性孕激素：每日同时口服雌激素及孕激素，不发生撤药性出血，但可发生不规则淋漓出血，适用于绝经多年的妇女；③无对抗单一雌激素治疗：适用于子宫已切除的妇女。

2）胃肠道外途径：可以解除潮热，防止骨质疏松。①经阴道给药：妊马雌酮0.3～0.625mg，每周2～7次；17-β雌二醇（即诺坤复）1.0mg，每周1～3次，主要用于治疗下泌尿生殖道局部低雌激素症状；②经皮肤给药：包括皮肤贴膜及涂胶，主要药物为17-β雌二醇，每周使用1～2次。可提供恒定的雌激素水平，方法简便；③皮下埋植：皮下埋植剂的主要成分为雌二醇，作用维持3～6个月，需要停药时难以去除是其缺点。

用药时间：①短期给药：为了解除围绝经期症状，待症状消失后即可停药；②长期给药：用于防治骨质疏松主张至少持续5～10年以上。

（3）不良反应

1）子宫出血：HRT时的异常出血，多为突破性出血所致，但必须高度重视，查明原因，必要时作诊断性刮宫以排除子宫内膜病变。

2）应用性激素容易导致的不良反应：①应用雌激素若剂量过大时容易出现乳房胀痛、白带多、头痛、水肿、色素沉着等，应酌情减量，或改用雌三醇；②应用孕激素可以导致抑郁、易怒、乳房痛和水肿，患者常不易耐受；③应用雄激素可以出现高血脂、动脉粥样硬化、血栓栓塞性等危险疾病，大量应用出现体重增加、多毛及痤疮，口服时影响肝功能。

3）子宫内膜癌：单一雌激素的长期应用，可使子宫内膜异常增生和子宫内膜癌危险性增加，此种危险性依赖于用药持续时间长短及用药剂量的大小。目前对有子宫者强调雌孕激素联合使用，可降低风险。

4）乳腺癌：有流行病学研究资料表明，采用雌激素替代治疗少于5年者，并不增加乳腺癌危险性；长期用药10～15年，是否导致乳腺癌的危险性尚无定论。

3. 非激素类药物

（1）维生素D：适用于围绝经期妇女缺少户外活动者，每日口服400～500U，与钙剂合用有利于钙的吸收完全。

（2）钙剂：可减缓骨质丢失，如氨基酸螯合钙胶囊，每日口服1粒（含1g）。

（3）降钙素（calcitonin）：是作用很强的骨吸收抑制剂，用于骨质疏松症。有效制剂为鲑降钙素（salmoncalcitonin）。用法100U肌内或皮下注射，每日或隔日1次，2周后改为50U，皮下注射，每月2～3次。

（4）双磷酸盐类（biphosphates）：可抑制破骨细胞，有较强的抗骨吸收作用，用于骨质疏松症。常用氯甲双磷酸盐（clodronate），每日口服

400～800mg，间断或连续服用。

（二）中医治疗

1. 辨证论治

肾阴虚

证候：月经紊乱，经色鲜红，量或多或少；头晕耳鸣，心烦易怒，潮热汗出，五心烦热，腰膝酸软，皮肤瘙痒或如蚁行，阴道干涩，尿少色黄；舌红少苔，脉细数。

治法：滋肾养阴，佐以潜阳。

方药：左归饮（《景岳全书》）：熟地黄、山药、枸杞、山萸肉、茯苓、炙甘草。

加减：若见经断前后腰膝酸软，头晕头痛，烦躁易怒，双目干涩等，治宜滋肾柔肝、育阴潜阳，方用本方合二至丸加龟板；若症见心悸怔忡，失眠多梦，健忘，甚或情志失常等心肾不交时，治宜滋肾育阴、宁心安神。方用六味地黄丸（《小儿药证直诀》）合黄连阿胶汤（《金匮要略》）加减：熟地黄、山药、山萸肉、茯苓、泽泻、牡丹皮、黄连、阿胶、五味子、莲子心、百合、制远志。

肾阳虚

证候：月经紊乱，或崩中漏下，或闭经，白带清冷；精神萎靡，形寒肢冷，面色晦黯；舌淡，苔薄，脉沉细无力。

治法：温肾扶阳。

方药：右归丸（《景岳全书》）：熟地黄、山药、山萸肉、枸杞、鹿角胶（烊化）、菟丝子、杜仲、当归、肉桂、制附子。

加减：若便溏者去当归，加肉豆蔻（煨）温涩止泻；浮肿者，加茯苓、泽泻，或合理中丸（《伤寒论》）党参、白术、炙甘草、干姜；若月经过多，崩中漏下者，加补骨脂、赤石脂、鹿角霜，以温阳固冲止血。

肾阴阳两虚

证候：绝经前后，头晕耳鸣，健忘，乍寒乍热，颜面烘热，汗出恶风，腰背冷痛，月经紊乱或闭经；舌质淡，苔薄白，脉沉细。

治法：益阴扶阳。

方药：二仙汤（《中医方剂临床手册》）合二至丸（《医方集解》）：仙茅、淫羊藿、白芍、巴戟天、黄柏、知母。

加减：若偏阴虚加熟地黄，偏阳虚加鹿角胶。

2. 中成药

（1）更年安片口服，每次4片，每口3次，空腹服适用于肾阴虚者。

（2）甲蓉片口服，每次3～5片，每日3次，空腹服。适用于肾阳虚者。

（3）天王补心丸口服，每次6g，每日2次，口服。用于心肾不交之患者。

（4）杞菊地黄丸口服，每次6g，每日2次，口服。用于阴虚阳亢者。

3. 针灸治疗

（1）毫针用补法，酌情用灸。主穴：关元、三阴交、肾俞。阳虚配气海、命门、复溜；阴虚配然谷、阴谷、复溜。

（2）耳针主穴：子宫、卵巢、肝俞、神明、肾俞、肓俞、百会、血海、三阴交等。每次选用3～4穴，每日或隔日1次，留针30～60分钟，亦可用耳穴埋针法。

七、预防

绝经期是妇女一生必然度过的一个过程，也是不以人的意志为转移的生理过程。因此绝经期妇女应树立良好的心态对待这一生理过程，掌握必要的围绝经期保健知识，保持心情舒畅，注意劳逸结合，使阴阳气血平和。尚需注意饮食有节，加强营养，增加蛋白质、维生素、钙等的摄入。维持适度的性生活。定期作咨询“妇女围绝经期门诊”和必要的妇科检查，以便及时治疗和预防器质性病变。

八、预后

绝经期妇女约1/3能通过神经内分泌的自我调节达到新的平衡而无自觉症状。因此进入围绝经期时期的妇女必须对这一生理过渡有正确的认识，达到自我调节的目的。2/3的妇女则可出现一系列性激素减少所致的症状，通过上述一系列调治，可以达到控制或减轻症状，预后较好。

第八章
子宫内膜异位症与子宫腺肌病

子宫内膜异位症（endometriosis）是指子宫内膜组织（腺体和间质）出现在子宫黏膜以外的部位时引起的疾病。临床上绝大多数病变出现在盆腔内生殖器官和其邻近器官的腹膜面，故常称盆腔子宫内膜异位症。其中以侵犯卵巢者最常见，约占80%。子宫内膜亦可出现和生长在子宫肌层，称子宫腺肌病（adenomyosis）。两者亦可合并存在，但它们在组织发生学方面不同，予分节介绍。

第一节　子宫内膜异位症

子宫内膜异位症的发病率近几年明显增高，是目前常见妇科疾病之一。在妇科剖腹手术中有5%~15%患者发现有此病；因不孕而行腹腔镜检查中，12%~48%有内膜异位症存在。本病多发生于育龄妇女，初潮前无发病者，绝经后或切除卵巢后异位内膜组织可逐渐萎缩吸收，妊娠或使用性激素抑制卵巢功能可暂时阻止此病的发展，故子宫内膜异位症的发病与卵巢的周期性变化有关。中医有此病名记载，但此症状及体征属“痛经”“癥瘕”“月经不调”“不孕症”的范畴。

一、病因病理

（一）西医病因病理

1. 病因　子宫内膜异位症为良性病变，但具有类似恶性肿瘤的远处转移和种植生长能力。其发病机制尚未完全阐明，目前有下列学说：

（1）子宫内膜种植学说：Sampson（1921年）最早提出，经期时经血中所含内膜腺上皮和间质细胞可随经血逆流，经输卵管进入腹腔，种植于卵巢和邻近的盆腔腹膜，并生长和蔓延形成子宫内膜异位症。先天性阴道闭锁或宫颈狭窄等经血潴留患者常并发本病。剖宫取胎术后腹壁切口或分娩后会阴切口出现子宫内膜异位症，也都支持该学说。此外，动物实验亦证实其经血直接流入腹腔可在盆腔内形成典型的子宫内膜异位症，故目前此学说已被人们公认。

（2）淋巴及静脉播散学说：不少学者通过光镜检查在盆腔淋巴管和淋巴结、盆腔静脉中发现有子宫内膜组织，故认为远离盆腔部位的器官发生的子宫内膜异位症可能是通过淋巴或静脉播散的结果，因而提出子宫内膜通过淋巴或静脉播散的学说。

（3）体腔上皮化生学说：卵巢表面上皮、盆腔腹膜都是由胚胎期具有高度化生潜能的体腔上皮分化而来。在反复受到经血、慢性炎症或持续卵巢激素刺激后，均可被激活而衍化为子宫内膜样组织，以致形成子宫内膜异位症。此学说迄今尚无充分的临床或实验依据。

（4）免疫学说：有研究表明，在内膜异位症患者血清中IgG及抗子宫内膜自身抗体较对照组显著增加，其子宫内膜中的IgG及补体C3沉积率亦高于正常妇女，故认为内膜异位症可能与患者自身免疫力异常有关。另有学者认为免疫功能正常时，血中的单核细胞可以抑制子宫内膜细胞的异位种植和生长，同时腹腔中活化的巨噬细胞、自然杀伤细胞（NK 细胞）则可将残留的子宫内膜细胞破坏和清除，而在本病患者中，可能由于外周血单核细胞功能改变，反将刺激子宫内膜细胞在异位种植和生长，同时腹腔中的巨噬细胞、NK 细胞及细胞毒性 T 淋巴细胞的细胞毒作用又被抑制，不足以将逆流至腹腔内的内膜细胞杀灭而发生子宫内膜异位症。故认为子宫内膜异位症既有体液免疫的改变，也有细胞免疫的异常。

目前有关子宫内膜异位症发病机制的学说甚多，但尚无一种可以解释全部内膜异位症的发生，因而有可能不同部位的内膜异位症有不同的发病机制，各种学说可以相互补充。

2. 病理　子宫内膜异位症的主要病理变化为异位内膜随卵巢激素的变化而发生周期性出血，伴有周围纤维组织增生和粘连形成，以致在病变区出现紫褐色斑点或小泡，最后发展为大小不等的紫蓝色实质结节或包块，但病变可因发生部位和程度不同而有所差异。

（1）巨检

1）卵巢：卵巢子宫内膜异位症最多见，约占80%。病变早期在卵巢表面及皮层中可见紫褐色斑点或小泡，因异位内膜反复出血而形成卵巢子宫内膜异位囊肿。囊肿直径多在5～6cm以下，但也可达25cm左右，内含暗褐色黏糊状陈旧血，状似巧克力液体故又称卵巢巧克力囊肿。经期时囊肿内出血内压增高，囊壁可出现小裂隙，并有少量血液渗漏至卵巢表面，引起的腹膜局部炎性反应和组织纤维化，使卵巢与其邻近的组织器官紧密粘连，并固定在盆腔内不能活动。这是卵巢子宫内膜异位囊肿临床特征之一，可借此与其他出血性卵巢囊肿相鉴别。

2）宫骶韧带、直肠子宫陷凹和子宫后壁下段：这些部位处于盆腔后部较低或最低处，与经血中的内膜碎屑接触机会最多，为内膜异位症的好发部位。早期局部有散在紫褐色出血点或颗粒状散在结节。随病变发展，子宫后壁与直肠前壁粘连，直肠子宫陷凹变浅甚至消失，严重者异位内膜向直肠阴道隔发展并形成包块，可向阴道后穹窿或直肠腔凸出。

3）宫颈：内膜异位累及宫颈者较少。病灶可位于表浅的黏膜面或深部间质内。浅表者宫颈表面可见暗红色或紫蓝色小颗粒。深部病灶在宫颈剖面可见紫蓝色小点或含陈旧血液的小囊腔。

4）输卵管：偶可在其管壁浆膜层见到紫褐色斑点或小结节。输卵管常与其周围病变组织粘连，甚至因扭曲而影响其蠕动，但管腔多通畅。

5）腹膜：腹腔镜检查，在盆腔内见到典型的色素沉着于子宫内膜异位病灶及无色素的早期子宫内膜异位腹膜病灶，有白色混浊腹膜灶、火焰状红色灶、腺样息肉灶和卵巢下粘连等。

（2）镜下检查：在病灶中可见到子宫内膜上皮、内膜腺体或腺样结构、内膜间质及出血。但异位内膜反复出血后，上述典型的组织结构可能被破坏而难以发现，以致出现临床和镜下病理所见不一致的现象，即临床表现极典型，但内膜异位的组织病理特征极少。由于内膜异位的出血是来自间质内血管，而不是来自腺上皮或腺体，故在镜检时能找到少量内膜间质细胞即可确诊本病。若临床表现和手术时肉眼所见病理改变十分典型，即使镜检下仅能在卵巢的囊壁中发现红细胞或含铁血黄素的巨噬细胞等出血证据，亦应视为子宫内膜异位症。据报道无色素早期子宫内膜异位病灶镜下病检时，一般可见到典型的异位内膜组织。异位内膜虽可随卵巢周期变化而有增生和分泌改变，其改变不一定与子宫内膜同步，且往往仅表现为增生期改变，此可能与异位内膜周围组织纤维化以致血供不足有关。内膜异位症一般极少发生恶变。

（二）中医病因病机

子宫内膜异位症属中医的血瘀证。多由外邪入侵，情志内伤，素体因素或手术损伤等原因，导致机体脏腑功能失调，冲任损伤，气血失和，血液离经，瘀血形成，留结于下腹而发病。瘀血阻滞，脉络不通，则见痛经；瘀积日久，形成癥瘕；瘀血阻滞胞脉，两精不能结合，以致不孕；瘀血不去，新血不能归经，因而月经量多或经期延长。总之，本病的关键在于瘀，而导致瘀血形成的原因，又有虚实寒热的不同。

1. 气滞血瘀　多因平素抑郁或恚怒伤肝，使肝郁气滞，气机不畅，冲任失和，以致经脉瘀阻。

2. 寒凝血瘀　多于经期产后，血室正开，余血未净，摄生不慎，感受寒邪，血遇寒则凝，导致寒凝血瘀。

3. 湿热瘀结　素体脾虚，水湿内停，蕴久化热；或肝郁脾虚，湿热内生；或经期产后，胞脉空虚，感受湿热之邪。湿热稽留于冲任，蕴结于胞宫胞脉，阻滞气血运行，导致血瘀。

4. 痰瘀互结　素体脾虚痰盛，或饮食不节，劳倦过度，思虑过极，损伤脾气，脾虚生湿，湿聚成痰，痰湿下注冲任胞脉，阻碍血行，导致痰瘀互结。

5. 气虚血瘀　饮食不节，思虑过极，劳倦过度，或大病久病，损伤脾气，气虚运血无力，血行迟滞，冲任瘀阻。

6. 肾虚血瘀　先天不足，或后天损伤，大病久病，房劳多产，损伤肾气。肾阳不足则阴寒内盛，冲任虚寒，血失温煦推动而致血瘀；肾阴不足，虚火内生，内热灼血亦可致瘀；而肾水不足，不能涵水，则肝失调达，疏泄失常，气血不和而致冲任瘀阻。

二、临床分期

子宫内膜异位症的分期方案甚多。1985 年美国生殖学会（AFS）提出修正的子宫内膜异位症分期法，有利于评估疾病严重程度及选择治疗方案，能准确比较和评价各种不同疗法的优劣。此分期法需经腹腔镜检查或剖腹探查确诊，并要求详细观察和记录内膜异位病灶部位、数目、大小、深度和粘连程度，最后以评分法表达。修正后的 AFS 分期法见表 7－1－1。

表 7－1－1　子宫内膜异位症的分期（修正后的 AFS 分期法）表

部位	病灶大小			质地	粘连范围		
	<1cm	1～3cm	>3cm		<1/3 包裹	1/3～2/3 包裹	>2/3 包裹
腹膜							
浅	1	2	4				
深	2	4	6				
卵巢							
右浅	1	2	4	薄膜	1	2	4
右深	4	16	20	致密	4	8	16
左浅	1	2	4	薄膜	1	2	4
左深	4	16	20	致密	4	8	16
输卵管							
右				薄膜	1	2	4
				致密	4	8	16
左				薄膜	1	2	4
				致密	4	8	16
直肠子宫陷凹封闭				部分 4	全部 40		

1. 若输卵管伞全部包裹应为 16 分。

2. 此分期法将内膜异位症分四期：Ⅰ期（微型）1～5 分；Ⅱ期（轻型）6～15 分；Ⅲ期（中型）16～40 分；Ⅳ期（重型）>40 分。

三、临床表现

（一）症状

因人而异，且可因病变部位不同而出现不同症状，约 20% 患者无明显不适。

1. 痛经和持续下腹痛　痛经是子宫内膜异位症的典型症状，其特点为继发性痛经、进行性加剧。疼痛多位于下腹部及腰骶部，可放射至阴道、会阴、肛门或大腿。常于经前 1～2 日开始，经期第一天最剧，经净后消失。也有周期性腹痛与月经不同步而出现在月经干净后。疼痛的程度与病灶大小不一定成正比，较大的卵巢子宫内膜异位囊肿可能疼痛较轻，而散在的盆腔腹膜小结节病灶反可导致剧烈痛经。少数晚期患者诉长期下腹痛，经期更剧。

2. 月经失调 15%～30% 患者表现为经最增多、经期延长或经前点滴出血。可能与卵巢无排卵、黄体功能不足或同时合并有子宫腺肌病或子宫肌瘤有关。

3. 不孕 约有 40% 患者不孕。可能为：

（1）黄体期功能不足：内膜异位症患者卵泡和黄体细胞上的 LH 受体数量较正常妇女为少，以致黄体期黄体分泌不足而影响受孕。

（2）未破卵泡黄素化综合征：为卵巢无排卵，但卵泡细胞出现黄素化，而无受孕可能。

（3）自身免疫反应：患者体内 B 淋巴细胞所产生的抗子宫内膜抗体，可干扰受精卵的输送和着床，腹腔内巨噬细胞增多亦可吞噬精子和干扰卵细胞的分裂从而致不孕。

（4）其他：盆腔内器官和组织广泛粘连和输卵管蠕动减弱，影响卵子的排出、摄取和受精卵的运行所致。

4. 性交痛 病变累及直肠子宫陷凹、宫骶韧带或子宫后倾固定的患者，性交时由于宫颈受到碰撞及子宫的收缩和向上提升，可引起疼痛，且以经前更为明显。

5. 其他 因异位内膜侵犯部位不同，患者可出现腹痛、腹泻、便秘、尿痛、尿频，甚则有周期性血便、血尿。此外，身体其他任何部位有内膜异位种植和生长时，均可在病变部位出现周期性疼痛、出血或块物增大。

当卵巢子宫内膜异位囊肿破裂时，陈旧的暗黑色黏稠血液流入腹腔可引起突发性剧烈腹痛，伴恶心、呕吐和肛门坠胀。疼痛多发生在经期前后或经期。

（二）体征

巨大的卵巢子宫内膜异位囊肿可在腹部扪及囊块和囊肿破裂时可出现腹膜刺激征。典型的盆腔子宫内膜异位症在盆腔检查时，可发现子宫多后倾固定，直肠子宫陷凹、宫骶韧带或子宫后壁下段等处扪及触痛性结节，子宫旁一侧或双侧附件扪到与子宫相连的囊性偏实不活动包块，可有轻压痛。若病变累及直肠阴道隔，可在阴道后穹窿部扪及或看到隆起的紫蓝色斑点、小结节或包块。

四、实验室及其他检查

1. B 超检查 可确定卵巢子宫内膜异位囊肿的位置、大小和形状，偶能发现盆腔检查时未能扪及的包块。B 超显示卵巢内膜异位囊肿壁较厚，且粗糙不平，与周围脏器特别是与子宫粘连较紧。囊肿内容物呈囊性、混合性或实性，但以囊性最多见。由于囊肿的回声图像并无特异性，故不能单纯根据 B 超图像确诊。

2. CA125 值侧定 内膜异位症患者血清 CA125 值可升高，但一般不超过 200U/mL。CA125 测定还可用于监测内膜异位症病变活动情况及疗效。但无法单独利用此测定值将卵巢癌与子宫内膜异位症加以鉴别。

3. 腹腔镜检查 是目前诊断内膜异位症的最佳方法，特别是经盆腔和 B 超检查均无阳性发现的不育或腹痛患者更是唯一的手段，在腹腔镜下对可疑病变处进行活检可确诊为子宫内膜异位症，并可确定其临床分期。

五、诊断

（一）辨病要点

凡育龄妇女有继发性、进行性痛经和不孕史，盆腔检查时扪及触痛性结节或子宫旁有不活动的囊性包块，即可初步诊断为子宫内膜异位症。但临床确诊尚需腹腔镜检查和活组织病检。

（二）辨证要点

本病以痛经、癥瘕、月经不调、不孕为主症，病因瘀血所致，故病性属实或虚实夹杂。辨证中必须根据其临证表现，痛经发生的时间、性质、部位、伴随症状及体征，辨别寒热虚实。属实者痛经发生在经前、经期，疼痛剧烈，拒按；虚实夹杂者，则痛在经期，经后痛势稍减；因寒而瘀者，为冷痛、绞痛，得热痛减；因热致瘀者，为灼痛，喜冷恶热，得热痛增；因气滞者，胀坠作痛，血瘀甚者，则为刺痛；同时，气滞或寒凝血瘀者，经量不多，色紫黯，有血块；因热或湿热而瘀者，月经量多，色红或深红，质稠或有血块。痰瘀互结者月经量少，色淡质黏或夹血块；气虚血瘀者，月经量多或少，色淡质稀，或夹血块；肾虚血瘀者，月经量少，色淡黯，质稀。

六、鉴别诊断

1. 卵巢恶性肿瘤　盆腔包块增大迅速，腹痛、腹胀为持续性，患者全身情况差。检查除扪及盆腔包块外，常伴有腹水。B 超显示肿瘤包块以实性或混合性居多，形态多不规则。诊断不明确时应行剖腹探查。

2. 盆腔炎性包块　多有急性盆腔感染和反复感染发作史，腹痛不仅限于经期，平时亦有腹部隐痛，且可伴有发热。抗感染治疗有效。

3. 子宫腺肌病　痛经症状与子宫内膜异位症相似，甚至更剧烈。子宫多呈对称性增大，且质地较正常子宫硬。经期检查子宫压痛明显。应注意此病亦可与子宫内膜异位症合并存在。

七、治疗

（一）治疗思路

治疗目的在于祛除病灶、减轻症状、促进妊娠、预防复发。原则上症状轻微者采用期待疗法；有生育要求且轻度患者先行中西药物治疗，病变较重者行保守性手术；无生育要求的重症患者可采取保留卵巢功能手术辅以中西药物治疗；症状和病变均为严重的无生育要求患者可考虑根治性手术。子宫内膜异位症在总的治疗原则下，亦强调治疗的个体化，需考虑到患者的年龄、症状、部位及浸润深度以及生育状况和需求。

（二）西医治疗

1. 期待疗法　适用于病变、症状轻微患者，一般可每数月随访一次。若经期有轻微疼痛时，可试给前列腺素合成酶抑制剂如吲哚美辛、萘普生、布洛芬或双氯芬酸钠等对症治疗。希望生育的患者，应作有关不孕的各项检查，特别是在腹腔镜检查下行输卵管亚甲蓝液通液试验，必要时解除输卵管粘连扭曲，以促使尽早受孕。一旦妊娠，病变组织多坏死、萎缩，分娩后症状可缓解，其后病变完全消失，且不再复发。期待疗法期间，若患者症状和体征加剧时，应改用其他较积极的治疗方法。

2. 药物治疗　由于妊娠和闭经可避免发生痛经和经血逆流，并能导致异位内膜萎缩退化，故采用性激素治疗导致患者较长时间闭经已成为临床上治疗内膜异位症的常用药物疗法。但对较大的卵巢内膜异位囊肿及卵巢包块性质尚未确定者则不宜用性激素治疗。目前临床上采用的性激素疗法如下：

（1）短效避孕药：为高效孕激素和炔雌醇的复合片，连续周期服用，可使子宫内膜和异位内膜萎缩，导致痛经缓解和经量减少。服法与一般短效口服避孕药相同。此疗法适用于有痛经症状，但暂无生育要求的轻度内膜异位症患者。

（2）高效孕激素：抑制垂体促性腺激素的释放和直接作用于子宫内膜和异位内膜，导致内膜萎缩和闭经。甲羟孕酮每日 20～50mg，连续 6 个月；或醋酸炔诺酮，每日 5mg，连续 6 个月；或用羟孕酮 250mg，肌注，每两周 1 次，共 6 个月。不良反应有不规则点滴出血、乳房胀、体重增加等。若有点滴出血时，可每日加服妊马雌酮 0.625mg 或已烯雌酚 0.5mg 以抑制突破性出血。一般停药数月后，月经恢复正常，痛经缓解，受孕率增加。

（3）达那唑：能阻断垂体促性腺激素的合成和释放，直接抑制卵巢甾体激素的合成，以及有可能与靶器官性激素受体相结合，使子宫内膜萎缩，导致患者短暂闭经，称假绝经疗法。用法为 200mg，每日 2～3 次，从月经第一日开始，持续用药 6 个月。若痛经不缓解或不出现闭经时，可加大剂量至 200mg 每日 4 次。药物不良反应有体重增加、乳房缩小、痤疮、皮脂增加、多毛、声音改变、头痛、潮热、性欲减退、肌痛性痉挛等，但其发生率低，症状多不严重，患者一般能耐受。药物大部分在肝内代谢，有肝功能损害者不宜服用。用药期间，肝转氨酶显著升高时应停药，停药后即时迅速恢复正常。达那唑适用于轻度或中度子宫内膜异位症，但痛经明显或要求有生育能力的患者。一般在停药后 4～6 周月经恢复，治疗后可提高受孕率，但此时内膜仍不健全，可待月经恢复正常 2 次后再考虑受孕为宜。

（4）孕三烯酮：有抗孕激素和抗雌激素作用，用于治疗内膜异位症的疗效和不良反应与达那唑相同，但不良反应较低。用法为每周 2 次，每次 2.5mg，月经第一日开始服药，连续用药 6 个月。

（5）促性腺激素释放激素激动剂（GnRH-a）：能耗尽垂体 GnRH 受体，使垂体分泌的促性腺激素减少，从而导致卵巢分泌的激素下降，出现暂时性绝经，此疗法又称为“药物性卵巢切除”。常用药物为亮丙瑞林缓释剂或戈舍瑞林缓释剂。用法为月经第一日皮下注射亮丙瑞林 3.75mg 或皮下注射戈舍瑞林 3.6mg，以后每隔 28 日再注射 1 次，共 3 ~ 6 次。用药第 2 个月后可达到闭经，可缓解痛经症状和提高受孕率。不良反应主要为雌激素过低所引起的潮热、阴道干燥、性欲减退及骨质丢失等绝经症状。如用药达 3 个月以上，给予反相加疗法，即同时给予妊马雌酮 0.625mg 加甲羟孕酮 2mg，每日 1 次，以防止骨质丢失。

3. 手术治疗　手术可经腹腔镜或剖腹直视下进行。

（1）保留生育功能手术：适用于年轻有生育要求的患者，特别是采用药物治疗无效者。手术范围为尽量切净或灼除内膜异位灶，但保留子宫和双侧、一侧或至少部分卵巢。

（2）保留卵巢功能手术：将盆腔内病灶及子宫予以切除，以杜绝子宫内膜再经输卵管逆流种植和蔓延的可能性，但要保留至少一侧卵巢或部分卵巢以维持患者卵巢功能。少数患者在术后仍有复发。

（3）根治性手术：将子宫、双侧附件及盆腔内所有内膜异位病灶予以切除。当卵巢切除后，即使体内残留部分异位内膜灶，亦将逐渐自行萎缩退化以至消失。

4. 药物与手术联合治疗　手术治疗前可先用药物治疗 2 ~ 3 个月以使内膜异位灶缩小、软化，从而有可能适当缩小手术范围和有利于手术操作。术后亦可给予药物治疗 2 ~ 3 个月以使残留的内膜异位灶萎缩退化，从而降低术后复发率。但迄今并无证据说明手术前后加用药物可提高受孕率。

5. 其他特殊治疗　对仅表现为不孕而无其他不适的极轻度内膜异位症患者，无论药物或手术治疗并不能提高其受孕率，因而有人主张对此类患者可先试给予氯米芬治疗 2 ~ 3 个月，无效时氯米芬加宫腔内人工授精，仍无效时给予促性腺激素刺激排卵或同时加宫腔内人工授精，最后再采用体外授精和胚胎移植术。

（三）中医治疗

本病的病机是瘀血内停，故治疗原则以活血化瘀为主。因本病发生与月经周期有关，治疗时尚需结合月经周期的不同体质，知别论治。一般经前以调气祛瘀为主；经期以活血祛瘀，理气止痛为主；经后以益气补肾、活血化瘀为主。

气滞血瘀

证候：经前、经行下腹胀痛、拒按，前后阴坠胀欲便，经血紫黯有块，块去痛减，腹中积块，固定不移，伴胸闷乳胀；舌紫黯有淤点，脉弦涩。

治法：理气活血，化瘀止痛。

方药：膈下逐瘀汤（《医林改错》）：当归、川芎、赤芍、桃仁、红花、枳壳、延胡索、五灵脂、丹皮、乌药、香附、甘草。

加减：若肛门坠胀、便结者加大黄化瘀通腑；前阴坠胀加柴胡、川楝子以理气行滞；盆腔肿块加皂角刺、三棱、莪术、穿山甲、血竭以化瘀消癥；经量多夹块加炒蒲黄、槐花、茜草根以化瘀止血；疼痛剧烈加全蝎、地鳖虫、三棱、莪术以活血通络止痛。

寒凝血瘀

证候：下腹结块，经前或经行小腹冷痛，喜温畏寒，疼痛拒按，得热痛减，经量少，色紫黯，或经血淋漓不净，形寒肢冷，面色苍白；舌紫黯苔薄白，脉沉紧。

治法：温经散寒，活血祛瘀。

方药：少腹逐瘀汤（《医林改错》）加味：小茴香、干姜、肉桂、当归、川芎、赤芍、没药、蒲黄、五灵脂、延胡索、三棱、莪术。

加减：若恶心呕吐加吴茱萸、半夏以温中止呕；腹泻加肉豆蔻、藿香、白术；腹痛甚，肢冷汗出加川椒、制川乌、制草乌以温经活血；阳虚内寒加人参、熟附子、淫羊藿。

湿热瘀结

证候：下腹结块，平时小腹隐痛，经期加重，灼痛难忍，拒按，得热痛增，月经量多，色红或深红，质黏，带下量多，色黄质黏味臭，或伴低热绵绵，或经行发热；舌质紫黯，舌边尖有淤斑、淤点，苔黄腻，脉濡数或滑数。

治法：清热利湿，活血祛瘀。

方药：清热调血汤（《古今医鉴》）加味：牡丹皮、黄连、当归、川芎、生地黄、赤芍、红花、桃仁、莪术、香附、延胡索、黄柏、红藤、薏苡仁、三棱。

加减：若月经量多者，经期去三棱、莪术破血之品，加茜草炭、生地榆以凉血止血。

痰瘀互结

证候：下腹结块，婚久不孕，经前经期小腹挛痛，疼痛剧烈，拒按，平时形体肥胖，头晕沉重，胸闷纳呆，呕恶痰多，带下最多，色白质黏，无味；舌黯，或舌边尖有淤斑、淤点，苔白滑或白腻，脉细。

治法：化痰散结，活血逐瘀。

方药：丹溪痰湿方（《丹溪心法》）合桃红四物汤（《医宗金鉴》）加味：苍术、白术、半夏、茯苓、滑石、香附、川芎、当归、桃仁、红花、熟地黄、白芍、海藻、昆布、贝母、三棱、莪术、水蛭、荔枝核、夏枯草。

加减：若婚久不孕，输卵管不通者，加路路通、穿山甲以通络助孕。

气虚血瘀

证候：经前或经后腹痛，喜按喜温，经色淡质稀，或婚久不孕，面色少华，神疲乏力，大便不实；舌淡黯边有齿痕，苔薄白，脉细无力。

治法：益气化瘀。

方药：理冲汤（《医学衷中参西录》）：黄芪、党参、白术、山药、天花粉、知母、三棱、莪术、生鸡内金。

加减：腹痛甚加艾叶、小茴香、附片、干姜以温经止痛；血虚加鸡血藤以养血活血。

肾虚血瘀

证候：经行或经后腹痛，痛引腰骶，月经先后不定期，经行量少，色淡黯质稀，或有血块，不孕或易流产，伴头晕耳鸣，腰膝酸软；舌黯滞或有淤点，苔薄白，脉沉细而涩。

治法：益肾调经，活血祛瘀。

方药：归肾丸（《景岳全书》）和桃红四物汤（《医宗金鉴》）加味：熟地黄、山药、山茱萸、茯苓、当归、枸杞、杜仲、菟丝子、桃仁、红花、川芎、赤芍、延胡索、三七。

加减：若偏阳虚加仙茅、补骨脂、艾叶、肉桂；偏肾阴虚加地骨皮、鳖甲。

八、预防

1. 防止经血逆流　及时手术治疗先天性生殖道畸形或炎症引起的经血潴留，以免经血逆流入腹腔。经期一般不做盆腔检查，若有必要，应避免重力挤压子宫。

2. 避免手术操作所引起的子宫内膜种植　凡进入宫腔内的经腹手术，均注意保护好子宫切口周围术野，以防宫腔内容物溢入腹腔和腹壁切口；缝合子宫壁时，应避免缝针穿透子宫内膜层。经前及经期禁作各种输卵管通畅试验，以免将子宫内膜推注入腹腔。宫颈及阴道手术应在月经干净后3～7日内进行，以免下次月经来潮时脱落的子宫内膜种植在尚未愈合的手术创面。人工流产负压吸宫术时，吸管应缓慢拔出，否则宫腔内外压差过大，宫腔内血液和内膜有可能随负压而被吸入腹腔内。

3. 药物避孕　长期服用避孕药抑制排卵，可促使子宫内膜萎缩和经量减少，降低经血及内膜碎屑逆流至腹腔的机会。

第二节　子宫腺肌病

当子宫内膜腺体及间质侵入子宫肌层时，称为子宫腺肌病。在子宫切除标本的切片中，发现10%～47%患者的子宫肌层中有子宫内膜组织。本病多发生于30～50岁经产妇，约有半数患者同时合并子宫肌瘤，15%患者合并子宫内膜异位症。绝经后症状缓解，病灶萎缩消失。根据其临床表现，子宫腺肌病属中医“痛经”“癥瘕”“月经不调”等范畴。

一、病因

多次妊娠和分娩时子宫壁的创伤和慢性宫内膜炎可能是导致此病的主要原因。或由于高雌激素的刺激使基底层子宫内膜侵入肌层。此外，子宫内膜碎片经血管或淋巴管扩散可能是导致深肌层内孤立病灶的原因。

二、病理

子宫多呈均匀增大，一般不超过12周妊娠子宫大小。子宫内病灶有弥散型及局限型两种，一般为弥漫性生长，且多累及后壁。剖面可见其肌层明显增厚且硬，无肌瘤时所见到的那种明显且规则的漩涡状结构，仅在肌壁中见到粗厚的肌纤维带和微囊腔，腔中偶可见陈旧血液。少数子宫内膜在子宫肌层中呈局限性生长形成结节或团块，类似肌壁间肌瘤，称子宫腺肌瘤（ademnnyoma）。腺肌瘤不同于肌瘤之处在于其周围无包膜存在，故与四周的肌层无明显分界，因而难以将其自肌层剥出。镜检见肌层内有呈岛状分布的子宫内膜腺体与间质。由于异位内膜细胞属基底层内膜，对卵巢激素，特别是对孕激素不敏感，故异位腺体常处于增生期，仅偶尔见到局部区域有分泌期改变。

1. 大体观察　子宫内病灶多为弥漫性生长，子宫呈均匀增大，一般不超过12周妊娠子宫大小。多累及后壁，故后壁常较前壁厚。剖面时见其肌层明显增厚且硬，无规则的漩涡状结构，仅在肌壁中见到粗厚的肌纤维带和微囊腔，腔中偶可见陈旧血液。

2. 镜下检查　见肌层内有呈岛状分布的子宫内膜腺体与间质。异位腺体常处于增生期，仅偶尔见到局部区域有分泌期改变。

三、临床表现与诊断

约30%患者无任何临床症状。凡30岁以上的经产妇，出现经量增多、经期延长以及逐年加剧的进行性痛经，检查时子宫呈均匀性增大或有局限性结节隆起，质硬而有压痛，经期压痛尤为显著时，应首先考虑为子宫腺肌病。B超检查可在肌层中见到种植内膜所引起的不规则回声增强。

四、治疗

1. 西医治疗　治疗应视患者症状和年龄而定。若在给予吲哚美辛、萘普生或布洛芬对症治疗后症状可缓解，或患者已近绝经期时，可采用保守治疗。若患者长期有剧烈痛经则应行全子宫切除术，卵巢是否保留取决于患者年龄和卵巢有无病变。高效孕激素和假孕疗法对此病无效。有人认为达那唑和GnRH-a制剂均能导致人工绝经和缓解症状，但是否能抑制异位内膜继续生长，则仍有待临床证实。

2. 中医治疗　中医对子宫腺肌病可与子宫内膜异位症按同一疾病进行辨证论治，认为这两种疾病的病因病机相似，故治疗时可参见子宫内膜异位症。

第九章 带下病与女性生殖系统感染

第一节 带下病

中医学把润泽于阴户和阴道内的液体称为“带下”。带下对阴户起到濡润和充氧的作用，并能抵御外邪的入侵。带下的量、色、质、味发生异常，或伴全身、局部症状者，称为“带下病”。本病可见于现代医学的阴道炎、子宫颈炎、盆腔炎、卵巢早衰、闭经、不孕、妇科肿瘤等疾病引起的带下增多或减少。

“带下”之名，首见于《黄帝内经》，而“带下病”之名，首见于《诸病源候论》。带下有广义、狭义之分，广义带下泛指妇产科疾病而言，由于这些疾病都发生在带脉之下，故称为“带下”。如《金匮要略心典》说：“带下者，带脉之下，古人列经脉为病，凡三十六种，皆谓之带下病，非今人所谓赤白带下也。”狭义带下包括生理性带下和病理性带下。生理性带下是指正常女子自青春期开始，一种润泽于阴道内的无色透明、黏而不稠、无特殊气味的液体，该液体是在经期前后、月经中期及妊娠期量相对增多，这是机体肾气充盛，脾气健运，任脉通调，带脉健固的正常表现。由于多数女性的带下略呈白色，故俗称“白带”。如《沈氏女科辑要》引王孟英：“带下，女子生而即有，津津常润，本非病也。”若带下的量、色、质、气味异常，即为病理性带下，简称为带下病。《女科证治》：“若外感六淫，内伤七情，酝酿成病，致带脉纵弛，不能约束诸脉经，于是阴中有物，淋漓下降，绵绵不断，即所谓带下也。”

一、病因

带下病的主要病因以湿邪为主，主要病机是任带两脉损伤，失约或失养。治疗上重在调理任带二脉。由于带下病以湿邪为患，故其病缠绵，反复发作，不易速愈，且常并发月经不调、闭经、不孕等疾病，是女性患者中仅次于月经病的常见病。

带下过多的主要病因是湿邪，湿邪有内生与外感之别。外湿指外感之湿邪逢经期、产后乘虚内侵胞宫，以致任脉损伤，带脉失约，引起带下病。内湿的产生与脏腑气血功能失调有密切的关系，譬如脾虚运化失职，水湿内停，下注任带；肾阳不足，气化失常，水湿内停；素体阴虚，感受湿热之邪，伤及任带等。总之，“夫带下俱是湿证”，脾肾功能失常是发病的内在条件，任脉损伤、带脉失约是带下过多的基本病机。

二、临床表现

临床常见分型有脾虚湿困、肾阳虚、阴虚挟湿、湿热下注、湿毒蕴结五种。

1. 带下过多 指带下的量明显增多或减少，色、质、气味发生异常，或伴有局部及全身症状者。本病的主要病因是“湿”。

2. 带下过少 指带下的量明显减少，或伴阴中干涩痒痛，甚至阴部萎缩。主要病因是肝肾亏损、血枯瘀阻，主要病机是任带失养。临床常见分型有肝肾亏损、血枯瘀阻两种。

本病与西医的卵巢功能早衰、手术切除卵巢后、盆腔放化疗后、希恩综合征、绝经后或长期使用某些抑制卵巢功能药物导致激素水平低落而引起的阴道分泌物减少等病相类似。

三、诊断

（一）病史

患者多有经期、产后不洁，手术后感染、手术切除双侧卵巢、盆腔放疗、肿瘤化疗、产后大出血等病史。

（二）症状

带下过多者表现为带下量较平时明显增多，色、质、味异常，或伴有外阴、阴道瘙痒、灼热、疼痛等局部症状。带下过少者表现为带下量较平时明显减少，阴道干涩、痒痛或萎缩，部分患者伴有性欲低下、性交疼痛，月经量少或月经延后，甚至闭经、不孕等。

四、鉴别诊断

带下过多者应注意与经间期出血、漏下、阴疮、癥瘕等疾病区别。带下过少者应注意与肝肾、任带等脏腑先天功能不全相区别。

1. 经间期出血　指在两次月经中间出现少量规律性阴道出血，出现部位来源于胞宫。

2. 漏下　指经血非时而下，淋漓不尽，月经周期、经期、经量等异常。而赤带出自阴道，无周期性、规律性，部分患者月经正常。

3. 阴疮　指阴户生疮、红肿热痛、脓水淋漓。

4. 癥瘕　胞宫内癥瘕部分表现为脓性白带或黄带或赤白带，多伴臭味。而赤带、黄带或赤白带等带下病多出自阴道。

五、治疗

带下病辨证主要根据带下的量、色、质、味及伴随症状、舌脉辨其寒热虚实。如带下量多色白或淡黄，质清稀，质稀薄，无臭味，绵绵不断者，多属脾虚湿困；带下量多，色质清稀如水，无臭味，有冷感者属肾阳虚；带下量多或不甚多，色黄或赤白相兼，质稠或有臭气为阴虚挟湿；带下量多色黄或黄绿，质脓性黏稠，有臭气，或如泡沫状，或豆渣状，为湿热下注；带下量多，色黄绿如脓，或浑浊如米泔，或赤白相兼，或五色杂下，质稠，恶臭难闻，属湿毒热结重证；带下量少伴有阴道干涩或性交痛等症状者，多少肝肾亏损。临证时尚需结合全身症状及病史等全面分析，综合辨证。

带下病的重在调理肝、脾、肾、任、带的功能，治疗原则以健脾、升阳、除湿、滋阴为主，佐以清热除湿、清热解毒、散寒除湿、活血化瘀等法，治疗上应注重“夫带下俱是湿证”“诸湿肿满皆属于脾”的思想，充分体现“治带必先祛湿，祛湿必先理脾，佐以温肾固涩”之法。

（一）内治法

脾虚湿困

证候：带下量多，色白或淡黄，质稀薄，无臭气，绵绵不断，神疲倦怠，四肢不温或跗肿，纳少便溏，面色㿠白；舌质淡，苔白腻，脉缓弱。

治法：健脾益气，升阳除湿。

方药：完带汤（《傅青主女科》）：白术、山药、人参、白芍、苍术、甘草、陈皮、黑芥穗、柴胡、车前子。

加减：对于脾虚湿郁化热，带下色黄黏稠，有臭味者，宜健脾除湿，清热止带，方选易黄汤（《傅青主女科》）：山药、芡实、车前子、白果、黄柏。

肾阳虚

证候：带下量多，色白清冷，稀薄如水，淋漓不断，头晕耳鸣，腰痛如折，畏寒肢冷，小腹冷感，小便频数，夜间尤甚，大便溏薄，面色晦黯；舌淡润，苔薄白，脉沉细而迟。

治法：温肾助阳，涩精止带。

方药：内补丸（《女科切要》）：鹿茸、菟丝子、沙苑子、黄芪、白蒺藜、紫菀、肉桂、桑螵蛸、肉苁蓉、制附子。

加减：对于精关不固，精液下滑，带下如崩，谓之白崩，宜补脾肾，固奇经，佐以涩精止带之品，方选固精丸（《济阴纲目》）：牡蛎、桑螵蛸、龙骨、赤石脂、茯苓、五味子、菟丝子、韭子。

阴虚挟湿

证候：带下量不甚多，色黄或赤白相兼，质稠或有臭气，阴部灼热或瘙痒，腰膝酸软，头晕耳鸣，颧赤唇红，五心烦热，失眠多梦；舌红，苔少或黄腻，脉细数。

治法：滋阴益肾，清热利湿。

方药：知柏地黄丸加味：熟地黄、山茱萸、山药、泽泻、茯苓、牡丹皮、知母、黄柏、芡实、金樱子。

湿热下注

证候：带下量多，色黄，脓性或黏稠有臭气，或伴阴部瘙痒，胸闷心烦，口苦咽干，纳食较差，小腹或少腹作痛，小便短赤；舌红，苔黄腻，脉濡数。

治法：清热利湿止带。

方药：止带方（《世补斋不谢方》）：猪苓、茯苓、车前子、泽泻、茵陈、赤芍、丹皮、黄柏、栀子、牛膝；或龙胆泻肝汤（《医宗金鉴》）加减：龙胆草、柴胡、栀子、黄芩、车前子、木通、泽泻、生地黄、当归、甘草。

加减：对于湿浊偏甚者，证见带下量多，色白，如豆渣状或凝乳状，阴部瘙痒，脘闷纳差，舌红，苔黄腻，脉滑数，宜清热利湿，疏风化浊，方用萆薢渗湿汤（《疡科心得集》：萆薢、薏苡仁、黄柏、赤茯苓、丹皮、泽泻、滑石、通草。

湿毒蕴结

证候：带下量多，黄绿如脓，或赤白相兼，或五色杂下，状如米泔，臭秽难闻，小腹疼痛，腰骶酸痛，口苦咽干，小便短赤；舌红，苔黄腻，脉滑数。

治法：清热解毒除湿。

方药：五味消毒饮（《医宗金鉴》）：蒲公英、金银花、野菊花、紫花地丁、天葵子、土茯苓、薏苡仁、白花蛇舌草。

血枯瘀阻

证候：带下量少或无，阴道干涩或干痒，面色无华，头晕眼花，心悸，神疲乏力，或经行腹痛，经色暗黑，夹有血块；舌质暗红或有淤斑，脉细涩。

治法：补血益精，活血化瘀。

方药：滋血汤（《证治准绳》）：人参、山药、黄芪、茯苓、川芎、当归、白芍、熟地黄。

肝肾亏损

证候：带下量少或无，阴道干涩灼痛，或伴阴痒，性交疼痛，腰膝酸软，烘热汗出，胸闷易烦，小便黄，大便结，舌红少苔，脉细数或沉细。

治法：滋补肝肾，养血益精。

方药：归肾丸（《景岳全书》）：熟地黄、山药、山茱萸、菟丝子、茯苓、当归、枸杞、杜仲。

（二）外治法

带下病之外治法以祛邪、解毒、杀虫为主。方法包括中药外洗、中药熏洗、中药纳药等。

1. 中药外洗　蛇床子、百部、土槿皮、川椒、枯矾各20g，浓煎后熏洗患处。适用于阴道瘙痒带多者。

2. 中药熏洗　蛇床子散（蛇床子、川椒、明矾、苦参、百部各20g）于患处熏洗5分钟左右后再坐浴。适用于带下过多瘙痒厉害者。对于阴部溃烂者去川椒。

3. 中药纳药　地榆、百部、川黄连、桔梗各15g，煎成浓汁，用纱布裹棉花浸透药汁塞入阴道内。适用于湿热下注型带下过多。

第二节　外阴及阴道炎症

外阴及阴道炎症是妇科最常见疾病，各年龄组均可发病。外阴及阴道与尿道、肛门毗邻，局部潮湿，易受污染；生育年龄妇女性活动较频繁；外阴及阴道是分娩、宫腔操作的必经之道，容易受到损伤及外界病原体的感染；绝经后妇女及婴幼儿雌激素水平低，局部抵抗力降低，也易发生感染。

一、外阴炎症

（一）病因

外阴炎症常见的刺激因素包括：

1. 阴道分泌物刺激　包括阴道分泌物增多流至外阴、月经或月经垫内裤等的刺激。

2. 其他刺激因素　①糖尿病患者的尿液；②尿瘘患者长期受尿液的浸渍；③肠癌患者有时受粪便的刺激；④肠道蛲虫。

3. 混合感染　常见病原菌为葡萄球菌、链球菌和大肠埃希菌等。

（二）常见分类及症状

外阴炎是由于病原体侵犯或受到各种不良刺

激引起的外阴发炎，可独立存在，更多时与阴道炎、泌尿系疾病、肛门直肠疾病或全身性疾病并发，或为某些外阴疾病病变过程中的表现之一。临床表现为外阴皮肤瘙痒、疼痛、烧灼感甚至肿胀、红疹、糜烂、溃疡。外阴皮肤瘙痒、疼痛、烧灼感甚至肿胀、红疹、糜烂、溃疡，病久皮肤可增厚、粗糙、皲裂甚至苔藓样变。

常见的外阴炎有以下几种：

1. 非特异性外阴炎　生活中理化因素刺激，不注意卫生，身体虚弱，均能使妇女外阴部被细菌侵扰，引起外阴炎，如宫颈、阴道炎症；或穿着不透气的尼龙内裤使阴道分泌物过多，刺激外阴；尿液浸渍外阴；使用不干净的卫生巾、手纸造成外阴感染等。这些因素都会为细菌在外阴部的生长繁殖创造条件，但由于这种外阴炎不是由特异的病原体引起的，而多为葡萄球菌、链球菌、大肠埃希菌等混合感染，故称非特异性外阴炎。

2. 霉菌性外阴炎　常与霉菌性阴道炎同时存在，可见到豆渣样分泌物，病损表面有时有白色苔状物覆盖。

3. 婴幼儿外阴炎　新生儿出生 15 天后，阴道内即有各种杂菌生长。另外，由于婴幼儿外生殖器官发育不成熟，抵抗细菌感染的能力差，加之其外阴易被尿液浸泡，粪便污染，小孩又爱随地乱坐，这些都是易感染原因，可以引起婴幼儿外阴炎。可引起外阴皮肤黏膜潮红、痒痛，可导致阴唇粘连。

4. 前庭大腺炎　多见于育龄妇女，是因为前庭大腺被葡萄球菌、链球菌、大肠埃希菌等细菌感染所致，多引起急性炎症。一侧大阴唇部位红、肿、热、痛，于大阴唇下 1/3 处形成硬结，有波动感及压痛，即形成前庭大腺脓肿。脓肿有时可自行破溃。

5. 性病　外阴尖锐湿疣、软下疳、生殖器疱疹、淋病等。

（三）临床表现

外阴炎主要表现为外阴瘙痒、疼痛或灼热感，走路、劳动、骑车、性交、排尿时加重。外阴皮肤充血红肿，渗出液增多，有抓痕，有时形成溃疡，皮肤破溃或有成片水泡、丘疹、湿疹。病程长后皮肤增厚、粗糙，色泽改变，甚至发生皮肤皲裂。也常有阴道分泌物增多，呈黄脓样。

1. 急性外阴炎　患者先感到外阴不适，继而出现瘙痒及疼痛，或有灼热感，同时可出现外阴部位（包括大、小阴唇，阴蒂）皮肤及黏膜有不同程度的肿胀充血，严重时还会形成糜烂、溃疡，或出现大片湿疹等，并伴有排尿痛、性交痛。另外，外阴部位出现毛囊炎时，也可以因脓肿的发生而使外阴高度肿胀及疼痛，进而形成疖肿。

2. 慢性外阴炎　主要表现为外阴瘙痒、皮肤增厚、粗糙、皲裂，也可以伴有排尿痛或性交痛。

（四）检查外阴炎的常规步骤

1. 检查前的准备　经过问诊后，就要到隔断后的检查床去，脱掉衣服进行妇科检查。此时如果有尿意，一定要先排尿，充盈的膀胱会直接影响检查。躺在检查床上分开双腿，如果觉得紧张，除了深呼吸自己调整之外，可告之医生，以帮助分散注意力。

2. 外阴检查　外阴的皮肤是否光滑，颜色是否正常，有没有溃疡、皮炎、赘生物及色素减退等现象。正常外阴：阴毛呈尖端向下，三角形分布，大阴唇色素沉着，小阴唇微红，阴蒂长度 <2.5cm，尿道口周围黏膜淡粉色。

3. 窥具检查　需要使用窥具做更深层次的检查，通常是一次性的或消毒后密封好的。医生会把它放在热水里温一下，然后涂上凡士林，再将合着的鸭嘴伸进阴道，这使检查变得容易忍受一些。鸭嘴打开，平时贴在一起的阴道内壁被撑开了，医生可以清楚地看到阴道、宫颈。

4. 阴道检查　查看阴道黏膜表面是否光滑，质地是否正常，有无出血点，阴道分泌物的性状及气味是否正常。正常阴道：阴道壁黏膜色泽淡粉，有皱襞，无溃疡、赘生物、囊肿、先天畸形，分泌物呈蛋清样或白色糊状，无腥臭味，量少，但在排卵期及妊娠期增多。如果要检查白带，医生会在此时取标本。

（五）治疗

1. 一般治疗　积极有效地治疗原发病。有发热及白细胞计数增加者可适当使用抗生素。

2. 局部治疗　保持外阴清洁、干燥，避免不良刺激。选用不同的液体药剂坐浴，外阴涂用抗生素软膏、抗真菌制剂等。

3. 中医治疗

（1）配方：蚤休、土茯苓、苦参各90g，黄柏、大黄各45g，龙胆草、萆薢各30g，枯矾15g。

用法：每日1剂。上药加清水适量，煎沸5～10分钟，将药液倒入盆内，趁热先熏后洗外阴。每日早、中、晚各1次。

功效：燥湿止痒。每适用于外阴炎。

（2）配方：蛇床子、百部、苦参、川黄柏各等量。

用法：上药加清水适量，煮沸5～10分钟，将药液倒入盆内，趁热先熏后洗外阴、阴道。每日熏洗1～2次。

功效：清热燥湿、杀虫止痒。适用于外阴炎、阴道炎。

（3）配方：金银花、红花、五倍子、蒲公英、鱼腥草各30g，生黄柏、川黄连各15g。

用法：上药水煎后过滤取汁，倒入盆内先熏后洗局部。每次20分钟，每日2次。

功效：清热解毒。适用于热毒较盛的外阴炎，如脓肿、湿疹。

（4）配方：鹤虱30g，苦参、狼毒、蛇床子、归尾、威灵仙各15g。

用法：上药放入清水煮煎后，过滤去渣取汁，倒入盆内，先熏后洗外阴部。每日2次，每次20分钟。

功效：杀虫解毒。适用于外阴炎。

（5）配方：艾叶15g，白矾6g。

用法：上药水煎，熏洗患部。每日1～2次，每次20分钟。

功效：燥湿止痒。适用于外阴炎。

（6）配方：苦参、生百部、蛇床子、白头翁、土茯苓、黄柏各30g。（来源：《中国民间疗法》）

用法：上药煎水先熏后洗。每日2次，每次20分钟。

功效：燥湿止痒。适用于外阴炎、外阴湿疹、皮炎。

二、阴道炎症

阴道炎即阴道炎症。正常健康妇女阴道由于解剖组织的特点对病原体的侵入有自然防御功能。如阴道口的闭合，阴道前后壁紧贴，阴道上皮细胞在雌激素的影响下的增生和表层细胞角化，阴道酸碱度保持平衡，使适应碱性的病原体的繁殖受到抑制，而颈管黏液呈碱性，当阴道的自然防御功能受到破坏时，病原体易于侵入，导致阴道炎症。

正常情况下有需氧菌及厌氧菌寄居在阴道内，形成正常的阴道菌群。任何原因将阴道与菌群之间的生态平衡打破，也可形成条件致病菌。临床上常见有：细菌性阴道病、念珠菌性阴道炎、滴虫性阴道炎、老年性阴道炎、幼女性阴道炎。

（一）病因

1. 细菌性阴道病　正常阴道内以产生过氧化氢的乳杆菌占优势。细菌性阴道病时，由阴道内乳杆菌减少、加德纳菌及厌氧菌等增加所致的内源性混合感染。

2. 念珠菌性阴道炎

（1）80%～90%的病原体为白假丝酵母菌，酸性环境易于生长，为双相菌（酵母相、菌丝相）。

（2）患者的阴道pH在4.0～4.7，正常pH<4.5。

（3）条件致病菌（酵母相→菌丝相）。

（4）常见诱因：妊娠、糖尿病、大量应用免疫抑制剂及广谱抗生素。

（5）其他诱因：胃肠道假丝酵母菌、穿着紧身化纤内裤、肥胖者。

3. 滴虫性阴道炎

（1）阴道毛滴虫适宜在温度25～40℃、pH为5.2～6.6的潮湿环境中生长。

（2）月经前后阴道pH改变，月经后接近中性，滴虫易繁殖。

（3）患者的阴道pH在5.0～6.5，多数pH>6.0。

（4）寄生于阴道、尿道或尿道旁腺、膀胱、肾盂、男方包皮褶皱、尿道、前列腺。

（5）常与其他阴道炎并存。

4. 老年性阴道炎　绝经后妇女因卵巢功能衰退，雌激素水平降低，阴道壁萎缩，黏膜变薄，阴道内pH增高，局部抵抗力降低，其他致病菌过度繁殖或容易入侵引起炎症，以需氧菌为主。

5. 幼女性阴道炎　因婴幼儿外阴发育差、雌激素水平低及阴道内异物等造成激发感染所致，常见病原体有大肠埃希菌及葡萄球菌、链球菌等。

（二）临床表现

1. 细菌性阴道病　10%～40%患者无临床症状，有症状者主要表现为阴道分泌物增多，有鱼腥味，尤其性交后加重，可伴有轻度外阴瘙痒或灼热感。检查见阴道黏膜无充血的炎症表现，分泌物特点为灰白色，均匀一致，稀薄，长黏附于阴道壁，容易将分泌物从阴道壁拭去。

2. 念珠菌性阴道炎

（1）外阴瘙痒、灼痛、性交痛。

（2）尿频、尿痛。尿痛特点是排尿时尿液刺激水肿的外阴及前庭导致疼痛。

（3）特征分泌物：白色稠厚呈凝乳或豆渣样。

（4）外阴炎－地图样红斑、水肿、抓痕。

（5）阴道炎－水肿、红斑、白色膜状物。

3. 滴虫性阴道炎

（1）阴道分泌物增多特点：稀薄脓性、黄绿色、泡沫状、有臭味。

（2）外阴瘙痒部位：阴道口和外阴。

（3）若合并尿道感染：尿频、尿急、尿痛，有时可见血尿。

（4）不孕：阴道毛滴虫能吞噬精子，阻碍乳酸生成，影响其在阴道内存活。

（5）检查：阴道黏膜充血，散在出血斑点，“草莓样”宫颈后穹窿多量白带，呈灰黄色、黄白色稀薄液体或黄绿色脓性分泌物，常呈泡沫状。带虫者阴道黏膜无异常改变。

4. 老年性阴道炎　阴道分泌物增多，外阴瘙痒等，常伴有性交痛。

5. 幼儿性阴道炎　主要为阴道脓性分泌物及外阴瘙痒。

（三）诊断

1. 细菌性阴道病

（1）阴道分泌物牛奶样均质，有臭味。

（2）阴道 pH＞4.5。

（3）胺试验阳性。

（4）线索细胞阳性（＞20%）。

上述4条中3条阳性即可临床诊断，其中第四条为诊断金标准。

2. 念珠菌性阴道炎　有阴道炎症状或体征的妇女，在阴道分泌物中找到白假丝酵母菌的芽生孢子或假菌丝即可确诊。pH测定具有鉴别意义：pH＜4.5－单纯感染，pH＞4.5－混合感染，尤其是细菌性阴道病的混合感染。

3. 滴虫性阴道炎

（1）在阴道分泌物中找到滴虫即可确诊。悬滴法（准确性80%～90%）；培养法（准确性98%）。

（2）取材前24～48小时避免洗、药、查，取材后保暖，及时送检。

4. 老年性阴道炎　根据绝经、卵巢手术史、盆腔放射治疗史或药物性闭经史及临床表现，诊断一般不难，但应排除其他疾病才能诊断。

5. 幼女性阴道炎　婴幼儿语言表达能力差，采集病史常需详细询问女孩母亲，同时询问母亲有无阴道炎病史，结合症状及查体所见，通常可以做出初步诊断。

（四）治疗

1. 细菌性阴道病　治疗原则为选用抗厌氧菌药物，主要有甲硝唑、替硝唑、克林霉素。

（1）口服药物：首选甲硝唑。

（2）局部药物治疗。

（3）性伴侣不需常规治疗。

2. 念珠菌性阴道炎

（1）消除诱因：若有糖尿病应给予积极治疗，及时停用广谱抗生素、雌激素及皮质醇。勤换内裤，用过的内裤、盆、毛巾均应用开水烫洗。

（2）局部用药：咪康唑栓剂、克霉唑栓剂、制霉菌素栓剂。

（3）全身用药（反复发作或不能阴道给药的患者）：氟康唑、伊曲康唑、酮康唑。

（4）性伴侣不需常规治疗。

（5）妊娠合并假丝酵母菌阴道炎局部治疗为主，禁用口服唑类药物。

3. 滴虫性阴道炎

（1）局部用药：甲硝唑阴道泡腾片或0.75%甲硝唑凝胶，1%乳酸或0.5%醋酸液冲洗可减轻症状。

（2）全身用药：初次治疗可选甲硝唑，一旦发现不良反应应停药。甲硝唑用药期间及停药24小时内，替硝唑用药期间及停药72小时内禁止饮酒，哺乳期用药不宜哺乳。

（3）其他：性伴侣应同时进行治疗，治愈前应避免无保护性交。

4. 老年性阴道炎　治疗原则为补充雌激素，增强阴道免疫力，抑制细菌生长。

5. 幼女性阴道炎　治疗原则为保持外阴清洁、对症处理、针对病原体选择抗生素。

第三节　子宫颈炎症

子宫颈炎症是妇科常见病之一，有急性和慢性两种。急性宫颈炎常与急性子宫内膜炎或急性阴道炎同时存在，但以慢性宫颈炎多见。主要表现为白带增多，呈黏稠的黏液或脓性黏液，有时可伴有血丝或夹有血丝。长期慢性机械性刺激是导致宫颈炎的主要诱因。

（一）病因

1. 机械性刺激或损伤　宫颈炎的发生与性生活有关系，自然或人工流产、诊断性刮宫以及分娩都可造成子宫颈损伤而导致炎症，成年女性应注意避孕，避免或减少人工流产手术，注意产后卫生，避免产后感染。

2. 病原体感染　由于分娩、流产或手术损伤而导致宫颈炎发生。病原体主要为：

（1）性传播疾病病原体：淋病奈瑟菌及支原体衣原体。

（2）内源性病原体：葡萄球菌、链球菌、大肠埃希菌和厌氧菌等。

（3）其他：原虫中有滴虫和阿米巴。特殊情况下为化学物质和放射线所引起。

3. 化学物质刺激　用高锰酸钾溶液冲洗阴道，或将栓剂放入阴道，都可引起宫颈炎。

4. 阴道异物并感染　女性阴道有异物，如纱布、棉球等，时间过长可能滋生细菌，引发宫颈炎。

（二）临床表现

大部分患者无症状。有症状者主要表现为阴道分泌物增多，呈黏脓性液，阴道分泌物刺激可引起外阴瘙痒及灼热感，此外可出现经间期出血、性交后出血等症状，若合并尿路感染，可出现尿急、尿频、尿痛。妇科检查见宫颈充血水肿、黏膜外翻，有黏脓性液分泌物附着甚至从宫颈管流出，宫颈管黏膜质脆。容易诱发出血，若为淋病奈瑟菌感染，因尿道旁腺、前庭大腺受累，可见尿道口、阴道口黏膜充血，水肿及多量脓性分泌物。

（三）诊断

1. 急性宫颈炎　擦去宫颈外口表面分泌物后用小棉拭子插入宫颈管内取出，肉眼看到白色棉拭子上有黄色或黄绿色黏液脓性分泌物，将分泌物涂片做革兰染色，若光镜下平均每个高倍视野有30个以上或每个油镜视野有10个以上中性粒细胞可诊断MPC。对MPC者应作淋病奈瑟菌及沙眼衣原体的检测，以明确病原体。检测淋病奈瑟菌常用的方法有：①分泌物涂片革兰染色查找中性粒细胞内有无革兰阴性双球菌；②淋病奈瑟菌培养；③核酸检测，PCR技术检测淋病奈瑟菌的DNA片段。检测沙眼衣原体常用的方法有：①衣原体培养；②酶联免疫吸附试验检测沙眼衣原体抗原；③核酸检测。

2. 慢性宫颈炎　根据临床表现做出慢性宫颈炎的诊断并不困难，但明确病原体困难。对有性传播疾病的高危妇女，应做淋病奈瑟菌及衣原体的相关检查。由于宫颈糜烂与宫颈上皮内瘤样病变或早期宫颈癌从外观上难以鉴别，需做常规宫颈刮片、宫颈管吸片，必要时做阴道镜检查及活组织检查以明确诊断。

（四）治疗

主要为抗生素药物治疗。有性传播疾病高危因素的患者，尤其是<25岁的年轻女性，未获得病原体检测结果即可给予治疗，方案为阿奇霉素1g单次顿服；或多西环素100mg，每日2次，连服7日。对于获得病原体者，针对病原体选择抗生素。

1. 单纯急性淋病奈瑟菌性宫颈炎　主张大剂量、单次给药，常用的药物有第三代头孢菌素：如头孢曲松钠250mg单次肌内注射或头孢克肟400mg单次口服，氨基糖苷类的大观霉素4g单次肌内注射。

2. 沙眼衣原体感染所致宫颈炎　治疗药物主要有四环素类，如多西环素100mg，每日2次，连服7日；红霉素类，主要有阿奇霉素1g单次顿服，或红霉素 500mg，每日 4 次，连服 7 日；喹诺酮类，主要有氧氟沙星 300mg，每日 2 次，连服 7 日；左氧氟沙星 500mg，每日 1 次，连服 7 日。若为淋菌性宫颈炎，治疗时除选用抗淋病奈瑟菌的药物外，同时应用抗衣原体感染药物。

3. 合并细菌性阴道病　同时治疗细菌性阴道病，否则将导致宫颈炎持续存在。

（五）随访

治疗后症状持续存在者，应告知患者随诊，对持续性宫颈炎症，需了解有无再次感染性传播疾病，性伙伴是否已进行治疗，阴道菌群失调是否持续存在，对物明显病因的持续性宫颈炎症，尚无肯定有效的治疗方法。

第十章 盆腔炎性疾病

盆腔炎性疾病（pelvic inflammatory disease，PID）是指女性上生殖道的一组感染性疾病，主要包括子宫内膜炎、输卵管炎、输卵管卵巢脓肿、盆腔腹膜炎。炎症可局限于一个部位，也可以同时累及几个部位，以输卵管炎、输卵管卵巢炎最常见。盆腔炎性疾病多发生于性活跃期、有月经的妇女，初潮前、绝经后或未婚妇女很少发生盆腔炎性疾病，若发生盆腔炎性疾病也往往是邻近器官炎症的扩散。盆腔炎性疾病若未能得到及时、彻底治疗，可导致不孕、输卵管妊娠、慢性盆腔痛，炎症反复发作，从而影响妇女的生殖健康，且增加家庭及社会经济负担。

女性生殖道有比较完善的自然防御功能，一旦遭到破坏，或机体免疫功能降低、内分泌发生变化或外源性病原体侵入，均可导致炎症发生。

女性生殖器的自然防御功能：

（1）两侧大阴唇自然合拢，遮掩阴道口、尿道口。

（2）阴道口闭合，阴道前后壁紧贴。

（3）阴道自净作用：阴道上皮在雌激素的影响下增生变厚，增加抗病原体侵入能力，同时上皮细胞含丰富糖原，在阴道杆菌的作用下分解为乳酸，保持正常酸性环境，是病原体繁殖受到抑制。

（4）宫颈阴道部覆盖鳞状上皮。

（5）子宫颈内分泌黏液形成“黏液栓”，堵塞子宫颈管。

（6）子宫内膜周期性剥脱。

（7）纤毛向宫腔方向摆动及输卵管的蠕动，有利于阻止病原体的侵入。

一、病原体及其特点

通过对上生殖道细菌培养的研究，明确证明PID的发生为多重微生物感染所致，且许多细菌为存在于下生殖道的正常菌群。常见的致病菌有以下几种：

1. 需氧菌

（1）葡萄球菌：属革兰阳性球菌，其中以金黄色葡萄球菌致病力最强，多于产后、剖宫产、流产后或妇科手术后细菌通过宫颈上行感染子宫、输卵管黏膜。

（2）链球菌：属革兰阳性球菌，其中以乙型链球菌致病力最强，能产生溶血素及多种酶，使感染扩散。

（3）大肠埃希菌：为肠道寄生菌，一般不致病，但在机体抵抗力下降，或因外伤等侵入肠道外组织或器官时可引起严重感染。常与其他致病菌混合感染。

此外，还有肠球菌、克雷白杆菌、奈瑟淋病双球菌、阴道嗜血杆菌等。

2. 厌氧菌

（1）消化链球菌：属革兰阳性菌，易滋生于产后子宫内坏死的蜕膜碎片或残留的胎盘中，其内毒素毒力低于大肠埃希菌，对青霉素有耐药性。

（2）脆弱类杆菌：属革兰阴性菌，为严重盆腔感染中的主要厌氧菌，这种感染易造成盆腔脓肿。

3. 产气荚膜梭菌　系革兰阴性菌，多见于创伤组织感染及非法堕胎等的感染。

4. 性传播病原体　如淋球菌、沙眼衣原体、支原体等，是工业化国家中导致PID的主要病原体。

二、感染途径

1. 经血循环传播　病原体先侵入人体的其他系统，再经血循环感染生殖器，为结核菌感染的主要途径。

2. 沿生殖器黏膜上行蔓延　病原体侵入外阴、阴道之后，沿黏膜面经宫颈、子宫内膜、输卵管黏膜至卵巢及腹腔，淋病奈氏菌、沙眼衣原体及葡萄球菌沿此途径扩散。

3. 经淋巴系统蔓延　细菌、病原体等经外阴、阴道、宫颈及宫体创伤处的淋巴管侵入盆腔结缔组织及内生殖器其他部分，是产褥感染、流产后感染及放置宫内节育器后感染的主要传播途径，多见于链球菌、大肠埃希菌、厌氧菌感染。

4. 直接蔓延　腹腔其他脏器感染后，直接蔓延到内生殖器，如阑尾炎可引起右侧输卵管炎。

三、病因

1. 产后或流产后感染　分娩后产妇体质虚弱，宫颈口因有恶露流出，未及时关闭，宫腔内有胎盘的剥离面，或分娩造成产道损伤，或有胎盘、胎膜残留等，或产后过早有性生活，病原体侵入宫腔内，容易引起感染；自然流产、药物流产过程中阴道流血时间过长，或有组织物残留于宫腔内，或人工流产手术无菌操作不严格等均可以发生流产后感染。

2. 宫腔内手术操作后感染　如放置或取出宫内节育环、刮宫术、输卵管通液术、子宫输卵管造影术、宫腔镜检查、黏膜下子宫肌瘤摘除术等，由于术前有性生活或手术消毒不严格或术前适应证选择不当，手术后急性感染发作并扩散；也有的患者手术后不注意个人卫生，或术后不遵守医嘱，同样可使细菌上行感染，引起盆腔炎。

3. 经期卫生不良　若不注意经期卫生，使用不洁的卫生巾和护垫，经期盆浴、经期性交等均可使病原体侵入而引起炎症。

4. 邻近器官的炎症直接蔓延　最常见的是阑尾炎、腹膜炎时，由于它们与女性内生殖器官毗邻，炎症可以通过直接蔓延，引起盆腔炎症；患慢性宫颈炎时，炎症也可通过淋巴循环，引起盆腔结缔组织炎。

5. 其他　慢性盆腔炎的急性发作等。

四、分类

1. 输卵管积水与输卵管卵巢囊肿　输卵管发炎后，伞端粘连闭锁，管壁渗出浆液性液体，潴留于管腔内形成输卵管积水，有时输卵管积脓的脓液吸收后，也可形成输卵管积水，如果同时累及卵巢则形成输卵管卵巢囊肿。

2. 输卵管炎　是盆腔炎中最为常见的。输卵管黏膜与间质因炎症破坏，使输卵管增粗、纤维化而呈条索状或进而使卵巢、输卵管与周围器官粘连，形成质硬而固定的肿块。

3. 慢性盆腔结缔组织炎　炎症蔓延到宫旁结缔组织和子宫骶韧带处最多见；局部组织增厚、变硬、向外呈扇形散开直达盆壁，子宫固定不动或被牵向患侧。

五、临床表现

盆腔炎症有急性和慢性两类：

1. 急性盆腔炎症　其症状是下腹痛、发热、阴道分泌物增多，腹痛为持续性，活动或性交后加重。若病情严重可有寒战、高热、头痛、食欲不振。月经期发病者可出现经量增多，经期延长，若盆腔炎包裹形成盆腔脓肿可引起局部压迫症状，压迫膀胱可出现尿频、尿痛、排尿困难；压迫直肠可出现里急后重等直肠症状。急性盆腔炎进一步发展可引起弥漫性腹膜炎、败血症、感染性休克，严重者可危及生命。

2. 慢性盆腔炎症　是由于急性盆腔炎未能彻底治疗或患者体质较差，病程迁延所致，慢性盆腔炎症的症状是下腹部坠胀，疼痛及腰骶部酸痛，常在劳累、性交后及月经前后加剧。其次是月经异常，月经不规则。病程长时部分妇女可出现精神不振、周身不适、失眠等神经衰弱症状。往往经久不愈，反复发作，导致不孕、输卵管妊娠，严重影响妇女的健康。

六、诊断

1. 最低诊断标准　若符合以下条件中的一项，且同时有泌尿生殖道症状，应考虑PID的诊断，从而根据患者的STD危险因素决定治疗方案。如果患者出现腹痛，而没有其他引起腹痛的疾病存在，患者为年轻女性或STD的高危人群，可以根据最低诊断标准开始抗生素治疗。

（1）宫颈举痛。

（2）子宫压痛。

（3）附件压痛。

满足所有最低标准可能会导致诊断敏感性下降。理想的诊断标准是既要敏感性高，可发现轻微病例，又要特异性强，避免非炎症患者应用抗生素。

2. 附加标准　详细评价可参考以下附加标准，以提高上述最低标准的特异性。

（1）体温超过38.3℃（口表）。

（2）宫颈或阴道异常黏液脓性分泌物。

（3）阴道分泌物生理盐水涂片见到白细胞。

（4）红细胞沉降率升高。

（5）C反应蛋白升高。

（6）实验室证实的宫颈淋病奈瑟菌或衣原体阳性。

3. 特异标准

（1）子宫内膜活检证实子宫内膜炎。

（2）阴道超声或核磁共振检查显示输卵管增粗、输卵管积液、伴或不伴有盆腔积液或输卵管卵巢肿块。

（3）腹腔镜检查发现PID征象。

4. PID诊断面临的问题　临床诊断常不准确诊断有症状的PID的阳性预测值（PPV）为65%~90%（腹腔镜金标准），一部分人群（性活跃的年轻妇女、性病门诊的PPV高。

腹腔镜诊断有一定的优势，用于诊断较重的输卵管炎效果较好，并可进行病原学诊断。但其缺点是不容易接受，轻的输卵管炎不敏感，而且内膜炎无法诊断。没有任何单一的病史、体征或实验室检查既敏感又特异（附腹腔镜诊断PID标准：输卵管表面明显充血、输卵管壁水肿、输卵管伞端或浆膜面有脓性渗出物。腹腔镜诊断准确，并能直接采取感染部位的分泌物做细菌培养，但临床应用有一定局限性）。

PID症状及体征为静止性或隐匿性，使得做出正确诊断比较困难，导致诊断及治疗的延迟，继而导致一系列后遗症的产生，即使轻微的甚至亚临床的PID也会如此。故及时地诊断及治疗PID显得尤为重要。

七、鉴别诊断

1. 盆腔瘀血综合征　表现为腰骶部疼痛及小腹坠痛，向下肢放射，久站及劳累后加重。检查宫颈呈紫蓝色，但子宫及附件无异常，与盆腔炎的症状与体征不符。通过B超，盆腔静脉造影可以确诊。

2. 子宫内膜异位症　主要表现是继发渐进性痛经，伴月经失调或不孕。若在子宫后壁、子宫骶骨韧带、后陷凹处有触痛性结节，即可诊断。此外，慢性盆腔炎久治无效者，应考虑有内膜异位症的可能。

3. 卵巢肿瘤　卵巢恶性肿瘤亦可表现为盆腔包块，与周围粘连、不活动，有压痛，与炎性包块易混淆。但其一般健康情况较差，病情发展迅速，疼痛为持续性，与月经周期无关。B超检查，可见腹部包块，有助于诊断。

八、治疗

PID治疗的目的是消除PID症状和体征，防止后遗症的发生。其PID治疗原则是以抗生素药物抗感染治疗为主，必要时行手术治疗。绝大多数盆腔炎经恰当的抗生素治疗后可彻底治愈。但如果未能彻底清除致病菌或治疗未能足量足疗程就容易引起后遗病变。

（一）抗生素治疗

1. 选用抗生素的原则

（1）应根据药敏试验选用抗生素较为合理，但通常需在获得实验室结果前即给予抗生素治疗，初始治疗往往根据经验选择抗生素。

（2）由于急性盆腔炎的病原体多为需氧菌、厌氧菌及衣原体的混合感染，需氧菌及厌氧菌又有革兰氏阴性及革兰氏阳性之分，则所选的抗生素应广谱覆盖这些常见PID致病菌。对于这一点，

CDC 的规范要求是：①所有的治疗方案（选择的抗生素）都必须对淋病奈瑟菌和沙眼衣原体有效，因为子宫内膜和宫颈筛查无阳性发现并不能排除上生殖道感染；②目前推荐的治疗方案抗菌谱应覆盖厌氧菌。

（3）及时正确的抗生素治疗可清除病原体，改善症状及体征，减少后遗症（24～48 小时）。所以一经诊断，应立即治疗。

（4）选择治疗方案应综合考虑其有效性、费用、患者依从性和药物敏感性等因素。给药方法（静脉给药和非静脉给药）以及是否需要住院治疗由医生判断决定。此外，选择抗生素时应注意了解患者一般情况，包括过去用药情况、药物过敏史、肝肾功能状况；根据病史、临床特点推测可能的病原体，还要掌握抗生素的抗菌谱及不良反应。

2. 抗生素的具体选择

（1）针对需氧菌（淋病奈瑟菌等）、厌氧菌，可选择：①广谱青霉素类：哌拉西林、阿莫西林或替卡西林；②头孢菌素类：头孢曲松、大观霉素；③氨基糖苷类：庆大霉素；④喹诺酮类：环丙沙星、氧氟沙星、左氧氟沙星（此三者，对厌氧菌疗效差）、莫西沙星等。

（2）针对厌氧菌，可选择：硝基咪唑类（甲硝唑、替硝唑、奥硝唑）。

（3）针对沙眼衣原体、支原体，可选择：①四环素类：多西环素；②大环内酯类：红霉素、阿奇霉素；③喹诺酮类：莫西沙星。

3. 抗生素具体方案

（1）静脉给药：

1）第二代头孢菌素或第三代头孢菌素：头孢替坦 2g，静滴，1 次/12 小时或头孢西丁 2g，静滴，1 次/6 小时加用多西环素 100mg，口服，1 次/12 小时×14 日或米诺环素 100mg，口服，1 次/12 小时×14 日或阿奇霉素 0.5g，静滴或口服，1 次/日，应注意的是对输卵管卵巢脓肿的患者，通常在多西环素或米诺环素或阿奇霉素基础上加用克林霉素或甲硝唑，从而更有效的对抗厌氧菌。临床症状改善后继续静脉给药至少 24 小时，然后转为口服药物治疗，共 14 日。

2）克林霉素与氨基糖苷类药物联合：克林霉素 900mg，静滴，1 次/8 小时，加用庆大霉素负荷剂量（2mg/kg），静滴，维持剂量（1.5mg/kg），1 次/8 小时此方案对以厌氧菌为主的感染疗效较好，常用于治疗输卵管卵巢脓肿。应注意的是临床症状改善后继续静脉给药至少 24 小时。后继续口服克林霉素 450mg，4 次/日×14 日或口服多西环素 100mg，1 次/12 小时×14 日。对输卵管卵巢脓肿的患者应用多西环素（或米诺环素或阿奇霉素）加甲硝唑或多西环素（或米诺环素）加克林霉素，此种方法比单纯应用多西环素（或米诺环素）对治疗厌氧菌感染更优越。

3）喹诺酮类药物与甲硝唑：氧氟沙星 400mg，静滴，1 次/12 小时，或左氧氟沙星 500mg，静滴，1 次/日，加用甲硝唑 500mg，静滴，每 8 小时 1 次。莫西沙星 400mg，静滴，1 次/日，无需加用甲硝唑。

4）青霉素类药物：氨苄西林或舒巴坦 3g，静滴，1 次/6 小时，加用多西环素 100mg，口服，1 次/12 小时或米诺环素 100mg，口服，1 次/12 小时或阿奇霉素 0.5mg，静滴或口服，1 次/日。

（2）非静脉给药：对于症状轻，能耐受口服抗生素，并有随访条件，可在门诊给予非静脉抗生素治疗。

1）氧氟沙星 400mg，口服，2 次/日，或左氧氟沙星 500mg，口服，1 次/日，加用甲硝唑 500mg，口服，2 次/日，共 14 日；莫西沙星 400mg，口服，1 次/日，共 14 日，不加用甲硝唑。

2）头孢曲松 250mg 肌注，单次给药或头孢西丁 2g，肌注，加丙磺舒 1g，口服，均单次或其他三代头孢类药物，均需加用多西环素 100mg，口服，1 次/12 小时；或米诺环素 100mg，口服，1 次/12 小时，共 14 日，可加用甲硝唑 500mg，口服，2 次/日，共 14 日。

说明：头孢菌素的选择尚不确定，头孢西丁可以更好地覆盖厌氧菌，而头孢曲松可以更好地覆盖淋病奈瑟菌。

附加：莫西沙星治疗 PID

新型喹诺酮类莫西沙星不仅对革兰阳性、革兰阴性菌具有抗菌活性，而且对于非典型病原体及厌氧菌也具有较好活性，加之其盆腔组织穿透力较强，对于治疗多种病原体感染的盆腔炎具有较好优势。一项多国家、多中心、前瞻性、随机、双盲、平行组、非劣效性研究，比较了莫西沙星单药治疗和氧氟沙星加甲硝唑联合治疗女性无并发症PID的有效性和安全性。13个国家的住院女性患者共接受14天的治疗：口服莫西沙星400mg每日1次（$n = 384$）；或口服氧氟沙星400mg每日2次，同时口服甲硝唑500mg每日两次（$n = 365$）。结果莫西沙星组与对照组治疗成功率相当，在治愈访视（test-of-cure，TOC，治疗后5~24天，主要疗效终点）中，在PP人群中莫西沙星的临床治愈率是90.2%（248/275），氧氟沙星联合甲硝唑的临床治愈率是90.7%（262/275）（95%的可信区间：-5.7%~4.0%）。在MBV人群中莫西沙星和对照药物的TOC细菌学治疗成功率分别为87.5%（49/56）和82.1%（46/56）（95%可信区间：-8.3%~18.8%）。莫西沙星治疗沙眼衣原体和淋病奈瑟菌的细菌学治疗成功率分别为88.5%（23/26）和100%（13/13），对照药物对这两种细菌的细菌学治疗成功率分别为85.7%（18/21）和81.8%（18/22）。莫西沙星发生药物相关不良反应的频率明显低于对照药物，两组的发生频率分别为22.5%（85/378）和30.9%（112/363）（$P = 0.01$）。研究提示，在无并发症盆腔炎患者中，莫西沙星每日1次单药治疗与氧氟沙星加甲硝唑每日2次的联合治疗方案相比，二者的临床学疗效相当，而且前者的细菌学疗效更好，细菌学转阴率更佳，发生不良反应和药物相关不良反应的频率也更低。莫西沙星由于其抗菌谱广、优秀的抗菌活性及良好的安全性，彻底清除常见致病菌，快速治愈急性盆腔炎，减少复发和转为慢性，成为治疗盆腔炎性疾病的最新选择之一。

（二）手术治疗

盆腔炎的手术治疗主要用于抗生素控制不满意的输卵管卵巢脓肿（TOA）或盆腔脓肿。

手术指征有：药物治疗无效；TOA或盆腔脓肿经药物治疗48~72小时；脓肿持续存在；经药物治疗病情有好转但持续存在；脓肿破裂（一旦怀疑脓肿破裂，需立即在抗生素治疗的同时行剖腹探查）等。

（三）性伴侣的治疗

对PID患者出现症状前60日内接触过的性伴侣进行检查和治疗。这种检查和评价是必要的，因为患者有再感染的危险，而且其性伴侣很可能感染淋病及沙眼衣原体且常无症状。无论PID患者分离的病原体如何，均应建议对其性伴侣进行性传播疾病的检测和治疗。此外，在女性PID患者治疗期间应避免无保护屏障（避孕套）的性交。

九、随访

药物治疗患者，应在72小时内随诊，明确有无临床情况的改善如退热、腹部压痛或反跳痛减、子宫及附件压痛减轻、宫颈举痛减轻等。在此期间病情无好转的患者需进一步检查以及手术治疗。有的专家还建议沙眼衣原体或淋病奈瑟菌感染的PID患者，在治疗结束后4~6周时复查上述病原体。

十、预防

严格掌握妇科手术指征，做好术前准备；术时注意无菌操作；术后做好护理，预防感染。提倡安全性行为，减少性传播疾病的发生。及时、正确诊断治疗下生殖道感染。注意性生活卫生，经期禁止性交。在48小时内做出急性PID的诊断及治疗，将明显降低PID后遗症的发生率。

第十一章

性传播疾病

性传播疾病（sexually transmitted diseases，STD）是指以性行为为主要传播途径及可经性行为传播的一组传染病。性传播疾病涉及八类病原体引起的二十余种疾病类型。病原体包括细菌、病毒、螺旋体、衣原体、支原体、真菌、原虫及寄生虫八类。目前我国重点监测的性传播疾病主要有八种，包括梅毒、淋病、艾滋病、尖锐湿疣、软下疳、性病性淋巴肉芽肿、生殖器疱疹和非淋菌性尿道炎，其中梅毒、淋病、艾滋病列为乙类传染病。初发部位除在性行为中直接接触部位生殖器发生以外，也可在口唇、舌、扁桃体、肛门等处发生。

性病既是人类最古老的疾病之一，也是世界上发病最广泛的传染病。新中国成立后，由于政府十分重视性病的防治工作，性病曾在20世纪50年代中期迅速减少和消失，但是在20世纪70年代末，性病在中国重新出现，并迅速蔓延。如1980年全国仅报告48例性病，2000年全国报告性病859040例。由于各种原因，存在着大量的性病漏诊和漏报，所以实际上性病患者要比报告的数多得多。中国专家估计，实际性病数是报告数的5～10倍或以上。性病流行已对人们健康和社会发展构成了严重威胁。

一、传播途径

分为性接触传播和非性接触传播。

1. 性接触传播 主要传播方式，占95%以上。

当性病患者与非性病患者进行性接触时，性接触的一方已有足够数量的病原体，另一方的皮肤黏膜可能直接接触到病原体；性交的摩擦形成皮肤黏膜的损伤（可以是肉眼难以发现的损伤），使病原体易侵入；过度性交，机体抵抗力下降，抗病能力降低。由于生理解剖差异，男女感染性病的概率是不一样的。比如，女性感染淋病的危险大于男性，通过一次性交，女性可有60%概率的被感染，而男性只有20%。

2. 非性接触传播

（1）母婴垂直传播：通过宫内、产道、产后母乳喂养传播。

（2）医源性感染：多通过受污染的血液或血制品传播。

（3）其他间接途径：接触患者的衣物、便器，以及媒介昆虫等也可能受感染。

二、性病的危害

性病是危害人类最严重、发病最广泛的一种传染病，它不仅危害个人健康，也殃及家庭，贻害后代，同时还危害社会。

（1）性病对人体健康的损害是多方面的。感染性病后如果不能及时发现并彻底治疗，不仅可损害人的生殖器官，导致不育，有些性病还可损害心脏、脑等人体的重要器官，甚至导致死亡。有些性病一旦染上是难以治愈的，如尖锐湿疣、生殖器疱疹。

（2）有相当一部分的性病患者症状较轻或没

有任何明显的症状，但却可以通过各种性病传播途径传给其他健康人。

（3）性病的流行还给家庭带来严重危害。例如淋病，通常情况是，夫妇中的一方由于某种原因而感染上性病，然后通过夫妻间的性生活，传染给对方，家中的孩子或是通过母婴途径传播，或是通过日常生活的接触而被感染，使得一家人都深受其害。

经典性病只有5种疾病，即梅毒、淋病、软下疳、性病性淋巴肉芽肿、腹股沟肉芽肿，也称第一、二、三、四、五性病。

三、性病介绍

（一）梅毒

梅毒（syphilis）是由梅毒螺旋体引起的一种慢性传染病，主要通过性接触和血液传播。本病危害极大，可侵犯全身各组织器官或通过胎盘传播引起流产、早产、死产或新生儿的垂直感染。

梅毒的唯一传染源是梅毒患者，患者的皮损、血液、乳汁和唾液中均有螺旋体存在。常见传播途径：性接触传染（约95%）；垂直传播；其他传播途径。

1. 临床表现

（1）获得性梅毒

1）一期梅毒：主要表现为硬下疳（chancre）和硬化性淋巴结炎，一般无全身症状。

硬下疳：为TP在侵入部位引起的无痛性炎症反应。好发于外生殖器（90%）。初起为小片红斑，迅速发展为无痛性炎性丘疹，数天内丘疹扩大形成硬结表面发生坏死形成单个直径为1～2cm、圆形或椭圆形的无痛性溃疡，境界清楚，周边水肿并隆起，基底呈肉红色，触之具有软骨样硬度，表面有浆液性分泌物，内含大量的TP，传染性极强。

硬化性淋巴结：发生于硬下疳出现1～2周后。常累及单侧腹股沟或换出附近淋巴结，呈质地较硬的隆起，表面无红肿破溃，一般不痛。消退常需要数月。

2）二期梅毒：一期梅毒未经治疗或治疗不彻底，TP由淋巴系统进入血液循环形成菌血症播散全身，引起皮肤黏膜及系统性损害，称二期梅毒。常发生于硬下疳消退3～4周后（感染9～12周后），少数可与硬下疳同时出现。可表现为皮肤黏膜损害，包括梅毒疹、扁平湿疣、梅毒性秃发和黏膜损害。其次还包括：骨关节损害、眼损伤、神经损伤、多发性硬化性淋巴结炎及内脏梅毒等。

3）三期梅毒：早起梅毒未经治疗或治疗不充分，经3～4年，40%的患者发生三期梅毒。皮肤黏膜损害主要为结节性梅毒疹和梅毒性树胶肿，近关节结节少见。其次还包括骨梅毒、眼梅毒、心血管梅毒、神经梅毒等。

（2）先天性梅毒：又称胎传梅毒，是梅毒螺旋体由母体经过胎盘而造成的胎儿宫内感染。先天性梅毒的发生率与以下因素有关：

1）孕期的早晚：胎儿受到感染大多发生在妊娠24周以后。若孕期梅毒能早期接受治疗，可大大降低先天性梅毒的发生概率。

2）孕妇梅毒所处的阶段：孕妇为早期梅毒时，经由胎盘感染胎儿的概率较晚期梅毒更大。

3）孕妇治疗状态：未经治疗的早期梅毒孕妇致胎儿感染先天性梅毒的概率达到60%以上。

（3）潜伏梅毒：凡有梅毒感染史，无临床症状或临床症状已消失，除梅毒血清学阳性外，无任何阳性体征并且脑脊液检查正常者称为潜伏梅毒。

2. 处理原则　常用驱梅药物青霉素类为首选药物。常用苄星青霉素G、普鲁卡因水剂青霉素G、水剂青霉素G。头孢曲松钠是高效的抗TP药物，可作为青霉素过敏者优先选择的替代治疗药物。四环素和红霉素类疗效较青霉素差，通常作为青霉素过敏者的替代治疗药物。

（二）淋病

淋病（gonorrhea）是由淋病奈瑟菌引起的泌尿生殖系统的化脓性感染，也可包括眼、咽、直肠、盆腔淋病奈瑟菌感染和播散性淋病奈瑟菌感染，前者最常见。淋病潜伏期短，传染性强，可导致多种并发症和后遗症。多发于性活跃的中青年，潜伏期2～10日。潜伏期患者同样具有传染性。

（1）无并发症淋病

1）男性急性淋病：早期症状有尿频、尿急、尿痛，尿道口红肿，稀薄黏液流出，24小时后变为黄色脓性，量增多。可有尿道刺激症状，伴发腹股沟淋巴结炎。包皮过长者可引起包皮炎、包皮龟头炎或并发嵌顿性包茎；后尿道受累时可出现终末血尿、血精、会阴部轻度坠胀等，夜间常有阴茎痛性勃起。一般全身症状较轻，少数可有发热、全身不适、食欲缺乏等。

2）女性急性淋病：60%的妇女无症状或症状轻微，好发于宫颈、尿道。分泌物初为黏液性，后转为脓性，体检可见宫颈口红肿、触痛、脓性分泌物。①淋菌性尿道炎、尿道旁腺炎表现为尿道口红肿，有压痛及脓性分泌物，主要症状有尿频、尿急、尿痛，尿道口潮红，黏膜水肿，尿道口脓性分泌物，挤压尿道旁腺可有脓液渗出；②淋菌性前庭大腺炎表现为单侧前庭大腺红肿、疼痛，严重时形成脓肿，可有全身症状和发热等。

3）淋菌性肛门直肠炎：多见男性同性恋者，女性可由淋菌性宫颈炎的分泌物直接感染肛门直肠所致。轻者仅有肛门瘙痒、烧灼感，排出黏液和脓性分泌物，重者有里急后重，可排除大量脓性和血性分泌物。

4）淋菌性咽炎：多见于口交者，表现为急性咽炎或急性扁桃体炎，偶伴发热和颈淋巴结肿大，有咽干、咽痛和吞咽痛等表现。

5）淋菌性结膜炎：成人多因自我接种或接触被分泌物污染的物品所感染，多为单侧。

（2）淋病并发症：男性常见的有淋菌性前列腺炎、淋菌性精囊炎及淋菌性附睾炎；女性常见的有淋菌性盆腔炎（包括急性输卵管炎、子宫内膜炎、继发性盆腔脓肿、腹膜炎等），延误治疗者易发展为盆腔及附件感染，反复发作可造成输卵管狭窄或闭塞，引起宫外孕、不孕或慢性下腹痛等。

（3）播散性淋病奈瑟菌感染：少见，多为经期妇女。临床表现有发热、寒战、全身不适，常在四肢关节附近出现皮损，开始为红斑，以后发展为脓疱、血疱或中心坏死，散在分布，数目常不多，还可发生关节炎、腱鞘炎、心内膜炎、心包炎、胸膜炎、肝周炎及肺炎等。

（三）非淋菌性尿道炎

非淋菌性尿道炎（non-gonococcal urethritis，NGU）是一种以衣原体和支原体为主要致病微生物导致的泌尿生殖道系统感染，主要通过性接触传染。

1. 临床表现　主要经性接触感染，潜伏期为1～3周。

（1）男性非淋菌性尿道炎：常见症状为尿道痒、痛或烧灼感，少数有尿频、尿痛。体检尿道口轻度红肿，尿道分泌物多为浆液性，量少，晨起可发现尿道口有少量分泌物结成的脓膜封住尿道口或内裤被污染。部分患者无明显症状，易被忽略或误诊。

（2）女性非淋菌性泌尿生殖道炎：主要累及宫颈，近半数患者无症状，有症状者亦缺乏特异性，仅表现为白带增多，体检时可见宫颈水肿、糜烂等。尿道炎可表现为尿道口充血、尿频，甚至排尿困难等泌尿系统症状。

2. 处理原则　常用多西环素或阿奇霉素口服。妊娠期非淋菌性尿道炎用红霉素或阿奇霉素口服。

（四）尖锐湿疣

尖锐湿疣（condyloma acuminatum，CA）是由人乳头瘤病毒（HPV）所致，常发生在肛门以及外生殖器等部位，主要通过性行为传染。

1. 临床表现　好发于性活跃的中青年。潜伏期1～8个月，平均为3个月。好发于外生殖器及肛周的皮肤黏膜湿润区，少数可见于肛门生殖器以外部位。皮损初起为单个或多个散在的淡红色小丘疹，质地柔软，顶端尖锐，逐渐增多增大。依疣体形态可分为无柄型（即丘疹样皮损）和有柄型，后者可见乳头状、菜花状、鸡冠状及蕈样状；疣体常呈白色、粉红色或污灰色，表面易糜烂、渗液、浸渍及破溃，尚可合并出血及感染。少数患者疣体过度增生成为巨大型尖锐湿疣。少数患者表现为潜伏感染或亚临床感染。

2. 处理原则

（1）外用药物治疗

1）0.5%足叶草毒素酊治愈率较高。本药有致畸作用，孕妇禁用。

2）10%～25%足叶草酯酊，药物刺激性较大，注意保护正常组织。本药有致畸作用，孕妇禁用。

3）50%三氯醋酸或二氯醋酸每周或隔周使用1次，连续用药不宜超过6周。本药有腐蚀性，注意保护正常组织。

4）其他：5% 5-氟尿嘧啶霜，多次治疗，每周一次。使用时注意保护正常的皮肤黏膜。

（2）物理治疗

1）激光：治疗的深度十分重要，过浅易复发，过深创面不易愈合。

2）冷冻：采用液氮或干冰（固态的二氧化碳）。

3）电灼：电刀或电针治疗。

4）5－氨基酮戊酸光动力学疗法（ALA-PDT疗法），此法还可清除亚临床损害和潜伏的感染组织。

（3）内用药物治疗：配合使用干扰素。

（五）艾滋病

艾滋病（AIDS）又称获得性免疫缺陷综合征，是由人免疫缺陷病毒（HIV）所引起的慢性致命性传染病。主要通过性接触和血液传播。男性同性恋者、多个性伴侣者、静脉药瘾者和血制品使用者为本病的高危人群。

1. 临床表现 本病潜伏期长，一般认为2～10年可发展为艾滋病。临床表现十分复杂，多与机会性感染或肿瘤有关。感染早期可有急性感染的表现，然后在相当长的时间内（可达10年）无任何症状，或仅有全身淋巴结肿大，常因发生机会性感染及肿瘤而发展为艾滋病。

（1）分期

1）急性感染期（Ⅰ期）：感染HIV后，部分患者出现血清病样症状，包括轻微发热、全身不适、头痛，畏食、肌肉关节疼痛及颈、枕部淋巴结肿大等此期症状常较轻微，易被忽略。

2）无症状感染期（Ⅱ期）：由原发感染或急性感染症状消失后延伸而来，无任何症状。

3）持续性全身性淋巴结肿大期（Ⅲ期）：表现为除腹股沟淋巴结以外，全身其他部位（如颈、枕、腋下等）两处或两处以上淋巴结肿大。淋巴结肿大直径1cm以上，质地柔韧，无压痛，能自由活动。淋巴结一般持续肿大1年以后消散，也可反复肿大。

4）艾滋病期（Ⅳ期）：是艾滋病病毒感染的最终阶段。此期临床表现复杂。主要有以下五种表现：①艾滋病相关综合征：原因不明、持续一个月以上的发热、乏力不适、盗汗、厌食、腹泻、体重下降超过10%，伴全身淋巴结和肝脾大等；②神经系统症状：头痛、癫痫、下肢瘫痪、进行性痴呆；③严重机会性感染：常出现原虫、真菌、结核杆菌和病毒感染；④继发肿瘤：常见卡波西肉瘤和非霍奇金淋巴瘤；⑤继发其他疾病：如慢性淋巴性间质性肺炎等。

（2）临床表现

1）肺部：以肺孢子菌肺炎最为常见，且是本病机会性感染死亡的主要原因，表现为间质性肺炎。

2）消化系统：念珠菌、疱疹和巨细胞病毒引起口腔和食管炎症或溃疡最为常见，表现为吞咽疼痛和胸骨后烧灼感。胃肠道黏膜收到疱疹病毒、隐孢子虫、鸟分枝杆菌和卡波西肉瘤的侵犯，引起腹泻和体重减轻。巨细胞病毒、隐孢子虫、鸟分枝杆菌感染肝脏，可出现肝大及肝功能异常。

3）中枢神经系统：临床可表现为头晕、头痛、癫痫、进行性痴呆、脑神经炎等。

4）皮肤黏膜：肿瘤性病变，如卡波西肉瘤可引起紫红色或深蓝色浸润或结节。机会性感染可有白色念珠菌或疱疹病毒所致口腔感染等。外阴疱疹病毒感染、尖锐湿疣均较为常见。

5）眼部：巨细胞病毒、弓形虫可引起视网膜炎，眼部卡波西肉瘤等。

2. 诊断 高危人群伴有两项或两项以上者为疑似病例：①3个月内体重下降10%以上；②慢性咳嗽或腹泻1个月以上；③间歇或持续发热1个月以上；④全身淋巴结肿大超过1个月；⑤反复出现带状疱疹或慢性播散性单纯疱疹；⑥口腔念珠菌感染。

3. 治疗 至今无特效药，现有药物只能抑制病毒复制，停药后病毒可恢复复制。

四、性病的预防

性病的发生流行与社会、经济因素密切相关，因此，性病的预防要从社会与个人两方面考虑：

1. 社会预防 加强社会主义精神文明建设和法制建设，净化社会环境，铲除滋生性病、艾滋病的土壤。坚决取缔卖淫嫖娼、吸毒贩毒和淫秽书刊出版物，加强健康教育，使人们对性行为有正确的认识，保护自己免于感染，并预防感染他人。

2. 个人预防　尽可能避免非婚性行为；采取安全性行为；坚持正确使用安全套；平时注意个人卫生，包皮过长者可做包皮环切，预防感染；不吸毒，不与他人共用注射器、针头；输血或使用血制品时，要确认所用的血液及血制品已经过艾滋病方面的检测；有溃疡、皮疹等可疑症状时及时到正规医院就医，做到早发现、早治疗、早治愈，不留后患；配偶得性病应及时到医院检查，治疗期间最好不过性生活，需要时使用安全套；一般日常生活不会传染性病，但应做好家庭内部的清洁卫生，防止对衣物等生活用品的污染，如勤晒洗被褥、患者内衣裤不要和他人的衣物混洗，大人、小孩分床睡、分开使用浴盆、马桶圈每天擦洗等。如果考虑结婚、怀孕问题，最好等完全治愈后，身体恢复一段时间，再做考虑。

第十二章 女性生殖器肿瘤

第一节　外阴肿瘤

一、外阴良性肿瘤

（一）疾病分类及临床表现

外阴肿瘤比较少见，按组织学来源分为上皮来源和中胚叶来源两类。主要的外阴良性肿瘤有：

1. 乳头状瘤　外阴乳头瘤常见于围绝经期和绝经后的女性，以上皮增生为主的病变，多发生于阴唇，往往是单个的、生长缓慢。乳头状瘤一般无明显临床症状，主诉为发现外阴肿物和瘙痒，检查可见阴唇肿物，见多个乳头状突起并覆盖油脂性物质。其大小可由数毫米至数厘米，呈指状突出于皮肤表面，大的乳头状瘤因反复的摩擦，表面可溃破、出血、感染。诊断借助于组织病理和检查明确性质。镜下可见复层鳞状上皮，上皮的钉脚变粗并向真皮纤维结缔组织内伸展。表皮增生以棘细胞层和基底细胞层为主。2%～3%有恶变倾向，应手术切除。术时做冰冻切片，如证实有恶变，应及时扩大手术范围。

2. 汗腺瘤　汗腺瘤较少见，常见于成年后。肿瘤来源于顶浆分泌性汗腺，由汗腺上皮增生而成，多位于大阴唇上部，边界清楚，隆起于皮肤表面，生长缓慢，隆起周围皮肤的结节直径常在1～2cm内。肿瘤包膜完整，与表皮不粘连。镜下见高柱状或立方形的腺上皮交织成绒毛状突起，分泌性柱状细胞下衬有一层肌上皮细胞。一般为良性，极少恶变。患者多无症状，有时囊内的乳头状生长可突出溃破囊壁之外，有少量出血症状，亦伴感染，有时瘙痒、疼痛。治疗为先行活检，确诊后病变局部可切除。

3. 纤维瘤　纤维瘤是最常见的外阴良性肿瘤，此瘤多数位于大阴唇，其他部位少见，常为单发，生长缓慢。临床上多无症状，偶尔因摩擦，表面可有溃疡，出现下坠及疼痛症状。检查可见大阴唇绿豆到樱桃大小、光滑质硬的带蒂的赘生物。肿瘤切面为致密、灰白纤维结构。镜下见平行的纤维波浪状或互相盘绕，由成熟的纤维细胞和胶原纤维组成，包膜为纤维结缔组织。肿瘤恶变少见，治疗原则为沿肿瘤根部切除。

4. 平滑肌瘤　外阴平滑肌瘤来源于外阴平滑肌、毛囊立毛肌或血管平滑肌。常见于生育年龄妇女，主要位于大阴唇、阴蒂及小阴唇，直径为1～11cm，一般呈哑铃形，质地坚硬，分叶状，多无蒂而有宽的基底，能活动。一般无症状，可渐长大而使行动不便、坠感；向阴道旁生长，可使性交困难。镜下见平滑肌细胞排列成束状，与胶原纤维束纵横交错或形成漩涡状结构，常伴退行性变。治疗原则为肌瘤切除术。

5. 脂肪瘤　脂肪瘤主要来源于大阴唇或阴阜的脂肪组织，为生长缓慢、质软的肿瘤。瘤体小者无临床表现，变大时外阴部可有下坠感，溃破则引起出血。瘤软呈分叶状，偶见高出皮肤的皮赘，位于皮下脂肪内者，边界清楚，可推动，位于大阴唇者，可见隆突性肿块，镜下为成熟的脂肪细胞间有纤维组织混杂。治疗原则以肿物手术切除。

（二）鉴别诊断

本病不仅要区分各种不同类型的外阴良性肿瘤，同时要注意与以下疾病进行鉴别。

（1）外阴尖锐湿疣：此病与典型乳头状瘤极为相似，组织学上也难以区分。尖锐湿疣呈多发性，系病毒感染引起，可以消退。

（2）外阴癌：外阴癌呈浸润性生长，有痒痛感，易破溃，需做组织学检查确诊。

（3）皮赘：皮赘应与带蒂软纤维瘤鉴别，前者体积较小，可复发，后者为单发，体积稍大。

（三）治疗

本病采用西医治疗为主，中医中药无特殊治疗手段，诊断明确后主要以西医治疗为主。

1. 西医治疗

（1）一般治疗保持外阴清洁，养成良好的生活卫生习惯，发现异常及时到正规医院积极检查和治疗。

（2）病因治疗切除病灶：局部病灶切除并病检。乳头状瘤术中行冰冻切片，若证实有恶变，应作较广泛外阴切除。

（3）对症处理预防感染：合并感染时加用抗生素治疗。

2. 中医治疗

痰湿

证候：外阴肿物，质中或软，小腹阴户坠胀，胸闷不适，纳食不香，白带多，质黏稠，舌质淡，苔白腻厚，脉弦滑。

治法：益气化瘀，利湿祛痰。

方药：益气消瘤丸加减：生黄芪、醋小麦、当归、牡丹皮、赤芍、海藻、桂枝、昆布、桃仁、制大黄、山甲珠、川贝母、甘草。

加减：血瘀甚者，加三棱、莪术；兼气滞者，加乌药、香附；气虚明显者，加党参、黄芪。

血瘀

证候：外阴肿物，质硬或囊性，性交不适，阴户坠胀，白带多质稠，无异味。舌质偏紫黯，苔少，脉弦涩。

治法：活血化瘀，软坚散结。

方药：化瘀散结汤加减：桃仁、水蛭、制大黄、生牡蛎、鳖甲、龟板、猫爪草、夏枯草、昆布、海藻、甘草。

加减：痰湿者，加浙贝母、泽泻、车前子。

二、外阴上皮内瘤变

外阴上皮内瘤变（vular intraepithelial neoplasia，VIN）是一组外阴病变的病理学诊断名称，包括外阴鳞状上皮内瘤变和外阴非鳞状上皮内瘤变（Paget 病和非浸润性黑色素瘤），与外阴癌相关，多见于45岁左右妇女，近些年 VIN 发病率有所增加。

（一）西医病因病理

1. 病因　尚不完全清楚，目前认为大多数与人类乳头瘤病毒（HPV 16）感染有关，也可能与免疫缺陷、外阴营养不良、性行为和烟草等有关。

2. 病理及分类　外阴上皮内瘤变病理特征为上皮成内细胞分化不良、核异常及核分裂象增加。病变始于基底层，严重时向上扩展甚至占据上皮全层，过去根据 VIN 细胞分化不良、核异常、核分裂象以及在上皮层病变程度，将 VIN 分为Ⅰ－Ⅲ级，2004年，国际外阴阴道疾病研究协会（Interna tional Society for the Study of Vulvovaginal Disease，ISSVD）介绍了外阴鳞状上皮内瘤变的新分类。VINⅠ将不再使用，而 VINⅡ及 VINⅢ则统一简称为 VIN。

现 VIN 有两种：①寻常型 VIN（疣状，基底细胞样和混合型），其中多数病例与人乳头瘤病毒（HPV）感染相关；②分化型 VIN，主要见于年长妇女，常与硬化性苔藓和（或）鳞状上皮过度增生相关。

（二）诊断

本病西医诊断主要从临床表现、体征、活体组织病理学检查确诊。

（1）临床表现：最常见症状为外阴瘙痒不适、皮肤破损、烧灼感及溃疡。以大小阴唇较常见，阴蒂次之，尿道口及其周围较少见。

（2）体征：病灶可发生在外阴任何部位，可见外阴丘疹，斑点，斑块或乳头状赘疣，单个或多个，灰白或粉红色；少数为略高出皮面的色素沉着。

（3）诊断和鉴别诊断：确诊依据活体组织病理学检查，对任何可以病变应作多点活检。取材时应注意深度，避免遗漏浸润癌。阴道镜检查或采用1%甲苯胺蓝或3%～5%醋酸涂抹外阴病变皮肤，有助于提高病灶活检的准确率。外阴湿疹、外阴白色病变、痣、脂溢性角化瘤和黑色棘皮瘤等也可以引起VIN，注意与这些疾病相鉴别，以及这些疾病与VIN并存的情况。

（三）治疗

本病采用中西医结合治疗，诊断明确后以西医治疗为主，中医调理气血、增强体质为辅。

1. 西医治疗　对于外阴上皮内瘤变应早期发现、早期处理。外阴上皮内瘤变的治疗方法多种多样，治疗的目的在于消除病灶，缓解症状和预防恶变。治疗根据患者年龄、病变大小及分类。恶变风险、对外阴形态及功能影响等选择个体化方案。治疗前应做活检以明确诊断和排除早期浸润癌。

（1）局部治疗：适用于病灶局限、年轻的普通患者，可采用：①药物治疗：5%氟尿嘧啶软膏等外阴病灶涂抹和局部应用免疫反应调节剂咪喹莫特（imiquimod）效果良好，完全缓解率为35%～81%；②物理治疗：可应用激光、冷冻、电灼以及光动力学治疗，尤其是激光汽化疗效更佳。

（2）手术治疗：外阴两侧的病变一旦确诊，应行外阴上皮局部表浅切除术，切除边缘超过肿物外缘0.5～1.0cm即可。累及小阴唇的病变也可行局部切除术。对大的病变可行表浅外阴切除术和薄层皮片植皮术。老年人和广泛性VIN，特别是分化型患者采用单纯外阴切除术，切除范围包括外阴皮肤和部分皮下组织，但不切除会阴筋膜；对于Paget病，由于病变多超越肉眼所见病灶边缘，且偶有浸润发生，应行较广泛局部病灶切除和单纯外阴切除；若出现浸润和合并汗腺癌时，需要做广泛性外阴切除和双侧腹股沟淋巴结切除术。

2. 中医治疗

肝郁化火

证候：外阴瘙痒疼痛，以夜间为著，外阴皮肤可见丘疹或斑点，可为多个，呈融合或分散状，呈灰白或粉红色，或外阴红肿破溃，伴带多色黄，心烦易怒，小便黄，大便秘结，口舌生疮；苔薄黄或黄糙，脉弦。

治法：泻肝止痒。

方药：龙胆泻肝汤加减：龙胆草、山栀子、黄芩、柴胡、生地黄、当归、泽泻、车前子、生甘草、夜交藤。

加减：外阴红肿破溃者，加野菊花、紫花地丁、蒲公英。

血虚生风

证候：外阴瘙痒，夜间加重，外阴皮肤干燥、粗糙，或丘疹或斑点，单个或多个，呈融合或分散状，灰白或粉红色，头晕目眩，心悸失眠，神疲乏力；舌淡，苔薄，脉细。

治法：养血祛风，活血止痒。

方药：四物汤加减：当归、川芎、生地黄、熟地黄、赤芍、党参、山药、茯苓、防风、乌梅、生甘草。

加减：失眠者，加珍珠母、夜交藤；腰酸头晕者，加川续断、杜仲、钩藤。

湿热下注

证候：外阴局部丘疹或斑点，单个或多个，呈融合或分散状，灰白或粉红色，或破损溃疡，红肿疼痛，渗流脓水，外阴瘙痒，烧灼疼痛，白带增多，色黄气秽，胸闷烦躁，口苦口干，小便黄，大便秘结；舌淡，舌边尖红，苔黄腻，脉弦数。

治法：清热利湿，消斑止痒。

方药：龙胆泻肝汤加减：龙胆草、山栀子、黄芩、车前子、泽泻、生地黄、当归、甘草、柴胡。

加减：局部红肿、渗流黄水者，加蚤休、土茯苓、连翘；黄带增多者，加椿皮、薏苡仁。

三、外阴恶性肿瘤

外阴恶性肿瘤（vulvar malignangt tumor）相对少见，约占女性全身恶性肿瘤的1%，占女性生殖道恶性肿瘤的3%～5%。多见于60岁以上妇女，其发生率近年有所增加。90%为鳞状细胞癌，另外还有恶性黑色素瘤、腺癌、基底细胞癌、疣状癌、肉瘤和其他罕见的外阴恶性肿瘤。外阴恶性肿瘤的恶性程度高，以恶性黑色素瘤和肉瘤较高，腺癌和鳞癌次之，基底细胞癌恶性程度最低。

（一）病因病理

1. 西医病因病理

（1）外阴鳞状细胞癌：病因尚不明，目前认为可能与以下因素相关：人乳头瘤病毒、单纯疱疹病毒Ⅱ型或巨细胞病毒感染，其中人乳头瘤病毒以 HPV16、18、31 多见。外阴营养不良发展为外阴癌的危险为 5%～10%，二者有一定相关性。其他因素如淋巴肉芽肿湿疣、梅毒及不良性生活等，以高分化鳞癌多见。大体见外阴结节、肿块或伴溃疡，周围皮肤可增厚及色素改变。镜检见大量癌珠和细胞间桥。

（2）外阴恶性黑色素瘤：多认为与色素痣经常受摩擦刺激有关。恶性程度高。镜检瘤细胞呈圆形、多边形或菱形，多见核异形，瘤细胞与间质无界限，细胞内黑色素颗粒分布不均。

（3）外阴基底细胞癌：来源于表皮中原始基底细胞或毛囊，原因尚不明了。镜检异形的基底细胞密集排列成柱状或花边状，伸入真皮内，细胞浓染、核大，有核分裂象。

2. 中医病因病机 主要病因为外受湿热，或过食辛辣；或内伤七情，或房劳所伤，脏腑功能失调，致湿热下注，郁火内蕴，甚蕴而成毒；或寒邪凝滞，或脾虚痰滞，毒邪凝聚；或肝肾亏损，经虚不荣而发为本病。

（1）湿热下注：外感湿热之邪，流注下焦，或情志抑郁，夹湿循肝经下注，阻滞经脉，湿热凝结阴部为患，甚则蕴积成毒。

（2）寒凝血瘀：外感寒邪，客于肝经，或中焦虚汗，命门火衰，阴寒内生，致寒凝血瘀，凝滞为毒。

（3）脾虚痰滞：过食膏粱厚味，损伤脾胃，脾虚生湿生痰，痰浊流注下焦为病，甚则诸邪相聚成毒。

（4）肝肾不足：素体肾虚或房劳不节，致肝肾不足。肝脉绕阴器，肾开窍于二阴，血虚不荣而为病。

（二）转移途径

可直接浸润癌灶邻近组织，或经区域淋巴转移，晚期可血行播散。

1. 直接浸润 癌灶逐渐增大，沿皮肤及邻近黏膜直接浸润尿道、阴道、肛门，晚期可累及膀胱、直肠等。

2. 淋巴转移 外阴有丰富的淋巴管，且两侧互相交通成网，癌灶多沿同侧淋巴结转移。早期汇入腹股沟浅淋巴结，再至腹股沟深淋巴结，进入盆腔内髂外、闭孔和髂内淋巴结，最终转移至主动脉旁淋巴结和左锁骨下淋巴结。

3. 血行转移 晚期经血行播散，多见肺、骨等。

（三）临床分期

目前采用国际妇产科联盟（FIGO，2009 年）分期法，见表 12－1－1。

表 12－1－1 国际妇产科联盟外阴恶性肿瘤分期表

分期	定义
Ⅰ	肿瘤局限于外阴，淋巴结未转移
$Ⅰ_A$	肿瘤局限于外阴或会阴，最大径线≤2cm，间质浸润≤1.0mm*
$Ⅰ_B$	肿瘤最大径线＞2cm 或局限于外阴或会阴，间质浸润＞1.0mm*
Ⅱ	肿瘤侵犯下列任何部位：下 1/3 尿道、下 1/3 阴道、肛门，有腹股沟－股淋巴结转移
Ⅲ	肿瘤有或（无）侵犯下列任何部位：下 1/3 尿道、下 1/3 阴道、肛门，有腹股沟－股淋巴结转移
$Ⅲ_A$	（i）1 个淋巴结转移（≥5mm），或（ii）1～2 个淋巴结转移（＜5mm）
$Ⅲ_B$	（i）≥2 个淋巴结转移（≥5mm），或（ii）≥3 个淋巴结转移（＜5mm）
$Ⅲ_C$	阳性淋巴结伴囊外扩散
Ⅳ	肿瘤侵犯其他区域（上 2/3 尿道，上 2/3 阴道）或远处转移
$Ⅳ_A$	（i）肿瘤侵犯下列部位：上尿道和（或）阴道黏膜、膀胱黏膜、直肠黏膜或固定在骨盆壁，或（ii）腹股沟－股淋巴结出现固定或溃疡形成
$Ⅳ_B$	任何部位（包括盆腔淋巴结）的远处转移

注：* 浸润深度指肿瘤从接近最表皮乳头上皮－间质连接处至最深浸润点的距离

（四）诊断

1. 西医诊断

（1）临床表现

1）外阴鳞状细胞癌：外阴瘙痒，常同时患有外阴硬化性萎缩性苔藓或外阴增生性营养障碍，可生长于外阴任何部位，常见大阴唇。早期局部见丘疹、结节或小溃疡，晚期可见不规则肿块，或有乳头状肿瘤。继发感染，可出现脓性排液。

2）外阴恶性黑色素瘤：外阴瘙痒、疼痛、出现，可扪及小肿块。妇科检查可见小阴唇、阴蒂等处见青黑色或棕褐色小结节，常单发、质硬，后迅速增大、溃破、流血或见浆液性渗出。

3）外阴基底细胞癌：大阴唇有小肿块，发展缓慢，很少侵犯淋巴结。

（2）辅助检查

1）组织学检查：对一切外阴赘生物和可疑病灶，均需尽早做活体组织检查，取材时应有足够的深度，避免误取坏死组织。活检时，为避免取材不准而发生误诊，可用1%甲苯胺蓝涂抹外阴病变皮肤，待干后用1%醋酸液擦洗脱色，在蓝染部位做活检，或用阴道镜观察外阴皮肤定位活检，以提高活检阳性率。

2）影像学检查：B型超声、CT、MRI等可判断病变范围，与周围组织关系。

3）膀胱镜、直肠镜检查：有助于判断是否有局部或远处转移。

2. 中医诊断　主要根据局部病灶及伴见证、舌、脉辨证。一般首先辨别寒热，若病灶色红灼痛，甚或脓水淋漓多属实热；色淡坚硬，痒痛不甚，日久不消，形体虚羸者多属虚寒；疮疡溃腐，久不收敛，脓水淋漓，恶臭难闻者，多属热毒蕴郁而气血衰败之恶候。

（五）鉴别诊断

本病要与乳头状瘤、外阴结核、增生性营养不良、尖锐湿疣相鉴别，鉴别方法有赖于活组织病理检查。

（六）治疗

本病以手术治疗为主，应考虑患者机体因素，行个体化、综合性治疗，术后辅以放疗、化疗及中医辨证论治。

1. 西医治疗

（1）手术治疗：浸润癌、外阴癌的治疗无标准的术式，必须个体化。在保证疗效的前提下，尽量采用最保守的手术。

1）微浸润型外阴癌（ⅠA期）的治疗行局部广泛切除术，通常不需切除腹股沟淋巴结。

2）早期外阴癌（ⅠB期）的治疗肿瘤局限于外阴、经临床和（或）超声或影像学检查评估无淋巴结转移时视为早期外阴癌。原发病灶的治疗：为减少对患者性心理的影响，通常选择保守性手术即局部广泛切除术。该术式在预防局部复发方面与广泛外阴切除术疗效相当。手术切缘应至少超过病变边缘1cm，深度应达泌尿生殖膈下，即位于阔筋膜水平面且覆盖耻骨联合的筋膜层。如果病变靠近尿道，在预期不引起尿失禁的情况下可切除尿道远端1cm。如果并发VIN，应切除VIN病变部位的表浅皮肤组织以控制症状、排除表浅浸润、预防病变发展为浸润癌。腹股沟淋巴结的处理：若发生腹股沟区复发，患者的死亡率非常高，因此，正确处理腹股沟淋巴结是降低早期外阴癌死亡率的唯一重要因素。所有FIGO ⅠB期或Ⅱ期患者，至少应该行同侧腹股沟淋巴结切除术。局限于一侧外阴的小病灶且同侧淋巴结阴性患者发生对侧淋巴结转移率$<1\%$，可行单侧腹股沟淋巴结切除术。位于中线及累及小阴唇前部的肿瘤应行双侧腹股沟淋巴结切除术。

单侧肿瘤较大者也可行双侧腹股沟淋巴结切除术，特别是同侧淋巴结阳性者。随着欧洲关于前哨淋巴结多中心研究结果的发布，该技术应用逐渐增多。前哨淋巴结活检技术可在绝大多数局部扩散的病例中检测到淋巴结转移，与系统淋巴结切除术相比，淋巴水肿的发生率更低。因为前哨淋巴结假阴性虽然较少，但是确实存在，一旦出现腹股沟淋巴结复发患者死亡的风险高，有些患者仍会选择施行系统腹股沟淋巴结切除术。腹股沟淋巴结切除术：由于单纯切除腹股沟淋巴结术后腹股沟区的复发率较高，故推荐同时切除腹股沟和股淋巴结。股淋巴结位于卵圆窝内股静脉周围，因此切除股淋巴结时不必去除筋膜层。三切口手术方式可安全地切除腹股沟淋巴结，比连续整块切除外阴及腹股沟淋巴结可明显改善伤口愈合。

所有进行前哨淋巴结活检术且发现有一处或多处淋巴结转移的患者，必须进行系统腹股沟股淋巴结切除及必要时的术后腹股沟区及盆腔放疗。

（2）放射治疗：适用于不能手术或手术风险大，癌灶不能切净或切除困难者；晚期患者术前放疗，以缩小病灶有利于手术；腹股沟淋巴结转移的补充治疗，包括一处转移直径 >10mm，淋巴结囊外扩散或血管淋巴间隙受累，两处或更多处微转移；术后原发病灶的补充治疗；复发癌。鳞状细胞癌对放射线敏感，而恶性黑色素瘤对放疗不敏感。

（3）化学药物治疗：外阴恶性肿瘤对化学药物治疗不理想，仅用于较晚期癌或复发癌的综合治疗手段。常用化疗药物顺铂、阿霉素、表柔比星、5-FU 等。常采用静脉注射或局部动脉灌注。

2. 中医治疗

（1）辨证论治

湿热蕴结

证候：阴户溃烂，瘙痒，灼痛，口干心烦，小便淋涩，便秘；舌质红，苔黄腻，脉滑数。

治法：清热利湿，解毒化瘀。

方药：萆薢渗湿汤加减：萆薢、薏苡仁、黄柏、赤茯苓、牡丹皮、泽泻、通草、滑石、蒲公英、紫花地丁。

加减：局部痛甚者加乳香、没药；湿热证重者用龙胆泻肝汤。

寒邪凝滞

证候：阴户溃烂，或瘙痒，或有疹点，色灰白或淡红，神疲畏寒，纳谷不香；舌质淡，脉细。

治法：温阳补血，散寒通滞。

方药：阳和汤加减：熟地黄、鹿角胶、炮姜炭、肉桂、麻黄、白芥子、甘草。

脾虚痰阻

证候：外阴破溃，或有瘙痒，伴四肢无力，形体肥胖，纳呆，胸脘痞闷，面色萎黄；舌淡，苔白腻，脉虚缓。

治法：健脾益气，化痰利湿。

方药：参苓白术散合二陈汤加减：人参、白术、扁豆、茯苓、甘草、怀山药、薏苡仁、桔梗、砂仁、陈皮、法半夏、甘草、金银花、菖蒲、夏枯草。

肝肾不足

证候：外阴瘙痒，破损，或有疹点，烧灼感，腰膝酸软，头晕目眩，五心烦热；舌红，少苔，脉细数。

治法：滋补肝肾。

方药：六味地黄汤加减：熟地黄、山茱萸、怀山药、泽泻、牡丹皮、茯苓、蒲公英、连翘。

（2）外治法

1）黄芩、当归、川芎、大黄、枯矾、黄连、雄黄。煎水洗疮，每日 3 次。

2）板蓝根 30g、木贼草 30g、香附 30g，煎水外洗患部。

3）鸦胆子仁捣烂敷贴，用胶布固定，3 日换药 1 次。

（七）预后及随访

外阴恶性肿瘤的预后与癌灶大小、部位、分期、肿瘤分化、有无淋巴结转移及治疗措施等有关。外阴黑色素瘤预后不良。其中，以淋巴结转移最为重要，有淋巴转移者 5 年生存率约 50%，而无淋巴结转移者 5 年生存率为 90%。

治疗后应定期随访：术后 1 年内每 1～2 个月随访 1 次，第 2 年每 3 个月 1 次，3～4 年可每半年 1 次，5 年及以后每年 1 次。

第二节　宫颈肿瘤

一、宫颈癌

宫颈癌（cervical cancer）是最常见的妇科恶性肿瘤，宫颈癌以鳞状细胞癌为主，高发年龄为 50～55 岁，近年来其发病有年轻化的趋势。由于近 40 年宫颈细胞学筛查的普及，使宫颈癌和癌前病变得以早期发现、早期诊断及早期治疗，生存率明显提高，发病率和死亡率已明显下降。依据该病主要临床表现，相当于中医的“五色带”“癥瘕”“恶疮”“阴疮”“崩漏”等证。

（一）病因

1. 西医病因　目前认为人乳头瘤病毒（HPV）感染，特别是高危型的持续性感染，是子宫颈癌前病变和宫颈癌的基本原因，人乳头瘤病毒分子流行病调查发现 99.8% 的宫颈癌标本中有高危 HPV 型别 DNA 存在，超过 2/3 的标本被检出 HPV16 或 18 型，之后依次为 HPV45、31、33、52、58 型。

流行病学研究认为：早年性生活、性生活不洁或紊乱、多产等；高危男性伴侣配偶有阴茎癌、前列腺癌或其前妻曾患宫颈癌均为高危男性伴侣；吸烟可抑制机体免疫功能，有促癌功能。另外营养不良、卫生条件差也可影响疾病的发生。

2. 中医病因　本病发生内因包括七情郁结、气滞血瘀；外因则为湿热、湿毒内浸，滞留胞中，邪毒积聚，损伤任带及五脏而发病。本病以正虚冲任失调为本，湿热瘀毒凝聚为标，正虚邪实，包括以下几个方面：

（1）肝郁化火：忧愁思虑，肝郁气滞，郁而化火，或肝旺侮土，脾失运化，水湿内停，蕴而化热，损伤任带，发为本病。

（2）湿热瘀毒：脾虚生湿，遏而化热；或摄生不慎，或经期、产后胞脉空虚，湿热瘀毒之邪乘虚直犯阴器、胞宫。

（3）肝肾阴虚：素体阴虚，或久病失养或年老，致肝肾不足，阴虚失守，虚火妄动，冲任不固，或复感湿热之邪，伤及任带，发为本病。

（4）脾肾阳虚：久病及肾，或素体肾阳不足，命门火衰，肾阳不能温煦脾土，脾肾阳虚，湿毒之邪乘虚直袭阴器、胞宫。

（二）组织病理学

宫颈的移行带为宫颈癌的好发部位。胎儿期来源于泌尿生殖窦的鳞状上皮向上生长，至宫颈外口与宫颈管柱状上皮相邻，形成原始鳞 - 柱状交接部，此部位及为移行带区，受体内雌激素水平的变化而变化，表面被覆的柱状上皮逐渐被鳞状上皮所替代。

在移行带形成过程中，宫颈上皮化生过度活跃，在一项物质（如 HPV 感染、精液组蛋白及其他致癌物质）的刺激下，未成熟的化生鳞状上皮或增生的鳞状上皮细胞可出现不同程度的不成熟或分化不良，核有丝分裂象增加，形成宫颈上皮内瘤样变（CIN）。CIN 具有两种生物学行为，即可自行消退，亦可继续进展，突破上皮下基底膜、浸润间质，则形成浸润癌。

（三）病理

1. 鳞状细胞癌　占宫颈癌的 80%～85%，其诊断要点为具有鳞状上皮分化（即角化）、细胞间桥缺无腺体分化或黏液分泌。多来源于鳞状上皮交接移行带区的不典型增生上皮或原位癌。老年女性宫颈癌也可位于宫颈管内。

（1）巨检：镜下早期浸润癌及早期宫腔浸润癌肉眼观察常无明显异常，类似于宫颈糜烂。随病情进展可有以下 4 型。

1）外生型：最常见，病灶向外生长呈乳头样或菜花样，组织脆，易出血。癌瘤体积大时，常累及阴道，较少浸润宫颈深层组织及宫旁组织。

2）内生型：癌灶浸润宫颈深部组织及峡部。宫颈表面常光滑或仅有轻度糜烂，宫颈扩张，肥大变硬呈桶状；常累及宫旁组织。

3）溃疡型：以上两种癌组织继续进展合并感染坏死，脱落后形成溃疡或空洞，似火山口。

4）颈管型：病灶位于宫颈管内，常侵入宫颈及子宫下段供血层或转移至盆腔淋巴结。

（2）显微镜检

1）镜下早期浸润癌：指在原位癌基础上镜检发现小滴状，锯齿状癌细胞团突破基底膜，浸润间质，浸润深度≤5mm，宽度≤7mm。

2）宫颈浸润癌：指病灶浸润间质范围已超出镜下早期浸润癌，多成网状或团块状浸润间质。依细胞分化程度可分为 3 级，Ⅰ级：高分化鳞癌（角化性大细胞型），大细胞，明显角化珠形成，可见细胞间桥，少或无不正常核分裂（2/HPF）；Ⅱ级：中分化鳞癌（非角化大细胞型），大细胞，少或无角化珠，细胞间桥不明显，核分裂较多（>2～4/HPF）；Ⅲ级：低分化鳞癌（小细胞型），多为未分化小细胞，无角化珠及细胞间桥，细胞异型性明显，核分裂多见（>4/HPF），常需行免疫组化（如细胞角蛋白等）及电镜检查确诊。

2. 腺癌　占宫颈癌 15%。

（1）巨检：大体形态与宫颈鳞癌相同。来自宫颈管内，浸润管壁；或从颈管内向宫颈外口突出生长；常可侵犯宫旁组织；病灶向宫颈管内生长时，宫颈管形可膨大呈桶状。

（2）显微镜检：主要组织学类型有 3 种。

1）黏液腺癌：最常见，来源于宫颈黏膜柱状黏液细胞，镜下可见腺体结构，腺上皮细胞增生呈多层，异型性明显，可见核分裂象，细胞内含黏液。

2）宫颈恶性腺瘤：又称微偏腺癌（MDC），属高分化宫颈内膜腺癌。腺上皮细胞无异型性，但癌性腺体多，大小不一，形态多变，呈点状突起深入宫颈间质深层，常伴有淋巴结转移。

3）宫颈腺鳞癌：较少见，占宫颈癌 3% ~ 5%。由储备细胞同时向腺癌和鳞状上皮非典型增生腺癌发展而成。癌组织中含有腺癌及鳞癌两种成分。两种癌成分的比例及分化程度均可不同，低分化者预后极差。

（四）转移途径

主要为直接蔓延及淋巴转移，血行转移少见。

1. 直接蔓延 最常见。癌细胞局部浸润，向邻近器官及组织扩散，向下累及阴道壁，向上由宫颈管累及宫腔；癌灶向两侧蔓延可累及主韧带及阴道旁组织甚至骨盆壁；晚期可向前累及膀胱，向后累及直肠，形成癌性膀胱阴道瘘或直肠阴道瘘。当癌灶压迫侵及输尿管时，可引起输尿管梗阻及肾积水。

2. 淋巴转移 癌灶局部浸润后累及淋巴管，形成瘤栓，随淋巴引流而进入局部淋巴结，从而在淋巴管内扩散。淋巴结转移分一级组（包括宫颈旁、宫旁、闭孔、髂内、髂外、髂总、骶前淋巴结）、二级组（腹股沟深浅、腹主动脉旁淋巴结）。

3. 血行转移 极少见，晚期可转至肺、肝或骨骼等。

（五）分期

子宫颈癌的分期为临床分期，采用国际妇产科联盟（FIGO，2000），见表 12-2-1。分期在治疗前进行，治疗后分期不再更改。

（六）临床表现

早期宫颈癌常无症状及明显体征，宫颈可光滑或与慢性宫颈炎无区别。病变发展后可出现以下症状和体征。

1. 症状

（1）阴道流血：早期多为接触性出血；后期多为不规则阴道出血。出血量多少取决于病灶大小及累及间质血管的情况；晚期可因侵袭大血管而造成大出血。年轻患者可表现为经期延长、经量增加；老年患者常见绝经后阴道不规则流血。一般外生型癌出血较早，量多；内生型癌则出血较晚。

表 12-2-1 子宫颈癌的临床分期表△

分期	定义
Ⅰ	肿瘤局限在宫颈（扩展至宫体将被忽略）
ⅠA	镜下浸润癌（所有肉眼可见的病灶，包括表浅浸润，均为IB期） 间质浸润深度≤5mm*，宽度≤7mm
ⅠA1	间质浸润深度≤3mm，宽度≤7mm
ⅠA2	间质浸润深度＞3mm且＜5mm，宽度≤7mm
ⅠB	临床癌灶局限于宫颈，或者镜下病灶＞ⅠA
ⅠB1	临床癌灶≤4cm
ⅠB2	临床癌灶＞4cm
Ⅱ	肿瘤超越子宫，但未达骨盆壁或未达阴道下1/3
ⅡA	肿瘤侵犯阴道上2/3，无明显宫旁浸润
ⅡA1	临床可见癌灶≤4cm
ⅡA2	临床可见癌灶＞4cm
ⅡB	有明显宫旁浸润但未达到盆壁
Ⅲ	肿瘤已扩展到骨盆壁，在进行直肠指诊时，在肿瘤和盆壁之间无间隙。肿瘤累及阴道下1/3。由肿瘤引起的肾盂积水或肾无功能的所有病例，除非已知道由其他原因所引起
ⅢA	肿瘤累及阴道下1/3，没有扩展到骨盆壁
ⅢB	肿瘤扩展到骨盆壁，或引起肾盂积水或肾无功能
Ⅳ	肿瘤超出了真骨盆范围，或侵犯膀胱和（或）直肠黏膜
ⅣA	肿瘤侵犯邻近的盆腔器官
ⅣB	远处转移

△ 来自 FIGO 妇科肿瘤委员会。

* 无论从腺上皮或者表面上皮起源的病变，从上皮的基底膜量起浸润深度不超过 5mm。肿瘤浸润深度的测量要从上皮—间质连接处最表层的乳突量起到浸润的最深处来确定。无论是静脉或淋巴等脉管区域的浸润，均不影响分期。

（2）阴道排液：多数有阴道排液增多，可为白色或血性，稀薄如水样或米泔状，有腥臭。晚期因癌组织破溃、坏死，继发感染可有大量泔水样或脓性恶臭白带。

（3）晚期症状：依据病灶累及部位不同而有不同的继发症状。邻近组织器官及神经受累时，可出现尿频尿急、便秘、下肢肿胀、疼痛等；癌灶压迫或累及输尿管时，可导致输尿管梗阻、肾积水，甚至引起尿毒症；晚期可出现恶病质、贫血等全身衰竭症状。

2. 体征　宫颈上皮内瘤变、宫颈原位癌、镜下早期浸润癌及极早期宫颈浸润癌，局部常无明显改变，宫颈光滑或为轻度糜烂。随着病变的进展可出现不同体征。外生型者可有息肉状、乳头状、菜花状赘生物，常伴感染，质脆，触之易出血；内生型则见宫颈肥大，质硬，宫颈膨大如桶状；晚期癌组织坏死脱落时可形成溃疡或空洞并有恶臭。阴道壁被侵及时则可见赘生物生长；宫旁组织受累时，妇科检查可扪及宫旁组织增厚、结节状、质硬或形成冰冻骨盆。

（七）诊断

1. 西医诊断　根据病史及临床表现，尤其有接触性阴道出血者，对宫颈肿物直接进行活体组织检查以明确诊断。目前常用检查方法如下：

（1）宫颈刮片细胞学检查：宫颈癌筛查的主要方法，在移行带取材，行染色和镜检。临床宫颈细胞学诊断报告方式主要为巴氏五级分类法和TBD系统分类。目前国际多采用TBS分类法，分3类：不典型鳞状上皮、轻度鳞状上皮内瘤变、重度鳞状上皮内瘤变。当TBS分类中有上皮细胞异常时，均应重复刮片检查并行阴道镜下宫颈活组织检查。

（2）碘试验：正常宫颈阴道鳞状上皮因富含糖原，遇碘呈棕色或褐色，未被染色区说明该处上皮缺乏糖原，可为炎性或其他病变区。在碘不染色区取材活检可提供检出率。

（3）阴道镜检查：可直视宫颈表面病变情况，了解病变区血管情况，选择可疑癌变区进行活组织检查，提高诊断准确率。

（4）宫颈和宫颈管活组织检查：为确诊宫颈上皮内瘤变及宫颈癌的依据。在病灶处取材活检；当无明显病灶时，可选宫颈移行带3、6、9、12点4处取材活检，或行碘试验、阴道镜观察可疑病变区取材检查；所取组织应包括一定间质及邻近组织。宫颈刮片阳性、宫颈光滑或活检阴性，应用小刮匙搔刮宫颈管，刮出物送病理检查。

（5）宫颈锥切：宫颈刮片多次阳性，而宫颈活检阴性；或活检为CINⅢ需确诊者，均应做宫颈锥切送病理组织检查。宫颈锥切可采用冷刀切除、环状电凝切除或冷凝电动切除术；宫颈组织应作连续病理切片（24～36张）检查。

2. 中医诊断

（1）辨病要点：根据临床表现、体征及实验室检查，可诊断本病，但确诊仍需病理检查。

（2）辨证要点：带下量多，色白无臭属虚；带下量多，色质异常而由臭气为实。白带属脾虚、肾虚；黄带、赤带属阴虚或阴虚夹湿；赤白带或少量出血属湿热；杂色带或出血量多属湿毒；带下质稀如水属虚寒。

（八）鉴别诊断

应与具有相似临床症状或体质的各种宫颈病变相鉴别，主要依据为或组织病理检查。包括：

（1）宫颈糜烂、宫颈息肉、宫颈内膜异位症、宫颈腺上皮外翻和宫颈结核性溃疡等宫颈良性病变。

（2）宫颈黏膜下肌瘤、宫颈管肌瘤、宫颈乳头瘤等宫颈良性肿瘤。

（3）原发性宫颈恶性黑色素瘤、肉瘤及淋巴瘤、转移性癌（多为子宫内膜癌、阴道癌）等宫颈恶性肿瘤。

（九）治疗

根据临床分期、年龄、全身情况、有无并发症等，制定个体化治疗方案。西医主要治疗方法为手术、放疗及化疗的综合治疗方案。中医治疗应在辨证的基础上，根据病情的不同时期处理好扶正与祛邪的关系，早期以祛邪为主，中晚期以扶正为主。

1. 西医治疗

（1）手术治疗：主要用于ⅠA－ⅡA的早期患者，其优点是年轻患者可保留卵巢及阴道功能。根据患者不同分期选用不同的术式。

ⅠA1期：无淋巴、脉管间隙浸润者，选用筋膜外全子宫切除术；要求保留生育功能者可行宫颈锥切术。有淋巴、脉管间隙浸润者按ⅠA2期处理。

ⅠA2－ⅠB1期：肿瘤直径＜2cm的未生育年轻患者可选用广泛子宫颈切除术及盆腔淋巴结清扫术，保留患者的生育功能。

ⅠA2－ⅡA期：选用广泛全子宫切除术及盆腔淋巴结清扫术，年轻患者卵巢功能正常者可予保留。

术中冰冻切片检查髂总淋巴结有癌转移者，应做腹主动脉旁淋巴切除或取样，进一步明确病变累及范围，选用术后治疗。

（2）放射治疗：适用于中晚期患者（ⅡB期、Ⅲ期、Ⅳ期），或无法手术者。分腔内照射及体外照射。腔内照射采用后装治疗机，放射源为192铱或137铯等，主要用于控制局部原发病灶。体外照射多用直线加速器、60钴等，主要治疗宫颈旁及盆腔淋巴结转移灶。一般早期病例以局部腔内照射为主，体外照射为辅；晚期以体外照射为主，腔内为辅。

术前放疗：局部病灶较大，术前放疗待癌灶缩小后再手术。术后放疗：手术治疗后有盆腔淋巴结转移，宫旁转移或阴道有残留癌灶者，术后放疗科消除残存癌灶减少复发。

（3）化疗：

1）术前化疗：宫颈癌灶＞4cm，使肿瘤缩小，便于手术切除。

2）与放疗同步化疗：现有临床试验结果表明，以铂类为基础的同步放化疗科明显改善生存期，减少复发。

3）姑息治疗：不能耐受放疗的晚期或复发转移的患者。

常用药物有顺铂、卡铂、紫杉醇、吉西他滨、托泊替康。常用方案有顺铂＋紫杉醇、卡铂＋紫杉醇、顺铂＋拓扑替康、顺铂＋吉西他滨。给药途径可采用静脉或动脉灌注化疗。

2. 中医治疗　标本兼治，攻补兼施，全身与局部治疗相结合。全身治疗以辨证论治为主，以改善全身功能为目的，调理全身气血，增强体质，配合西医的综合治疗可达到理想效果。局部治疗为中医治疗宫颈癌的特色。

（1）辨证论治

肝郁化火

证候：胸胁胀痛，心烦易怒，全身窜痛，口干咽苦，白带偏多，阴道流血夹有淤块；舌质暗，苔白或微黄，脉弦。

治法：疏肝理气，解毒散结。

方药：丹栀逍遥散加减：牡丹皮、栀子、当归、白芍、柴胡、白术、茯苓、甘草、半枝莲、白花蛇舌草。

加减：赤带不止加芡实、茜草炭；神疲乏力加党参、黄芪。

肝肾阴虚

证候：头晕耳鸣，五心烦热，便秘尿赤，时有阴道流血，赤白带下，其味恶臭；舌质红，苔少，脉弦细或细数。

治法：滋补肝肾，解毒清热。

方药：知柏地黄丸合二至丸加减：知母、黄柏、山茱萸、山药、生地黄、茯苓、泽泻、牡丹皮、女贞子、墨旱莲、半枝莲、紫背天葵。

加减：赤带不止加大蓟、小蓟；大便秘结加瓜蒌仁、生大黄。

脾肾阳虚

证候：带下量多，质稀薄，臭秽不重，阴道出血量多，色淡红；舌质淡，边见齿痕，苔薄，脉沉细无力。

治法：健脾温肾，化湿止带。

方药：真武汤和完带汤加减：附子、茯苓、白术、白芍、生姜、甘草、山药、党参、苍术、车前子、陈皮、柴胡、荆芥穗、半枝莲、补骨脂、覆盆子。

加减：小便不利加泽泻；出血不止加茜草、炮姜、艾叶。

湿热瘀毒

证候：少腹胀痛，口苦咽干，赤白带下，时有腥臭，尿黄便干；舌质红，苔黄腻，脉滑数。

治法：清热利湿，解毒，化瘀散结。

方药：黄连解毒汤加减：黄连、黄柏、黄芩、栀子、土茯苓、半枝莲、龙葵、山慈菇、莪术。

加减：便秘者加大黄；出血多去莪术，加侧柏叶、生地榆；小腹疼痛加乳香、没药。

（2）局部用药：三品方白砒、明矾煅制后加雄黄、没药、麝香适量混合制压成“三品”饼、杆型，经紫外线消毒后局部外用于宫颈。适用于宫颈鳞状上皮原位癌及宫颈鳞状上皮癌ⅠA期。

麝胆栓药物组成为麝香、枯矾、雄黄、猪胆

汁、冰片、硼砂、青黛、白花蛇舌草、茵陈、黄柏、百部、蓖麻油等，制成栓剂，阴道给药，每晚1粒，10次为1疗程。本药有清热解毒，软坚化腐，收敛生肌，止血止痛功效。适用于中晚期宫颈癌。

（十）预后

与临床分期、病理类型及治疗方法密切相关。ⅠB与ⅡA期手术与放疗效果相似。淋巴结转移者预后差。宫颈腺癌放疗效果不如鳞癌，早期即可有淋巴转移，预后差。晚期死亡主要原因有尿毒症、出血、感染及全身恶病质。

（十一）随访

随访内容应包括盆腔检查、阴道涂片细胞学检查、胸片及血常规等。宫颈癌治疗后复发50%在1年内，75%~80%在2年内；复发部位盆腔内局部复发占70%，远处为30%。治疗后2年内每3月复查1次；3~5年内每6月1次；第6年开始每年复查1次。

（十二）预防

普及防癌知识，加强性知识教育，提倡晚婚晚育。注意及重视高危因素及高危人群，有异常症状者即使就医，积极治疗慢性宫颈炎。积极治疗性传播疾病，早期发现及诊治CIN患者，阻断浸润型宫颈癌发生。进行宫颈癌普查普治，做到早发现、早诊断及早治疗。30岁以上妇女出诊均应常规作宫颈刮片检查和HPV检测。育龄妇女应每1~2年定期进行防癌筛查。

附加：宫颈癌合并妊娠

1. 诊断　妊娠期阴道流血，在排除产科因素出血后，妇科检查对宫颈可疑病变做宫颈刮片、阴道镜检，必要时在阴道镜指导下行宫颈活检以明确诊断。

注意事项：因妊娠期高雌激素影响，移行带外移，基底细胞增生活跃，可出现类似原位癌病灶，一般产后6周可恢复正常，无须特殊处理；因宫颈上皮基底细胞增生活跃，其脱落细胞可见核增大、深染等表现，应注意鉴别，避免误诊。

2. 治疗　应根据临床分期及妊娠时限采用手术或放射治疗。原则上早期病变宜手术治疗，中晚期采用放射治疗。妊娠早、中期以治疗母体癌肿为主，妊娠24周后可延后至32周行剖宫产后，再行治疗。妊娠20周以后诊断的ⅠA或ⅠB期，迫切需要继续妊娠者可延缓到胎儿成熟。ⅠA1期可经阴道分娩，ⅠA2期以剖宫产为主，剖宫产可同时或产后行子宫全切或宫颈癌根治术。

二、宫颈上皮内瘤变

宫颈上皮内瘤变（cervical intraepithelial neoplasis，CIN）是宫颈癌的癌前病变，包括宫颈轻度、中度、重度不典型增生及原位癌。

（一）西医病因病理

1. 病因　目前认为大多数与人类乳头瘤病毒（HPV16、18、31、33）感染有关，也与早年分娩、多产、高危男性伴侣及机体免疫功能抑制等相关。

宫颈上皮内瘤变具有两种不同的生物学行为。一种由病毒诱发的病变，很少发展为浸润癌，常自行消退；另一种则为多因素（包括病毒）诱发的病变，具有癌变潜能，可发展为浸润癌。

2. 病理学分类　CIN分为3级。

（1）Ⅰ级轻度不典型增生。上皮下1/3层细胞核增大，核质比略增大，核染色稍加深，核分裂象少，细胞极性保存。

（2）Ⅱ级中度不典型增生。上皮下1/3~2/3细胞核明显增大，核质比例增大，核深染，核分裂象较多，细胞数量明显增多，细胞极性尚存。

（3）Ⅲ级重度不典型增生及原位癌。癌变细胞几乎或全部占据上皮全层，细胞核异常增大，核质比例显著增大，核形不规则，染色较深，核分裂象增多，细胞拥挤，排列紊乱，无极性。

（二）诊断

本病西医诊断主要从临床表现、体征、活体组织病理学检查确诊。

（1）临床表现：常无症状，或有白带增多、接触性出血及不规则阴道出血。

（2）体征：子宫颈表面可呈糜烂状、结节状。病变如果位于子宫颈管内，则容易遗漏。

（3）诊断：宫颈细胞学检查可发现CIN，确诊依据活体组织病理学检查。碘试验阳性部位可做活组织检查。阴道镜检查常见宫颈表面上皮及毛细血管异常。

（三）治疗

1. 西医治疗

（1）CINⅠ级暂按炎症处理，每3~6个月随访一次，做宫颈细胞学检查或高危型 HPV-DNA 检测，必要时再次活检，病变持续不变者应治疗并观察。

（2）CINⅡ级推荐行宫颈锥形切除术或 LEEP 治疗，亦可用冷冻、激光、微波、电烙等物理治疗。术后每 3～6 个月随访异常。老年患者宫颈萎缩、颈管有粘连者，不宜行物理治疗，可行子宫切除术。

（3）CINⅢ级应行手术治疗：

1）治疗性宫颈锥形切除术适用于年轻、希望保留生育功能者。

2）全子宫切除术适用于老年及无生育需求的妇女。

2. 中医治疗　参见“宫颈癌”处理。

（四）随访

CINⅠ级、CINⅡ级治疗后，每 3～6 个月随访 1 次，行宫颈细胞学检查及阴道镜检查，随访稳定 1 年后，每年检查 1 次。CINⅢ级经治疗后，第 1～2 年应每隔 3 个月随访 1 次，行宫颈细胞学检查及阴道镜检查；第 3～4 年每 6 个月检查 1 次；此后每年检查 1 次。

第三节　子宫肿瘤

一、子宫肌瘤

子宫肌瘤又名子宫平滑肌瘤，是女性生殖器官中最常见的良性肿瘤，主要由平滑肌细胞增生而成，其间可有少量纤维结缔组织，其发生、发展及消退均与内分泌激素密切相关。该病多见于 30～50 岁育龄期女性，20 岁以下少见，由于与内分泌激素相关，故绝经后肌瘤可逐渐萎缩。

（一）病因

1. 西医病因　目前子宫肌瘤的具体病因尚不明确，研究表明与下述几个因素相关。

（1）遗传因素：细胞遗传学研究显示有 25%～50% 子宫肌瘤存在染色体异常，主要包括 12 号、14 号、7 号染色体，可表现为 12 号和 14 号染色体长臂片段交换，12 号染色体长臂重新分布，7 号染色体长臂部分缺失或三体异常等。分子生物学显示子宫肌瘤由单克隆平滑肌细胞增殖而成，多发性子宫肌瘤由不同克隆细胞增殖而成。

（2）雌激素作用：雌激素是肌瘤生存的主要因素，有研究证实肌瘤组织中雌二醇转化为雌酮效应明显减低；其内雌激素受体明显高于周边肌组织，故肌瘤组织对雌激素的高度敏感性也是其发生、发展的重要因素之一。

（3）孕激素作用：孕激素可调节平滑肌细胞有丝分裂活动，增加体细胞突变，刺激平滑肌细胞增生，从而促进肌瘤的发生、发展。

（4）生长因子作用：较多研究指出许多肽类生长因子均有促进平滑肌细胞有丝分裂及生长的作用，可被视为肌瘤生长的调节因子。

2. 中医病因　中医学中本病归属为“石瘕”“癥瘕”，认为该病与妇女经期产后不慎摄生或风冷寒邪入侵有关，感受湿邪、热邪或湿热之邪，导致外邪与气血搏结，气血运行受阻，气滞血瘀，纠结成“癥”，以气滞、血瘀、痰湿及湿热多见。

（二）分型

1. 按照肌瘤生长的部位分　可分为宫体肌瘤（90%）及宫颈肌瘤（10%）。

2. 按照肌瘤在宫壁的位置分

（1）肌壁间肌瘤：该种类型最常见，占 60%～70%，表现为肌瘤位于子宫肌壁间。

（2）浆膜下肌瘤：肌瘤突出子宫表面，向子宫浆膜层生长，约占 20%。

（3）黏膜下肌瘤：肌瘤向宫腔生长，凸向宫腔，且表面附着黏膜层，占 10%～15%。

若肌瘤位于宫体两侧壁且向宫旁生长而突入阔韧带两层之间时，可称为阔韧带肌瘤，为特殊类型的浆膜下肌瘤。需指出的是子宫肌瘤通常可以多个类型并存在同一子宫，称为多发性子宫肌瘤。

3. 中医分型　主要根据患者临床表现，临床上可分为气滞型、血瘀型、痰湿型、湿热型。

（三）病理

1. 巨检　子宫肌瘤呈实质性球形，单个或多个，大小不一，肌瘤长大或多个融合时则呈不规则状，肌瘤质地较子宫肌瘤硬，压迫周围肌壁纤维形成假膜；与子宫肌壁间形成异常疏松网状间隙，内有血管；肌瘤表面色淡，光泽，切面呈灰白色，可见漩涡状或编织状结构。

2. 镜检　主要由梭形平滑肌细胞和不等量纤维结缔组织构成。肌细胞大小均匀，排列成漩涡状或栅状，核为杆状。

3. 变性　肌瘤变性是肌瘤失去原有的典型结构。常见的变性有：

（1）玻璃样变（hyaline degeneration）：又称透明变性，最常见。肌瘤剖面漩涡状结构消失，由均匀透明样物质取代。镜下见病变区肌细胞消失，为均匀透明无结构区。

（2）囊性变（cystic degeneration）：子宫肌瘤玻璃样变继续发展，肌细胞坏死液化即可发生囊性变，此时子宫肌瘤变软，很难与妊娠子宫或卵巢囊肿区别。肌瘤内出现大小不等的囊腔，其间有结缔组织相隔，数个囊腔也可融合成大囊腔，腔内含清亮无色液体，也可凝固成胶冻状。镜下见囊腔为玻璃样变的肌瘤组织构成，内壁无上皮覆盖。

（3）红色样变（red degeneration）：多见于妊娠期或产褥期，为肌瘤的一种特殊类型坏死，发生机制不清，可能与肌瘤内小血管退行性变引起血栓及溶血、血红蛋白渗入肌瘤内有关。患者可有剧烈腹痛伴恶心呕吐、发热，白细胞计数升高，检查发现肌瘤迅速增大、压痛。肌瘤剖面为暗红色，如半熟的牛肉，有腥臭味，质软，漩涡状结构消失。镜检见组织高度水肿，假包膜内大静脉及瘤体内小静脉血栓形成，广泛出血伴溶血，肌细胞减少，细胞核常溶解消失，并有较多脂肪小球沉积。

（4）肉瘤样变（sarcomatous change）：肌瘤恶变为肉瘤仅0.4%~0.8%，多见于年龄较大的妇女。肌瘤在短期内迅速长大或伴有不规则阴道流血者，应考虑有恶变的可能。若绝经后妇女肌瘤增大更应警惕恶变可能。肌瘤恶变后，组织变软且脆，切面灰黄色，似生鱼肉状，与周围组织界限不清。镜下见平滑肌细胞增生，排列紊乱，漩涡状结构消失，细胞有异型性。

（5）钙化（degeneration with calcification）：多见于蒂部细小、血供不足的浆膜下肌瘤以及绝经后妇女的肌瘤。常在脂肪变性后进一步分解成三酰甘油，再与钙盐结合，沉积在肌瘤内。X线摄片可清楚看到钙化阴影。镜下可见钙化区为层状沉积，呈圆形，有深蓝色微细颗粒。

（四）诊断

1. 临床表现　多无明显症状，仅在体检时偶然发现。症状与肌瘤部位、有无变性密切相关，而与肌瘤大小、数目关系不大。常见症状有：

（1）经量增多及经期延长：多见于大的肌壁间肌瘤及黏膜下肌瘤，肌瘤使宫腔增大，子宫内膜面积增加并影响子宫收缩，此外肌瘤可能使肿瘤附近的静脉受挤压，导致子宫内膜静脉丛充血与扩张，从而引起经量增多、经期延长。黏膜下肌瘤伴有坏死感染时，可有不规则阴道流血或血样脓性排液。长期经量增多可继发贫血，出现乏力、心悸等症状。

（2）下腹包块：肌瘤较小时在腹部摸不到肿块，当肌瘤逐渐增大使子宫超过3个月妊娠大时可从腹部触及。巨大的黏膜下肌瘤可脱出于阴道外，患者可因外阴脱出肿物就医。

（3）白带增多：肌壁间肌瘤使宫腔面积增大，内膜腺体分泌增多，并伴有盆腔充血致使白带增多；子宫黏膜下肌瘤一旦感染，可有大量脓样白带。若有溃烂、坏死、出血时，可有血性或脓血性、有恶臭的阴道溢液。

（4）压迫症状：子宫前壁下段肌瘤可压迫膀胱引起尿频、尿急；宫颈肌瘤可引起排尿困难、尿潴留；子宫后壁肌瘤（峡部或后壁）可引起下腹坠胀不适、便秘等症状。阔韧带肌瘤或宫颈巨型肌瘤向侧方发展，嵌入盆腔内压迫输尿管使上泌尿路受阻，形成输尿管扩张甚至发生肾盂积水。

（5）其他：常见下腹坠胀、腰酸背痛，经期加重。可引起不孕或流产。肌瘤红色样变时有急性下腹痛，伴呕吐、发热及肿瘤局部压痛；浆膜下肌瘤蒂扭转可有急性腹痛；子宫黏膜下肌瘤由宫腔向外排出时也可引起腹痛。

2. 体征　与肌瘤大小、位置、数目及有无变性相关。大肌瘤可在下腹部扪及实质性不规则肿块。妇科检查子宫增大，表面不规则单个或多个结节状突起。浆膜下肌瘤可扪及单个实质性球状肿块与子宫有蒂相连。黏膜下肌瘤位于宫腔内者，子宫均匀增大，脱出于宫颈外口者，窥器检查可看到子宫颈口处有肿物，粉红色，表面光滑，宫颈四周边缘清楚。若伴感染时可有坏死、出血及脓性分泌物。

3. 辅助检查

（1）超声检查：为目前最为常用的辅助诊断方法。它可显示子宫增大，形状不规则，肌瘤数目、部位、大小及肌瘤内部是否均匀或液化、囊变等。超声检查既有助于诊断子宫肌瘤，并为区别肌瘤是否有变性提供参考，又有助于与卵巢肿瘤或其他盆腔肿块鉴别。

（2）诊断性刮宫：通过宫腔探针探测子宫腔大小及方向，感觉宫腔形态，了解宫腔内有无肿块及其所在部位。对于子宫异常出血的患者常需鉴别子宫内膜病变，诊断性刮宫具有重要价值。

（3）宫腔镜检查：在宫腔镜下可直接观察宫腔形态、有无赘生物，有助于黏膜下肌瘤的诊断。

（4）腹腔镜检查：当肌瘤须与卵巢肿瘤或其他盆腔肿块鉴别时，可行腹腔镜检查，直接观察子宫大小、形态、肿瘤生长部位并初步判断其性质。

（5）磁共振检查（MRI）：一般情况下，无须采用磁共振检查，如果需要鉴别诊断是子宫肌瘤还是子宫肉瘤，磁共振尤其是增强延迟显像有助于鉴别子宫肌瘤和子宫肉瘤。在腹腔镜手术前，磁共振检查也有助于临床医师在术前和术中了解肌瘤的位置，减少残留。

（五）鉴别诊断

根据病史及体征，诊断多无困难。个别患者诊断困难，可采用B型超声检查、宫腔镜检查、腹腔镜检查、磁共振等协助诊断。应与下列疾病鉴别：

1. 妊娠子宫　应注意肌瘤囊性变与妊娠子宫先兆流产的鉴别。妊娠者有停经史、早孕反应，子宫随停经月份增大变软，借助尿或血β-HCG测定、B型超声可确诊。

2. 卵巢肿瘤　多无月经改变，肿块呈囊性位于子宫一侧。注意实质性卵巢肿瘤与带蒂浆膜下肌瘤鉴别，肌瘤囊性变与卵巢囊肿鉴别。注意肿块与子宫的关系，可借助B型超声、腹腔镜或探宫腔长度及方向等检查协助诊断。

3. 子宫腺肌病　局限型子宫腺肌病类似子宫肌壁间肌瘤，质硬，亦可有经量增多等症状。也可使子宫增大，月经增多。但子宫腺肌病有继发性、渐进性痛经史，子宫多呈均匀增大，很少超过3个月妊娠子宫大小，经前与经后子宫大小有变化。B型超声检查有助于诊断。但有时两者可以并存。

4. 其他　卵巢子宫内膜异位囊肿、盆腔炎性包块、子宫畸形等，可根据病史、体征及B型超声检查鉴别。

（六）治疗

治疗应根据患者年龄，生育要求，症状及肌瘤的部位、大小、数目全面考虑，病情不同，选择的治疗策略不同。

1. 西医治疗

（1）随访观察：适用于症状轻、近绝经年龄或全身情况不宜手术者。

（2）药物治疗：适用于症状轻、近绝经年龄或全身情况不宜手术者。

1）GnRH-a：采用大剂量连续或长期非脉冲式给药，可产生抑制FSH和LH分泌作用，降低雌二醇至绝经水平，借以缓解症状并抑制肌瘤生长使其萎缩。但停药后又逐渐增大到原来大小。用药6个月以上可产生围绝经期综合征、骨质疏松等不良反应，故长期用药受限制。一般应用长效制剂，每月皮下注射1次，常用药物有亮丙瑞林每次3.75mg，或戈舍瑞林每次3.6mg。应用指征：缩小肌瘤以利于妊娠；术前治疗控制症状、纠正贫血；术前应用缩小肌瘤，降低手术难度，或使阴式手术成为可能；对近绝经妇女，提前过渡到自然绝经，避免手术。

2）其他药物：米非司酮（mifepristone），日量12.5mg口服，作为术前用药或提前绝经使用。但不宜长期使用，以防其拮抗糖皮质激素的不良反应。

（3）手术治疗：适应证包括月经过多致继发贫血，药物治疗无效；严重腹痛、性交痛或慢性腹痛、有蒂肌瘤扭转引起的急性腹痛；有膀胱、直肠压迫症状；能确定肌瘤是不孕或反复流产的唯一原因者；肌瘤生长较快，怀疑有恶变。手术可经腹、经阴道或宫腔镜及腹腔镜下手术。

1）子宫肌瘤切除术（myomectomy）：适用于希望保留生育功能的患者。可经腹或腹腔镜下切除，黏膜下肌瘤可经阴道或宫腔镜下切除。术后有50%复发机会，约1/3患者需再次手术。

2）全子宫切除术（hysterectomy）：不要求保留生育功能或疑有恶变者，可行子宫切除术。术前应行宫颈刮片细胞学检查，排除宫颈恶性病变。

（4）其他治疗：子宫动脉栓塞术（UAE），通过放射介入的方法，直接将动脉导管插至子宫动脉，通过栓塞阻断子宫肌瘤血供，以达到肌瘤萎缩甚至消失。目前主要适用于子宫异常出血导致贫血等有症状的子宫肌瘤。宫腔镜子宫内膜切除术，适用于月经量多，无生育要求而希望保留子宫或不能耐受子宫切除术患者。聚焦超声治疗，通过局部高温治疗可以使得肌瘤发生萎缩，缓解症状，适用于有症状的子宫肌瘤，治疗后无手术瘢痕，术后恢复快是其优点，不良反应有皮肤烫伤、临近肠管损伤、血尿等报道。

2. 中医治疗　中医认为子宫肌瘤的形成总因是脏腑不和、气机阻滞、瘀血内停、气聚为瘕、血结为癥，血瘀型往往贯穿于本病，无瘀不成癥。治疗方法根据不同的证型灵活加减运用，活血散瘀消腐。但中药治疗适用于中小型子宫肌瘤，大型肌瘤或出血最多势急、症状重的肌瘤，宜手术治疗以免延误病情。

治疗方法包括：

（1）内治法：瘀血内停是其主要病机，治疗以活血化瘀、软坚消瘤为主。但在具体治疗时，应根据患者体质的强弱、病情的虚实而确定攻补主次，行补虚散结开郁，或祛痰消痛，或清热养阴消郁。桂枝茯苓丸是临床研究最多的治疗子宫肌瘤的中药方，是活血化瘀、散结开郁的良方，该药中成药即桂枝茯苓胶囊。少腹逐瘀汤古方今用，调节肝肾，益气养血；二陈汤以理气化痰、破瘀，临床均取得显著疗效。除桂枝茯苓胶囊，目前中成药还有宫瘤清胶囊、软坚散结颗粒（柴胡、郁金、浙贝母、夏枯草、山慈菇、川芎、莪术、延胡索等）、宫肌宁丸等。

（2）外治法：子宫肌瘤的治疗除以中药内服为主外，还可使用许多其他疗法，如药物灌肠、阴道给药、针灸治疗等，治疗途径的多样化，不仅改善了症状，缩短了病程，也提高了疗效。

二、子宫内膜癌

子宫内膜癌又称子宫体癌，是发生于子宫内膜的一组上皮性恶性肿瘤，最常见的为来源于子宫内膜腺体的腺癌。为女性生殖道三大恶性肿瘤之一，占女性全身恶性肿瘤7%，占女性生殖道恶性肿瘤20%~30%。本病发病高峰年龄为50~69岁，以绝经后女性居多，占70%~75%。近年来发病率在世界范围内呈上升趋势。

（一）病因

1. 西医病因　目前子宫内膜癌的病因不十分清楚，目前研究认为可能有以下两种发病机制。一种为雌激素依赖型，在无黄体酮拮抗的雌激素长期作用下，发生子宫内膜增生性改变，最后发生癌变；另一种是非雌激素依赖型，发病与雌激素无明确关系，发病机制尚不清楚，多见于老年体瘦女性，在病灶周围可以是萎缩的子宫内膜，肿瘤恶性程度高，分化差，预后不良。基于这两种机制，多见于以下高危因素。

（1）无排卵：如无排卵型或黄体功能不良的功血，卵泡持续时间长但不能达到成熟排卵的多囊卵巢综合征，卵巢不排卵引起的不育，使子宫内膜处于持续雌激素刺激下，缺乏黄体酮拮抗，子宫内膜缺少周期性改变，长期处于增生状态。

（2）外源性雌激素：包括可以产生雌激素的卵巢肿瘤，如颗粒细胞瘤、卵泡膜细胞瘤，以及长期服用雌激素进行的雌激素替代治疗。

（3）肥胖：绝经后的肥胖，增加了子宫内膜癌的危险性。

（4）晚绝经：有研究指出，绝经年龄>52岁者子宫内膜癌的危险性是45岁以前绝经者的1.5~2.5倍。

2. 中医病因　古代中医对子宫内膜癌病因阐述不多，现代中医多认为内因在子宫内膜癌的发病中具有重要作用，其中以精神因素、先天不足、脏腑功能失调为著，主要是痰浊湿热瘀毒，蕴结胞宫，阻塞经脉，损伤冲任，日久成积，暗耗气血，败损脏腑。

（二）病理

子宫内膜癌类似于上皮腺癌结构，但癌类型的命名以病理组织学类型为准。

1. 巨检　不同类型的内膜癌肉眼表现无明显差别。大体可分为弥散型和局灶型。弥散型：子宫内膜大部分或全部被癌组织侵犯，并凸向宫腔，常伴有出血、坏死，较少有肌层浸润。局灶型：癌组织局限于子宫内膜的一个区域，多位于宫底或宫角，病灶小，呈息肉样或菜花样，易浸润肌层。

2. 镜检及病理类型

（1）内膜样腺癌：占80%～90%，腺体显著增多，异常增生，上皮复层，并形成筛网样结构。癌细胞具有明显异型性，核大、不规则，深染，分裂象多。分化差的腺癌腺体少，腺体结构消失，成实性癌块。按照腺体分化程度分为Ⅰ级（高分化腺癌），Ⅱ级（中分化腺癌），Ⅲ级（低分化腺癌）。

（2）腺癌伴鳞状上皮分化：腺癌组织中含有鳞状上皮成分。伴化生鳞状上皮成分者称棘腺癌（腺角化癌），伴鳞癌者称鳞腺癌，介于两者之间称腺癌伴鳞状上皮不典型增生。

（3）浆液性腺癌：又称子宫乳头状浆液性腺癌（UPSC），占1%～9%。癌细胞具有明显的异型性，多为不规则复层排列，呈乳头状或簇状生长，1/3可伴砂粒体。恶性程度高，易有深肌层浸润和腹腔、淋巴及远处转移，预后极差。无明显肌层浸润时，也可能发生腹腔播散。

（4）透明细胞癌：多成实性片状，腺管样或乳头状排列，癌细胞胞质丰富且透明，核呈异型性，或靴钉状，恶性程度高，易早期转移。

（三）转移途径

多数发展缓慢，局限于内膜或宫腔内时间较长，特殊类型（如浆液性乳头状腺癌、鳞腺癌）可发展快，短期出现转移。主要转移途径为直接蔓延、淋巴结转移，晚期也可有血行转移。

1. 直接转移　病灶在宫内沿子宫内膜蔓延生长，向上可沿宫角延至输卵管，向下可累及宫颈管及阴道。若癌组织浸润肌层，可穿透肌壁，累及子宫浆肌层，种植于盆腹膜、子宫直肠陷凹及大网膜。

2. 淋巴结转　移此为子宫内膜癌主要转移途径。当癌瘤累及宫颈、深肌层或分化不良时易早期发生淋巴转移。转移途径与癌瘤生长部位有关：宫底部癌灶常沿阔韧带上部淋巴管网，经骨盆漏斗韧带转移至卵巢，向上至腹主动脉旁淋巴结。子宫角或前壁上部病灶沿圆韧带淋巴管转移至腹股沟淋巴结。子宫下段或已累计子宫颈癌灶，转移途径与宫颈癌相同，可累及宫旁、闭孔、髂内外淋巴结。子宫后壁癌灶可沿宫骶韧带转移至直肠淋巴结。约10%的子宫内膜癌经淋巴管逆行引流累及阴道前壁。

3. 血行转移　晚期患者经血行转移至全身各器官，常见部位为肺、肝、骨等。

（四）分期

目前子宫内膜癌的分期采用国际妇产科联盟（FIGO）2009年制订的手术－病理分期，见表12－3－1。

表12－3－1　子宫内膜癌的临床分期表

分期	定义
Ⅰ	肿瘤局限于子宫体
ⅠA	肿瘤浸润深度＜1/2肌层
ⅠB	肿瘤浸润深度≥1/2肌层
Ⅱ	肿瘤侵犯宫颈间质，但无宫体外蔓延
Ⅲ	肿瘤局部和（或）区域扩散
ⅢA	肿瘤累及浆膜层和（或）附件
ⅢB	阴道和（或）宫旁受累
ⅢC1	盆腔淋巴结和（或）腹主动脉旁淋巴结转移
ⅢC2	盆腔淋巴结阳性
Ⅳ	腹主动脉旁淋巴结阳性和（或）盆腔淋巴结阳性 肿瘤侵及膀胱和（或）直肠黏膜，和（或）远处转移 肿瘤侵及膀胱和（或）直肠黏膜 远处转移，包括腹腔内和（或）腹股沟淋巴结转移

注：单纯累及宫颈腺体归为Ⅰ期；腹腔细胞学并不是子宫内膜癌的独立高危因素，且细胞学结果并不影响肿瘤分期。

（五）临床表现

1. 症状　早期无明显症状，以后可出现阴道流血、阴道排液、下腹疼痛等。

（1）阴道流血：绝经后阴道流血较常见。尚未绝经者可表现为月经增多、月经紊乱或阴道异常出血。

（2）异常阴道排液：约占25%，多为血性液体或浆液性分泌物，合并感染则有脓血性排液，恶臭。多伴有异常阴道出血。

（3）下腹疼痛：若癌肿累及宫颈内口，可引起宫腔积脓或积血，出现下腹胀痛及痉挛样疼痛。晚期浸润周围组织或压迫神经可引起下腹及腰骶部疼痛。

（4）晚期：可出现贫血、消瘦及恶病质等相应症状。

2. 体征　早期妇科检查可无明显异常。晚期可有子宫明显增大，合并宫腔积脓时可有明显触痛，宫颈管内偶有癌组织脱出，触之易出血。癌灶浸润周围组织时，子宫固定、双附件区包块、宫旁组织增厚。

（六）辅助检查

1. B 超检查　由于 B 超检查方便及无创，因此成为诊断子宫内膜癌最常规的检查，也是初步筛查的方法。B 超检查可以了解子宫大小、子宫内膜厚度、有无回声不均或宫腔内赘生物，肌层有无浸润及其程度等，为临床诊断及病理取材提供参考，诊断符合率达 80% 以上。据报道，绝经后妇女经阴道测定萎缩性子宫内膜平均厚度为 3.4 ± 1.2mm，内膜癌患者则为 18.2 ± 6.2mm，并认为绝经后其内膜厚度 < 5mm，可不做诊断性刮宫。

2. 分段诊刮　是确诊子宫内膜癌最常用、最有价值的方法。不仅可以了解病理类型、细胞分化程度，对于围绝经期阴道大量出血或出血淋漓不断的患者，分段诊刮还可以起到止血的作用。分段诊刮的标本需要分别标记送病理学检查，以便确诊或排除子宫内膜癌。

3. 宫腔镜检查　宫腔镜下可直接观察宫腔及宫颈管有无癌灶存在，癌灶部位、大小、病变范围，及宫颈管有否受累等；直视下对可疑病变取材活检，有助于发现较小的或较早期的病变，减少了对子宫内膜癌的漏诊率。宫腔镜直视下活检准确率接近 100% 。

4. 细胞学检查　可通过宫腔刷、宫腔吸引涂片等方法获取子宫内膜标本，诊断子宫内膜癌，但其阳性率低，不推荐常规应用。

5. 其他　如磁共振成像（MRI）、电子计算机断层扫描（CT）、淋巴造影等检查协助诊断子宫内膜癌的病灶大小、范围，肌层浸润以及盆腔与腹主动脉旁淋巴结转移情况等，从而较准确估计肿瘤分期。

6. 肿瘤标志物 CA125　在早期内膜癌患者中一般无升高，有子宫外转移者，CA125 可明显升高，用于检测病情进展和治疗效果。

（七）诊断

除根据临床表现及体征外，确诊依据是病理组织学检查。

1. 病史及临床表现

对于绝经后阴道流血、绝经过渡期月经紊乱，均应排除内膜癌后再按良性疾病处理。对有高危因素的妇女进行密切随诊：

（1）有子宫内膜癌发病高危因素者，如肥胖、不育、绝经延迟等。

（2）有长期应用雌激素他莫昔芬或雌激素增高疾病史者。

（3）有乳腺癌、子宫内膜癌家族史者。

2. B 型超声检查　经阴道 B 型超声检查可了解子宫大小、宫腔形状、腔内有无赘生物、子宫内膜厚度、肌层有无浸润及深度，为临床诊断及处理提供参考。

3. 分段诊刮　是最常用、最有价值的诊断方法。分段诊刮的优点是能鉴别子宫内膜癌和宫颈管腺癌，也可明确子宫内膜癌是否累及宫颈管，为制定治疗方案提供依据。

4. 宫腔镜检查　直视宫腔及宫颈管内有无癌灶存在，癌灶大小及部位，直视下取材活检，减少对早期子宫内膜癌的漏诊。

（八）鉴别诊断

由于子宫内膜癌最常见的症状为绝经后及绝经过渡期阴道流血，故子宫内膜癌应与引起阴道流血的各种疾病相鉴别。

1. 围绝经期阴道流血　以月经紊乱（经量增多、经期延长及不规则阴道流血）为主要表现。妇科检查无异常发现，应做分段诊刮活组织检查确诊。

2. 老年性子宫内膜炎及阴道炎　子宫内膜炎可表现为阴道少量持续出现，伴下腹痛及其他感染症状，抗感染治疗有效。老年性阴道炎可有少量阴道分泌物，按炎症治疗后可好转。必要时可先抗感染治疗后，再做诊断性刮宫排除子宫内膜癌。

3. 子宫黏膜下肌瘤或内膜息肉　有月经过多或经期延长症状，可行 B 型超声检查、宫腔镜检查及分段诊刮确定诊断。

4. 宫颈管癌、子宫肉瘤及输卵管癌　均可有阴道排液增多或不规则流血。宫颈管癌因癌灶位于宫颈管内，宫颈管变粗、硬或呈桶状。子宫肉瘤可有子宫明显增大，质软。输卵管癌以间歇性阴道排液、阴道流血、下腹隐痛为主要症状，可有附件包块。分段诊刮及 B 型超声可协助鉴别。

（九）治疗

1. 西医治疗　治疗方法包括手术、放疗及药物（化学药物、激素）治疗。应根据患者全身情况（年龄、有无并发症等）、癌变累及范围及组织学类型，综合考虑，制定治疗方案。早期患者以手术切除为主，按手术-病理分期及存在的复发高危因素选择辅助治疗；晚期则采用手术、放疗、药物等综合治疗。

（1）手术治疗：是首选方法，手术不仅可以进行手术-病理分期，确定病变范围及与预后相关因素，又能切除癌变的子宫及其他可能存在的转移病灶。

手术应取腹部正中切口，打开腹腔，行盆、腹腔冲洗，后仔细探查腹腔内所有脏器，包括大网膜、肝脏、腹膜、直肠子宫陷凹和附件表面。触摸任何可能存在的转移病灶，仔细触摸主动脉旁和盆腔内可疑或增大的淋巴结。切除子宫及双附件，剖视子宫标本，判断有无肌层浸润。对有复发高危因素者，一并切除腹膜后淋巴结。手术切除的标本应进行病理学检查，对癌组织还应行免疫组化，检测雌、孕激素受体，为选用辅助治疗提供依据。

临床Ⅰ期患者应行筋膜外全子宫切除及双侧附件切除术，对符合下列条件者，行盆腔及腹主动脉旁淋巴结清扫：特殊病理类型，如乳头状浆液性腺癌、透明细胞癌、鳞状细胞癌、癌肉瘤、未分化癌等；子宫内膜样腺癌 G3；肌层浸润深度≥1/2；可疑的腹主动脉旁及髂总淋巴结及增大的盆腔淋巴结；癌灶累及宫腔面积超过 50%。

临床Ⅱ期患者应行改良根治性子宫切除及双侧附件切除术，盆腔及腹主动脉旁淋巴结清扫。

临床Ⅲ期和Ⅳ期的手术范围与卵巢癌相同，进行肿瘤细胞减灭手术。

（2）放疗：是治疗子宫内膜癌有效方法之一，分腔内及体外照射两种。腔内照射多用后装腔内照射，高能放射源为 60 钴或 137 铯。体外照射常用 60 钴或直线加速器。

单纯放疗适用于高龄、有其他并发症、无法手术或晚期患者。除不能接受手术治疗患者，可选用单纯腔内照射外，其他各期均应采用腔内腔外照射联合治疗。

术前放疗可缩小癌灶，创造手术条件，降低术中癌组织播散危险，预防复发，提供生存率。对临床Ⅱ期、Ⅲ期患者可在术前加用腔内或腔外照射，放疗后 1～2 周进行手术。由于目前 FIGO 分期的广泛应用，术前放疗已很少使用。

术后放疗是内膜癌最主要的术后辅助治疗，用于手术无法切除的病灶、盆腔及阴道残留或可疑转移病灶，可明显减少术后复发，提高生存率。适用于：累及宫颈；子宫肌层浸润 1/2 以上、淋巴结转移、病变超出子宫、特殊病理类型（乳头状腺癌、透明细胞癌、腺鳞癌）患者。

（3）化疗：为晚期或复发子宫内膜癌综合治疗措施之一，一般首选放疗或经放疗后手术，术后补充化疗及激素治疗，也可用于术后有复发高危因素患者以期减少盆腔外复发。常用化疗药物有顺铂、阿霉素、紫杉醇、环磷酰胺、氟尿嘧啶、丝裂霉素、依托泊苷等。可单独或联合应用，也可与孕激素同时使用。对于子宫乳头状浆液性腺癌，术后应给予化疗，方案同卵巢上皮性癌。

（4）孕激素治疗：多用于晚期或复发子宫内膜癌。孕激素受体（PR）阳性者有效率可达 80%。其机制可能是孕激素作用于癌细胞并与孕激素受体结合形成复合物进入细胞核，延缓 DNA 和 RNA 复制，抑制癌细胞生长。孕激素以高效、大剂量、长期应用为宜（应用 12 周以上方可评定疗效）。常用药物：口服甲羟孕酮 200～400mg/d；已酸孕酮 500mg，肌注每周 2 次。但长期应用可出现不良反应，如水钠潴留、水肿或药物性肝炎等，停药后即可恢复。

（5）抗雌激素制剂治疗：与孕激素适用症相同。他莫昔芬作为非甾体类抗雌激素药物，亦有弱雌激素作用。他莫昔芬与雌激素竞争受体，抑制雌激素对内膜增生作用；可提高孕激素受体水平；大剂量应用可抑制癌细胞有丝分裂。常用剂量为20～40mg/d，可先应用他莫昔芬2周，待孕激素受体含量上升后再用孕激素治疗，也可与孕激素同时应用。可有潮热、急躁等类绝经期综合征的不良反应。

（6）保留生育功能治疗：对病灶局限于内膜、分化程度高、孕激素受体阳性、坚决要求保留生育功能的患者，可不切除子宫及双附件，应用大剂量孕激素。目前此方法仍在临床研究阶段，不可作为常规治疗方案。

2. 中医治疗　中医调理气血，增强体质，配合西医治疗可达到理想效果。

湿热瘀毒

证候：阴道流血，色紫暗质稠，带下不断且量多，色黄如脓，或赤白相混，并伴恶臭，胸闷腹痛，腰酸疼痛，口干咽苦，烦热纳呆，大便溏泄，小便赤或涩痛不利；舌质红，苔黄腻，脉滑数或弦数。

治法：清热解毒，活血化瘀。

方药：黄连解毒汤加味：黄连、黄芩、黄柏、栀子、土茯苓、薏苡仁、丹皮、赤芍、半枝莲、白花蛇舌草。

加减：若出血量多加侧柏叶、生地榆；小腹疼痛加乳香、没药；便秘加生大黄。

痰湿结聚

证候：阴道流血，淋漓不尽，色暗红，质黏，带下甚多，或黄白相间，质黏，形体肥胖，嗜睡乏力，纳呆便溏；舌略胖，苔薄白，脉濡滑。

治法：化湿涤痰，软坚散结。

方药：苍附导痰丸：茯苓、半夏、陈皮、甘草、苍术、香附、制南星、枳壳、生姜、神曲、半枝莲、夏枯草、海藻、昆布。

加减：若乏力加党参、黄芪；阴道出血量多加仙鹤草、茜草；小腹疼痛加乳香、没药。

肝肾阴虚

证候：阴道流血，淋漓不尽，色红或紫暗，赤白带下伴臭味，眩晕耳鸣，颧红咽干，五心烦热，腰酸腿痛；舌质红，少苔，脉细数或弦细。

治法：滋阴降火，清热解毒。

方药：知柏地黄丸：熟地黄、山药、山茱萸、茯苓、泽泻、牡丹皮、黄柏、知母、白花蛇舌草、半枝莲、椿根皮、甘草。

加减：若阴道出血不止加墨旱莲、仙鹤草、小蓟；小腹疼痛加五灵脂、蒲黄。

脾肾阳虚

证候：阴道流血，淋漓不尽，带下量多，质稀秽臭不甚，腰膝酸软，头晕目眩，倦怠乏力，形寒畏冷，小便清长，纳呆，便溏；舌胖，边有齿痕，苔薄，脉沉细无力。

治法：温肾健脾，益气化瘀。

方药：固冲汤合肾气丸加味：黄芪、白术、煅龙骨、煅牡蛎、山茱萸、白芍、海螵蛸、茜草根、棕榈炭、五倍子、三七、熟地黄、山药、茯苓、泽泻、牡丹皮、附子、肉桂。

加减：若痰湿甚，加苍术、法半夏；若小便不利，加车前子。

（十）预后及随访

子宫内膜癌生长、转移较慢，若能早期诊断及治疗，预后较好。

影响预后的因素主要有3方面：肿瘤生物学恶性程度及病变范围，包括病理类型、组织学分级、肌层浸润深度、淋巴转移及子宫外病灶等，患者全身状况，治疗方案选择。

治疗后应定期随访，随访内容应包括详细询问病史、盆腔检查、阴道细胞学涂片、胸部X线摄片血清CA125检测等，必要时可做CT及MRI检查。75%～95%复发在术后2～3年内。一般术后2～3年内每3个月随访一次，3年后每6个月1次，5年后每年1次。

（十一）预防

普及相关知识，定期体检，重视绝经后妇女阴道出血及围绝经期妇女月经紊乱的诊治，对不规则阴道出血的妇女应刮宫明确诊断；规范雌激素制剂应用；对有高危因素人群应密切随访及监测。

三、子宫肉瘤

子宫肉瘤是一种罕见的女性生殖器官肿瘤，恶性程度高，占子宫恶性肿瘤的2%～4%，占生殖道恶性肿瘤1%。来源于子宫肌层、肌层内结缔组织及子宫内膜间质，也可继发于子宫平滑肌瘤。多见于40~60岁女性。

（一）病理类型

按照组织来源不同，主要分为以下3类：

1. 子宫平滑肌肉瘤　占子宫肉瘤30%。发生自子宫肌壁或肌壁间血管壁的平滑肌组织（巨检：肿瘤为弥散性生长，与子宫壁之间无明显界限，无包膜），或原已存在的平滑肌瘤恶变（巨检：切面为均匀一致的黄色或红色，呈鱼肉样或豆渣样）。镜下：平滑肌肉瘤细胞呈梭形，大小不一，排卵紊乱，有核异型，深染，胞质呈碱性，核分裂象>5/10HP。易发生盆腔血管、淋巴结及肺转移。

2. 子宫内膜间质肉瘤　占子宫肉瘤15%。来自子宫内膜间质细胞，分为低度恶性及高度恶性两类。巨检：肿瘤呈息肉样凸向宫腔，亦可侵入肌层。镜检：低度恶性是内膜间质细胞侵入肌层肌束间，胞质少，细胞无明显异型性，核分裂象<10/10HP；高度恶性时肿瘤细胞分化程度差，细胞大小不一，核深染，异型性明显，核分裂象>10/10HP。

3. 恶性混合性苗勒氏管肿瘤　占子宫肉瘤40%~50%。含癌及肉瘤两种成分。肉瘤为子宫的异源成分，如横纹肌、软骨等。恶性程度高，多见于绝经后妇女。巨检：肿瘤呈息肉状生长，突向宫腔，切面呈灰白色，有出血坏死。镜检：见癌和肉瘤两种成分，并可见过渡形态。

（二）临床分期与转移途径

1. 不同病理类型及分期　依据FIGO，2009年分期，不同病理类型分期不同，见表12-3-2和表12-3-3。

2. 转移途径　肿瘤通过直接蔓延及淋巴结转移，浸润子宫的邻近器官，转移到区域淋巴结；血行转移以肺、肝为主。

（三）临床表现

1. 症状　早期症状不明显，随病情进展可有以下表现：

（1）阴道不规则流血：最常见，多表现为持续性流血，量多少不等。

（2）腹痛：肉瘤生长快，子宫迅速增大或瘤内出血、坏死、子宫肌壁破裂引起腹痛。

表12-3-2　FIGO（2009年）子宫平滑肌肉瘤分期

分期	定义
Ⅰ	肿瘤局限于子宫
Ⅰa	肿瘤最大直径≤5cm
Ⅰb	肿瘤最大直径>5cm
Ⅱ	肿瘤扩散到盆腔
Ⅱa	侵犯附件
Ⅱb	侵犯子宫外的盆腔内组织
Ⅲ	肿瘤扩散到腹腔
Ⅲa	一个病灶
Ⅲb	多个病灶
Ⅲc	侵犯盆腔和（或）主动脉旁淋巴结
Ⅳ	肿瘤侵犯膀胱和（或）直肠或有远处转移
Ⅳa	肿瘤侵犯膀胱和（或）直肠
Ⅳb	远处转移

表12-3-3　FIGO（2009年）子宫内膜间质肉瘤和腺肉瘤分期

分期	定义
Ⅰ	肿瘤局限于子宫
ⅠA	肿瘤局限于宫体或宫内膜，没有累及肌层
ⅠB	肿瘤累及<1/2肌层
ⅠC	肿瘤累及≥1/2肌层
Ⅱ	肿瘤扩散到盆腔
ⅡA	侵犯附件
ⅡB	侵犯子宫外的盆腔内组织
Ⅲ	肿瘤扩散腹腔（不单是突向腹腔）
ⅢA	一个病灶
ⅢB	多个病灶
ⅢC	侵犯盆腔和（或）腹主动脉旁淋巴结
Ⅳ	侵犯膀胱和（或）直肠或有远处转移
ⅣA	侵犯膀胱黏膜和（或）直肠黏膜
ⅣB	远处转移

恶性混合性苗勒氏管肿瘤分期参见子宫内膜癌分期。

（3）腹部包块：患者常主诉下腹部包块迅速增大。

（4）压迫症状及其他：可因膀胱或直肠受压出现尿频、尿急、尿潴留、大便困难等症状。晚期患者可出现恶病质症状，宫颈肉瘤或肿瘤自宫腔脱垂至阴道内常有大量恶臭分泌物。

2. 体征　子宫增大、外形不规则，宫颈口有息肉或肌瘤样肿块，呈紫红色，极易出血，继发感染可有坏死及脓性分泌物。晚期肉瘤可累及盆侧壁，子宫固定，病灶可转移至肠管及腹腔，但少有腹水。

（四）诊断

由于子宫肉瘤临床表现与子宫肌瘤及其他恶性肿瘤相似，术前诊断困难。当绝经后妇女及幼女的阴道出血或宫颈赘生物、子宫肌瘤迅速长大伴疼痛、绝经后肌瘤反增大者均应考虑肉瘤可能。辅助检查可选用阴道彩色多普勒超声检查、诊断性刮宫等，但确诊依据为组织病理学检查。

（五）鉴别诊断

依据疾病临床表现，要注意与更年期功能失调性子宫出血、子宫内膜增生和息肉、子宫肌瘤相鉴别。

（六）治疗

1. 西医治疗

（1）手术：原则以手术为主。Ⅰ期行全子宫、双侧附件切除术及盆腔淋巴结切除或活检，进行手术病理分期。宫颈肉瘤、子宫肉瘤Ⅱ期应行广泛性子宫切除及盆腔淋巴结切除，必要时行腹主动脉旁淋巴结切除或活检。

（2）化疗及放疗：术后辅助以化疗，可延缓肿瘤复发，平滑肌肉瘤效果较好。常用化疗药物以顺铂、多柔比星、异环磷酰胺等，常用三药联合方案。

放疗对预防及治疗盆腔局部复发有一定作用。恶性苗勒氏管混合肿瘤及高度恶性子宫内膜间质肉瘤对放疗较敏感。

（3）内分泌治疗：低度恶性子宫内膜间质肉瘤含孕激素受体，对孕激素治疗有一定效果，常有甲羟孕酮或甲地孕酮，以大剂量、高效为宜。

2. 中医治疗　辨证论治：参见“子宫内膜癌”的中医治疗。

第四节　卵巢肿瘤

卵巢肿瘤是女性生殖器官常见肿瘤，可发生于各年龄段。因卵巢组织成分非常复杂，是全身各脏器原发肿瘤类型最多的器官。卵巢上皮性肿瘤好发于50～60岁妇女，而卵巢生殖细胞肿瘤多见于30岁以下的年轻女性。卵巢恶性肿瘤是女性生殖器常见的三大恶性肿瘤之一。中医学将此病归为“肠蕈”“癥瘕”病症之中，多因气滞、痰浊、瘀血、湿热之邪停留机体所致。卵巢位于盆腔深部，早期症状不典型，一旦出现症状多属晚期，卵巢上皮癌5年生存率仅为30%～40%，死亡率占各类妇科肿瘤的首位，对妇女生命造成严重威胁。

一、组织学分类

分类方法较多，目前最常用和最实用的分类是建立在卵巢组织发生学基础上的卵巢肿瘤组织学分类法。

1. 上皮性肿瘤　占原发性肿瘤50%～70%，其恶性类型占卵巢恶性肿瘤的85%～90%。来源于卵巢表面的生化上皮，生化上皮又来自原始的体腔上皮，故有分化为各种苗勒上皮的潜能。若向输卵管上皮分化则为浆液性肿瘤；向宫颈黏膜分化则为黏液性肿瘤；向子宫内膜分化则为子宫内膜样肿瘤。

2. 生殖细胞肿瘤　占卵巢肿瘤20%～30%。生殖细胞来源于生殖腺以外的内胚叶组织，在其发生、转移及发育过程中，均可发生变异而形成肿瘤。生殖细胞具有发生多种组织的潜能。未分化者为无性细胞瘤，胚胎多能者为胚胎癌，向胚胎结构分化为畸胎瘤，向胚外结构分化为内胚窦瘤、绒毛膜癌。

3. 性索间质肿瘤　占卵巢肿瘤5%。性索间质来源于原始体腔的间叶组织，可向男女两性分化。性索向上皮分化形成颗粒细胞瘤或支持细胞瘤；向间质分化形成卵泡膜细胞瘤或间质细胞瘤。此类肿瘤常有内分泌功能，故又称功能性卵巢肿瘤。

4. 转移性肿瘤　占卵巢肿瘤5%～10%。原发部位多为胃肠道、乳腺及生殖器官。

二、病因病理

（一）西医病因病理

卵巢癌病因尚不清楚，目前认为与以下多个因素相关。

1. 持续排卵减少和抑制排卵　可减少卵巢上皮由排卵引起的损伤，降低卵巢癌发病风险；应用促排卵药物可增加卵巢肿瘤的危险性。故未孕者、生育少者、乳腺癌或子宫内膜癌合并功能性肿瘤女性风险增高；首次妊娠年龄早、早年绝经与使用口服避孕药者卵巢癌发病危险降低。

2. 遗传因素　5%～10%卵巢上皮癌有遗传倾向，家族性卵巢癌占全部卵巢癌。

3. 环境因素　流行病学研究表明，环境因素是卵巢癌主要的病因学决定因素。工业发达国家卵巢癌发病率高，可能与各种物理、化学产物相关。

（二）病理组织学分级

1. 卵巢上皮性肿瘤　是最常见的卵巢肿瘤，多发生于中老年妇女，发病年龄多为30～60岁，很少发生在青春期前和婴幼儿，分为良性、交界性和恶性。交界性肿瘤指上皮细胞增生活跃及核异型，核分裂象增加表现为上皮细胞层次增加，但无间质浸润，为低度潜在恶性肿瘤，生长缓慢、转移率低、复发率低。

（1）浆液性肿瘤占卵巢良性肿瘤25%。多为单侧，球形，大小不等，表面光滑，囊性，壁薄，内充满淡黄色清亮液体。有单纯性及乳头状两型，其中潜在多为单房，囊壁光滑；后者常为多房，可见乳头，向囊外生长。镜下可见囊壁为纤维结缔组织，内为单层柱状上皮，乳头分支较粗，间质内见砂粒体。

交界性浆液性囊腺瘤中等大小，多为双侧，乳头状生长在囊内较少，多向囊外生长。镜下见乳头分支纤细而密，上皮复层不超过3层，细胞核轻度异型，核分裂象＜1/1HPF，无间质浸润。5年生存率达90%以上。

浆液性囊腺癌占卵巢恶性肿瘤的40%～50%。多为双侧，体积较大，半实质性。灰白色，结节状或分叶状，或有乳头状增生，切面为多房，腔内充满乳头，质脆，出血、坏死。镜下见囊壁上皮增生明显，复层排列，一般在4～5层以上。癌细胞为立方形或柱状，细胞异型性明显，并向间质浸润。

（2）黏液性肿瘤占卵巢良性肿瘤20%。多为单侧，圆形或卵圆形，体积较大，表面光滑，灰白色。切面常无多房，囊腔内充满胶冻样黏液，含黏蛋白和糖蛋白。囊内很少有乳头生长。镜下见囊壁为纤维结缔组织，内衬单层柱状上皮，分泌黏液；可见杯状细胞及嗜银细胞。恶变率为5%～10%。偶可自行破裂，瘤细胞种植于腹膜上继续生长分泌黏液，在腹膜表面形成胶冻样黏液团块，外形酷似卵巢癌转移，称腹膜黏液瘤，但瘤细胞呈良性，分泌旺盛，很少见细胞异型及核分裂，多局限于腹膜表面生长，一般不浸润脏器实质。

交界性黏液性囊腺瘤体积较大，多为单侧，少数为双侧，表面光滑，多为多房。切面见囊壁增厚，有实质区和乳头状形成，乳头细小、质软。镜下见上皮不超过3层，细胞轻度异型，核大、深染，核分裂象较少，增生上皮向腔内突出形成短粗的乳头，无间质浸润。

黏液性囊腺癌占卵巢恶性肿瘤的10%。多为单侧，较大，囊壁可见乳头或实质区，切面为囊、实性，囊液浑浊或血性。镜下见腺体密集，间质较少，腺上皮超过3层，细胞明显异型，并有间质浸润。

（3）卵巢子宫内膜样肿瘤良性瘤较少见，多为单房，表面光滑，囊壁衬以单层柱状上皮，与正常子宫内膜相似。囊内被覆扁平上皮，间质内可有含铁血黄素吞噬细胞。子宫内膜样交界性肿瘤很少见。卵巢子宫内膜样癌占卵巢恶性肿瘤的10%～24%，多为单侧，中等大小，囊性或实性，有乳头生长，囊液多为血性。镜下特点与子宫内膜癌极似，多为高分化腺癌或腺棘皮癌，常合并子宫内膜癌，且不易鉴别何者为原发或继发。5年存活率为40%～50%。

（4）透明细胞肿瘤来源于苗勒管上皮，罕见良性，交界性者上皮由1～3层多角形靴钉状细胞组成，核有异型性但无间质浸润，常合并透明细胞癌存在。透明细胞癌占卵巢癌5%~11%，患者均为成年妇女，10%合并高钙血症。常合并子宫内膜异位症。呈囊实性，多单侧，较大；镜下瘤细胞质丰富或呈泡状，含丰富糖原，排列呈实性片、索状或乳头状；瘤细胞核异型性明显，深染，有特殊的靴钉细胞附于囊内及管状结构。易转移至腹膜后淋巴结及肝。

（5）勃勒纳瘤由卵巢表面上皮向移行上皮分化而成，占卵巢肿瘤1.5%~2.5%。多为单侧，良性，体积较小，表面光滑，质硬，切面灰白色漩涡或编织状，如纤维瘤。小肿瘤常位于卵巢髓质近卵巢门处。亦有交界性及恶性。

（6）未分化癌小细胞癌最有特征。发病年龄平均24岁，70%患者有高钙血症。常为单侧，较大，表面光滑或结节状，切面为囊实性或实性，质软，较脆，分叶或结节状，褐色或灰黄色，多伴有坏死出血。镜下癌细胞为未分化小细胞，圆形或梭形，胞质少，核呈圆形或椭圆形，有核仁，核分裂多见。细胞排列紧密，呈弥散、巢状，片状生长。恶性程度极高，预后极差，90%患者1年内死亡。

2. 卵巢生殖细胞肿瘤 为来源于原始生殖细胞但具有不同组织学特征的一组肿瘤，发病率仅次于上皮性肿瘤，多见于年轻女性及幼女，青春期前发病率占60%~90%，绝经后仅占4%。

（1）畸胎瘤由多胚层组织结构组成的肿瘤，偶见含一个胚层成分。多数成熟，少数为未成熟；多数为囊性，少数为实性。

成熟畸胎瘤为良性肿瘤，又称皮样囊肿，占卵巢肿瘤10%~20%，占生殖细胞肿瘤的85%~97%，占畸胎瘤的95%以上。可发生于任何年龄，以20~40岁居多，多为单侧，双侧少见。中等大小，呈圆形或卵圆形，壁光滑、质韧。多为单房，腔内充满油脂及毛发，有时可见牙齿或骨质。囊壁内层为复层鳞状上皮，壁上常见小丘样隆起向腔内突出称“头节”。肿瘤可含外、中、内胚层组织。偶见向单一胚层分化，形成高度特异性畸胎瘤，如卵巢甲状腺肿，可分泌甲状腺激素，甚至引起甲亢。成熟囊性畸胎瘤恶变率为2%~4%，多见于绝经后妇女；“头节”的上皮易恶变，形成鳞状细胞癌，预后较差。

未成熟畸胎瘤为恶性肿瘤，含2~3胚层，占卵巢畸胎瘤1%~3%。肌瘤由分化程度不等的未成熟胚胎组织组成，主要为原始神经组织，多见于年轻患者，平均年龄11~19岁。肿瘤多为实性，可有囊性区域。肿瘤恶性程度取决于未成熟组织所占比例、分化程度而定。易复发及转移，但复发后再次手术可见未成熟肿瘤组织具有向成熟转化特点，即恶性程度的逆转现象。

（2）无性细胞瘤中度恶性的卵巢生殖细胞肿瘤，占卵巢恶性肿瘤的5%。好发于青春期及生育期妇女，常为单侧，右侧多于左侧。肿瘤中等大小，多为圆形或椭圆形，实性，触之如橡皮样。表面光滑或呈分叶状，包膜一般完整。切面质脆，呈浅棕色。镜下见圆或多角形大细胞，核大，胞质丰富，瘤细胞成片状或条索状，有少量纤维组织相隔，间质中常有淋巴细胞浸润。对放疗特别敏感，纯无性细胞瘤的5年存活率可达90%。混合型（含绒癌，内胚窦成分）预后差。

（3）内胚窦瘤来源于胚外组织卵黄囊，又名卵黄囊瘤。罕见，占卵巢恶性肿瘤1%，恶性程度高，多见于儿童及年轻妇女。肿瘤多为单侧，肿瘤较大，圆形或卵圆形。切面部分囊性，组织质脆，有出血坏死区，呈灰红或灰黄色，易破裂。镜下见疏松网状和内皮窦样结构。瘤细胞扁平、立方、柱状或多角形，可分泌甲胎蛋白（AFP），患者血清AFP浓度明显升高，故患者血清中AFP浓度与肿瘤消长有关，是诊断及治疗监测的重要标志物。肿瘤生长迅速，易早期转移，预后差，90%在1年内复发。

（4）胚胎癌发生于原始生殖细胞的未分化癌，具有多种分化潜能的恶性生殖细胞肿瘤。向胚体方向分化可形成不同程度分化的畸胎瘤，向胚外方向分化则形成卵黄囊结构或滋养细胞结构。极少见，发生率占卵巢恶性生殖细胞瘤的5%以下。肿瘤体积较大，有包膜，质软，常伴出血、梗死和包膜破裂。切面为实性，灰白色，略呈颗粒状。镜下检查肿瘤细胞较大，呈圆形或多边形，肿瘤细胞和细胞核的异型性突出，可见瘤巨细胞。在少许分化的区域，瘤细胞由形成裂隙和乳头的倾向，细胞略呈立方或柱状上皮样，但不形成明确的腺管。胚胎癌具有局部侵袭性强、播散广泛及早期转移的特性；转移的途径早期经淋巴管，晚期合并血行播散。

（5）绒癌原发性卵巢绒癌也称为卵巢非妊娠性绒癌，是由卵巢生殖细胞中的多潜能细胞向胚外结构（滋养细胞或卵黄囊等）发展而来，恶性程度极高。可分为单纯型或混合型。混合型即除绒癌成分外，还同时合并存在其他恶性生殖细胞肿瘤，如未成熟畸胎瘤、卵黄囊瘤、胚胎瘤及无性细胞瘤等。原发性卵巢绒癌多见的是混合型，单纯型极为少见。妊娠性绒癌一般不合并其他恶性生殖细胞肿瘤。典型肿瘤体积较大，单侧，实性，质软，出血坏死明显。镜下形态如同子宫绒癌，由细胞滋养细胞和合体滋养细胞构成。治疗效果不好，病情发展快，短期内即死亡。

3. 卵巢性索间质肿瘤　起源于原始性腺中的性索和间质组织，占卵巢肿瘤的4.3%~6.0%。

（1）颗粒细胞－间质细胞瘤由性索的颗粒细胞及间质的衍生成分如成纤维细胞及卵胞膜细胞组成。

颗粒细胞瘤是功能性肿瘤中最常见者，为低度恶性肿瘤，可发生于任何年龄，以50岁左右妇女最常见。因能分泌雌激素，故有女性化作用，青春期前可出现假性性早熟，生育年龄引起月经紊乱，绝经后妇女则有子宫内膜增生过长，甚至发生腺癌。肿瘤多为单侧，大小不一，圆形或椭圆形，表面光滑或分叶状；切面实性或部分囊性，切面组织脆而软，伴出血坏死灶。镜下瘤细胞呈小多边形，偶呈圆形或圆柱形，胞质嗜淡伊红或中性，细胞膜界限不清，核圆，核膜清楚。预后较好。5年存活率达80%左右。少数病例治疗后多年尚可复发，故应长期随访。

卵泡膜细胞瘤多为良性肿瘤，具有内分泌功能，因能分泌雌激素，故有女性化作用。多为单侧，圆形或卵圆形，也可为分叶状，表面被覆薄的有光泽的纤维包膜。切面实性，灰白色。镜下见瘤细胞短梭形，胞质内富含脂质，细胞交错排列呈旋涡状。常合并子宫内膜增生，甚至子宫内膜癌。恶性卵泡膜细胞瘤较少见，可直接浸润邻近组织，并发生远处转移。预后较一般卵巢癌佳。

纤维瘤是性索间质肿瘤中常见的良性肿瘤，占卵巢肿瘤的2%~5%，多见于中年妇女。肿瘤多为单侧中等大小，表面光滑或结节状，切面灰白色、实性、坚硬。镜下见有梭形瘤细胞组成，呈编织状排列。偶有患者伴腹水或胸腔积液，呈梅格斯综合征，腹水经淋巴或横膈至胸腔，因右侧横膈淋巴丰富，故多见右侧腹水。手术切除肿瘤后，胸水、腹水自行消失。

（2）支持细胞－间质细胞瘤又称睾丸母细胞瘤，罕见，多发生在40岁以下妇女。多为单侧，较小，可局限于卵巢门区或皮质区，呈实体结节分叶状，表面光滑而滑润。切面灰白色伴囊性变，囊内壁光滑，含血性浆液或黏液。镜下见不同分化程度的支持细胞和间质细胞。高分化属良性，中低分化为恶性，具有男性化作用；少数无内分泌功能呈现女性化，雌激素可由瘤细胞直接分泌或由雄激素转化而来。10%~30%呈恶性行为，5年生存率为70%~90%。

4. 卵巢转移性肿瘤　任何部位原发癌均有可能转移至卵巢，常见原发性肿瘤器官有乳腺、肠、胃、生殖道、泌尿道等。库肯勃瘤即印戒细胞癌，是一种特殊的转移性腺癌，原发部位为胃肠道，多为双侧性，中等大小，多保持卵巢原状或呈肾形。一般无粘连，切面实性。镜下见典型的印戒细胞，能产生黏液，周围是结缔组织或黏液瘤性间质。

（三）中医病因病机

中医认为多为外感六淫、内伤七情、房劳过度和生育产伤造成脏腑功能失和，气血紊乱，气机阻滞，瘀血内停或水湿内盛，痰湿凝结，积聚日久，发展为肿瘤。

1. 痰湿聚积　寒温失调，饮食不节；或肝气郁闷，木不达土，脾失健运，痰湿内停，阻滞冲任，任脉不畅，日久生积，发为癥瘕。

2. 气血瘀滞　平素情志不和，多怒久郁，肝失疏泄，气机不畅；或寒湿凝滞，冲任瘀阻；或久病不愈，脏腑虚弱，气行无力等均可致血行不畅，日久必瘀，蕴结冲任胞脉，积久成癥。

3. 温热瘀毒　素体湿盛或肝旺脾虚，水湿运化失职，运湿化热，积之成毒，湿毒热邪内结，气机失常，湿热瘀毒，聚而成癥。

4. 气阴两亏　痰湿瘀阻，蕴而成毒，聚而成癥，日久暗耗正气经血，损伤阴阳，致气阴两亏。

三、临床表现

1. 卵巢良性肿瘤　早期瘤体较小，一般无症状，多在妇科检查时偶然发现。肿瘤增大至中等大时，可有腹胀，腹部扪及肿块，边界清楚。妇科检查在子宫一侧或双侧触及球形肿块，多为囊性，表面光滑、活动与子宫无粘连。肿瘤继续长大充满盆、腹腔时可出现压迫症状，如尿频、便秘、气急、心悸等。腹部膨隆，包块活动受限，叩诊呈实音，无移动性浊音。

2. 卵巢恶性肿瘤　早期无症状，可在妇科检查中发现，主要症状为腹胀、腹部肿块及腹水，症状轻重取决于肿瘤大小、大小、侵犯邻近器官程度，组织学类型，有无并发症。肿瘤向周围组织浸润压迫，可引起腹痛、腰痛或下肢疼痛；压迫盆腔静脉可出现下肢水肿；功能性肿瘤科产生相应雌激素或雄激素过多的症状。晚期可出现消瘦、严重贫血等恶病质征象。妇科检查在阴道后穹窿触及盆腔内硬结节，肿瘤多为双侧，实性或半实性，不活动，表面凹凸不平，常伴腹水。可在腹股沟或锁骨上触及肿大淋巴结。

四、并发症

1. 卵巢囊肿蒂扭转　常见的妇科急腹症。约10% 卵巢肿瘤科发生蒂扭转，好发于瘤蒂较长、中等大、活动度良好、重心偏于一侧的肿瘤。常在患者突然改变体位，妊娠期、产褥期子宫大小、位置改变时发生。典型症状为突然发生一侧下腹剧痛，常伴恶心、呕吐甚至休克。妇科检查扪及肿物张力大，有压痛，以瘤蒂部最明显。蒂扭转一经确诊，即应行手术治疗。

2. 破裂　约 3% 的卵巢肿瘤会发生破裂，分为自发性和外伤性两种，其症状轻重取决于破裂口大小、流入腹腔囊液的性质和数量。症状可有腹痛、恶心呕吐，有时导致内出血、腹膜炎和休克。妇科检查发现腹部压痛、腹肌紧张或有腹腔积液，原有肿块摸不到或扪及缩小而张力低的肿块。疑有肿瘤破裂应立即剖腹探查，术中尽量吸净囊液，行细胞学检查；彻底冲洗盆腔、腹腔。

3. 感染　少见，多因肿瘤破裂或扭转后引起，也可来自邻近器官感染灶。表现为发热、腹痛、肿块及腹部压痛、腹肌紧张及白细胞升高等。治疗原则为抗感染治疗后，手术切除肿瘤。感染严重者，应尽快手术去除感染灶。

4. 恶变　早期无症状，不易发现。若肿瘤迅速生长，尤其为双侧，应考虑有恶变可能，尽早手术。

五、诊断

卵巢肿瘤多无特异性症状，常于体检时发现，根据患者年龄、病史及局部体征等特点初步判断是否为卵巢肿瘤，评估良恶性。诊断困难时可做以下辅助检查。

1. 影像学检查

（1）B 型超声：检测肿块部位、大小、形态，提示肿瘤囊性或实性，囊内有无乳头。临床诊断符合率 >90%，但不易测出直径 <1cm 的实性肿瘤。彩色多普勒超声可检测卵巢及其新生组织血流变化，有助于诊断。

（2）腹部 X 线平片：对卵巢畸胎瘤可显示牙齿、骨质及钙化囊壁。

（3）CT、MRI、PET-CT 检查：可清晰显示肿块，判断与周围器官关系及远处转移情况，有助于手术方案制定。MRI 可较好地显示肿块及肿块与周围关系，有利于病灶定位及病灶与相邻结构关系的确定。PET-CT 对卵巢肿瘤的敏感性和特异性均不高，一般不推荐用于初次诊断。

2. 肿瘤标志物　目前尚无任何一种肿瘤标志物为某一肿瘤专有，各种类型卵巢肿瘤可具有相对较特殊的标志物，可用于辅助诊断及治疗监测。

（1）CA125：80% 卵巢上皮癌患者 CA125 水平高于正常值；90% 以上患者 CA125 水平与病情进展有关，故多用于病情监测和疗效评估。

（2）AFP：对卵黄囊瘤有特异性诊断价值。未成熟畸胎瘤、混合型无性细胞瘤中含卵黄囊成分者，AFP 也可升高。

（3）血清 HCG：对非妊娠性卵巢绒癌有特异性。

（4）雌激素：颗粒细胞瘤及卵泡膜细胞瘤可产生较高水平雌激素。浆液性、黏液性或勃勒纳瘤有时也可分泌一定量雌激素。

（5）HE4：新认可的卵巢上皮性癌肿瘤标志

物，目前推荐与 CA125 联合应用判断盆腔肿块的良恶性。

3. 腹腔镜检查　可直接观察肿块、盆腔、腹腔及横膈等部位，对可疑部位多点活检，抽取腹腔积液行细胞学检查。

4. 细胞学检查　抽取腹腔积液或腹腔冲洗液和胸腔积液，行细胞学检查。

六、鉴别诊断

1. 卵巢良恶性肿瘤的鉴别　见表 12－4－1。

表 12－4－1　卵巢良恶性肿瘤的鉴别

鉴别内容	良性肿瘤	恶性肿瘤
病史	病程长，逐渐增大	病程短，增大迅速
体征	多为单侧，活动，囊性，表面光滑，常无腹腔积液	多为双侧，固定；实性或囊实性，表面不平；常有腹腔积液，多为血性，可查到癌细胞
一般情况	良好	恶病质
B 超	为液性暗区，可有间隔光带，边缘清晰	液性暗区内有杂乱光团、光点，肿块边界不清

2. 卵巢良性肿瘤的鉴别诊断

（1）卵巢瘤样病变：滤泡囊肿和黄体囊肿最常见。多为单侧，直径＜5cm，壁薄，暂可观察或口服避孕药，2～3 个月内自行消失，若持续存在或长大，应考虑为卵巢肿瘤。

输卵管卵巢囊肿：为炎性囊肿，常有盆腔炎、不孕病史，两侧附件区有囊性肿块，但边界不清，活动受限。

（2）子宫肌瘤：浆膜下肌瘤或肌瘤囊性变易与卵巢肿瘤或囊肿混淆。肌瘤常为多发性，与子宫相连，检查时肿瘤随宫体及宫颈移动。探针检查子宫方向大小、B 型超声检查有助诊断。

3. 卵巢恶性肿瘤的鉴别诊断

（1）盆腔子宫内膜异位症：多有进行性痛经、月经过多、经期不规则阴道流血等症状。异位症形成的囊肿与周围脏器形成的粘连性肿块，包块固定，可通过 B 超、腹腔镜鉴别。必要时剖腹探查。

（2）结核性腹膜炎：常合并腹水、盆腹腔内粘连性肿块形成。有肺结核病史、消瘦、乏力、月经稀少或闭经等，多发生于年轻、不孕妇女。

（3）生殖道以外的肿瘤：需与腹膜后肿瘤、直肠癌、乙状结肠癌等鉴别。腹膜后肿瘤位置较深固定，可使子宫、直肠或输尿管移位。肠癌常有相应的消化道症状。B 超、胃肠镜检查可协助诊断。

七、卵巢恶性肿瘤转移途径

主要通过直接蔓延及腹腔种植为主，瘤细胞可直接侵犯包膜、累及邻近器官，并广泛种植于盆腹膜及大网膜、横膈、肝表面。淋巴道也是重要的转移途径，可转移至腹主动脉旁淋巴结、髂内、髂外淋巴结、腹股沟淋巴结。横膈是转移的好发部位，尤以右膈下淋巴丛密集，故最易受侵犯。血行转移少见，晚期可转移至肺、胸膜及肝。

八、卵巢恶性肿瘤临床分期

采用国际妇产联盟（FIGO）的手术病理分期，如表 12－4－2 所示。

九、治疗

（一）良性肿瘤

卵巢肿瘤一经诊断，应行手术治疗，但疑为卵巢瘤样病变，可作短期观察；手术范围根据年龄、生育要求及对侧卵巢情况决定；术后可行中医辨证论治。

1. 西医治疗　年轻患者行肿瘤剔除术；绝经后妇女行子宫及双附件切除术或单侧附件切除术。术中应完整切除肿瘤，尽可能防止肿瘤破裂、囊液流出，避免瘤细胞种植于腹腔。术中剖检肿瘤，必要时做冰冻切面组织学检查，明确肿瘤性质。

2. 中医治疗

（1）辨证论治

气滞血瘀

证候：胸胁胀痛，烦躁易怒，面色晦暗无泽，口苦咽干，形体消瘦，肌肤甲错，下腹胀痛，有肿块；舌质紫黯或见淤斑或淤点，脉沉细或涩。

表 12-4-2　卵巢癌手术-病理分期（FIGO 2014）系统

分期	定义
Ⅰ	肿瘤局限于卵巢或输卵管
ⅠA	肿瘤局限于一侧卵巢（包膜完整）或输卵管，卵巢或输卵管表面没有肿瘤，腹水或腹腔冲洗液中没有恶性细胞
ⅠB	肿瘤局限于双侧卵巢（包膜完整）或双侧输卵管，卵巢或输卵管表面没有肿瘤，腹水或腹腔冲洗液中没有恶性细胞
ⅠC	肿瘤局限于一侧或双侧卵巢或输卵管，并有如下任何一项：
ⅠC1	手术导致肿瘤破裂
ⅠC2	术前肿瘤包膜已破裂，或者卵巢、输卵管表面出现肿瘤
ⅠC3	腹水或腹腔冲洗液中出现恶性细胞
Ⅱ	肿瘤累及一侧或双侧卵巢或输卵管，伴有盆腔蔓延扩散（在骨盆入口平面以下）或原发性腹膜癌
ⅡA	肿瘤蔓延至或种植于子宫和（或）输卵管和（或）卵巢
ⅡB	肿瘤蔓延至盆腔的其他盆腔内组织
Ⅲ	肿瘤累及一侧或双侧卵巢、输卵管，或原发性腹膜癌，伴有细胞学或组织学确认的盆腔外腹膜转移或证实在腹膜后淋巴结转移
ⅢA	腹膜后淋巴结转移，伴有或不伴细胞学或组织学证实的盆腔外腹膜转移
ⅢA1	仅有腹膜后淋巴结转移
ⅢA1（i）	转移灶最大直径≤1cm
ⅢA1（ii）	转移灶最大直径＞1cm
ⅢA2	显微镜下盆腔外腹膜受累，伴或不伴有腹膜后淋巴结转移
ⅢB	肉眼骨盆缘外腹膜转移，病灶最大直径≤2cm，伴有或不伴有腹膜后淋巴结转移
ⅢC	肉眼骨盆缘外腹膜转移，病灶最大直径＞2cm，伴有或不伴有腹膜后淋巴结转移（包括肿瘤蔓延至肝包膜和脾，耽误转移到脏器实质）
Ⅳ	超出腹腔外的远处转移
ⅣA	胸腔积液中发现癌细胞
ⅣB	腹腔外器官实质转移（包括肝实质转移和腹股沟淋巴结和腹腔外淋巴结转移）

治法：理气活血，软坚散结。

方药：血府逐瘀汤加味：当归、生地黄、桃仁、红花、枳壳、赤芍、柴胡、桔梗、川芎、牛膝、甘草、三棱、莪术、水蛭。

痰湿瘀阻

证候：身困无力，形体肥胖或水肿，胸腹满闷，月经失调，白带增多，下腹肿块；舌体胖大，苔白腻，脉沉或滑。

治法：化痰行气，软坚散结。

方药：苍附导痰汤加味：苍术、香附、陈皮、半夏、茯苓、胆南星、枳壳、生姜、神曲、海藻、鳖甲、莪术、三棱、水蛭。

（2）针灸治疗　取中极、关元、天枢、三阴交穴，平补平泻。

（二）恶性肿瘤

初次治疗为手术为主，辅以化疗、放疗等综合治疗。

1. 西医治疗

（1）手术治疗：疑为恶性肿瘤者，应尽早剖腹探查。留取腹腔积液或腹腔冲洗液行细胞学检查；全面探查全部腹膜及腹腔脏器表面，活检和（或）切除任何可疑病灶、包块及粘连部位；正常腹膜随机盲检。根据探查及冰冻切面病理检查结果，决定肿瘤分期及手术范围。

早期患者（FIGO Ⅰ、Ⅱ期）：应行全子宫和双附件切除，结肠下网膜切除；选择性盆腔淋巴结及腹主动脉旁淋巴结切除，黏液性肿瘤同时切除阑尾。

年轻患者依据肿瘤范围可行保留生育功能手术。手术方式包括全面手术分期、患侧附件切除、保留子宫和对侧附件。主要适用于肿瘤局限于单侧卵巢的Ⅰ期患者。

晚期患者可行肿瘤细胞减灭术，手术主要目的切除所有原发灶，尽可能切除所有转移灶，必要时切除部分肠管、膀胱、脾等。满意或理想的肿瘤细胞减灭术应达到最大残余灶直接小于1cm。

（2）化学药物治疗：主要的辅助治疗手段。卵巢恶性肿瘤对化疗敏感，即使已广泛转移也能取得一定疗效，可用于预防复发；术后有残留癌灶者可控制复发、缓解症状、延长生存期；术前应用化疗使肿瘤缩小，为手术创造有利条件。

常用药物有顺铂、卡铂、紫杉醇、环磷酰胺、依托泊苷等。目前多采用以铂类为基础的联合化疗，其中铂类联合紫杉醇为“金标准”一线化疗方案。一般为静脉化疗，对初次手术达到满意的患者也可采用静脉腹腔联合化疗。

腹腔内化疗提高腹腔内药物浓度，增加肿瘤药物的接触面积时间，有利于杀灭肿瘤细胞；血浆药物浓度低，不良反应轻。现有采用经导管动脉灌注化疗及经导管动脉栓塞化疗两种方法，配合其他疗法综合运用，疗效更佳。

（3）放射治疗：为手术和化疗的辅助治疗，主要应用于手术化疗后的巩固治疗及晚期病例的挽救性治疗。无性细胞瘤对放疗最敏感，颗粒细胞瘤中度敏感，上皮性癌也有一定敏感性。主要为应用直线加速器或钴60体外照射，适用于残余灶直径<2cm，无腹水，无肝、肾转移。

（4）免疫疗法：新近研究的辅助治疗方法。近代基因重组各种集落刺激因子（CSF）如G-CSF，GM-L可使外周血各种成分增加。在CSF支持下减轻化疗中白细胞下降程度；减少合并感染及抗生素使用；可使化疗剂量适当增加，提高疗效；对癌性胸水、腹水均可较好地控制。

2. 中医治疗　本病采用中西医结合治疗，诊断明确后主要以西医治疗为主，辅以中医中药调理气血，增强体质。

气滞血瘀

证候：形体消瘦，肌肤甲错，腹部包块，坚硬固定，腹胀腹痛，神疲乏力，面色无华，二便不畅，尿少色黄；舌黯紫有淤斑，脉细涩或弦细。

治法：行气活血，软坚消积。

方药：乌药汤合血府逐瘀汤加味：乌药、香附、木草、甘草、当归、桃仁、红花、枳壳、赤芍、柴胡、桔梗、川芎、牛膝、生地黄、莪术、三棱、龙葵、鳖甲。

加减：伴气虚加党参、黄芪；纳呆加生麦芽、生山楂；口干加天花粉、枸杞子、女贞子。

湿热郁毒

证候：腹胀有块，伴腹水，口干苦不欲饮，大便干燥，尿黄灼热，阴道不规则出血；舌质暗，脉弦滑或滑数。

治法：清热利湿，解毒散结。

方药：解毒四物汤加减：连翘、葛根、柴胡、枳壳、红花、桃仁、甘草、龙葵、半枝莲、鳖甲、大腹皮、土茯苓、白花蛇舌草。

加减：纳呆加麦芽、神曲；小便不利加泽泻、车前子。

痰湿聚积

证候：腹胀胃满，时有恶心，面虚水肿，身倦乏力，腹部包块；舌质黯淡，苔白腻，脉滑。

治法：健脾利湿，化痰软坚。

方药：香砂六君子汤合苍附导痰丸加减：党参、茯苓、陈皮、甘草、砂仁、木香、苍术、胆南星、枳壳、山慈菇、夏枯草、海藻、猪苓。

加减：小便不利加车前子、泽泻；腹胀甚加厚朴。

气阴两亏

证候：神疲乏力；短气懒言，口干欲饮，颧红，五心烦热，纳呆，大便干结，小便黄；舌红少苔，脉细数。

治法：益气养血，滋阴清热。

处方：生脉饮合二至丸加味：人参、麦冬、

五味子、女贞子、墨旱莲、生地黄、玄参、黄芪、地骨皮、芦根、大黄。

十、预后及随访

卵巢恶性肿瘤预后与分期、病理类型及分级、年龄等有关。最重要的预后因素为肿瘤期别和初次手术后残存灶的大小，临床分期越小、残存灶越小预后越好。

卵巢恶性肿瘤易复发，应长期随访与监测。一般治疗后第1年，每3个月随访1次；第2年后每4～6个月1次；第5年后每年随访1次。随访内容应包括症状、体征、全身及盆腔检查（包括乳腺检查）、B型超声检查、肿瘤标志物等。临床检查或肿瘤标志物提示复发时可选择CT、MRI和（或）PET检查等。

十一、预防

因卵巢恶性肿瘤病因不清，难以预防，但应积极采取措施对高危人群严密监测随访，争取早期诊治、改善预后。

1. 卵巢癌筛查及口服避孕药　虽然可应用CA125联合B型超声检查、盆腔检查对普通人群进行筛查，但目前尚无明确方案。流行病学调查口服避孕药是卵巢上皮性癌的保护因素，高危妇女可通过口服避孕药预防卵巢癌发生。

2. 正常处理附件包块　对实质性或囊实相间，或直径>8cm的囊性附件包块，尤其是绝经后妇女，或伴有消化道症状者，进行肿瘤标志物及B超、MRI等影像学检查，必要时行腹腔镜检查明确诊断，有恶性征象者及早手术。

3. 预防性卵巢切除　遗传性卵巢癌综合征家族成员是发生卵巢癌的高危人群，与BRCA基因突变密切相关，因此对BRCA基因突变患者应行预防性卵巢切除术。

附加：妊娠合并卵巢肿瘤

妊娠合并卵巢肿瘤较常见，但少见合并恶性肿瘤。妊娠合并良性肿瘤以成熟性畸胎瘤及浆液性囊腺瘤居多，占妊娠合并卵巢肿瘤的90%，合并恶性肿瘤者以无性细胞瘤及浆液性囊腺癌居多。妊娠合并卵巢肿瘤一般无明显症状，妊娠早期妇科检查可扪及盆腔肿块，中期妊娠后不易发现，需依靠病史及B型超声诊断。中期妊娠时易并发肿瘤蒂扭转，晚期妊娠时肿瘤可引起胎位异常。分娩时肿瘤位置低者可阻塞产道导致难产，甚至可破裂。妊娠可因盆腔充血，可使肿瘤迅速增大，并促使恶性肿瘤扩散。

合并良性肿瘤的处理原则：早期妊娠发现肿瘤者可等待至妊娠12周后手术，以免引起流产；妊娠晚期发现者，可等待至妊娠足月行剖宫产，同时切除肿瘤。

疑为恶性肿瘤者：应尽早手术，处理原则同非孕期。

第十三章 妊娠滋养细胞疾病

妊娠滋养细胞疾病（gestational trophoblastic disease，GTD）是一组来源于胎盘滋养细胞的疾病，依据组织学可将其分为葡萄胎、侵蚀性葡萄胎、绒毛膜癌（简称绒癌）和胎盘部位滋养细胞肿瘤，其中后三者又统称为妊娠滋养细胞肿瘤（gestational trophoblastic neoplasis，GTN）。

第一节 葡萄胎

葡萄胎因妊娠后胎盘绒毛滋养细胞异常增生、间质水肿，而形成大小不一的水泡，水泡间借蒂相连成串，形如葡萄而得名，又称水泡状胎块（hydatidiform mole）。葡萄胎可分为完全性葡萄胎和部分性葡萄胎两类，其中大多数为完全性葡萄胎。

其发病率在不同国家地区之间有很大差别，我国有报道300多万妇女葡萄胎平均发病率为0.8‰，妊娠次数与葡萄胎数之比为1238∶1，以35～40岁后的妇女为主。本病在隋代巢元方《诸病源候论》中称之为“鬼胎”，《胎产心法》称之为“伪胎”。

一、病因病理

（一）西医病因病理

1. 病因 葡萄胎确切发病原因尚未完全清除，目前研究与以下一些因素相关。

（1）完全性葡萄胎

1）营养状况和社会经济因素：有研究显示，饮食中缺乏维生素A及其前体胡萝卜素和动物脂肪者，发生葡萄糖的概率显著增高。

2）年龄：介于35岁和40岁之间的妇女妊娠时发生葡萄胎的发生率大大增加，分别是年轻妇女的2倍和7.5倍。相反小于20岁妇女的葡萄胎发生率也显著升高。可能与两个年龄段容易发生异常受精有关。

3）前次妊娠有葡萄胎史：有过1次和2次葡萄胎妊娠者，再次葡萄胎的发生率分别为1%和15%～20%。

4）流产和不孕史。

5）基因组印迹紊乱导致滋养细胞过度增生。细胞遗传学研究表明，完全性葡萄胎的染色体核型为二倍体，均来自父系，即染色体孤雄来源，目前认为主要原因是滋养细胞过度增生。

（2）部分性葡萄胎：发生率远低于完全性葡萄胎。有研究表明，其高危因素有不规则月经、前次活胎妊娠均为男性和口服避孕药>4年等。细胞遗传学研究表明，部分性葡萄胎其核型90%以上为三倍体，如果胎儿同时存在，其核型一般也为三倍体。已经证明，不管是完全性还是部分性葡萄胎，多余的父源基因物质是造成滋养细胞增生的主要原因。

2. 病理

（1）完全性葡萄胎大体检查：水泡状物形如串串葡萄，直径数毫米到数厘米不等，其间由纤细的纤维素相连，常混有血块蜕膜碎片。水泡状物占满整个宫腔，虽经仔细检查仍不能发现胎儿及其附属物的痕迹。镜检：可确认的胚胎或胎儿组织缺失，绒毛水肿，弥漫性滋养细胞增生，种植部位滋养细胞呈弥漫和显著的异型性。

（2）部分性葡萄胎大体检查：仅部分绒毛变为水泡，可合并胚胎或胎儿组织，胎儿多已死亡，合并足月儿极少，且常伴发育迟缓或多发性畸形。镜检：有胚胎或胎儿组织存在，局限性滋养细胞增生，绒毛大小及其水肿程度明显，绒毛呈显著的扇贝样轮廓、间质内可见明显的滋养细胞包涵体，种植部位滋养细胞呈局限和轻度的异型性。

（二）中医病因病机

本病病因病机为血瘀胞宫，主要发病机制多有先天禀赋异常，或素体虚弱、七情郁结、气血凝滞致冲任失调，或孕后感染邪毒、损伤胎元，以致精血虽凝而终不成形，化为瘀血，留滞胞宫，遂为鬼胎。

1. 气血虚弱　素体虚弱，气血不足，孕后胎失所载所养，冲任、胞宫壅瘀，发为鬼胎。

2. 气滞血瘀　素性抑郁，孕后情志不遂，肝郁气滞，冲任不畅，瘀血结聚胞中而为鬼胎。

3. 寒湿郁结　孕妇久居湿地，或贪凉饮冷，寒湿客于冲任，气血凝滞胞宫，发为本病。

4. 痰浊凝滞　孕妇素体肥胖，或恣食厚味，或脾虚不运，湿聚成痰，痰浊内停，冲任不畅，痰浊气血凝滞胞中伤胎，引发鬼胎。

二、临床表现及体征

（一）临床表现

1. 停经后阴道流血　最常见的症状，多数患者在停经 8～12 周后发生不规则阴道流血，量多少不定，反复发作，后逐渐增多，有时可自然排出水泡样组织。若葡萄胎组织从蜕膜剥离，母体大血管破裂，可造成大出血导致休克甚至死亡。反复阴道流血若不及时治疗，可导致贫血和继发感染。

2. 腹痛　当葡萄胎增长迅速、子宫急速膨大时可引起阵发性下腹胀痛，一般不剧烈，能忍受，常发生于阴道流血之前。

3. 子宫异常增大、变软　由于葡萄胎迅速增长及宫腔内积血，大部分葡萄胎患者的子宫大于相应月份的正常妊娠子宫，且质地较软，并伴有血清绒毛膜促性腺激素（HCG）水平异常升高。1/3 患者的子宫大小与停经月份相符，小于停经月份的只占少数，可能与水泡退行性变、停止发展的有关。

4. 妊娠呕吐　多发生于子宫异常增大和 HCG 水平异常升高者，出血时间较正常妊娠早，症状严重、持续时间长。

5. 妊娠高血压疾病征象　因子宫增大速度快，子宫内张力大，因此妊娠中、早期即可出现，甚至发生急性心力衰竭或子痫。

6. 卵巢黄素化囊肿　由于大量 HCG 的刺激，卵巢卵泡内膜细胞发生黄素化而形成囊肿，称卵巢黄素化囊肿。常为双侧性，但也可为单侧，大小不等。一般无症状，多有超声检查做出诊断。

7. 甲状腺功能亢进现象　约 7% 的患者可出现轻度甲亢征象，如心动过速、震颤等。

（二）体征

子宫大小与停经月份不相符，多数大于停经月份，质软，听不到胎心或胎动，也摸不到胎体。双侧附件区可摸到大小不等、活动的囊性肿物，及卵巢黄素化囊肿。

三、诊断

（一）西医诊断

停经后不规则阴道流血，妊娠呕吐严重且出现时间较早，子宫增大，大于停经月份、变软，子宫孕 5 个月大小时尚不能触及胎体、不能听到胎心、无胎动，应怀疑葡萄胎可能。较早出现妊娠期高血压疾病征象，双侧附件囊肿及出现甲亢征象，均支持诊断。若在阴道排出物中见到水泡状组织，葡萄胎的诊断基本可以确定。常选择一些辅助检查进一步明确诊断。

1. 超声检查　主要诊断方法。宫腔内充满不均质密集状或短条状回事，呈“落雪状”，若水泡较大而形成大小不等的回声区，呈“蜂窝状”。子宫壁薄，但回声连续，无局灶性透声区。常可测到两侧或一侧卵巢囊肿，多房，囊壁薄，内见部分纤细分隔。彩色多普勒超声检查，可见子宫动脉血流丰富，但子宫肌层内无血流或仅稀疏“星点状”血流信号。

部分性葡萄胎宫腔内可见由水泡状胎块所引起的超声图像改变，有时可见胎儿或羊膜腔，胎儿常合并畸形。

2. HCG测定　葡萄胎因滋养细胞增生，产生大量HCG，血清中HCG浓度大大高于正常妊娠时相应月份值，因此利用这种差别可作为葡萄胎的辅助诊断。若葡萄胎因绒毛退化，HCG水平也可能低下，多见于部分性葡萄胎。若能连续测定HCG或B超检查同时进行，即可做出鉴别。

（二）中医辨证

本病以妊娠后腹部异常增大，阴道反复流血或夹有水泡状肿块为主症。主要是由于血瘀胞宫所致，其瘀可因气滞、寒湿、痰浊等导致。而出血日久又可致气血两虚。故临床要以阴道出血的量、色、质，结合全身症状和舌脉作为辨证依据。

四、鉴别诊断

1. 流产　流产有停经后阴道流血症状，不少病例被误诊为先兆流产，但葡萄胎子宫多大于同期妊娠子宫，孕期超过12周时HCG水平仍高。B超检查可进行鉴别。

2. 双胎妊娠　子宫大于相应孕周的正常单胎妊娠，HCG水平亦稍高，易与葡萄胎混淆，但双胎妊娠无阴道流血，B超检查可确诊。

3. 羊水过多　一般发生于妊娠后期，可使子宫迅速增大，但发生在中期妊娠者需与葡萄胎鉴别。羊水过多时无阴道流血，HCG水平在正常范围，B超检查可确诊。

五、治疗

葡萄胎的处理包括葡萄胎组织的清除、并发症的处理、恶性变的预防及术后调理、随访等。葡萄胎一经明确诊断，应及时清除宫腔内容物。但若有严重并发症时，如重度贫血、甲亢、高血压综合征、心力衰竭等，则应先处理并发症，待情况好转后再处理葡萄胎。

（一）西医治疗

1. 清宫　一般选用吸刮术，具有手术时间短、出血少、不易发生子宫穿孔等优点，比较安全。由于子宫大而软，清宫出血较多，易穿孔，应在手术室内进行，在输液、备血准备下，充分扩张宫颈管，选用大号吸管吸引。子宫小于妊娠12周时可以一次刮净，子宫大于妊娠12周或术中感到一次刮净有困难时，可于一周后行第二次刮宫。需强调的是每次刮宫的刮出物，必须送组织学检查。

2. 子宫切除术　单纯子宫切除只能去除葡萄胎侵入子宫肌层局部的危险，而不能预防子宫外转移的发生，不作为常规处理。对年龄超过40岁，无生育要求者可行全子宫切除术，但应保留两侧卵巢。

3. 卵巢黄素化囊肿的处理　葡萄胎清除后，黄素化囊肿可自行消退，一般不需处理，如发生扭转，则在B超或腹腔镜下穿刺吸液后可自然复位。若扭转时间长，发生血运障碍，卵巢坏死，则需手术治疗。

4. 预防性化疗　现仍存在争议，不做常规推荐。应对高危患者进行预防性化疗。高危因素有：①年龄 > 40岁；②葡萄胎排出前β-HCG > 100000U/L；③卵巢黄素化囊肿 > 6cm；④明显妊娠高血压综合征、甲亢；⑤重复葡萄胎；⑥子宫明显大于停经月份。预防性化疗应在葡萄胎排空前或排空时开始，一般选用甲氨蝶呤、氟尿嘧啶或放线菌素-D等单一药物，使用疗程尚无统一规定，多认为应化疗至HCG正常。

（二）中医治疗

以下胎法，祛瘀益母为原则，佐以调补气血。以善其后。

1. 辨证论治

气血虚弱

证候：孕后阴道不规则流血，色淡，质稀，腹大异常，时有腹部隐痛，神疲乏力，头晕眼花，心悸失眠，面色苍白；舌淡，脉细弱。

治法：益气养血，活血下胎。

方药：救母丹加味：人参、当归、川芎、益母草、赤石脂、荆芥（炒黑）、枳壳、牛膝。

气滞血瘀

证候：孕后阴道不规则流血，量或多或少，色紫黯有块，腹大异常，时有腹部隐痛，拒按，胸肋胀满，烦躁易怒；舌紫黯或有淤点，脉涩或沉弦。

治法：理气活血，祛瘀下胎。

方药：荡鬼汤加减：人参、当归、大黄、川牛膝、雷丸、红花、牡丹皮、枳壳、厚朴、桃仁。

寒湿郁结

证候：孕后阴道不规则流血，量少，色紫黯有块，腹大异常，小腹冷痛，形寒肢冷；苔白腻，脉沉紧。

治法：散寒除湿，逐水下胎。

方药：脱花煎加味：当归、肉桂、川芎、牛膝、红花、车前子、吴茱萸、芫花。

痰浊凝滞

证候：孕后阴道不规则流血，量少色黯，腹大异常，形体肥胖，胸胁胀闷，呕恶痰多；舌淡，苔腻，脉滑。

治法：化痰除湿，行气下胎。

方药：平胃散加味：苍术、厚朴、陈皮、甘草、芒硝、枳壳。

2. 中成药

（1）益母草流浸膏每次10mL，每日3次，用于血瘀胞宫或清宫术后。

（2）慈航丸每次9g，每日2次。

六、随访

葡萄胎患者作为高危人群，应定期随访，可早期发现滋养细胞肿瘤并及时处理。随访内容包括：①HCG定量测定，葡萄胎清宫后每周一次，直至连续3次阴性，然后每个月1次持续至少半年，此后可每半年1次，共随访2年；②应注意月经是否规律，有无异常阴道流血，有无咳嗽、咯血及其转移灶症状，并做妇科检查，定期做盆腔B超、X线胸片或CT检查。

随访期间应有效避孕一年，首选避孕套，也可选用口服避孕药，一般不选宫内节育器，以免穿孔或混淆子宫出血的原因。

第二节 妊娠滋养细胞肿瘤

妊娠滋养细胞肿瘤60%继发于葡萄胎，30%继发于流产，10%继发于足月妊娠或异位妊娠。继发于葡萄胎排空后半年以内的妊娠滋养细胞肿瘤多为侵蚀性葡萄胎，而一年以上者多为绒癌。

侵蚀性葡萄胎的绒毛可侵入子宫肌层或血管，或两者均有，起初为局部蔓延，水泡样组织侵入子宫肌层深部，有时晚期穿透子宫壁，引起腹腔内大出血。恶性程度一般不高，仅4%的患者并发远处转移，预后较好。绒毛膜癌是高度恶性的滋养细胞肿瘤，多继发于流产、足月妊娠或异常妊娠后。在化疗药物问世前，其死亡率高达90%以上，现代科学技术及化学治疗的发展，绒癌患者的预后得到极大的改善。根据本病的临床特点，其属于中医“鬼胎”“癥瘕”等疾病范畴。

一、病因病理

（一）西医病因病理

1. 病因 尚不明确，认为可能与下列因素相关。

（1）母体免疫力降低即排斥异体细胞的能力降低，如年龄较大者多考虑与此因素有关。

（2）葡萄胎滋养细胞的侵蚀能力增强表现为子宫快速增大，HCG高水平，滋养细胞高度增生等。

2. 病理 侵蚀性葡萄胎大体检查可见子宫肌壁内大小不等、深浅不一的水泡状组织，宫腔内可有原发病灶，也可没有。当侵蚀病灶接近子宫浆膜层时，子宫表面可见紫蓝色结节。镜检：侵入肌层的水泡状组织的形态与葡萄胎相似，可见绒毛结构及滋养细胞增生和异型性。绒毛结构也可退化，仅见绒毛阴影。

绝大多数绒癌原发于子宫体，也可原发于输卵管、宫颈、阔韧带等部位。肿瘤常位于子宫肌层内，也可突向宫腔或穿破浆膜，单个或多个，直径0.5～5cm不等，与周围组织分界清，质地软而脆，海绵样，暗红色，伴出血坏死。镜下：可见细胞滋养层细胞和合体滋养层细胞，但两种细胞不形成绒毛或水泡状结构，高度增生，明显异型性，排列紊乱，并广泛侵入子宫肌层并破坏血管，造成出血坏死。因肿瘤中不含间质和自身血管，瘤细胞靠侵蚀母体血管而获取营养物质。

（二）中医病因病机

主要机制为鬼胎排除后，瘀毒未尽，蕴结胞宫，损伤冲任，或日久成积，侵蚀脏腑，腐肉败血，而成本病。

1. 瘀毒蕴结　鬼胎排出后，瘀毒未尽，蕴结胞宫，损伤冲任、胞络而致。

2. 邪毒蕴肺　瘀毒蕴结胞宫，稽留不去，循经走窜，邪蕴肺脏。

3. 气血两亏　瘀毒留恋日久，或冲任、胞宫损伤，阴道出血不止，以致气血两亏。

4. 肝肾亏虚　瘀毒久恋，易化燥伤阴，阴虚则内热，热扰冲任，迫血妄行，致阴血不足，肝肾亏虚。

二、临床表现

1. 无转移滋养细胞肿瘤　常见症状为阴道不规则流血，出血量多少不定。子宫复旧不全或不均匀性增大，卵巢黄素化囊肿持续存在，出现乳房增大、乳头及乳晕着色等假孕症状。

2. 转移灶表现　其症状、体征视转移部位而异。最常见部位为肺，其次是阴道、宫旁，脑转移较少见。肺转移：通常无症状，通过 X 线胸片或肺 CT 做出诊断，典型表现为胸痛、咳嗽、咯血及呼吸困难。阴道转移：转移灶常位于阴道前壁及穹窿，呈紫蓝色结节，破溃时引起不规则阴道出血，甚至大出血。脑转移：典型病例出现头痛、呕吐、抽搐、偏瘫及昏迷，预后凶险，是主要的致死原因。

3. 临床分期　目前国内外绒癌的分期较多，国内普遍采用北京协和医院分期的基础上修改的 FIGO 分期，见表 13－2－1、表 13－2－2。

表 13－2－1　FIGO（2000 年）的 GTN 分期及预后评分标准

分期	定义
Ⅰ	病变局限于子宫
Ⅱ	GTN 超出子宫，但局限于生殖器官（附件、阴道、阔韧带）
Ⅲ	GTN 转移至肺，伴或不伴有生殖道转移
Ⅳ	所有其他部位的转移

表 13－2－2　FIGO（2002 年）GTD 预后评分标准

项目 ＼ 记分	0	1	2	4
年龄（岁）	<40	≥40	—	—
末次妊娠	葡萄胎	流产	足月产	—
妊娠终止至化疗开始的间隔（月）	<4	4～7	7～13	≥13
治疗前的血清 HCG（IU/L）	<103	103～104	104～105	≥105
肿瘤最大直径（cm）（包括子宫）	<3	3～5	≥5	—
转移部位	肺	脾、肾	胃肠道	脑、肝
转移数目	—	1～4	5～8	>8
既往化疗失败史	—	—	单药	两个药或多药

三、诊断

（一）西医诊断

根据葡萄胎排空后出现阴道流血和（或）转移灶及其相应症状及体征，应考虑滋养细胞肿瘤可能，可结合以下辅助检查。

1. 血清 HCG 连续测定　诊断主要依据。葡萄胎排空后 9 周以上或子宫切除后 8 周以上，血及尿 HCG 仍持续高于正常水平，或曾一度下降至正常而又再次升高，已排除葡萄胎残留或再次妊娠，可诊断为侵蚀性葡萄胎。

2. B 超声检查　诊断子宫原发病灶的常用方法。声像图显示，子宫可正常大小或不同程度增大，肌层内可见高回声团块，边界清但无包膜；或肌层内有回声不均区域或团块，边界不清且无包膜；也可表现为子宫弥漫性增高回声，内部伴不规则低回声或无回声。

3. X 线、CT 检查　肺转移较多见，通过 CT 或 X 线可见转移灶，观察其动态变化对判断病情的发展变化意义重大。

4. 组织学检查 在子宫肌层内或子宫外转移灶组织中若见到绒毛或退化的绒毛阴影，即可诊断侵蚀性葡萄胎。若原发病灶与转移病灶诊断不一致，只要任一标本中有绒毛结构，应诊断为本病。

（二）中医诊断

本病以鬼胎排出后，阴道出血不止为主症。或伴小腹疼痛拒按，或腹部可扪及包块，舌黯红，脉弦涩者，为瘀毒蕴结；咳嗽，咯血，胸闷作痛，舌红苔黄，脉数者，为邪毒蕴肺；心悸怔忡，疲乏无力，面色萎黄无华，形体消瘦，舌淡，脉细弱者，为气血两亏；腰膝酸软，五心烦热，舌红少苔，脉细数者，为肝肾两虚。

四、鉴别诊断

1. 葡萄胎残留 葡萄胎排出后，仍有不规则阴道出血，子宫大而软，血及尿中 HCG 水平仍较高，首先应排除残存葡萄胎。可行刮宫术，如刮出葡萄胎组织，术后血或尿 HCG 很快转为正常，子宫停止出血，且大小恢复正常大小，则可诊断为葡萄胎残留。

2. 较大的卵巢 黄素化囊肿尚未萎缩盆腔检查可摸到双侧卵巢肿大，血及尿 HCG 均在低水平而未见上升，较少出现阴道出血。B 超检查可协助诊断。

五、治疗

（一）西医治疗

治疗原则以化疗为主，手术和放疗为辅的综合治疗。

1. 化疗 用于滋养细胞肿瘤化疗的药物很多，目前常用的一线化疗药物有甲氨蝶呤、氟尿嘧啶、放线菌素-D。可用单一药物化疗，或联合化疗。国内应用较多的联合化疗方案为以氟尿嘧啶为主的联合化疗方案和 EMA-CO 方案，而国外推荐首选 EMA-CO 方案。

每一疗程结束后，应每周 1 次测定血清 HCG，结合妇科检查、超声、X 线胸片等检查进行疗效评估。每疗程化疗结束至 18 日内，血 HCG 下降至少 1 个对数称为有效。

化疗的主要不良反应为骨髓抑制，其次为消化道反应、肝功能损伤、肾功能损伤及脱发等。故化疗前应先作血、尿常规、肝功能、肾功能等检查。

FIGO 妇科肿瘤委员会推荐低危患者的停药指征为 HCG 连续 3 次阴性后至少予一个疗程的化疗，而对于化疗过程中 HCG 下降缓慢和病变广泛者可给予 2 ~ 3 个疗程的化疗。国内大多数医院采用这一指征。

2. 手术治疗 在特定情况下，如控制大出血等各种并发症、初期耐药病灶、减少肿瘤负荷和缩短化疗疗程等方面有一定作用。①子宫切除：对于大病灶、耐药病灶或病灶穿孔出血时应在化疗的基础上给予手术，一般为全子宫切除术，育龄期妇女应保留卵巢；②肺切除术：对于多次化疗未能吸收的孤立的耐药病灶，可行肺叶切除；③开颅手术：急诊手术控制颅内出血，择期手术切除脑部孤立的耐药病灶。

3. 放疗 应用少，主要用于肝、脑转移和肺部耐药病灶的治疗。

（二）中医治疗

1. 辨证论治

瘀毒蕴结

证候：鬼胎排出后阴道出血淋漓不断，或突然下血量多，腹痛拒按，或发热，或少腹扪及包块；恶心呕吐，口干舌燥，胸闷不适，食少纳呆，大便秘结，小便短赤；舌黯红或紫黯，苔黄，脉弦数或弦涩。

治法：清热解毒，活血化瘀。

方药：解毒散结汤加味：野菊花、蒲公英、马齿苋、牡丹皮、紫草、三棱、莪术、大黄、半枝莲、山慈菇、七叶一枝花。

邪毒蕴肺

证候：阴道流血不止，色红质稠，发热，咳嗽，咯血或痰中带血，胸闷作痛；舌红苔黄，脉数。

治法：清热解毒，凉血散结，润肺止咳。

方药：清肺解毒三杰汤加味：金银花、连翘、鱼腥草、薏苡仁、瓜蒌仁、川贝母、沙参、生地黄、麦冬、牡丹皮、桃仁、山慈菇、白茅根、生甘草。

气血两亏

证候：阴道出血不止，色淡红，质稀薄，心

悸怔忡，神疲乏力，纳少便溏，面色萎黄或无华，形体消瘦；舌淡苔白，脉细弱。

治法：益气养血，扶正祛邪。

方药：圣愈汤加味：人参、黄芪、当归、川芎、熟地黄、白芍、阿胶、白术、半枝莲、白花蛇舌草。

脾肾亏虚

证候：阴道出血淋漓不净，量少，色鲜红，头晕目眩，双目干涩，口干咽燥，腰膝酸软，手足心热，午后潮热，大便秘结；舌红无苔或少苔，脉细数。

治法：滋肾养肝，清热解毒。

方药：六味地黄丸加味：熟地黄、山茱萸、山药、牡丹皮、茯苓、泽泻、生地黄、紫草、白花蛇舌草。

2. 中成药

（1）犀黄丸口服，3g/次，每日 2 次。

（2）人参补膏口服，10g/次，每日 2 次。多用于术后、化疗、放疗后的气血两亏证。

（3）肝肾康糖浆 10mL/次，每日 3 次。用于肝肾亏虚证。

六、随访

治疗后应严密随访 5 年，第一次在出院后3 个月，然后每6 个月1 次至3 年，此后每年1 次直至5 年，此后每2 年1 次。随访内容同葡萄胎，随访期间严格避孕，一般于化疗停止 12 个月以上才可妊娠。

第三节　胎盘部位滋养细胞肿瘤

胎盘部位滋养细胞肿瘤（placental site trophoblastic tumor，PSTT）指起源于胎盘种植部位的一种特殊类型的滋养细胞肿瘤。较罕见，占妊娠滋养细胞肿瘤的 1%～2%。大多临床预后良好，一般不发生转移。亦属于中医“癥瘕”等疾病范畴。

一、病因病理

（一）西医病因病理

1. 病因　PSTT 是一种罕见的妊娠滋养细胞疾病，病因尚不明确。好发于生育期妇女，约 50% 患者有自发性流产或水泡状胎块史。

2. 病理　大体检查见肿瘤可为突向宫腔的息肉样组织；也可局限于子宫肌层内，与肌层界限清楚；也可呈弥漫性浸润至深肌层，甚至达浆膜层或子宫外扩散，与子宫肌层界限不清。切面呈黄褐色或黄色，有时见局限性出血和坏死。

镜下见肿瘤几乎完全由中间型滋养细胞组成，无绒毛结构。肿瘤细胞呈单一或片状侵入子宫肌纤维之间，仅有局限性坏死和出血。免疫组化染色见部分肿瘤细胞 HCG 和 HPL 阳性。

（二）中医病因病机

参见“妊娠滋养细胞肿瘤”章节内容。

二、临床表现

多发生于生育期年龄，绝经后罕见，平均发病年龄 31～35 岁。可继发于足月产、流产和葡萄胎，但后者相对少见，偶尔合并活胎妊娠。

症状多表现闭经后不规则阴道流血或月经过多。体征为子宫不规则或均匀性增大。仅少数病例发生于子宫外转移，受累部位包括肺、阴道、脑等。一旦发生转移，预后不良。

三、诊断

（一）西医诊断

1. 血清 HCG 测定　多数阴性或轻度升高。

2. HPL 测定　一般为轻度升高或阴性。

3. 超声检查　B 超检查表现为类似于子宫肌瘤或其他滋养细胞肿瘤的声像图，彩色多普勒超声检查见子宫血流信号丰富，肌壁间蜂窝状暗区内血流信号丰富呈“火球征”。

4. 组织学检查　确诊靠组织学检查。通过刮宫标本可对部分肿瘤突向宫腔者进行组织学检查，多数情况下需靠手术切除的子宫标本进行组织学检查。

（二）中医辨证

参见“妊娠滋养细胞肿瘤”章节内容。

四、治疗

首先的治疗方法为手术，以切除一切病灶为原则。手术范围为全子宫及双侧附件切除术，年轻妇女应保留卵巢。

对于高危 PSTT 患者术后应给予辅助性化疗，对化疗不敏感的 PSTT 应选择联合化疗，首先化疗方案为 EMA-CO。但对于无高危因素的患者一般不主张辅助性化疗。

对于年轻、希望保留生育功能、病灶局限并突向宫腔的低危患者，可在全面反复刮宫清除宫腔内全部病灶后，给予化疗。但需严密随访，发现异常应及时手术。

五、随访

随访内容同滋养细胞肿瘤。因缺乏肿瘤标志物，故临床表现和影像学检查在随访中意义相对更重要。

第十四章 妊娠病

第一节 妊娠剧吐

妊娠剧吐（hyperemesis gravidarum）是指孕妇妊娠5～10周频繁恶心呕吐，不能进食，在排除其他疾病引发的呕吐后，体重较妊娠前减轻≥5%、体液电解质失衡及新陈代谢障碍，需住院输液治疗者。其发生率0.5%～2%。

本病属中医“妊娠恶阻”范畴，亦称“子病”“病儿”“妊娠阻病”等。

一、病因

（一）西医病因

目前病因不明确。鉴于早孕反应出现与消失的时间与孕妇血中HCG值的上升与下降的时间相一致，加之葡萄胎、多胎妊娠孕妇血中HCG值明显升高，剧烈呕吐发生率也较高，说明妊娠剧吐可能与血HCG水平的升高有关。但其呕吐严重程度不一定与HCG含量成正比。

雌激素也与妊娠剧吐密切相关，妊娠恶心和呕吐随着雌二醇水平的增减而增减，服用雌激素的妇女比未服用者更易发生恶心、呕吐，证明了这种症状对雌激素的易感性。

此外，精神过度紧张、焦虑、忧虑，生活环境和经济状况较差的孕妇易发生妊娠剧吐，提示此病可能与精神、社会因素有关。

（二）中医病因

引起本病的主要原因是脾胃虚弱、肝胃不和或气阴两虚，加之妊娠之后冲脉上逆所致。

（1）脾胃虚弱或妊娠饮食不慎，或伤于生冷，或伤于油腻，或思虑伤脾使中阳不振，运化失常，湿浊或痰饮中阻，胃气随冲气上逆。

（2）肝胃不和或素体肝旺之体，孕后情志抑郁或恚怒伤肝，肝气横逆，犯脾伤胃，脾失健运，胃失和降。

（3）气阴两虚或久病劳倦，或损伤脾胃，或屡伤阴液，致木郁土虚或水不涵木，中焦升降失司。

二、诊断

1. 临床表现 停经40日左右出现早孕反应，恶心呕吐频繁，食入即吐，呕吐物中可有胆汁或咖啡样物，或伴有头晕、倦怠乏力等症状。

2. 体征 体重较妊娠前减轻≥5%，精神萎靡，面色苍白，皮肤干燥，脉搏细滑，尿量减少，严重时可引起肾前性急性肾衰竭。一些孕妇会出现短暂性肝功能异常。妇科检查，可见妊娠子宫大小与停经月份相符。

3. 辅助检查 对妊娠剧吐患者还应行临床化验检查以协助了解病情。

（1）尿液检查：测定尿妊娠实验、尿量、尿比重、酮体，注意有无蛋白尿及管型尿。

（2）血液检查：测定血常规及血细胞比容等，了解有无血液浓缩。测定动脉血气分析了解酸碱平衡情况。测定血钾、血钠、血氯等了解水电解质紊乱情况。还应了解凝血功能及肝、肾、甲状腺功能。

（3）必要时进行眼底及神经系统检查。

三、鉴别诊断

1. 葡萄胎　除了剧吐外，有不规则阴道流血，子宫增大迅速与停经月份不相符，血 HCG 异常升高，B 超显像子宫腔内呈现“落雪状”或“蜂窝状”回声，无妊娠囊及胎心搏动。

2. 妊娠合并病毒性肝炎　有与病毒性肝炎患者的密切接触史，或有输血、注射血制品史；除恶心呕吐、食欲减退外，尚有腹胀、厌油腻、腹泻及肝区痛，或有高热或黄疸，检查肝大，肝区有触痛或叩击痛等，肝炎病毒抗原系统血清学标志可协助鉴别。

3. 妊娠合并急性胆囊炎　有饱餐病史，除恶心呕吐外，右上腹绞痛，向右肩放射，并可伴有高热、寒战，检查右上腹腹肌紧张、反跳痛，血常规白细胞增多等。

此外，还需要与妊娠合并急性胰腺炎、胃肠道疾病等有呕吐症状的疾病相鉴别。

四、治疗

控制呕吐，对精神情绪不稳定的患者给予心理治疗。经治疗后多数病情好转可以继续妊娠，若出现下列情况或危及孕妇生命时，需考虑终止妊娠：①持续黄疸；②持续蛋白尿；③体温升高，持续在 38℃ 以上；④心动过速（≥120 次/分）；⑤伴发 Wernicke 综合征等。

（一）西医治疗

1. 镇静止吐　妊娠后服用多种维生素可减轻妊娠恶心、呕吐。止吐剂一线用药为维生素 B_6。每次口服维生素 B_6 10～20mg、维生素 B_1 10～20mg、维生素 C 100～200mg，每日 3 次，对轻症患者有一定效果。

2. 纠正脱水、电解质紊乱及酸碱失衡　重症患者应住院治疗，禁食，根据化验结果，明确失水量及电解质紊乱情况，补充水分及电解质。每日不液量不少于 3000mL，尿量维持在 1000mL 以上。输液中应加入氯化钾、维生素 C、维生素 B_6，并同时给予维生素 B_1 肌内注射。一般经过上述治疗 2～3 日后，病情多可好转。对于贫血及营养不良患者，输液中可补充必需氨基酸、脂肪乳等。呕吐停止后，可以少量进食容易消化的饮食，同时调整补液量。

（二）中医治疗

妊娠呕吐发病机制不外脾虚胃弱，清阳不升，浊气不降，反随上逆之冲气而作呕。因此，见是证即可投以健脾和中、降逆止呕之剂。

1. 辨证论治

（1）经验方

组成：藿香梗、新会皮、姜半夏、炙甘草、炒条芩、炒川续断、桑寄生、姜竹茹。

功效：用于妊娠剧吐、纳呆头晕、腰酸便溏等。全方重在化湿浊，理中气，醒脾胃。且姜半夏、姜竹茹合用可谓降逆止呕之圣。配炒条芩，清胎火，消除湿从热化之趋。更以川续断、桑寄生固肾安胎，以从治病与安胎并举之要旨。

（2）香砂胃苓丸

组成：木香、砂仁、苍术、白术、厚朴、陈皮、茯苓、猪苓、泽泻、肉桂、甘草。

功效：本方有祛湿运脾，行气和胃之功。用于水湿内停之呕吐、泄泻、水肿等症。

2. 针灸疗法

（1）内关（双）、足三里（双）。

方法：补法，留针 10～15 分钟。适用于脾胃虚弱证。

（2）内关（双）、足三里（双）太冲（双）。

方法：泻法，不留针。适用于脾胃不和证。

（3）内关（双）、足三里（双）、丰隆（双）、公孙（双）。

方法：捻转泻法，刺激强度不应过大。适用于痰湿阻滞证。

3. 饮食疗法

（1）服药前先服数滴姜汁，或以灶心土煎汤代茶，或以姜汁调服砂仁粉。

（2）砂仁鲫鱼汤：砂仁 9g，鲜鲫鱼 150g，生姜 10g，葱白 3 茎，食盐少许，胡椒 10 粒。适用于脾胃虚弱证。

（3）竹茹粥：鲜竹茹 30g，粳米 5g。用竹茹煎水取汁与粳米煮粥，晾凉，少少饮之。适用于肝胃不和证。

第二节　流产

妊娠不足 28 周、胎儿体重不足 1000g 而终止者称为流产（abortion）。其中发生在妊娠 12 周前者称为早期流产，而发生于妊娠 12～28 周者称为晚期流产。胚胎着床后 31% 发生自然流产，其中 80% 为早期流产。在早期流产中，约 2/3 为隐性流产，即发生在月经期前的流产，也成为生化妊娠。

中医典籍中有关本病记载，根据自然流产的类型和发生时间的不同，有“胎漏”“胎动不安”“妊娠腹痛”“堕胎”“小产”“滑胎”“堕胎不长”“胎萎不下”“胎死不下”等病名之分。

一、病因

（一）西医病因

病因包括胚胎因素、母体因素、父体因素和环境因素。

1. 胚胎因素　胚胎和染色体异常是早期流产最常见的原因，占 50%～60%，染色体异常包括染色体数目异常或结构异常，其中数目异常以三倍体居首，常见的有 13、16、18、21 三体，其次为 X 单体，三倍体及四倍体少见。结构异常主要有平衡易位、倒置、缺失、重叠及嵌合体等。染色体异常除由遗产因素引起外，感染、药物等因素也可引起。染色体异常的胚胎多数会发生流产，少数妊娠至足月者，出生后可能发生某些功能缺陷或畸形。

2. 母体因素

（1）全身性疾病：孕妇因患全身性疾病，如严重的感染、高热疾病、严重贫血或心力衰竭、血栓性疾病、慢性消耗性疾病、慢性肝肾疾病或高血压等，有可能导致子宫收缩、胎儿缺氧、胎盘发生梗死等而引起流产。

（2）生殖器官异常：子宫畸形（如子宫发育不良、双子宫、双角子宫、单角子宫等）、子宫肌瘤（如黏膜下子宫肌瘤及某些肌壁间肌瘤）、子宫腺肌瘤、宫腔粘连等，均可影响胚胎的着床发育而导致流产。宫颈重度裂伤或宫颈内口松弛等导致宫颈机能不全，可引发胎膜早破而发生晚期自然流产。

（3）内分泌失调：女性内分泌功能异常（如黄体功能不全、高催乳素血症、多囊卵巢综合征等），甲状腺功能减退、糖尿病血糖控制不良等，可影响蜕膜、胎盘，甚至妨碍胎儿的发育而发生流产。

（4）创伤应激：妊娠期无论严重的躯体（如手术、直接撞击腹部、性交过频）或心理（过度紧张、焦虑、恐惧、忧伤等精神创伤）的不良刺激均可导致流产。孕妇过量吸烟、酗酒、过量饮咖啡等，均有导致流产的报道。

（5）免疫功能异常：包括自身免疫功能异常和同种免疫功能异常。前者主要发生在抗磷脂抗体、抗 β_2 糖蛋白抗体、狼疮抗凝血因子阳性的患者，临床上可表现为复发性流产。后者是基于妊娠属于同种异体移植的理论，母胎的免疫耐受是胎儿在母体内得以生存的基础。如夫妻双方的人类白细胞抗原（HLA）相容性过大，可以造成封闭性因子缺乏，或自然杀伤细胞的数量或活性异常，均有可能是不明原因复发性流产的原因。

3. 父体因素　有研究证实精子的染色体异常可以导致自然流产。但临床上精子畸形率异常增高者是否与自然流产有关，尚无明确的依据。

4. 环境因素　砷、铅、甲醛、苯、氯丁二烯、氧化乙烯等化学物质和放射性物质的过多接触均可导致流产。

（二）中医病因

病因主要有母体因素和子体因素两方面。子体因素指夫妇精气不足，胎元禀赋薄弱，胎不固实，胎元不固而为病；母体因素是指母体肾虚，气血虚弱、血热、血瘀、感染邪毒等因素。肾为先天之本，元气之根，《难经》云：“肾有两脏，其左为肾，右为命门，命门者为精神之所舍也，男子以藏精，女子以系胞。”脾胃为后天之本，气血生化之源，气以载胎，血以养胎，肾虚者根怯，脾虚者本薄，肾脾不足是本病的重要病机。

二、病理

早期流产时胚胎多数先死亡，随后发生底蜕膜出血，造成胚胎的绒毛与蜕膜层分离，已分离的胚胎组织如同异物，引起子宫收缩而被排出。有时也可能蜕膜海绵层先出血坏死或有血栓形成，使胎儿死亡，然后排出。8 周以内妊娠时，胎盘绒毛发育尚不成熟，与子宫蜕膜联系还不牢固，此时流产妊娠产物多数可以完整地从子宫壁分离而排出，出血不多。妊娠 8～12 周时，胎盘绒毛发育茂盛，与蜕膜联系较牢固。此时若发生流产，妊娠产物往往不易完整分离排出，常有部分组织残留宫腔内影响子宫收缩，致使出血较多。妊娠 12 周后，胎盘已完全形成，流产时往往先有腹痛，然后排出胎儿、胎盘。有时由于底蜕膜反复出血，凝固的血块包绕胎块，形成血样胎块稽留于宫腔内。血红蛋白因时间长久被吸收形成肉样胎块或纤维化与子宫壁粘连。偶有胎儿被挤压，形成纸样胎儿，或钙化后形成石胎。

三、诊断

（一）临床表现

主要表现为停经后阴道流血和腹痛。

1. 早期流产　妊娠物排出前胚胎多已死亡。开始时绒毛与蜕膜剥离，血窦开放，出现阴道流血，剥离的胚胎的血液刺激子宫收缩，排出胚胎及其他妊娠物，产生阵发性下腹痛。胚胎及其附属物完全排出后，子宫收缩，血窦闭合，出血停止。

2. 晚期流产　胚胎或胎儿排出前后往往还有生机，其原因多为子宫解剖异常，其临床过程与早产相似，胎儿娩出后胎盘娩出，出血不多；也有少数流产前胚胎或胎儿已经死亡，其原因多为非解剖因素所致，如严重胎儿发育异常、自身免疫异常、血栓前状态、宫内感染等。

3. 临床类型　按自然流产发展的不同阶段，分为以下临床类型。

（1）先兆流产：指妊娠 28 周前出现少量阴道流血，常为暗红色或血性白带，无妊娠物排出，随后出现阵发性下腹痛或腰背痛。妇科检查宫颈口未开，胎膜未破，子宫大小与停经周数相符。经休息及治疗后症状消失，可继续妊娠；若阴道流血量增多或下腹痛加剧，可发展为难免流产。

（2）难免流产：指流产不可避免。在先兆流产的基础上，阴道流血量增多，阵发性下腹痛加剧，或出现阴道流液（胎膜破裂）。妇科检查宫颈口已扩张，有时可见胚胎组织或胎囊堵塞于宫颈口内，子宫大小与停经周数基本相符或略小。

（3）不全流产：难免流产继续发展，部分妊娠组织物排出宫腔，还有部分残留于宫腔内火嵌顿于宫颈口处，或胎儿排出后胎盘滞留宫腔或嵌顿于宫颈口，影响子宫收缩，导致大量出血，甚至发生休克。妇科检查见宫颈口已扩张，宫颈口有妊娠组织物嵌顿及持续性血液流出，子宫小于停经周数。

（4）稽留流产：又称过期流产。指胚胎或胎儿已死亡滞留宫腔内未能及时自然排出者。表现为早孕反应消失，有先兆流产症状或无任何症状，子宫不再增大反而缩小。若已到中期妊娠，孕妇腹部不见增大，胎动消失。妇科检查宫颈口未开，子宫较停经周数小，质地不软，未闻及胎心。

（5）复发性流产：指同一性伴侣连续发生 3 次及 3 次以上的自然流产。多为早期流产。大多数专家认为连续发生 2 次流产即应重视并予评估，因为其再次发生流产的风险与 3 次者相近。中医称为“滑胎”。

（6）流产合并感染：流产过程中，若阴道流血时间长，有组织物残留于宫腔内或非法堕胎，有可能引起宫腔内感染，常为厌氧菌及需氧菌混合感染，严重感染可扩展至盆腔、腹腔甚至全身，并发盆腔炎、腹膜炎、败血症及感染性休克。

（二）体征

观察患者全身状况，有无贫血及感染征象，测量体温、血压、脉搏等。消毒后进行妇科检查，注意宫颈口是否扩张，羊膜囊是否膨出，有无妊娠组织物堵塞子宫颈口，子宫大小与停经周数是否相符，有无压痛，双侧附件有无压痛、增厚或包块。疑为先兆流产者，操作应轻柔，可暂不作盆腔内诊检查。

（三）辅助检查

1. B 型超声检查　对疑为先兆流产者，根据妊娠囊的形态，有无胎心搏动，确定胚胎或胎儿是否存活，以指导正确的治疗方法。若妊娠囊形态异常或位置下移，预后不良。不全流产及稽留流产均可借助 B 型超声检查协助诊断。

2. 妊娠试验　临床多采用尿早早孕诊断试纸条法，对诊断妊娠有价值。为进一步了解流产的预后，多选用各种敏感方法连续测定血 HCG 的水平，正常妊娠6～8周时，其值每日应以66%的速度增长，若48小时增长速度<66%，提示妊娠预后不良。

3. 激素测定 测定血黄体酮及雌二醇水平，能协助判断先兆流产的预后。

四、鉴别诊断

1. 各流产类型的鉴别诊断 鉴别要点见表14－2－1。

表14－2－1 各型流产的鉴别诊断

类型	病史			妇科检查	
	出血量	下腹痛	组织物排出	宫颈口	子宫大小
先兆流产	少	无或轻	无	闭	与妊娠周数相符
难免流产	中→多	加剧	无	扩张	相符或略小
不全流产	少→多	减轻	部分排出	扩张或组织物嵌顿	小于妊娠周数
完全流产	少→无	无	全部排出	闭	正常或略大

2. 其他 早期流产还应与异位妊娠、葡萄胎、功能失调性子宫出血及子宫肌瘤等相鉴别。

五、治疗

一经确诊，应根据流产的不同类型，给予积极恰当的处理。

（一）西医治疗

1. 先兆流产 卧床休息，禁性生活。黄体功能不足者可以给予黄体酮注射液10～20mg，1次或隔日1次，口服维生素E 30～50mg，2次每日；甲状腺机能减退者给予小剂量甲状腺素片。经治疗2周，若阴道流血停止，B型超声提示胚胎存活，可继续妊娠。若临床症状加重，B型超声发现胚胎发育不良，血 HCG 持续不升或下降，表明流产不可避免，应终止妊娠。

2. 难免流产 一旦确定，应尽早使胚胎及胎盘组织完全排出。早期流产应及时行清宫术，对妊娠物应仔细检查，并送病理检查；如有可能争取做绒毛染色体核型分析，对明确流产原因有帮助。晚期流产时，子宫较大，出血较多，可用缩宫素10～20U加于5% 500mL葡萄糖注射液中静脉滴注，促进子宫收缩。当胎儿及胎盘排出后检查是否完全，必要时刮宫以清除宫腔内残留的妊娠物。应给予抗生素预防感染。

3. 不全流产 一经确诊，应尽快行刮宫术或钳刮术，清除宫腔内残留组织。阴道大量出血伴休克者，应同时输血输液，并给予抗生素预防感染。

4. 完全流产 流产症状消失，B型超声检查证实宫腔内无残留物，若无感染征象，不需特殊处理。

5. 稽留流产 处理较困难。胎盘组织机化，与子宫壁紧密粘连，致使刮宫困难。稽留时间过长可能发生凝血功能障碍，导致弥散性血管内凝血，造成严重出血。处理前应查血常规、血小板计数儿凝血功能，并做好输血准备。若凝血功能正常，则口服炔雌醇1mg，每日2次，连用5天，或苯甲酸雌二醇2mg肌内注射，每日2次，连用3日，可提高子宫肌对缩宫素的敏感性。子宫<12孕周者，可行刮宫术，术中肌内注射缩宫素，手术应特别小心，避免子宫穿孔，一次不能刮净，于5～7日后再次刮宫。子宫>12孕周者，可使用米非司酮加米索前列醇，或静脉滴注缩宫素，促使胎儿、胎盘排出。若出现凝血功能障碍，应尽早使用肝素、纤维蛋白原及输新鲜冰冻血浆等，待凝血功能好转后再行刮宫。

6. 复发性流产 染色体异常者，应于孕前进行遗传咨询，确定是否可以妊娠。对可能分娩健康婴儿，但其胎儿有可能遗传异常染色体者，必须在孕中期行产前诊断。黏膜下肌瘤应在宫腔镜下行摘除术，影响妊娠的肌壁间肌瘤可考虑行剔除术。宫腔粘连应在宫腔镜下行粘连松解术。宫颈机能不全者应在孕14～18周行宫颈环扎术，术后定期随诊，提前住院，待分娩发动前拆除缝线。

黄体功能不全者，应肌内注射黄体酮20～40mg/d，也可以考虑口服黄体酮，或使用黄体酮引导制剂，用药至孕12周时即可停药。甲状腺功能低下者，应在孕前及整个孕期补充甲状腺素。原因不明的复发性流产妇女，尤其是怀疑同种免疫性流产者，可行淋巴细胞主动免疫或静脉免疫球蛋白治疗，取得一定成效，但仍有争议。

7. 流产合并感染　治疗原则为控制感染的同时尽快清除宫内残留物。若阴道内流血不多，先选用广谱抗生素2～3日，待感染控制后再行刮宫。若阴道流血量多，静脉滴注抗生素及输血的同时，先用卵圆钳将宫腔内残留大块组织夹出，使出血减少，切不可用刮匙全面搔刮宫腔，以免造成感染扩散。术后应继续用广谱抗生素，待感染控制后再行彻底刮宫。若已合并感染性休克者，应积极进行抗休克治疗，病情稳定后再行彻底刮宫。若感染严重或盆腔脓肿形成，应行手术引流，必要时切除子宫。

（二）中医治疗

采用辨病与辨证相结合的方法治疗疾病，在临证中每获良效。流产的诊断，依据停经史、早孕反应、腹痛、阴道出血、组织物排出等症状及相关检查而确诊，根据诊断要点为某种类型流产予以辨病论治。以补肾安胎为大法，根据不同的证型辅以益气养血、清热等。

1. 辨证论治

滋肾育胎丸

组成：吉林参、党参、白术、菟丝子、桑寄生、川续断、阿胶。

功效：补肾健脾、固气养血，用于胎漏、胎动不安、滑胎的治疗。

安胎饮

组成：生黄芪、党参、当归、白芍、熟地黄、黄芩、菟丝子、炒杜仲、白术、砂仁、芥穗炭、升麻炭。

功效：益气养血，固肾安胎，主要用于先兆流产的治疗。

止血安胎膏

组成：桑寄生、当归、白芍、熟地黄、川芎、阿胶、艾炭、棕榈炭、白术、续断、苎麻根、炙甘草。

功效：养血止血，固肾安胎。适用于习惯性流产，先兆流产属气血两虚及肾虚型。

2. 针灸疗法

取穴：合谷、三阴交、关元。

刺法：以泻为主，每日2次。

释义：合谷为手阳明大肠经穴，三阴交乃足太阴、少阴、厥阴经交会穴，功能：健脾疏肝益肾，关元为任脉与足三阴经交汇处，有益肾调冲任之功，三穴相用，能促进子宫收缩，用于血瘀型难免流产。

第三节　异位妊娠

异位妊娠（ectopic pregnancy）指受精卵在子宫体腔以外着床，刺激成宫外孕。根据受精卵在子宫体腔外种植部位的不同而分为：输卵管妊娠、卵巢妊娠、腹腔妊娠、阔韧带妊娠、宫颈妊娠及子宫残角妊娠。

异位妊娠是妇产科常见的急腹症，发病率为2%，是孕产妇死亡的原因之一。近年来，由于对异位妊娠的更早诊断和处理，使患者的存活率和生育保留能力明显提高。输卵管妊娠最为多见，约占异位妊娠的95%。其中发生部位以壶腹部最多见，约占78%，其次为峡部、伞部，间质部较少见。故本节主要介绍输卵管妊娠。

中医学历代古籍中均未见异位妊娠的病名记载，但其临床表现，于“妊娠腹痛”“胎动不安”“怪胎”等疾病中有所散见。

一、病因

（一）西医病因

1. 输卵管炎症　是输卵管妊娠的主要病因。可分为输卵管黏膜炎和输卵管周围炎。输卵管黏膜炎可引起黏膜粘连，管腔变窄、阻塞，或使黏膜纤毛功能受损，从而导致受精卵在输卵管内运行受阻；输卵管周围炎病变主要在输卵管浆膜层或浆肌层，常造成输卵管周围粘连，输卵管扭曲，管腔狭窄，蠕动减弱，影响受精卵运行。淋病奈瑟菌及沙眼衣原体所致的输卵管炎常累及黏膜，而流产和分娩后感染往往引起输卵管周围炎。

2. 输卵管妊娠史或手术史 曾有输卵管妊娠史，不管是经过保守治疗后自然吸收，还是接受输卵管保守手术，再次妊娠复发的概率达10%。输卵管绝育史及手术史，输卵管妊娠的发生率10%~20%。尤其是腹腔镜下电凝输卵管及硅胶环套术绝育，可因输卵管瘘管或再通，均有导致输卵管妊娠的可能。曾因不孕接受输卵管粘连分离术、输卵管成形术者，再次妊娠时输卵管妊娠的可能性亦增加。

3. 输卵管发育不良或功能异常 输卵管发育异常如输卵管过长、肌层发育不良、黏膜纤毛缺如、双管输卵管、额外伞部等，均可成为输卵管妊娠的原因。此外，精神因素可引起输卵管痉挛和蠕动异常，干扰受精卵运送。

4. 辅助生殖技术 近年由于辅助生殖技术的应用，使输卵管妊娠发生率增加，既往少见的异位妊娠，如卵巢妊娠、宫颈妊娠、腹腔妊娠的发生率增加。

5. 避孕失败 包括宫内节育器避孕失败、口服紧急避孕药失败，发生异位妊娠的机会较大。

6. 其他 子宫肌瘤或卵巢肿瘤压迫输卵管，影响输卵管官腔畅通，使受精卵运行受阻。输卵管子宫内膜异位可增加受精卵着床于输卵管的可能性。

（二）中医病因

中医学对本病的发病机制认识，现尚在探讨之中，根据临床症状审症求因，以及中西医结合治疗经验的佐证，本病大多是宿有少腹瘀滞，冲任胞脉不畅，或先天肾气不足所致，总属少腹瘀血证。输卵管妊娠未破裂型或包块型属癥证；已破裂型则属少腹蓄血证，内出血多，危及生命时可出现气血暴脱，阴阳离决危候。

二、病理

1. 输卵管妊娠的变化与结局 输卵管管腔狭小、管壁薄且缺乏黏膜下组织，其肌层远不如子宫肌壁厚与坚韧，妊娠时又不能形成完好的蜕膜，不能适应胚胎的生长发育，因此，当输卵管妊娠发展到一定时期，将发生以下结局：

（1）输卵管妊娠流产：多见于输卵管壶腹部妊娠，发病多在妊娠8~12周。受精卵种植在输卵管黏膜皱襞内，由于输卵管妊娠时管壁蜕膜形成不完整，发育中的囊胚常向管腔突出，终于突破包膜而出血，囊胚可与管壁分离，若整个囊胚剥离落入管腔并经输卵管逆蠕动经伞端排出到腹腔，形成输卵管完全流产，出血一般不多。若囊胚剥离不完整，妊娠产物部分排出到腹腔，部分尚附着于输卵管壁，形成输卵管不全流产，滋养细胞继续侵蚀输卵管壁，导致反复出血，形成输卵管血肿或输卵管周围血肿。由于输卵管肌壁薄，收缩力差，不易止血，血液不断流出，积聚在直肠子宫陷窝形成盆腔血肿，量多时甚至流入腹腔。

（2）输卵管妊娠破裂：输卵管间质部妊娠虽少见，但后果严重。其结局几乎全为输卵管妊娠破裂。输卵管间质部为通入子宫角的肌壁内部分，管腔周围肌层较厚，因此可以维持妊娠到4个月左右才发生破裂。由于此处血运丰富，其破裂犹如子宫破裂，症状极为严重，往往在短时期内发生大量的腹腔内出血。

输卵管妊娠流产或破裂，有时内出血停止，病情稳定，时间久，胚胎死亡或吸收。但长期反复的内出血所形成的盆腔血肿若不消散，血肿机化变硬并与周围组织粘连，临床上称为陈旧性宫外孕。

（3）继发性腹腔妊娠：不论输卵管妊娠流产或破裂，一般囊胚从输卵管排出到腹腔内或阔韧带内，多数死亡，不会再生长发育，但偶尔也有存话者，若存活胚胎的绒毛组织仍附着于原位或排至腹腔后重新种植而获得营养，可继续生长发育形成继发性腹腔妊娠。若破裂口在阔韧带内，可发展为阔韧带妊娠。

2. 子宫的变化 输卵管妊娠和正常妊娠一样，滋养细胞产生的HCG维持黄体生长，使甾体激素分泌增加。因此，月经停止来潮。子宫增大变软，子宫内膜出现蜕膜反应。输卵管间质部妊娠若胚胎死亡，滋养细胞活力消失，蜕膜自宫壁剥离而发生阴道流血。有时蜕膜可完整剥离，随阴道流血排出三角形蜕膜管型；有时则呈碎片排出。排出的组织见不到绒毛，组织学检查无滋养细胞。子宫内膜的形态学改变呈多样性，除内膜呈蜕膜改变外，若胚胎死亡已久，内膜可呈增生期改变，有时可见Arias. Slella（A-S）反应，镜检见内膜腺体上皮细胞增生，内膜腺体细胞增大，细胞边界不清，腺细胞排列成团，突入腺腔，细胞极性消失，细胞核肥大、深染，胞质有空泡。这种子宫内膜过度增生和分泌的反应可能为甾体激素过度刺激所引起，虽对诊断有一定价值，但并非输卵管妊娠时所特有。此外，胚胎死亡后，部分深入肌层的绒毛仍存活，黄体退化迟缓，内膜仍可呈分泌反应。

三、诊断

（一）临床表现

输卵管妊娠的临床表现与受精卵着床部位、有无流产或破裂以及出血量多少和时间长短等有关。在输卵管妊娠早期，若尚未发生流产或破裂，常无特殊的临床表现，其过程与早孕或先兆流产相似。其典型症状为停经后腹痛与阴道流血。

1. 停经　多有6～8周的停经史，但输卵管间质部妊娠停经时间较长。还有20%～30%患者无停经史，把异位妊娠的不规则阴道流血误认为月经，或由于月经过期仅数日而不认为是停经。

2. 腹痛　是输卵管妊娠患者的主要症状，占95%。输卵管妊娠发生流产或破裂之前，由于胚胎在输卵管内逐渐增大，常表现为一侧下腹部隐痛或酸胀感。当发生输卵管妊娠流产或破裂时，突感一侧下腹部撕裂样疼痛，常伴有恶心、呕吐。若血液局限于病变区，主要表现为下腹部疼痛，当血液积聚于直肠子宫陷凹时，可出现肛门坠胀感。随着血液由于下腹部流向全腹，疼痛可由下腹部向全腹扩散，血液刺激膈肌，可引起肩胛部放射性疼痛及胸部疼痛。

3. 阴道流血　占60%～80%。胚胎死亡后，常有不规则阴道流血，色暗红或深褐，量少呈点滴状，一般不超过月经量，少数患者阴道流血量较多，类似月经。阴道流血可伴有蜕膜管型或蜕膜碎片排出，是子宫蜕膜剥离所致。阴道流血常在病灶去除后方能停止。

4. 晕厥与休克　由于腹腔内出血及剧烈腹痛，轻者出现晕厥，严重者出现失血性休克。出血量越多越快，症状出现越迅速越严重，但与阴道流血量不成正比。

5. 腹部包块　输卵管妊娠流产或破裂时所形成的血肿时间较久者，由于血液凝固并与周围组织或器官（如子宫、输卵管、卵巢、肠管或大网膜等）发生粘连形成包块，包块较大或位置较高者，腹部可扪及。

（二）体征

1. 一般情况　当腹腔出血不多时，血压可代偿性轻度升高；当腹腔出血较多时，可出现面色苍白、脉搏快而细弱、心率增快和血压下降等休克表现。通常体温正常，休克时体温略低，腹腔内血液吸收时体温略升高，但不超过38℃。

2. 腹部检查　下腹有明显压痛及反跳痛，尤以患侧为著，但腹肌轻微紧张。出血较多时，叩诊有移动性浊音。有些患者下腹可触及包块，若反复出血并积聚，包块可不断增大变硬。

3. 盆腔检查　阴道内常有来自宫腔的少许血液。输卵管妊娠未发生流产或破裂者，除子宫略大较软外，仔细检查可触及胀大的输卵管及轻度压痛。输卵管妊娠流产或破裂者，阴道后穹窿饱满，有触痛。将宫颈轻轻上抬或向左右摆动时引起剧烈疼痛，成为宫颈举痛或摇摆痛，此为输卵管妊娠的主要体征之一，是因为加重对腹膜的刺激所致。内出血多时，检查子宫有漂浮感。子宫一侧或其后方可触及肿块，其大小、形状、质地常有变化，边界多不清楚，触痛明显。病变持久时，肿块机化变硬，边界亦渐清楚。输卵管间质部妊娠时，子宫大小与停经月份基本符合，但子宫不对称，一侧角部突出，破裂所致的征象与子宫破裂极为相似。

（三）辅助检查

输卵管妊娠未发生流产或破裂时，临床表现不明显，诊断较为困难，需采用辅助检查方能确诊。

1. HCG测定　尿或血HCG测定对早期诊断异位妊娠至关重要。异位妊娠时，患者体内HCG较宫内妊娠低。连续测定血HCG，若倍增时间大于7日，异位妊娠可能性极大；倍增时间小于1.4天，异位妊娠可能性极小。

2. 黄体酮测定　血清黄体酮的测定对判断正常妊娠胚胎的发育情况有帮助。输卵管妊娠时，血清黄体酮水平偏低，多数在10～25ng/mL之间。如果血清黄体酮值大于25ng/mL，异位妊娠概率小于1.5%，如果其值小于5ng/mL，应考虑宫内妊娠流产或异位妊娠。

3. B型超声诊断 对异位妊娠的诊断必不可少，还有助于明确异位妊娠的部位和大小。阴道超声检查较腹部超声检查准确性高。异位妊娠的声像特点：宫腔内未探及妊娠囊，若宫旁探及异常低回声区，且见胚芽及原始心管搏动，可确诊异位妊娠；若宫旁探及混合回声区，子宫直肠窝有游离暗区，虽未见胚芽及胎心搏动，也应高度怀疑异位妊娠。由于子宫内有时可见到假妊娠囊，应注意鉴别，以免误诊为宫内妊娠。

4. 腹腔镜检查 是异位妊娠诊断的金标准，而且可以在确诊的同时行镜下手术治疗。但有3%~4%的患者因妊娠囊过小而被漏诊，也可能因输卵管扩张和颜色改变而误诊为异位妊娠，应予注意。

5. 阴道后穹窿穿刺 是一种简单可靠的诊断方法。适用于疑有腹腔内出血的患者。腹腔内出血最易积聚于直肠子宫陷凹，即使出血量不多，也能经阴道后穹窿穿刺抽出血液。抽出暗红色不凝血，说明有血腹症存在。陈旧性宫外孕时，可抽出小块或不凝固的陈旧血液。当无内出血、内出血量很少、血肿位置较高或直肠子宫陷凹有粘连时，可能抽不出血液，因此阴道后穹窿穿刺阴性不能排除输卵管妊娠。

6. 诊断性刮宫 较少应用。适用于不能存活宫内妊娠的鉴别诊断和超声检查不能确定妊娠部位者。将宫腔排出物或刮出物送病理检查，切片中见到绒毛，可诊断为宫内妊娠；仅见蜕膜未见绒毛，有助于诊断异位妊娠。

四、鉴别诊断

输卵管妊娠应与流产、急性输卵管炎、急性阑尾炎、黄体破裂及卵巢肿瘤蒂扭转鉴别。详见表14-3-1。

表14-3-1 异位妊娠的鉴别诊断

	输卵管妊娠	流产	急性输卵管炎	急性阑尾炎	黄体破裂	卵巢肿瘤蒂扭转
停经	多有	有	无	无	多无	无
腹痛	突然撕裂样剧痛，自下腹一侧开始向全腹扩散	下腹中央阵发性坠痛	两下腹持续性疼痛	持续性疼痛，从上腹开始经脐周转至右下腹	下腹一侧突发性疼痛	下腹一侧突发性疼痛
阴道流血	量少，暗红色，可有蜕膜管型排出	开始量少，后增多，鲜红色，有小血块或绒毛排出	无	无	无或有如月经量	无
休克	程度与外出血不成正比	程度与外出血成正比	无	无	无或有轻度休克	无
体温	正常，有时低热	正常	升高	升高	正常或稍高	稍高
盆腔检查	宫颈举痛，直肠子宫陷凹有肿块	无宫颈举痛，宫口稍开，子宫增大变软	举宫颈时两侧下腹疼痛	无肿块触及，直肠指检右侧高位压痛	无肿块触及，一侧附件压痛	宫颈举痛，卵巢肿块边缘清晰，蒂部触痛明显
白细胞计数	正常或稍高	正常	升高	升高	正常或稍高	稍高
血红蛋白	下降	正常或稍低	正常	正常	下降	正常
阴道后穹窿穿刺	可抽出不凝血	阴性	可抽出渗出液或脓液	阴性	可抽出血液	阴性
HCG检测	多为阳性	多为阳性	阴性	阴性	阴性	阴性
B型超声	一侧附件低回声区，其内有妊娠囊	宫内可见妊娠囊	两侧附件低回声区	子宫附件区无异常回声	一侧附件低回声区	一侧附件低回声区，边缘清晰，有条索状蒂

五、治疗

异位妊娠的治疗包括手术治疗和药物治疗。

1. 手术治疗　手术方式有二：一是切除患侧输卵管；二是保留患侧输卵管手术，即保守性手术。

（1）输卵管切除术：输卵管妊娠一般采用输卵管切除术，尤其适用于内出血并发休克的急症患者。对这种急症患者应在积极纠正休克的同时，迅速打开腹腔，提出病变输卵管，用卵圆钳钳夹出血部位，暂时控制出血，并加快输血、输液，待血压上升后继续手术切除输卵管，并酌情处理对侧输卵管。

输卵管同质部妊娠，应争取在破裂前手术，以避免可能威胁生命的出血。手术应作子宫角部楔形切除及患侧输卵管切除，必要时切除子宫。

自体输血是抢救严重内出血伴休克的有效措施之一，尤其在缺乏血源的情况下更重要。回收腹腔内血液应符合以下条件：妊娠<12周、胎膜未破、出血时间<24小时、血液未受污染、镜下红细胞破坏率<30%。每100mL血液加入3.8%枸橼酸钠10mL抗凝，经6~8层纱布或经20μm微孔过滤器过滤，方可输回体内。自体输血400mL应补充10%葡萄糖酸钙10mL。

（2）保守性手术：适用于有生育要求的年轻妇女，特别是对侧输卵管已切除或有明显病变者。近年来由于诊断技术的提高，输卵管妊娠在流产或破裂前确诊者增多，因此采用保守性手术较以往明显增多。根据受精卵着床部位及输卵管病变情况选择术式，若为伞部妊娠可行挤压将妊娠产物挤出；壶腹部妊娠行切开输卵管取出胚胎再缝合；峡部妊娠行病变节段切除及端端吻合。手术若采用显微外科技术可提高以后的妊娠率。保守性手术除开腹进行外，尚可经腹腔镜进行手术。

2. 药物治疗

（1）化学药物治疗：主要适用于早期异位妊娠，要求保存生育能力的年轻患者。符合下列条件可采用此法：①无药物治疗的禁忌证；②输卵管妊娠未发生破裂；③妊娠囊直径≤4cm；④血HCG<2000IU/L；⑤无明显内出血。主要禁忌证为：哺乳；有症状的或实验室证据表明有免疫缺陷疾病；酗酒、酒精性肝脏疾病或其他的慢性肝脏疾病；先前存在的血液病，例如骨髓发育不全、白细胞减少症、血小板减少症或明显的贫血；已知的对氨甲蝶呤过敏；活动期肺部疾患；消化性溃疡；肝脏、肾脏或凝血功能障碍；孕囊>3.5cm伴有胎心搏动；异位妊娠破裂。常用药物为氨甲蝶呤50mg/m^2，肌内注射，给药后4~7天血β-HCG下降小于15%，可重复给药。血β-HCG降至正常，平均35天，注意监测血常规及B超。近年来，有学者将米非司酮用于异位妊娠的保守治疗，目前尚无定论。

（2）中医治疗：本病系血瘀内停少腹、气血阻滞所致少腹血瘀实证。治疗时将本病分为未破损期和已破损期，已破损期又分为休克型、不稳定型和包块型。治疗原则以活血、化瘀、消癥为主。

1）未破损期

组成：赤芍、丹参、桃仁、三棱、莪术（宫外孕Ⅱ号方）。

功效：活血化瘀，消癥杀胚。

2）已破损期（休克型）

组成：人参、附子、麦冬、五味子、丹参、赤芍、桃仁。

功效：回阳救脱，活血化瘀。

3）已破损期（不稳定型）

组成：人参、附子、麦冬、五味子、丹参、赤芍、桃仁、黄芪、党参、丹参。

功效：活血祛瘀，佐以益气。

4）已破损期（包块型）

组成：赤芍、丹参、桃仁、三棱、莪术。

功效：破瘀消癥。

第四节　妊娠期高血压疾病

妊娠期高血压疾病（hypertensive disorders complicating pregnancy）是妊娠与血压升高并存的一组疾病，发生率约5%~12%。该组疾病严重影响母婴健康，是孕产妇和围产儿病死率升高的主要原因，包括妊娠期高血压、子痫前期、子痫，以及慢性高血压并发子痫前期和慢性高血压合并妊娠。前三种疾病与后两种的发病机制及临床处理上略有不同，本节重点阐述前三种疾病。

一、高危因素与病因

（一）高危因素

流行病学调查发现孕妇年龄≥40岁；子痫前期病史；抗磷脂抗体阳性；高血压、慢性肾炎、糖尿病；初次产检时BMI≥35kg/m^2；子痫前期家族史（母亲或姐妹）；本次妊娠为多胎妊娠、首次怀孕、妊娠间隔时间≥10年以及早期收缩压≥130mmHg或舒张压≥80mmHg等，均与该病发生密切相关。

（二）西医病因

至今病因不明确，因该病在胎盘娩出后常很快缓解或可自愈。有学者称之为“胎盘病”，但很多学者认为是母体、胎盘、胎儿等众多因素作用的结果。关于其病因主要有以下学说：

1. 子宫螺旋小动脉重铸不足 正常妊娠时，子宫螺旋小动脉管壁平滑肌细胞、内皮细胞凋亡，代之以绒毛外滋养细胞，且深达子宫壁的浅肌层。充分的螺旋小动脉重铸使血管管径扩大，形成子宫胎盘低阻力循环，以满足胎儿生长发育的需要。但妊娠期高血压患者的滋养细胞浸润过浅，只有蜕膜层血管重铸，俗称“胎盘浅着床”。螺旋小动脉重铸不足使胎盘血流量减少，引发子痫前期一系列表现。造成子宫螺旋小动脉重铸不足的机制尚待研究。

2. 炎症免疫过度激活 胎儿是一个半移植物，成功的妊娠要求母体免疫系统对其充分耐受。子痫前期患者无论是母胎界面局部还是全身，均存在着炎症免疫反应过度激活的现象。现有的证据显示，母胎界面局部处于主导地位的天然免疫系统在子痫前期发病中起重要作用，Toll样受体家族、蜕膜自然杀伤细胞、巨噬细胞等的数量、表型和功能异常均可影响子宫螺旋小动脉重铸，造成胎盘浅着床。特异性免疫研究集中在T细胞，正常妊娠时母体Th1/Th2免疫状态向Th2漂移，但子痫前期患者蜕膜局部T淋巴细胞向Th1型漂移。近年发现，$CD4^+CD25^+$调节性T细胞参与Th1/Th2免疫状态的调控。当Treg细胞显著减少时，促进Th1占优势，使母体对胚胎免疫耐受降低，引发子痫前期。

3. 血管内膜细胞受损 血管内皮细胞损伤是子痫前期得基本病理变化，它使血管物质如NO、前列环素I2合成减少，而缩血管物质如内皮素、血栓素A2等的合成增加，从而促进血管痉挛。此外血管内皮损伤还可激活血小板及凝血因子，加重子痫前期高凝状态。引起子痫前期血管内皮损伤的因素很多，如炎性介质：肿瘤坏死因子、白细胞介素-6、极低密度脂蛋白等，还有氧化应激反应。

4. 遗传因素 妊娠期高血压疾病具有家族倾向性，提示遗传因素与该病的发生有关，但遗传方式尚不能明确。由于子痫前期的异质性，尤其是其他遗传学和环境因素的相互作用产生了复杂的表型。在子痫前期遗传易感性研究中，尽管目前已定位了十几个子痫前期染色体易感区域，但在该区域内进一步寻找易感基因仍面临很大的挑战。影响子痫前期基因型和表型的其他因素包括：多基因型、基因种族特点、遗传倾向和选择、基因相互作用及环境，特别是基因和环境相互作用是极重要的。

5. 营养缺乏 已发现多种营养如钙、镁、锌、硒等缺乏与子痫前期发生、发展有关。有研究发现饮食中钙摄入不足者，血清钙下降，导致血管平滑肌细胞收缩。硒可防止机体受脂质过氧化的损害，提高机体的免疫功能，避免血管壁损伤。锌在核酸和蛋白质的合成中有重要作用。维生素E和维生素C均为抗氧化剂，可抑制磷脂过氧化作用，减轻内皮细胞的损伤。这些证据需要核实。

6. 胰岛素抵抗 近年研究发现有妊娠期高血压疾病患者存在胰岛素抵抗，高胰岛素血症可导致NO合成下降及脂质代谢紊乱，影响前列腺素E2的合成，增加外周血管的阻力，升高血压。因此认为胰岛素抵抗与妊娠期高血压疾病的发生密切相关。

（三）中医病因

子痫的病因病机主要是脏腑虚损，阴血不足，肝阳上亢，亢极风动木摇；或痰火上扰，蒙蔽清窍，发为子痫。

1. 阴虚肝旺 素体肝肾不足或大病久病损伤肝脾，孕后阴血聚下以养胎元，阴血因孕重虚。肝体阴而用阳，阴血虚肝失血养则肝阳上亢，发为妊娠头晕头痛，眼花目眩的先兆子痫。

2. 脾虚肝旺 素体脾肾阳虚，水湿内停。因孕乘虚，土不制水，湿聚成痰，痰湿内阻，阴血偏虚，以致肝失濡养，肝阳上亢。出现水肿，眩晕等先兆子痫。

3. 肝风内动 素体阴虚肝旺，脾虚肝旺。肝阳上亢，亢极阳化风动，有水亏于下，不能上济心火。风助火威，风火相煽，发为子痫。

4. 痰火上扰 阴虚肝旺，脾虚肝旺。阳亢生风化火，灼津为痰，痰火上扰；或脾虚湿聚成痰，痰火交织，上扰清窍，发为子痫。

二、病理生理变化及对母儿的影响

本病基本病理生理变化是全身小血管痉挛，内皮损伤及局部缺血。全身各系统各脏器灌流减少，对母儿造成危害，甚至导致母儿死亡。

1. 脑 脑血管痉挛，通透性增加，脑水肿、充血、局部缺血、血栓形成及出血等、CT检查脑皮质呈现低密度区，并有相应的局部缺血和点状出血，提示脑梗死，并与昏迷及视力下降、失明相关。大范围脑水肿所致中枢神经系统症状主要表现为感觉迟钝、思维混乱。个别患者可出现昏迷，甚至发生脑疝。子痫前期脑血管阻力和脑灌注压均增加。高灌注压可致明显头痛。研究认为子痫与脑血管自身调节功能丧失相关。

2. 心血管 血管痉挛，血压升高，外周阻力增加，心肌收缩力和射血阻力增加，心输出量明显减少，心血管系统处于低排高阻状态，心室功能处于高动力状态，加之内皮细胞活化使血管通透性增加，血管内液进入细胞间质，导致心肌缺血、间质水肿、心肌点状出血或坏死、肺水肿，严重时导致心力衰竭。

3. 肾脏 肾小球扩张，血管壁内皮细胞胞浆肿胀、体积增大，纤维素沉积于内皮细胞，使管腔狭窄、血流阻滞。血浆蛋白自肾小球漏出形成蛋白尿，尿蛋白的多少与妊娠期高血压疾病的严重程度相关。肾血流量及肾小球滤过量下降，导致血浆尿酸浓度升高。肾脏功能严重损伤可致少尿及肾衰竭，病情严重时肾实质损伤。

4. 肝脏 子痫前期可出现肝功能异常，如各种转氨酶水平升高，血浆碱性磷酸酶升高。肝脏的特征性损伤是门静脉周围出血，严重时门静脉周围坏死。肝包膜下血肿形成，甚至发生肝破裂，危及母儿生命。

5. 血液 由于全身小动脉痉挛，血管壁渗透性增加，血液浓缩，血细胞比容上升。当血细胞比容下降时，多合并贫血或红细胞受损或溶血。妊娠期高血压疾病患者伴有一定量的凝血因子缺乏或变异所致的高凝血状态，特别是重症患者可发生微血管病性溶血，主要表现为血小板减少，肝酶升高，溶血，反映凝血功能的严重损害及疾病的严重程度。

6. 内分泌及代谢 由于血浆孕激素转换酶增加，妊娠晚期盐皮质激素、去氧皮质酮升高致钠潴留，以蛋白尿为特征的上皮细胞受损降低血浆胶体渗透压，患者细胞外液可超过正常妊娠出现水肿，但水肿与妊娠高血压疾病的严重程度及预后关系不大。子痫抽搐后出现酸中毒，其严重程度与乳酸产生的量级、其代谢率以及呼出的二氧化碳有关。

7. 子宫胎盘血流灌注 子宫螺旋小动脉重铸不足导致胎盘灌流下降，螺旋动脉平均直径仅为正常孕妇螺旋动脉直径1/2，加之伴有内皮损伤及胎盘血管血管急性动脉粥样硬化，使胎盘功能下降，影响母体血流对胎儿的供应，导致胎儿宫内发育迟缓。严重时发生螺旋动脉栓塞，蜕膜坏死出血，导致胎盘早剥。

三、分类及临床表现

妊娠期高血压疾病的分类及临床表现，见表14－4－1。

四、诊断

根据病史和典型的临床表现，诊断并不困难。诊断包括病情轻重、分类以及有无并发症等，以便制定正确的处理方针。

（一）病史

详细询问患者于孕前及妊娠20周前有无高血

压、蛋白尿和（或）水肿以及抽搐等征象；既往病史中有无原发性高血压、慢性肾炎及糖尿病等；有无家族史。此次妊娠经过，出现异常现象的时间。

表 14－4－1　妊娠期高血压疾病的分类及临床表现

分类	临床表现
妊娠期高血压	妊娠期出现高血压，收缩压≥140mmHg 和（或）舒张压≥90mmHg，于产后 12 周内恢复正常；尿蛋白（－）；产后方可确诊。少数患者可伴有上腹部不适或血小板减少
子痫前期轻度	妊娠 20 周后出现收缩压≥140mmHg 和（或）舒张压≥90mmHg 伴蛋白尿≥0.3g/24h，或随机蛋白尿（＋）
重度	血压和蛋白尿持续升高，发生母体脏器功能不全或胎儿并发症。出现下述任一不良情况可诊断为中度子痫前期：①血压持续升高：收缩压≥160mmHg 和（或）舒张压≥110mmHg；②蛋白尿≥5.0g/24h 或随机蛋白尿≥（＋＋＋）；③持续性头痛或视觉障碍或其他脑神经症状；④持续性上腹部疼痛，肝包膜下血肿或肝破裂症状；⑤肝脏功能异常：肝酶 ALT 或 AST 水平升高；⑥肝脏功能异常：少尿（24 小时尿量＜400mL 或每小时尿量＜17mL）或血肌酐＞106μmol/L；⑦低蛋白血症伴胸腔积液或腹腔积液；⑧血液系统异常：血小板呈持续性下降并低于 100×10^9/L，血管内溶血、贫血、黄疸或血 LDH 升高；⑨心力衰竭、肺水肿；⑩胎儿生长受限或羊水过少；⑪早发型即妊娠 34 周以前发病
子痫	子痫前期的基础上发生不能用其他原因解释的抽搐 子痫发生前可有不断加重的重度子痫前期，但也可发生于血压升高不显著、无蛋白尿病例，通常产前子痫较多，发生于产后 48 小时者约 25% 子痫抽搐进展迅速，前驱症状短暂，表现为抽搐、面部充血、口吐白沫、深昏迷；随之深部肌肉僵硬，很快发展成典型的全身阵挛惊厥、有节奏的肌肉收缩和紧张，持续 1～1.5 分钟，其间患者无呼吸动作；此后抽搐停止，呼吸恢复，但患者仍昏迷，最后意识恢复，但困惑、易激惹、烦躁
慢性高血压并发子痫前期	慢性高血压孕妇妊娠前无蛋白尿，妊娠后出现蛋白尿≥0.3g/24h；或妊娠前有蛋白尿，妊娠后蛋白尿明显增加或血压进一步升高或出现血小板减少（血小板＜100×10^9/L）
妊娠合并慢性高血压	妊娠 20 周前收缩压≥140mmHg 和（或）舒张压≥90mmHg（除外滋养细胞疾病），妊娠期无明显加重；或妊娠 20 周后首次诊断高血压并持续到产后 12 周以后

（二）临床表现

1. 高血压　若初测血压有升高，需休息 1 小时后再测，方能正确地反映血压情况。血压达到 140/90mmHg，则可做出诊断。尽可能了解其基础血压并与测得的血压相比较。若测得血压为 130/80mmHg，未达高血压诊断标准，但其基础血压若为 90/60mmHg，其增高已超过 30/15mmHg，不作为诊断标准，但应严密观察。

2. 蛋白尿　应取中段尿进行检查，凡 24 小时尿蛋白定量≥0.3g 为异常。蛋白尿的出现及量的多少，反映肾小动脉痉挛造成肾小管细胞缺氧及其功能受损的程度，应予重视。

3. 水肿　妊娠后期水肿发生的原因，除妊高征外，还可由于下腔静脉受增大子宫压迫使血液回流受阻、营养不良性低蛋白血症以及贫血等引起。因此，水肿的轻重并不一定反映病情的严重程度。水肿并不明显者，有可能迅速发展为子痫。此外，水肿不明显，但体重于 1 周内增加≥500g，也应予以重视。

4. 自觉症状　一经诊断为妊高征，应随时注意有无头痛、眼花、胸闷、恶心及呕吐等症状。这些自觉症状的出现，表示病情发展已进入子痫前期阶段，应及时做相应检查与处理。

5. 抽搐与昏迷　抽搐与昏迷是本病发展到严

重阶段的表现，应特别注意发作状态、频率、持续时间及间隔时间，注意神志情况。

（三）辅助检查

1. 血液检查　测定血红蛋白、血细胞比容、全血黏度等，以了解血液有无浓缩；重症患者应测定血小板计数、凝血时间，必要时测定凝血酶原时间、纤维蛋白原和鱼精蛋白副凝试验（3P试验）等，以了解有无凝血功能异常。

2. 肝、肾功能测定　如谷丙转氨酶、血尿素氮、肌酐及尿酸等测定。必要时重复测定或作其他相关性检查，以便综合判断肝、肾功能情况。此外，血电解质及二氧化碳结合力等测定也十分重要，以便及时了解有无电解质紊乱及酸中毒。

3. 眼底检查　视网膜小动脉可以反映体内主要器官的小动脉情况。因此，眼底改变是反映妊娠高血压综合征严重程度的一项重要标志，对估计病情和决定处理均有重要意义。眼底的主要改变为视网膜小动脉痉挛，动静脉管径之比可由正常的2∶3变为1∶2，甚至1∶4。严重时可出现视网膜水肿、视网膜剥离或有棉絮状渗出物及出血，患者可能出现视物模糊或突然失明。这些情况产后多可逐渐恢复。

4. 其他检验　如心电图、超声心动图、胎盘功能、胎儿成熟度检查、脑血流图检查等，可视病情而定。

五、鉴别诊断

子痫前期应与慢性肾炎合并妊娠相鉴别。子痫应与癫痫、脑炎、脑膜炎、脑肿瘤、脑血管畸形破裂出血、糖尿病高渗性昏迷、低血糖昏迷相鉴别。

六、治疗

本病的治疗目的是防止发生子痫、降低围产儿死亡率、降低母婴严重并发症的发生。妊娠期高血压和子痫前期可采用中西医结合治疗，辨病和辨证相结合，以期提高疗效。

（一）西医治疗

1. 一般治疗　妊娠期高血压患者可在家或住院治疗，轻度子痫前期应住院评估决定是否院内治疗，重度子痫前期及子痫患者应住院治疗。应注意休息并取侧卧位，但子痫前期患者住院期间比建议绝对卧床休息。保证充足的蛋白质和热量。不建议限制食盐摄入，全身水肿者应限制食盐。保证充足睡眠，必要时可睡前口服2.5～5mg。

2. 药物治疗　轻度妊娠高血压综合征患者，可给镇静剂地西泮2.5～5mg，每日3次，口服，保证休息与睡眠，病情多可缓解。中、重度妊娠高血压综合征一经确诊，应住院治疗，积极处理，防止子痫及并发症的发生。治疗原则为解痉、降压、镇静、合理扩容及必要时利尿，适时终止妊娠。

（1）解痉药物硫酸镁有预防和控制子痫发作的作用，适用于先兆子痫和子痫患者。镁离子能抑制运动神经末梢对乙酰胆碱的释放，阻断神经和肌肉间的传导，从而使骨骼肌松弛，故能有效地预防和控制子痫发作；镁离子可使血管内皮合成前列环素增多，血管扩张，痉挛解除，血压下降；镁依赖的三磷腺苷酶恢复功能，有利于钠泵的运转，达到消除脑水肿、降低中枢神经细胞兴奋性、制止抽搐的目的。临床应用硫酸镁治疗，对宫缩和胎儿均无不良影响。

1）用药方法：硫酸镁可采用肌内注射或静脉给药。25%硫酸镁20mL加2%利多卡因2mL，臀肌深部注射，每6小时1次。缺点是血中浓度不稳定，并有局部明显疼痛，常不易被患者接受。静脉给药：首次负荷剂量2.5～5g硫酸镁溶于10%葡萄糖液20mL中，缓慢静脉注入（不少于10分钟），继以每小时1～2g静滴维持，最快不超过2g。

2）毒性反应：正常孕妇血清镁离子浓度为0.75～1mmol/L，治疗有效血镁浓度为1.8～3mmol/L。若高于3.5mmol/L，即可发生中毒症状。硫酸镁过量会使呼吸及心肌收缩功能受到抑制，危及生命。中毒现象首先为膝反射消失，随着血镁浓度增加可出现全身肌张力减退及呼吸抑制，严重者心跳可突然停止。因此用药前及用药过程中均应注意以下事项：定时检查膝反射，膝反射必须存在；呼吸每分钟不少于16次；尿量每24小时不少于600mL，或每小时不少于25mL，尿少提示排泄功能受抑制，镁离子易蓄积而发生中毒。治疗时须备钙剂作为解毒剂。当出现镁中毒时，立即静脉注射10%葡萄糖酸钙10mL。钙离子能与镁离子争夺神经细胞上的同一受体，阻止镁离子继续结合，从而防止中毒反应进一步加重。

（2）镇静药物

1）地西泮具有镇静、抗惊厥、催眠和松弛肌等作用。一般口服剂量为2.5～5mg，口服，每日3次或10mg肌注。24小时总用量不超过100mg。

2）冬眠药物对神经系统有广泛抑制作用，有利于控制子痫抽搐。此外，还有解痉、降低血压的作用。由于使用中可能使血压急速下降，使肾与子宫胎盘血流量不足，对胎儿不利，以及对肝有一定损伤。因此，现已较少应用，但对硫酸镁治疗效果不佳者仍可应用。常用冬眠1号合剂（哌替啶100mg，氯丙嗪50mg，异丙嗪50mg组成）加于10%葡萄糖液500mL内静脉滴注。紧急情况下，1/3量加于25%葡萄糖液20mL缓慢静脉推注（不少于5分钟），余2/3量加于10%葡萄糖液250mL静脉滴注。

（3）降压药物仅适用于血压过高，特别是舒张压高的患者。舒张压≥110mmHg或平均动脉压≥140mmHg者，可应用降压药物。选用的药物以不影响心搏出量、肾血流量及子宫胎盘灌注量为宜。

1）肼屈嗪为周围血管扩张剂，能扩张周围小动脉，使外周阻力降低，从而降低血压，并能增加心排出量、肾血浆流量及子宫胎盘血流量。降压作用快，舒张压下降较显著。不良反应为头痛、皮肤潮红、心率加快、恶心等。常用剂量为10～20mg，每日2～3次口服；或40mg加于5%葡萄糖液500mL内静脉滴注。用药至维持舒张压在90～100mmHg为宜。有妊娠高血压综合征心脏病心力衰竭者，不宜应用此药。

2）硝苯地平为钙离子拮抗剂，抑制钙离子内流，能松弛血管平滑肌，扩张冠状动脉及全身周围小动脉，降低外周血管阻力，使血压下降。剂量为10mg口服，每日3次，24小时量不超过60mg。其不良反应为心悸、头痛，与硫酸镁有协同作用。

3）甲基多巴为中枢性降压药，兴奋血管运动中枢的a受体。从而抑制外周交感神经，使血压下降，妊娠期使用效果良好。用法：250mg口服，每日3次，每日最高不超过2g。其不良反应为嗜睡、便秘、口干、心动过缓。

4）拉贝洛尔为水杨酸氨衍生物，是肾上腺素能α、β受体阻断剂，并能直接作用于血管，降低血压，不影响子宫胎盘血流量，对孕妇及胎儿心率无影响。用量50～150mg口服，3～4次每日。静脉滴注：50～100mg加于5%葡萄糖液250～500mL，根据血压调整滴速，待血压稳定后改为口服。不良反应为头痛及颜面潮红。

5）硝普钠为强有力的速效血管扩张剂，扩张周围血管使血压下降。由于药物能迅速透过胎盘进入胎儿体内，并保持较高浓度，其代谢产物（氰化物）对胎儿具有毒性作用。因此，不宜于妊娠期应用。分娩期或产后血压过高，应用其他降压药效果不佳时，方考虑使用。用法为50mg加于5%葡萄糖液500mL内，以0.5～0.8μg/(kg·min）静脉缓慢滴注。用药不宜超过72小时，用药期间，应严密监测血压及心率。

（4）一般不主张应用扩容治疗。合理扩容可改善重要器官的血液灌注，纠正组织缺氧，改善病情。扩容治疗仅用于严重的低蛋白血症、贫血，可选用人血清蛋白、血浆、全血等。禁忌证为：心血管负担过重、肺水肿表现、全身性水肿、肾功能不全及未达上述扩容指征的具体指标者。扩容治疗时。应严密观察脉搏、呼吸、血压及尿量，防止肺水肿和心力衰竭的发生。

（5）近来认为利尿剂的应用，可加重血液浓缩和电解质紊乱，不能缓解病情，有时甚至使病情加重。因此，利尿剂的使用仅限于全身性水肿、急性心力衰竭、肺水肿、脑水肿、血容量过高且伴有潜在肺水肿者。

1）呋塞米的利尿作用快且较强，对脑水肿、无尿或少尿患者效果显著，与洋地黄类药物合并应用，对控制妊娠高血压综合征引起的心力衰竭与肺水肿效果良好。常用剂量为20～40mg，加于25%葡萄糖液20mL缓慢静脉注射，最大剂量每次可达60mg。该药有较强的排钠、钾作用，易导致电解质紊乱及低氯血症和低钾血症，应加以注意。

2）甘露醇为渗透性利尿剂。注入体内后由肾小球滤过。极少由肾小管再吸收，排出时带出大量水分，并同时丢失大量钠离子而出现低钠血症。重症患者若有肾功能不全，出现少尿、无尿，或需降低颅内压时，应用甘露醇可取得一定效果。常用剂量为20%甘露醇250mL，快速静脉滴注，一般应在15～20分钟内滴注完，否则利尿作用差。妊娠高血压综合征心力衰竭、肺水肿者禁用。

3. 适时终止妊娠 妊娠高血压综合征患者经治疗后，适时终止妊娠是极为重要的措施之一。

（1）终止妊娠的指征：子痫前期孕妇经积极治疗24～48小时无明显好转者；子痫前期孕妇，胎龄已超过34周；子痫前期孕妇，胎龄不足34周，胎盘功能检查提示胎盘功能减退，而胎儿成熟度检查提示胎儿已成熟者；子痫前期孕妇，胎龄不足34周，胎盘功能检查提示胎盘功能减退，胎儿尚未成熟者，可用地塞米松促胎肺成熟后终止妊娠；子痫控制后2小时的孕妇。

（2）终止妊娠的方式：

1）引产：适用于宫颈条件较成熟，即宫颈柔软且宫颈管已消失时，行人工破膜后加用缩宫素静脉滴注，或单用缩宫素静脉滴注引产，静滴缩宫素时或临产后，应对产妇及胎儿进行严密监护。分娩时，第一产程严密观察产程进展，保持产妇安静；适当缩短第二产程，会阴侧切和（或）胎头吸引、低位产钳助娩；第三产程注意胎盘和胎膜及时完整娩出，防止产后出血。

2）剖宫产：适用于有产科指征者，宫颈条件不成熟，不能在短期经阴道分娩者；引产失败者；胎盘功能明显减退；已有胎儿窘迫征象者。

产后24小时直至5日以内仍有发生子痫的可能。尽管随时间推移，发生子痫的可能性减少，但仍不应放松观察及防治。

4. 子痫的处理 子痫为重度妊高征最严重阶段，一旦发生抽搐，母儿死亡率均明显增高。因此，除上述治疗外，尚应重视下列情况：

1）控制抽搐与血压：一旦抽搐发作，应尽快控制。药物首选硫酸镁，必要时加用强有力的镇静药物。若血压过高应加用降压药物静脉滴注。降低颅内压时，给予20%甘露醇250mL快速静脉滴注。使用抗生素预防感染。

2）纠正缺氧和酸中毒：面罩和气囊吸氧，根据二氧化碳结合力及尿素氮值，给予适量4%碳酸氢钠纠正酸中毒。

3）适时终止妊娠：一般抽搐控制后2小时可考虑终止妊娠。

4）严密观察病情变化：及时进行必要的检查了解母儿状态，及早发现与处理并发症。

5）护理：保持安静，减少声光刺激，防止口舌咬伤及坠地受伤，防止窒息，专人护理，密切检测生命体征、神志、尿量。

（二）中医治疗

中医治疗重点在子肿、子晕，以防止发生子痫。应本着“治病与安胎并举”的原则，子肿以利水化湿为治疗大法，子晕以平肝潜阳为治疗大法。

经验方

Ⅰ号方：丹参、葛根、云苓、猪苓、大腹皮。

Ⅱ号方：丹参、赤芍、葛根、玄参、生牛膝、钩藤、生石决明。

功效：以消除瘀血为主。临床症状以水肿为主者服活血化瘀，理气行水之Ⅰ号方；以高血压为主者服活血化瘀，平肝潜阳、清热息风之Ⅱ号方。

养血熄风汤

组成：山羊角、钩藤、白僵蚕、地龙、当归、川芎、生地黄、白芍。

加减：水肿明显加防己、白术、天仙藤；有蛋白尿加鹿衔草、益母草、薏苡根、怀山药。

第五节　母胎血型不合

母胎血型不合系孕妇与胎儿之间因血型不合而发生的同族血型免疫疾病，可使胎儿红细胞凝集破坏，引起胎儿或新生儿溶血症。此病胎儿死亡率高，即使幸存也会影响患儿智力发育。在妊娠期亦可导致流产、胎死腹中。但本病对孕妇无影响。

母胎血型不合主要有ABO血型不合和Rh血型不合两类。我国以ABO血型不合较多见，占96%左右。其他血型不合抗体有MN、Lew、Kell和Fya等。在妊娠中ABO血型不合者有20%～25%，而真正发生溶血的仅占2%～2.5%，其中女性较男性多（约3∶1）。ABO血型不合病情稍轻，危害较小，常易忽视。而Rh血型不合，病情重，易使胎儿宫内死亡，或新生儿黄疸。我国少数民族比汉族Rh阴性者多，故少数民族地区应注意该病的发生。

本病在中医学中，根据其不同的临床表现而分属不同的病症。如以新生儿早发性黄疸为主症者，属“胎黄”“胎疸”范畴；以习惯性流产、死胎为主要表现者，属“胎水”“子满”范畴。临床上则主要以“胎黄”“胎疸”论治。

一、病因

（一）西医病因

1. ABO血型不合 此病多发生于孕妇血型为O型而胎儿血型为A型或B型，孕妇为胎儿的A或B抗原致敏而产生抗体，抗体与抗原结合，发生胎儿、新生儿溶血。O型血母亲血清中的抗A及抗B抗体为IgG免疫抗体，分子量小，较易通过胎盘循环进入胎儿体内，引起溶血，虽然母儿ABO血型不合发生率很高，但真正发生溶血的病例不多，即使发生溶血，症状较轻，表现为轻、中度的贫血和黄疸，极少发生核黄疸和水肿。主要原因有：①IgG抗A或抗B抗体通过胎盘进入胎儿体内后，经中和、细胞吸附后，部分抗体已被处理失效；②胎儿红细胞A或B抗原结合位点较少（仅为成人的1/4），抗原性较成人弱，反应能力差。

2. Rh血型不合 发生于孕妇为Rh阴性，胎儿为Rh阳性者。Rh血型抗原共有6中，即C和c，D和d，E和e。因D抗原性最强，故临床上凡是D抗原阳性者称为Rh阳性，无D抗原者成为Rh阴性。胎儿的Rh血型抗原经过胎盘到达母体，刺激母体产生相应的抗Rh抗体，此抗体经过胎盘循环，再回到胎儿而发生溶血。Rh血型抗原的抗原性决定了溶血病的严重程度，以D抗原的抗原性最强，其次为E抗原，再次为C、c、e抗原，d抗原的抗原性最弱，目前尚无抗d抗体发现。另外尚有两种抗原同时作用，产生两种抗体，共同导致围生儿溶血。

（二）中医病因

胎儿的形成与母亲孕期摄生息息相关。孕母平素情志抑郁，气机不畅，肝气犯脾，脾运失健，水湿内生，又肝郁日久化热，湿热互结，熏蒸于胎；或由孕后摄生不慎，湿热之邪乘虚直入胞中，侵犯胎体而发病。若湿热久蕴不去，化为湿毒，导致孕母气血阻滞，日久成瘀，瘀热内犯于胎，则发为胎疸。总之母儿血型不合之病因大多离不开湿、热、瘀，而孕母脾肾虚损，冲任气血之不足，是发病的内在关键。

二、病机

胎儿从父亲和母亲各接受一半基因成分，胎儿红细胞可能携带来自父体的抗原，表现为胎儿的血型不同于母体。正常情况下，红细胞不能通过胎盘，而在妊娠、流产或分娩过程中，胎盘绒毛有小部分破损，胎儿红细胞便可进入母体的血液循环，诱导母体的免疫系统产生抗体，抗体通过胎盘进入胎儿血液循环系统，结合胎儿红细胞，使胎儿红细胞被破坏，导致胎儿和新生儿溶血。大量胎儿红细胞破坏，使胎儿贫血，严重贫血使心脏负荷增加，易发生心衰。肝脏缺氧损伤，出现低蛋白血症，结合贫血、心力衰竭等，导致胎儿水肿，表现为胎儿全身水肿、胸水、腹水等。在新生儿时期，由于溶血产生的大量胆红素不能及时从肝脏排出，新生儿黄疸加重；严重者，甚至发生死胎或新生儿死亡。Rh血型不合溶血较ABO血型不合起病早，病情重，病程长。

三、诊断

（一）病史

曾有分娩过黄疸或水肿新生儿史，母亲有流产、早产、胎死宫内史；母亲曾接受过输血。

（二）临床表现

妊娠期孕妇往往无明显临床症状，少数患者可有羊水过多的表现。溶血症的胎儿若未发生水肿，出生后表现皮肤苍白，迅速变黄。黄疸进展迅速，多数在24～48小时内达高峰。容易发生窒息，心率快，呼吸急促，继之口周青紫，心力衰竭；重者见全身皮肤水肿，肝脾大，腹水，还可出现高胆红素血症或核黄疸。

（三）辅助检查

1. 血型检查 有不良分娩史的妇女再次妊娠

前需要进行血型检查。无高危因素的孕妇在初次产科检查时应行血型检查；若孕妇血型为O型或Rh阴性，需要检查配偶血型。

2. 血型抗体的测定　在ABO血型不合中，如果免疫抗A抗体或免疫抗B抗体滴度达到1∶64，可疑胎儿溶血；如果抗体滴度达到1∶512高度怀疑胎儿溶血。但孕妇抗体滴度并非都与胎儿溶血程度成正比，需要结合其他检测方法综合判断。Rh血型不合中，抗D抗体滴度自1∶2起即有意义。抗D滴度达到1∶16，胎儿溶血情况加重。其抗体滴度与胎儿溶血程度呈正比。

3. B型超声检查　通过观察胎儿、胎盘及羊水情况，可判断胎儿溶血严重程度。如胎儿有严重溶血，可出现胎儿水肿、腹水、羊水过多。一般2～4周检查1次，必要时每周1次。

4. 羊水检查　正常羊水无色透明，或混有少许乳白色胎脂；当胎儿溶血后羊水变黄，溶血程度愈重，羊水愈黄。应用分光光度计进行羊水胆红素吸光度分析。也可用化学测定法检测羊水中胆红素含量。

5. 电子胎心监护　孕32周起进行NST检查，出现正弦波形，提示胎儿贫血缺氧。

6. 脐带血管穿刺　有一定风险。一般在进行脐血管换血或输血的同时取样，检查胎儿血型、Rh因子、血红蛋白、胆红素，检测溶血度和检查治疗效果，以指导进一步治疗。

四、治疗

（一）西医治疗

1. 妊娠期处理

（1）一般治疗：为提高胎儿抵抗力，于妊娠早、中、晚期各进行10日的综合治疗。包括25%葡萄糖40mL和维生素C 500mg静脉注射，每日1次；维生素E 100mg口服，每日1次；苯巴比妥10～30mg口服，每日3次，以加强胎儿肝细胞葡萄糖醛酸与胆红素结合能力，减少新生儿核黄疸的发生。

（2）孕妇血浆置换：Rh血型不合孕妇在妊娠中期（24～26周）抗体滴度高，但胎儿水肿尚未出现时，可进行血浆置换术。

（3）宫内输血或换血：Rh血型不合时，经胎儿腹腔内或脐静脉输入Rh阴性O型血浓缩红细胞。具有一定风险，操作需要一定技术，但疗效明确，可延长胎儿宫内存活时间。

（4）终止妊娠时间和方式：妊娠越接近预产期，抗体产生越多，对胎儿的危害越大。根据过去分娩史、血型不合类型、抗体滴度、胎儿溶血症的严重程度、胎儿成熟度以及胎儿胎盘功能状态综合分析。轻度患者不超过预产期，无其他剖宫产指征者可以引导分娩，产程中检测胎心；重度患者一般经保守治疗维持妊娠达32～33周，可剖宫产终止妊娠，在分娩前测羊水中L/S比值，了解胎肺成熟度。胎肺不成熟者可给予地塞米松。

2. 新生儿的处理　观察新生儿贫血、黄疸进展，是否有心力衰竭。如果脐带血胆红素<68μmol/L，胆红素增长速度<855μmol/（L·h），间接胆红素<342μmol/L，可以保守治疗。保守治疗方法有：光疗及选择性给予清蛋白、激素、保肝药、苯巴比妥、γ球蛋白。

（二）中医治疗

针对本病主因是湿、热、瘀邪内犯胎儿的病机特点，主张孕期治疗，在辨病论治上取得了良好的疗效。

益母草活血化瘀方

组成：益母草、当归、川芎、白芍、广木香。

功效：益母草能祛瘀、生新、活血，故为本方的主药，川芎善活血通络，走窜力强，是血中气药，当归补血活血，白芍养血敛阴，木香芳香健脾。此五味药皆入肝经，而肝与胆相表里，配伍可以起到祛肝胆之结，化气血之瘀的功效。上方药研细末，炼蜜为丸，每丸9g，从孕17周开始服至分娩，每日1～3次，每次1丸。

第六节　胎儿生长受限

胎儿生长受限（fetal growth restriction，FGR）是指出生体重低于同胎龄应有体重第10百分位数以下或低于其平均体重2个标准差，或足月胎儿出生体重小于2500kg的新生儿。我国的发病率平均为6.39%，是围生期主要并发症之一。其围生儿死亡率为正常儿的4～6倍，不仅影响胎儿的发育，也影响儿童期及青春期的体能与智能发育。

中医称此病为称“胎萎不长”“胎不长养”“胎弱证”等。

一、病因

（一）西医病因

影响胎儿生长受限的病因多而复杂，有些尚不明确。主要危险因素有：

1. 孕妇因素　最常见，占50%～60%。

（1）遗传因素：胎儿遗传性疾病。21、18或13三体综合征，三倍体畸形等。

（2）营养因素：孕妇偏食、妊娠剧吐、摄入蛋白质及维生素不足，出生体重与母体血糖水平呈正相关。

（3）妊娠病理：如妊娠高血压综合征、多胎妊娠、前置胎盘、胎盘早剥、过期妊娠、妊娠期肝内胆汁淤积症等。

（4）妊娠并发症：如心脏病、慢性高血压、肾炎、贫血等，使胎盘血流量减少，灌注下降导致FGR。

（5）其他：孕妇年龄、地区、体重、身高、吸烟、吸毒、酗酒等，缺乏微量元素锌，宫内感染如TORCH综合征等。

2. 胎儿因素　胎儿本身发育缺陷、胎儿代谢功能紊乱、各种生长因子缺乏、胎儿宫内感染、接触放射线等。

3. 胎盘、脐带因素　胎盘异常，脐带过长、过细，脐带扭转、打结等均可影响对胎儿的供血供氧及提供足够的营养物质，导致FGR的发生。

（二）中医病因

主要发病机制是父母禀赋虚弱，生殖之精不健，或孕后调养失宜，导致脏虚胞损，气血不足，胎失所养而生长受限。

1. 气血虚弱　平素体质虚弱或饮食劳倦损伤脾胃，以致气血生化不足，或因孕后胎漏、胎动不安日久耗伤气血，以致胎元失养，生长缓慢。

2. 血寒　孕妇素体阳虚，或过贪生冷饮食伐伤阳气，寒自内生，以致生化之机疲竭，导致宫冷，胎元萎缩，生长迟滞。

3. 血热　素体阳气偏盛，或平素情志内郁，或孕后情志过激令气郁化火，或饮食过用辛辣之物或过服暖宫药物而酿生内热，灼伤阴血，致胎元萎燥不长。

二、分类及临床表现

胎儿生长受限根据其发生时间、胎儿体重以及病因分为以下3类：

1. 内因性均称型FGR　属于原发性宫内发育迟缓。抑制生长的因素在受孕时或在妊娠早期，致胎儿内部异常，或由遗传因素引起。其特点：体重、身长、头径均相称，但小于该孕龄正常值。外表无营养不良表现，器官分化或成熟度与孕龄相符，但各器官的细胞数均减少，脑重量轻；胎盘小、细胞数少。胎儿无缺氧表现。半数胎儿有先天畸形，预后不良。产后新生儿脑神经发育障碍，伴小儿智力障碍。

2. 外因性不匀称型FGR　属于继发性生长发育不良。孕早期胚胎发育正常，至孕晚期才受到有害因素的影响。如合并妊娠高血压综合征、高血压、糖尿病、过期妊娠，致使胎盘功能不全。其特点：新生儿发育不匀称，身长、头径与孕龄相符而体重偏低。外表呈营养不良或过熟儿状态，各器官细胞数正常，但细胞体积缩小，以肝脏为著。胎盘体积正常，常有梗死、钙化、胎膜黄染等。出生时新生儿常伴有低血糖。

3. 外因性均称型FGR　为上述两型之混合型，多由母儿双方的影响和缺乏叶酸、氨基酸、微量元素或有害药物的影响。致病因素虽是外因，但在整个妊娠期间均发生影响。其特点：身长、体重、头径相称，但均较小。外表有营养不良表现。各器官体积均缩小，胎盘小，外表正常。宫内缺氧不常见，存在代谢不良。60%病例脑细胞数减少。新生儿常有明显的生长缓慢与智力障碍。

三、诊断

孕期诊断较难，常在分娩后方能确诊，疑有FGR时，应加强检测，定期行超声检查。

1. 病史　必须准确确定胎龄。有引起FGR的高危因素。有过先天畸形、FGR、死胎的不良分娩史。有吸烟、吸毒与酗酒等不良嗜好。有子宫增长较慢病史。

2. 临床监测　测量宫高、腹围、体重，推测胎儿大小。宫高腹围值连续3周均在第10百分位数以下者为筛选FGR指标，预测准确率达85%以上；求胎儿发育指数，胎儿发育指数＝宫高（cm）－3×（月份＋1），指数在－3和＋3之间为正常，小于－3提示有FGR的可能；孕晚期孕妇每周增加体重0.5kg，若停滞或增长缓慢时可能为FGR。

3. 辅助检查

（1）B型超声测量：判断FGR较准确，常用指标有：①胎头双顶径（BDF）测量：妊娠晚期双顶径增长值每周增加＜1.7mm，应考虑FGR可能；②头围、腹围的比值（HC/AC）：其比值小于正常同孕周平均值的第10百分位数，应考虑FGR；③超声多普勒孕晚期S/D值≤3为正常值，脐血S/D值升高时，FGR的发生率明显升高。

（2）抗心磷脂抗体（ACA）的测定：近年来，有关自身抗体与不良妊娠的关系已引起越来越多的关注，研究表明抗心磷脂抗体（ACA）与FGR的发生有关。

综上所述，初步诊断FGR后应在1～2周后复查，不可以一次测量数值确诊。

四、治疗

治疗越早，效果越好。小于孕32周开始治疗效佳，孕36周后治疗效果差。

（一）西医治疗

1. 一般治疗　均衡膳食，休息吸氧、左侧卧位改善子宫胎盘血液循环。

2. 补充营养物质　补充锌、铁、钙、维生素E及叶酸，静脉点滴复方氨基酸，改善胎儿营养供应。

3. 药物治疗　改善子宫胎盘绒毛间隙的血供，可用低分子右旋糖酐和丹参注射液静脉滴注。低分子肝素、阿司匹林用于抗磷脂抗体综合征对FGR有效。

4. 产科处理　由于宫内治疗的方法及疗效有限，故选择分娩时机及分娩方式非常重要。

继续妊娠指征：①胎儿尚未足月；②宫内监护情况良好；③胎盘功能好转；④孕妇病情稳定。可以在密切监护下妊娠至足月，但不应超过预产期。

终止妊娠指征：①治疗后FGR未见好转，每周NST反复呈无反应型，缩宫素激惹试验阴性，胎儿生物物理评分4～6分，如胎儿已成熟立即终止妊娠，如未成熟应积极促胎肺成熟后终止妊娠；②治疗中发现羊水量逐渐减少、胎儿停止生长3周以上、孕妇自觉胎动明显减少，表示胎儿宫内缺氧，无论胎儿成熟与否均应终止妊娠；③妊娠并发症治疗中病情加重，为孕妇安全应尽快终止妊娠；④若胎儿未成熟，但有存活能力者，应在促使胎儿肺成熟后终止妊娠。

分娩方式选择：

1）阴道产：①经治疗胎儿在宫内正常发育，情况怠好，胎盘功能正常，胎儿成熟，Bishop宫颈成熟度评分≥7分，无禁忌者可经阴道分娩；②胎儿难以存活，无剖宫产指征时予以引产。

2）剖宫产：FGR的胎儿对缺氧耐受性差，储备功能不足，对胎儿窘迫、孕妇病情加剧、羊水过少、阴道分娩对胎儿不利者，均应行剖宫产结束分娩。

（二）中医治疗

三才固本膏

组成：天冬、麦冬、熟地黄、当归、白术、人参、黄芩、杜仲。

功效：补气养血，益肾助胎元之功。适用于胎瘦不长，病本于母血不足者。

当归汤加味

组成：当归、白术、芍药、川芎、黄芩、丹参。

功效：清热安胎，用于血热胎萎不长之证。

五、预防

建立健全三级围生期保健网，加强产前检查，定期测量宫高、腹围、体重，用妊娠图进行孕期监护，可疑FGR者，做进一步检查，做到早诊断、早治疗。孕期加强卫生宣教，注意营养，减少疾病，避免接触有害毒物，禁烟、酒，孕期需在医生指导下用药。注意FGR的诱发因素，积极防治妊娠并发症。在孕16周时行B型超声检测胎儿各种径线，以此作为胎儿生长发育的基线。若发现外因性不匀称型FGR，可在胎儿期进行治疗，效果较好，早诊断、早干预可以减少后遗症的发生。

第七节　死胎

妊娠20周后的胎儿在子宫内死亡，称死胎（fetal death）。胎儿在分娩过程中死亡，称死产（stillbirth），亦是死胎的一种。

一、病因

死胎常见的原因大致分为两类：一是外界不利因素使胎儿在宫内缺氧；二是染色体结构异常和遗传基因畸变。

1. 胎盘及脐带因素　如前置胎盘、胎盘早剥、脐带帆状附着血管前置、急性绒毛膜羊膜炎、脐带打结、脐带扭转、脐带脱垂、脐带绕颈缠体等。

2. 胎儿因素　如胎儿严重畸形，胎儿宫内发育迟缓、胎儿宫内感染、遗传性疾病、母儿血型不合等。

3. 孕妇因素　如妊娠高血压综合征、过期妊娠、糖尿病、慢性肾炎、心血管疾病、全身和腹腔感染、各种原因引起的休克等。子宫局部因素有：子宫张力过大或收缩力过强、子宫肌瘤、子宫畸形、子宫破裂等致局部缺血而影响胎盘、胎儿。

二、临床表现

当胎儿死亡，孕妇自觉胎动停止，子宫不再继续增大，体重下降，乳房胀感消失。胎儿死亡后约80%在2~3周内自然娩出。若死亡后3周仍未排出，退行性变的胎盘组织释放凝血活酶进入母血循环，激活血管内凝血因子，引起弥散性血管内凝血（DIC），消耗血中纤维蛋白原及血小板等凝血因子。胎死宫内4周以上DIC发生机会明显增多，可引起分娩时的严重出血。

三、诊断

1. 临床表现　根据自觉胎动停止，子宫停止增长，检查胎心听不到，子宫比妊娠周数小，可考虑为死胎。

2. 辅助检查

（1）B型超声发现胎心和胎动消失是诊断死胎的可靠依据。若死亡过久可见颅板塌陷，颅骨重叠，呈袋状变形，可诊断为死胎。

（2）多普勒胎心仪听不到胎心可协助确诊。

（3）妊娠晚期，孕妇24小时尿雌三醇含量在3mg以下（不久前测定在正常范围）也提示胎儿可能死亡。

（4）检测羊水甲胎蛋白值显著增高。

四、治疗

（一）西医治疗

死胎一经确诊，应予引产，经羊膜腔内注入依沙吖啶引产或地诺前列酮引产，成功率均很高。在促宫颈成熟的基础上，也可用缩宫素静脉滴注法或米非司酮加米索前列醇引产。

胎儿死亡4周尚未排出者，应做有关凝血功能的检查。若纤维蛋白原含量$<1.5g/L$，血小板$<100\times10^9/L$时，可用肝素治疗，剂量为每次0.5mg/kg，每6小时给药一次。用药期间以试管凝血时间监测。一般用药24~48小时后，可使纤维蛋白原和血小板恢复到有效止血水平，然后再引产，并备新鲜血，注意预防产后出血和感染，产后仔细检查胎盘，脐带及胎儿，寻找死胎发生的原因。

（二）中医治疗

救母丹

组成：人参、当归、川芎、益母草、赤石脂、荆芥穗。

功效：益气养血，活血下胎。

疗儿散

组成：人参、当归、川牛膝、鬼臼、乳香。

功效：益气养血，活血下胎。

第八节　妊娠期肝内胆汁淤积症

妊娠期肝内胆汁淤积症（intrahepatic cholestasis of pregnancy，ICP）是妊娠期特有的并发症，发病率为0.1%~15.6%，有明显的地域和种族差异，智利、瑞典及我国长江流域等地发病率较高。

一、病因

目前尚不明确，可能与女性激素、遗传及环

境等因素有关。

（一）西医病因

1. 女性激素　临床研究发现，ICP 多发生在妊娠晚期、双胎妊娠、卵巢过度刺激及既往使用口服复方避孕药者，以上均为高雌激素水平。雌激素可使 Na^+-K^+-ATP 酶活性下降，能量提供减少，导致胆汁酸代谢障碍；雌激素可使肝细胞膜中胆固醇和磷脂比例上升，胆汁流出受阻；雌激素作用于肝细胞表面的雌激素受体，改变肝细胞蛋白质合成，导致胆汁回流增加。有学者认为高雌激素水平不是 ICP 致病的唯一因素，可能与雌激素代谢异常及肝脏对妊娠期生理性增加的雌激素高敏感性有关。

2. 遗传因素　包括智利和瑞典在内的世界各地 ICP 发病率明显不同，且在母亲或姐妹中有 ICP 病史的妇女中发生率明显增高。ICP 的种族差异、地区分布性、家族聚集性和再次妊娠的高复发率均支持遗传因素在 ICP 发病中的作用。

3. 环境因素　流行病学研究发现，ICP 发病率与季节有关，冬季高于夏季。近年研究发现智利妊娠妇女血硒浓度与 9 年前相比增加，且夏季妊娠妇女血硒水平明显升高，硒是一种微量元素，是谷胱甘肽过氧化酶的活性成分。这可能与近年来智利 ICP 发生率下降以及夏季 ICP 发生率降低有关。

（二）中医病因

本病的病位在肝、胆、脾，其发病与孕期阴血聚于冲任养胎，孕妇机体处于阴血偏虚，阳气偏盛的孕期生理常态及素体因素密切相关。

1. 肝胆湿热　素性急躁或抑郁，孕期复为情志所伤，肝气不舒，肝胆互为表里，木郁则胆气郁滞，气机不畅，水湿不化，湿热蕴结于内，胆汁溢泄于外发为本病。

2. 脾胃湿热　素体脾虚或偏嗜辛辣肥甘之品，脾失健运，水湿滞留，蕴而化热。湿热熏蒸，胆汁不循常道，外溢则面部肌肤黄染，皮肤瘙痒。

3. 阴虚血燥　孕妇血气不足，孕后阴血益亏，甚则生风化燥，肌肤失养；不能滋养肝木，肝失疏泄，胆汁疏泄失常。

二、对母儿的影响

1. 对孕妇的影响　ICP 患者伴发明显的脂肪痢时，脂溶性维生素 K 的吸收减少，致使凝血功能异常，导致产后出血。

2. 对胎、婴儿的影响　由于胆汁酸毒性作用使围产儿发病率和死亡率明显升高。可发生胎儿窘迫、早产、羊水胎盘胎粪污染。此外，尚有不能预测的胎儿突然死亡、新生儿颅内出血等。

三、诊断

（一）临床表现

1. 瘙痒　无皮肤损伤的瘙痒是 ICP 的首发症状，约 80% 的患者在妊娠 30 周后出现，有的甚至更早。瘙痒程度不一，常呈持续性，昼轻夜重。瘙痒一般始于手掌和脚掌，后渐向肢体近端延伸甚至可发展到面部，这种瘙痒症状常出现在实验室检查异常结果之前平均约 3 周，亦有达数月者，多于分娩后 24～48 小时缓解，少数在 1 周或 1 周以上缓解。

2. 黄疸　10%～15% 患者出现轻度黄疸，一般不随孕周的增加而加重。ICP 孕妇有无黄疸与胎儿预后关系密切，有黄疸者羊水粪染、新生儿窒息及围产儿死亡率均显著增加。

3. 皮肤抓痕　四肢皮肤出现因瘙痒所致条状抓痕。

4. 消化道症状　一般无明显消化道症状，少数孕妇出现上腹不适，轻度脂肪痢。

（二）辅助检查

1. 血清胆汁酸测定　血清胆汁酸（TBA）测定是诊断 ICP 的最主要实验证据，也是监测病情及治疗效果的重要指标。无诱因的皮肤瘙痒及血清 TBA > 10μmol/L 可做 ICP 诊断，血清 TBA ≥ 40μmol/L 提示病情较重。

2. 肝功能测定　大多数 ICP 患者的门冬氨酸转氨酶（AST）、丙氨酸转氨酶（ALT）轻至中度升高，很少超过 85.5μmol/L，其中直接胆红素占 50% 以上。

3. 病理检查　在诊断不明而病情严重时可行肝组织活检。ICP 患者肝组织活检见肝细胞无明显炎症或变性表现，仅在肝小叶中央区胆红素轻度淤积，毛细胆管胆汁淤积及胆栓形成。电镜切片发现毛细胆管扩张合并微绒毛水肿或消失。分娩后瘙痒症状消失，肝功能恢复正常。

四、鉴别诊断

ICP需与非胆汁淤积引起的瘙痒性疾病，如皮肤病、妊娠特异性皮炎、过敏反应、尿毒症性瘙痒等鉴别。妊娠早期应与妊娠剧吐，妊娠晚期应与病毒性肝炎、肝胆石症、急性脂肪肝、子痫前期和HELLP综合征等鉴别。

五、治疗

治疗目标是缓解瘙痒症状，改善肝功能，减低血胆汁酸水平，加强胎儿状况监护，延长孕周，改善妊娠结局。

（一）西医治疗

1. 一般处理　适当卧床休息，取侧卧位以增加胎盘血流量，给予吸氧、高渗葡萄糖、维生素类及能量，既保肝又可提高胎儿对缺氧的耐受性。定期复检肝功能、血胆汁酸了解病情。

2. 药物治疗　能使孕妇临床症状减轻，胆汁淤积的生化指标和围产儿预后改善，常用药物有：

（1）熊去氧胆酸（UDCA），为ICP治疗的一线用药。常用剂量为1g或15mg/(kg · d)。瘙痒症状和生化指标均可明显改善。治疗期间每1～2周复查一次肝功能。

（2）S-腺苷蛋氨酸（SAMe），为ICP临床二线用药或联合治疗用药。用量为每日1g，静脉滴注，或500mg每日2次，口服。

（3）地塞米松，长期使用有降低新生儿头围、降低出生体重、增加母儿感染率的风险，不能作为治疗ICP的常用药。仅用于妊娠34周前，估计7日内分娩者。一般用量为每日12mg，连用2日。

3. 辅助治疗　主要包括：①护肝治疗，在减低胆酸的治疗的基础上使用护肝药，葡萄糖、维生素C、肌苷等保肝药物可改善肝功能；②改善瘙痒症状，炉甘石洗液、含薄荷类药物、抗组胺药物对瘙痒有缓解作用；③维生素K的应用，当伴发明显的脂肪痢或凝血酶原时间延长时，为预防产后出血，应及时补充维生素K，每日5～10mg，口服或肌内注射。

4. 产科处理　加强胎儿监护，把握终止妊娠时机，对降低围产儿死亡率有重要意义。

（1）产前监护：从妊娠34周开始每周行NST试验，必要时行胎儿生物物理评分，及早发现隐性胎儿缺氧。病情严重者，提前入院待产。但NST对ICP患者预测胎死宫内的价值有局限性。

（2）适时终止妊娠：ICP不是剖宫产指征。但因ICP容易发生胎儿急性缺氧及死胎，目前尚无有效的预测胎儿缺氧的检测手段，多数学者建议ICP妊娠37～38周引产，积极终止妊娠，产时加强胎儿监护。对重症ICP患者治疗无效，合并多胎、重度子痫前期等，可行剖宫产终止妊娠。

（二）中医治疗

经验方

组成：荆芥、蝉蜕、丹皮、栀子、黄芩、柴胡、白芍、白薇、金钱草、生地黄。

功效：养血祛风止痒，疏肝利胆清热。

胆郁合剂

组成：当归、白芍、茯苓、泽泻、柴胡、黄芩、茵陈、栀子。

功效：治妊娠胆郁证气机不畅、湿热滞留者。

第九节　妊娠合并糖尿病

妊娠期间的糖尿病有两种情况：一种是妊娠前已有糖尿病的患者妊娠，又称糖尿病合并妊娠；另一种为妊娠前糖代谢正常或有潜在的糖耐量减退，妊娠期才出现或发现糖尿病又称为妊娠期糖尿病（gestational diabetes mellitus，GDM）。糖尿病合并妊娠者不足20%，GDM占80%，多数可在产后恢复，其发生率国外1%～14%，我国1%～5%，近年有增高趋势。糖尿病对母儿均有较大危害，应予重视。本病属中医“消渴”范畴。

一、病因病理

（一）西医病因病理

1. 妊娠对糖尿病的影响

（1）妊娠期：妊娠可使既往无糖尿病的孕妇发生GDM，也使原有糖尿病前期患者的病情加重。妊娠期血容量增加、血液稀释、胰岛素相对不足；胎盘分泌的激素（胎盘生乳素、雌激素、孕激素等）在周围组织中具有抗胰岛素作用，使母体对胰岛素的需要量较非孕时增加近一倍。肾小球滤过率增加和肾小管对糖的再吸收减少，造成肾排糖阈降低，使尿糖不能够正确反映病情，故不宜以此计算胰岛素的需要量。妊娠期间，随妊娠进展，空腹血糖开始下降，胎盘生乳素还具有脂肪分解作用，使身体周围的脂肪分解成碳水化合物及脂肪酸，故妊娠期糖尿病比较容易发生酮症酸中毒。

（2）分娩期：宫缩大量消耗糖原以及产妇进食减少，容易发展为酮症酸中毒。

（3）产褥期：由于胎盘排出以及全身内分泌激素逐渐恢复到非妊娠期水平，使胰岛素的需要量相应减少，若不及时调整用量，极易发生低血糖症。

2. 糖尿病对妊娠的影响　糖尿病对母儿的影响程度取决于糖尿病病情及血糖控制水平，病情较重或血糖控制不良者，对母儿的影响极大，母儿的近、远期并发症较高。

（1）对孕妇的影响：

1）糖尿病患者多有小血管内皮细胞增厚及管腔变窄，易并发妊娠高血压综合征，其发病率较非糖尿病孕妇高4～8倍。子痫、胎盘早剥、脑血管意外发生率也增高。

2）糖尿病时，白细胞有多种功能缺陷。趋化性、吞噬作用、杀菌作用均显著降低。糖尿病孕妇极易在妊娠期及分娩期发生泌尿生殖系统感染，甚至发展为败血症。

3）羊水过多发病率较非糖尿病孕妇增加10倍，具体原因不明，可能与羊水中含糖量过高，刺激羊膜分泌增加有关，羊水过多使胎膜早破及早产发病率增高。

4）因胎儿发育较大，常导致胎儿性难产及软产道损伤，由于巨大儿或某些胎儿紧急情况，手术产率增高。

5）由于胰岛素缺乏，葡萄糖利用不足，能量不够，使子宫收缩乏力，常发生产程延长及产后出血。

（2）对胎儿及新生儿的影响：

1）巨大儿发生率高达25%～42%。由于孕妇血糖高，通过胎盘转运，而胰岛素不能通过胎盘，使胎儿长期处于高血糖状态，刺激胎儿胰岛细胞增生，产生大量胰岛素，活化氨基酸转移系统，促进蛋白、脂肪合成和抑制脂肪分解，使胎儿巨大。

2）畸形胎儿发生率为6%～8%，为正常孕妇的3倍。发生机制不清，可能与早孕时的高血糖有关，也可能与治疗糖尿病药物有关。

3）死胎及新生儿死亡率高，糖尿病常伴有严重血管病变或产科并发症，影响胎盘血供，引起死胎、死产。新生儿主要由于母体血糖供应中断而发生反应性低血糖和由于肺泡表面活性物质不足而发生新生儿呼吸窘迫综合征，增加了新生儿死亡率。另外，糖尿病时由于手术产多，早产多，或因病情严重提前终止妊娠，均可影响新生儿成活率。

（二）中医病因病机

本病的基本病机是肺燥胃热，肾阴亏虚。

1. 阴虚热盛　先天不足，素体羸弱，先天亏虚；精神郁滞，肝失疏泄，气郁化火，耗伤阴液；饮食失节，过食肥甘，损伤脾胃，积热内蕴，损伤阴液；外感六淫，燥火风热毒邪内侵，累及脏腑，化燥伤津；或素体阴虚，复受燥热所伤，阴愈虚而燥热愈炽，热愈盛而阴液愈耗，终成消渴。此类病者，阴虚为本，燥热为标。

2. 气阴两虚　先天不足，后天失养，或劳倦内伤，久病不复而致肝脾肾气虚，气虚失于固摄，尿多伤津，津耗加重气虚，气虚不能化生津液，加重阴虚；或因阴津亏耗，气失依附，气随津脱；或燥热伤阴耗气；或于妊娠早期，呕吐不止，饮食少进，致阴液亏损，精气耗散，终成气阴两虚。

3. 阴阳两虚　禀赋不充，或久病不复，或劳伤过度，致肾精亏耗，肾阳虚衰；或素体阳气不足，脾失温煦；或过食生冷，伤及脾阳，致脾肾两虚，阳损及阴；或消渴病治疗失当，过用苦寒伤阳之品，终致阴阳俱虚。

二、诊断

1. 病史　有糖尿病家族史、患病史，年龄>30岁，肥胖，特别是不明原因的死胎、死产、巨大儿、畸形儿、新生儿死亡等分娩史。

2. 临床表现　妊娠期有“三多”症状，即多饮、多食、多尿或反复发作的外阴阴道念珠菌感染症状或体征。孕妇体重>90kg，本次妊娠伴有羊水过多或巨大胎儿者应警惕糖尿病。

3. 实验室检查

（1）尿糖测定：尿糖阳性者应除外妊娠期生理性糖尿，需做空腹血糖及糖耐量试验确诊。

（2）糖筛查：有条件的医疗机构，孕妇应在妊娠24～28周进行OGTT。其方法：OGTT前连续3日正常体力活动、正常饮食。OGTT前1日晚餐后禁食至少8小时至次日晨（最迟不超过上午9时），检查期间静坐、禁烟。检查时，5分钟内口服含75g葡萄糖的液体300mL，分别抽取服糖前、服糖后1小时、服糖后2小时的静脉血。其诊断标准为：空腹、服糖后1小时、服糖后2小时的血糖值分别为5.1mmol/L、10.0mmol/L、8.5mmol/L。任何一点血糖值达到或超过上述标准即可诊断为GDM。

首次OGTT正常，但孕妇具有高危因素者，必要时用在妊娠晚期重复OGTT。

GDM高危因素：①孕妇因素：年龄>30岁，妊娠前超重或肥胖，糖耐量异常史，多囊卵巢综合征；②家族史：糖尿病家族史；③妊娠分娩史：不明原因的死胎、死产、流产史、巨大儿分娩史、胎儿畸形和羊水过多史、GDM史；④本次妊娠因素：妊娠期发现胎儿大于孕周、羊水过多、反复外阴阴道假丝酵母菌病者。

三、妊娠合并糖尿病分期

依据患者发生糖尿病的年龄、病程以及是否存在血管并发症等进行分期（White分类法），有助于判断病情的严重程度及预后。

A级：妊娠期诊断的糖尿病。

A1级：经控制饮食，空腹血糖<5.3mmol/L，餐后2小时血糖<6.7mmol/L。

A2级：经控制饮食，空腹血糖≥5.3mmol/L，餐后2小时血糖≥6.7mmol/L。

B级：显性糖尿病，20岁以后发病，病程<10年。

C级：发病年龄10～19岁，或病程达10～19年。

D级：10岁前发病，或病程≥20年，或合并单纯性视网膜病。

F级：糖尿病性肾病。

R级：眼底有增生性视网膜病变或玻璃体积血。

H级：冠状动脉粥样硬化性心脏病。

T级：有肾移植史。

四、治疗

已有严重的心血管病史、肾功能减退或眼底有增生性视网膜炎者应避孕，不宜妊娠；若已妊娠应及早人工终止。对器质性病变较轻，或病情控制较好者，可继续妊娠。孕期应加强监护，使血糖控制在空腹5.6mmol/L以下。中医以清热润燥、养阴生津为治疗大法，轻症以中医治疗为主，重症须加用西药提高疗效。

（一）一般治疗

合理饮食和适当运动是糖尿病治疗基础。妊娠中期以后，每日热量增加200kCal，其中碳水化合物40%～50%，蛋白质12%～20%，脂肪30%～35%，并应补充维生素、钙及铁剂，适当限制食盐的摄入量。若控制饮食能达到上述血糖水平而孕妇又无饥饿感为理想，否则需增加药物治疗。

（二）西医治疗

1. 药物治疗　不用磺脲类降糖药，因其能通过胎盘，引起胎儿胰岛素分泌过多，导致胎儿低血糖死亡或引起畸形。通常应用胰岛素，剂量应根据血糖值确定。血糖控制标准：三餐前血糖值<5.6mmol/L，三餐后1小时血糖值≤7.8mmol/L，三餐后2小时血糖值≤6.7mmol/L。应用胰岛素治疗应注意防止低血糖或酮症酸中毒。若出现酮症酸中毒，现主张应用小剂量治疗法，首次剂量0.1U/(kg·h)静脉滴注，每1～2小时监测一次血糖，直到酸中毒纠正（血pH>7.34，尿酮体转阴）。若小剂量治疗2小时血糖仍无改变，可增大剂量。血糖>13.9mmol/L，应将胰岛素加入0.9%氯化钠注射液静滴，血糖≤13.9mmol/L，开始将胰岛素加入5%葡萄糖氯化钠注射液中静脉滴注，酮体转阴后可改为皮下注射。

2. 产科处理

（1）应加强对胎儿监护，包括胎儿生长发育情况、胎儿成熟度、胎儿、胎盘功能等监测，预防胎死宫内，必要时及早住院。

（2）分娩时机：不需要胰岛素治疗的GDM孕妇，无母儿并发症者，严密监测到预产期，未自然临产者采取措施终止妊娠；妊娠前糖尿病及需要胰岛素治疗的GDM，如血糖控制良好，严密监测下，妊娠38～39周终止妊娠，血糖控制不满意者及时收入院；有母儿并发症者，血糖控制不满意，伴有血管病变、合并重度子痫前期、严重感染、胎儿生长受限、胎儿窘迫，严密监护下，适时终止妊娠，必要时抽取羊水，了解胎肺成熟情况，必要时予地塞米松完成促胎儿肺成熟。

（3）分娩方式：糖尿病不是剖宫产的指征，决定阴道分娩者，应制定产程中分娩计划，产程中密切监测孕妇血糖、宫缩、胎心变化，避免产程延长；有下列情况者，应选择剖宫产或放宽剖宫产指征：胎盘功能不良，巨大儿、胎位异常、胎儿窘迫等，糖尿病病程>10年、伴有视网膜病变及肾功能损害、重度子痫前期，有死胎、死产史的孕妇。

（4）分娩期处理

1）一般处理：注意休息、镇静，给予适当饮食，严密观察血糖、尿糖及酮体变化，及时调整胰岛素用量，加强胎儿监护。

2）阴道分娩：临产时情绪紧张及疼痛可使血糖波动，胰岛素用量不易掌握，严格控制产时血糖水平对母儿均十分重要。产程中一般应停用皮下注射胰岛素，孕前患糖尿病孕妇静脉输注0.9%氯化钠注射液加胰岛素，根据产程中测得的血糖值调整静脉输液速度。产程中应密切监测宫缩、胎心变化，避免产程延长，应在12小时内结束分娩，产程>16小时易发生酮症酸中毒。

3）剖宫产：在手术前1日，停止应用晚餐前精蛋白锌胰岛素，手术日停止皮下注射所有胰岛素，一般在早晨检测血糖及尿酮体，根据其空腹血糖水平及每日胰岛素用量，改为小剂量胰岛素持续静脉滴注。一般按3～4g葡萄糖加1U胰岛素比例配制葡萄糖注射液，并按每小时静脉输入2～3U胰岛素速度持续静脉滴注，每1～2小时测血糖1次，尽量使术中血糖控制在6.67～10.00mmol/L，术后每2～4小时测1次血糖，直到饮食恢复。

4）产后处理：胎盘娩出后，体内抗胰岛素物质迅速减少，大部分GDM患者在分娩后即不再需要使用胰岛素，仅少数患者仍需胰岛素治疗。胰岛素用量应减少至分娩前的1/3～1/2，并根据产后空腹血糖值调整用量，多数在产后1～2周胰岛素用量逐渐恢复至孕前水平，于产后6～12周行OGTT检查，若仍异常，可能为产前漏诊的糖尿病。

5）新生儿出生时处理：新生儿出生时应留脐血，进行血糖、胰岛素、胆红素、血细胞比容、血红蛋白、钙、磷、镁的测定。无论出生时状况如何，均应视为高危新生儿，尤其是妊娠期血糖控制不满意者，需给予监护，注意保暖和吸氧，重点防护新生儿低血糖，应在开奶同时，定期滴服25%葡萄液。

（三）中医治疗

本病以阴虚为本，燥热为标，清热润燥、养阴生津为其治疗大法，日久阴损及阳者，则宜阴阳双补。

增液汤合白虎汤

组成：生地黄、玄参、麦冬、生石膏、知母、黄芩、黄连、天花粉。

功效：养阴清热。

加减：用于妊娠早期呕吐酸水者，加陈皮、竹茹、半夏、乌梅等和胃抑肝，降逆止呕；胎动下血、色红，伴腰酸腹坠者，加阿胶、苎麻根养阴凉血止血；续断、菟丝子固肾安胎。

生脉散合增液汤

组成：太子参、麦冬、五味子、生地黄、玄参、黄精、玉竹、天花粉、山萸肉、枸杞子。

功效：益气养阴。

加减：用于呕吐不止者加苏叶、陈皮、黄连、竹茹等，抑肝和胃，降逆止呕。

右归饮

组成：干地黄、山萸肉、山药、枸杞子、泽泻、肉桂、茯苓、龟板、菟丝子。

功效：滋阴补阳。

加减：用于小便频数量多者，加桑螵蛸、益智仁固肾缩尿；大便溏者加补骨脂；脘腹冷痛呕吐清水，加砂仁、生姜、半夏温胃降逆止呕，陈皮、木香理气行滞。

第十节　妊娠合并贫血

妊娠合并贫血，属高危妊娠范畴，是妊娠期最常见的并发症。由于妊娠期血容量增加，且血浆增加多于红细胞增加，致使血液稀释，又称“生理性贫血”。WHO最近资料表明，50%以上孕妇合并贫血，其中以缺铁性贫血最常见，巨幼红细胞性贫血较少见，再生障碍性贫血更少见。

一、病因

（一）西医病因及分型

1. 缺铁性贫血（iron deficiency anemia） 由于胎儿生长发育及妊娠期血容量增加对铁的需要量增加，尤其在妊娠后半期，孕妇对铁摄取不足或吸收不良，发生缺铁性贫血，严重贫血易造成围生儿及孕产妇的死亡，应予以高度重视。缺铁性贫血是妊娠期最常见的贫血，约占妊娠期贫血的95%。

铁是人体的必需元素，是制造血红蛋白的必要原料。在体内主要以结合方式存在，是血红蛋白的主要原料，约占65%，其余35%以铁蛋白、肌红蛋白、细胞色素和过氧化酶等形式存在，可利用的储存铁约为20%。

妊娠妇女对铁的需要量明显增加，胎儿生长发育需铁250～350mg，母体血容量增加需铁650～750mg，故孕期需铁约1000mg。每日饮食中含铁10～15mg，吸收利用率仅为10%，在1～1.5mg，而此时孕妇每日需铁至少4mg。若不给予铁剂治疗，很容易耗尽体内的储存铁造成贫血。

2. 巨幼红细胞性贫血（megaloblastic anemia） 巨幼红细胞性贫血并不少见，是由叶酸或维生素B_2缺乏引起DNA合成障碍所致的贫血。外周血呈大细胞正血红蛋白性贫血。国外报道其发病率为0.5%～2.6%，国内报道为0.7%。

多由缺乏叶酸所致，少许患者由于缺乏维生素B_{12}而发病。当叶酸和（或）维生素B_{12}缺乏，可使DNA合成抑制，导致红细胞核发育停滞，细胞质中RNA大量聚集，RNA与DNA比例失调，使红细胞体积增大，而红细胞核发育处于幼稚状态，形成巨幼红细胞。由于巨幼红细胞寿命短而发生贫血。妊娠期造成叶酸缺乏的原因有：

（1）需要量增加：正常成年妇女每日需叶酸量50～100μg，而孕妇每日需300～400μg，多胎孕妇需要量更多。

（2）吸收减少：孕妇胃酸分泌减少，肠蠕动减弱，影响叶酸吸收，若新鲜蔬菜及动物蛋白摄入不足。叶酸更易缺乏。

（3）排泄增加：孕妇肾血流量增加，叶酸在肾内廓清加速，肾小管再吸收减少，叶酸从尿中排泄增多。

3. 再生障碍性贫血（aplastic anemia） 少见，发病率为0.3‰～0.8‰。再障是因骨髓造血组织明显减少，导致造血功能衰竭，引起外周血象全血细胞（红细胞、白细胞、血小板）减少所发生的贫血。

其病因不明，与服用药物、病毒感染、接触化学药品及放射线有关。

（二）中医病因

妇人妊娠后，血聚养胎，血为胎夺，致机体阴血偏虚，是本病的主要病机。

1. 血聚养胎，阴血偏虚 胎儿生长极需充足的气血、津液等营养物质以助胎长，即使孕妇素日体健，亦有阴血偏虚之失衡，若不予以调治，则胎失所养，易发生妊娠腹痛、胎动不安、胎萎不长等疾病。

2. 脾胃不足，生化乏源 脾者后天之本，气血生化之源，妇人孕后血聚养胎，所需尤甚，若素体脾胃虚弱，或妊娠后恶阻频作、纳食不足等，则难及胎孕所需，气血匮乏，胎失所养，易发生胎萎不长、胎动不安、流产、早产等病。

3. 阴血两虚，阳热亢动 妇人妊娠后以血养胎，阴血已成偏虚之状，若素体肝肾不足，或肝气失调之人，或饮食不节，起居不调，郁热燥火内生者，致孕期血愈虚而热愈张，阴愈虚而阳愈亢，终致阴阳失衡则易发生子晕、子烦、子痫、早产等证。

二、贫血对妊娠的影响

1. 对孕妇的影响 轻度贫血影响不大，重度贫血（红细胞计数2×10^{12}/L、血红蛋白60g/L、血细胞比容0.13）时，心肌缺氧导致贫血性心脏病；胎盘缺氧易发生妊娠高血压综合征或妊娠高血压综合征性心脏病；严重贫血对失血耐受性降低，易发生失血性休克；由于贫血降低产妇抵抗力，易并发产褥感染，危及生命。

2. 对胎儿的影响 孕妇骨髓和胎儿是铁的主

要受体组织，在竞争摄取孕妇血清铁的过程中，胎儿组织占优势，而铁通过胎盘又是单向运输。不能由胎儿向孕妇方向逆向转运。因此，一般情况下，胎儿缺铁程度不会太严重。但当孕妇患重症贫血（血红蛋白 <60g/L）时，会因胎盘供氧和营养不足，引起胎儿发育迟缓、胎儿窘迫、早产或死胎。

三、诊断

1. 病史 既往有月经过多等慢性失血性疾病史；或长期偏食、孕早期呕吐、胃肠功能紊乱导致的营养不良等病史。

2. 临床表现 轻者无明显症状，重者可有乏力、头晕、心悸、气短、食欲不振、腹胀腹泻、皮肤黏膜苍白、皮肤毛发干躁、指甲脆薄以及口腔炎、舌炎，水肿、脾大甚至腹水等。再生障碍性贫血主要表现为进行性贫血、皮肤及内脏出血及反复感染。

3. 实验室检查

（1）缺铁性贫血：外周血象为小红细胞、低血红蛋白性贫血。必备条件是血红蛋白 <110g/L，红细胞 $<3.5\times10^{12}/L$，血细胞比容 <0.30，而白细胞计数及血小板计数均在正常范围。正常成年妇女血清铁为 7 ~ 27μmol/L，若孕妇血清铁 <6.5μmol/L，可诊断为缺铁性贫血。诊断困难时应作骨髓穿刺，骨髓象为红细胞系统增生，中幼红细胞增多，晚幼红细胞相对减少，铁颗粒减少。

（2）巨幼红细胞性贫血：①外周血象为大细胞正常血红蛋白性贫血，红细胞平均体积（MCV）>100fl，红细胞平均血红蛋白（MCH）>32pg，大卵圆红细胞增多，网织红细胞及血小板通常减少；②骨髓血片呈巨幼红细胞增多，红细胞体积较大，核染色质疏松，可见核分裂；③血清叶酸值 <6.8nmol/L、红细胞叶酸值 <227nmol/L，提示叶酸缺乏；④若叶酸值正常应测孕妇血清维生素 B_{12}值，若 MCH <90pg，提示维生素 B_{12}缺乏。

（3）再生障碍性贫血：贫血呈正细胞型、全血细胞减少。骨髓象显示多比为增生减低或严重减低，有核细胞甚少，幼粒细胞、巨核细胞均减少或消失，淋巴细胞相对增高。

4. 妊娠期贫血的诊断标准 WHO 的标准为：孕妇外周血血红蛋白 <110g/L 及血细胞比容 <0.33。我国一直沿用的标准为：血红蛋白 <100g/L，红细胞计数 $<3.5\times10^{12}/L$ 或血细胞比容 <0.30。妊娠期贫血分为 4 度：

轻度：RBC（3.0 ~ 3.5）$\times10^{12}/L$，Hb 81 ~ 100g/L。

中度：RBC（2.0 ~ 3.0）$\times10^{12}/L$，Hb 61 ~ 80g/L。

重度：RBC（1.0 ~ 2.0）$\times10^{12}/L$，Hb 31 ~ 60g/L。

极重度：RBC $<1.0\times10^{12}/L$，Hb≤60g/L。

四、预防

1. 妊娠前期 积极治疗失血性疾病如月经过多等，以增加铁的储备。妊娠 4 个月起常规补充铁剂，每日口服硫酸亚铁 0.3g，同时补充维生素 C，有利于铁的吸收。给予氨基酸螯合钙胶囊（乐力），每日一粒。

2. 孕期 加强营养，鼓励进食含铁丰富的食物，如猪肝、鸡血、豆类等。

3. 妊娠后期 每个孕妇必须检查血常规，做到早期诊断，及时治疗。

五、治疗

（一）西医治疗

孕期加强营养，改变不良饮食习惯，对胃肠道功能紊乱和消化不良给予对症处理等。

1. 病因治疗

（1）缺铁性贫血：补充铁剂，以口服给药为主。硫酸亚铁 0.3g 或琥珀酸亚铁 0.1g，每日 3 次，同时服维生素 C 0.1 ~ 0.3g 促进铁的吸收。也可选用 10% 枸橼酸铁铵 10 ~ 20mL，每日 3 次口服。多糖铁复合物的不良反应少，每次 150mg，每日1 ~ 2 次。不能口服铁剂时可用右旋糖酐铁或山梨醇铁，两种制剂分别含铁 25mg/mL 和 50mg/mL，给药途径为深部及内注射，首次给药从小剂量开始，第一日 50mg，若无不良反应，可增至 100mg，每日 1 次肌注。

（2）巨幼红细胞性贫血：口服叶酸，每日口服叶酸 15mg，或每日肌内注射叶酸 10 ~ 30mg，直至症状消失、贫血纠正。有神经系统症状者，应

及时补充维生素 B_{12}，100～200μg 肌内注射，每日1次，2周后改为每周2次，直至血红蛋白值恢复正常。

（3）再生障碍性贫血：再障患者病情未缓解之前应避孕，若已妊娠，在早期应行人工流产术。若已至中、晚期，终止妊娠有较大危险，应加强支持治疗，注意休息，增加营养，间断吸氧，在严密监护下妊娠至足月分娩，有明显出血倾向给予泼尼松10mg口服，每日3次，或羟甲烯龙5mg口服，每日2次。

2. 输血 当血红蛋白≤60g/L、接近预产期或短期内需行剖宫产术者，应少量多次输红细胞悬液或全血。应警惕发生急性左侧心力衰竭。

3. 预防产时及产后并发症

（1）临产后备血，开放静脉，酌情给予维生素C等。

（2）严密监护产程，防止产程延长，阴道助产以缩短第二产程，但应注意避免发生产伤。

（3）积极预防产后出血，当胎儿前肩娩出后，肌注或静注宫缩剂（缩宫素10～20U或麦角新碱0.2mg）。或当胎儿娩出后阴道或肛塞卡前列甲酯栓1mg，以防产后出血。出血多时应及时输血。

（4）产程中严格无菌操作，产后给广谱抗生素预防感染。

（二）中医治疗

当归散

组成：当归、芍药、川芎、白术、黄芩。

功效：养血、清热、安胎。用于妊娠合并贫血早期或轻症患者，亦可作为本病的预防保健用药。

生地白芍汤

组成：生地黄、白芍。

功效：养血、滋阴、柔肝为主。用于妊娠阴血偏虚诸证，妊娠合并贫血早期或轻症患者。

第十五章 异常分娩

分娩时，产力、产道及胎儿间存在着一定的矛盾，在正常情况下，矛盾经过一系列转化统一后，胎儿就能顺利娩出。反之，如矛盾得不到转化统一，或产力、胎儿及产道中因任何一个或数个因素不正常，得不到纠正时，分娩就可能发生困难，称“异常分娩”，俗称“难产”。顺产和难产在一定条件下可相互转化，如果分娩处理不当，顺产可变为难产；相反，有可能发生难产者，经正确处理，及时了解产程中出现的矛盾，就可能使难产转化为顺产。

因此，医务工作者应掌握好异常分娩的发生和发展规律，具有能促使矛盾向有利的方向转化的知识，才能把产科工作做好，使母婴安全能获得更多的保障。

第一节 产力异常

正常宫缩有一定节律性、极性和一致性，并有相应的强度和频率。出现异常时，则称为产力异常，分为宫缩乏力、不协调及亢进三种，以宫缩乏力最常见。

一、子宫收缩乏力

宫缩可自分娩开始时即微弱无力，亦可在开始时正常，其后逐渐变弱，前者称“原发性宫缩乏力”，后者为“继发性宫缩乏力”。二者的原因及临床表现相似，但后者多继发于机械性梗阻。

（一）病因

1. 精神因素 多发生于产妇精神过于紧张或对分娩怀有恐惧心理，致大脑皮层功能失调，影响对宫缩正常调节。

2. 子宫因素 子宫壁过度伸展，如双胎、羊水过多、巨大儿，子宫发育不良或畸形等，均能影响宫缩。

3. 胎先露不能紧贴宫颈部 不易反射性引起宫缩，常见于头盆不称、臀位及横位等。

4. 药物影响 临产后应用大量镇静剂，抑制了宫缩。

5. 内分泌失调 妊娠末期雌激素或催产素不足或孕激素过多，乙酰胆碱减少或子宫对乙酰胆碱的敏感性降低，均可影响宫缩。

6. 其他 临产后，产妇过度疲劳，进食少，或第一产程后期过早使用腹压，或膀胱充盈影响胎先露下降等，均可造成宫缩乏力。

（二）临床表现

宫缩乏力常使产程延长，如超过 24 小时，称“滞产”。子宫收缩力弱，张力减低，收缩持续时间短而间歇长，即使在收缩时宫壁亦不太硬，产妇多无不适，但产程过长可出现精神焦虑及疲乏。如胎膜未破，对胎儿多无不良影响。

（三）治疗

首先应详细检查有无分娩梗阻，有梗阻者应作相应的处理，无梗阻者应多加安慰鼓励，注意其营养及休息，必要时给镇静剂，并注意水及电解质平衡。产程超过 24 小时或破膜已 12 小时者，应给抗生素预防感染。经上述处理，产妇在获得数小时的休息后，宫缩一般可好转，顺利结束分娩。如无效，可试以下方法刺激并加强宫缩：

1. 灌肠或导尿　热肥皂水灌肠，可促进宫缩。排尿有困难者可导尿。

2. 针刺　针刺三阴交、合谷，兴奋手法，或合谷穴注射维生素 B_1 25～50mg。

3. 人工破膜　胎头已衔接，宫口开大 2～3cm 无头盆不称者，可人工刺破胎膜，使先露部与子宫下段及宫颈紧贴，以反射性引起宫缩，破膜时间应选在两次宫缩之间。

4. 催产素　静滴，可引起强烈宫缩，切忌一次大量使用，以免引起强直性宫缩，致胎儿窒息死亡，可造成子宫破裂。使用前必须除外头盆不称及胎位不正。胎头高浮者忌用。用法如下：

催产素 2.5U 或 5U 加于 5% 葡萄糖 500mL 内静滴。开始每分钟 10～15 滴，如不见宫缩加强，可渐加快，最多以每分钟不超过 40 滴为宜。滴入时应严密注意宫缩、先露部下降及胎心音变化情况，如收缩过强或胎心率变化，应减慢或停止静滴。

经上述处理后，宫缩多能转强，宫口渐开，胎儿顺利娩出。如无效，应考虑手术助产。无论从阴道分娩或剖宫取胎，均应注意预防产后宫缩乏力性出血。

二、子宫收缩不协调

临产后宫缩失去节律性、对称性和极性，称宫缩不协调。有以下两种：宫体与子宫下段宫缩强度相等，甚至下段反较宫体为强，宫缩频率与强度亦不规则，阵缩间歇时子宫肌肉不放松，宫腔内压力较正常为高，称高张型宫缩不协调。由于宫缩失去极性，虽强度较大，但不能有效地促使宫颈扩张及胎儿下降。由于子宫壁某部肌肉呈痉挛性不协调收缩，可出现局限性环形狭窄。此环可出现在子宫的任何部分，但较常发生在子宫上下段交界处及宫颈外口，多围绕胎体的较小部分，如颈、腰或肢体等处，常发生于反复过度的局部刺激之后。阴道检查可扪到坚硬而无弹性的狭窄环、位置固定，其上下部分子宫肌肉不紧张，与子宫破裂先兆的病理性收缩环有本质区别。

（一）病因

1. 孕妇因素　产妇精神过于紧张。

2. 药物因素　催产素应用不当。

3. 胎儿因素　常见于枕后位，头盆不称及羊水过少。

（二）临床表现

宫缩强，间歇短，在间歇期子宫张力较大，产妇感剧烈腹痛往往烦躁不安，进食很少，不能充分休息，多伴有肠胀气、呕吐及尿潴留等。因子宫肌壁持续紧张，影响胎盘血循环，胎儿可发生宫内窒息，甚至因缺氧死亡。

（三）治疗

主要是调节宫缩，使其恢复节律性、极性及一致性。可给予较大量镇静剂，如肌注哌替啶 10mg 和莨菪碱 0.3mg。产妇经充分休息解除精神紧张后，宫缩多能逐渐恢复协调，产程得以顺利进展。如仍得不到纠正，同时胎儿有窘迫现象者，应考虑剖宫结束分娩。

高张型宫缩不协调如发生在应用催产素过程中，应立即停药，并注射镇静解痉剂，如哌替啶及阿托品，必要时给乙醚吸入。

为了预防出现局限性狭窄环，应减少不必要的刺激。出现后，除给予哌替啶（或吗啡）外，还可给乙醚或 1‰肾上腺素 0.15～0.3mL 肌内注射或舌下含化硝酸甘油等，待环松解后酌情结束分娩。

三、子宫收缩过强

根据头盆是否对称，可出现两种不同后果。宫缩强而频，如无头盆不称，宫口常迅速开大，先露部迅速下降，胎儿娩出全过程可在 3 小时内完成者，称“急产”，多见于经产妇。因分娩过快，常致措手不及，易发生严重产道损伤、胎盘或胎膜残留、产后出血及感染。由于宫缩过频，致使胎盘血循环受影响，易发生胎儿窘迫、死产或新生儿窒息等。此外，胎头通过产道过速，也可引起颅内损伤。如注意不够，胎儿有可能产出时坠地受伤及发生脐带断裂出血等。对阵缩过强及有急产史者，应加强观察并提前做好接生准备，也要做好预防产后出血及新生儿窒息急救的准备。阵缩过强，可给氧气吸入或肌注阿托品 0.5mg，以防因胎盘血循环受影响而危急胎儿生命。消毒不严者，母子均应给抗生素预防感染，必要时给婴儿预防注射破伤风抗毒素，产后仔细检查产道，密切观察新生儿有无颅内出血及感染。如因头盆不称或因其他原因使分娩受阻，子宫可出现强直性收缩，上段有过度的收缩与缩复，变肥厚，下段极薄且有压痛。因子宫上下段肌壁厚薄相差悬殊，在交界处可出现一环形浅沟，称“病理性缩复环”，为子宫破裂先兆，同时常伴有血尿，如不及时处理，必将发生子宫破裂。胎儿存活者可剖宫，如已死亡可酌情毁胎。

第二节　产道异常

一、骨产道异常

（一）定义

骨产道异常是指骨盆狭窄，骨盆的任何一个径线或几个径线都缩短称为骨盆狭窄。骨盆可在入口、中骨盆，出口三个平面中的一个平面或多个平面同时狭窄。当一个径线狭窄时需要观察同一平面其他径线的大小，再结合整个骨盆的大小和形态进行全面的衡量，才能比较正确的估计这一骨盆对难产构成的影响，在临床实践中常遇到的是临界或轻度的骨盆狭窄，是否会构成难产与胎儿的大小及位置、胎头的可塑性，产力、软组织的阻力和处理是否及时、正确等都有密切的关系，此外，因先天发育异常及后天疾病所导致的畸形骨盆也属骨产道异常。

（二）诊断要点

在分娩过程中，骨盆是个不变的因素。狭窄骨盆影响胎位和胎先露部在分娩机制中的下降及内旋转，也影响宫缩。在估计分娩难易时，骨盆是考虑的一个重要因素。在妊娠期间应查清骨盆有无异常，有无头盆不称，及早做出诊断，以决定适当的分娩方式。

1. 病史　询问孕妇幼年有无佝偻病、脊髓灰质炎、脊柱和髋关节结核以及外伤史。若为经产妇，应了解既往有无难产史及其发生原因，新生儿有无产伤等。

2. 一般检查　测量身高，若孕妇身高在145cm以下，应警惕均小骨盆。注意观察孕妇的体型，步态有无跛足，有无脊柱及髋关节畸形，米氏菱形窝是否对称，有无尖腹及悬垂腹等。

3. 腹部检查

（1）腹部形态：注意观察腹型，尺测耻上子宫长度及腹围，B型超声观察胎先露与骨盆的关系，还可测量胎头双顶径、胸径、腹径、股骨长度，预测胎儿体重，判断能否顺利通过骨产道。

（2）胎位异常：骨盆入口狭窄往往因头盆不称，胎头不易入盆导致胎位异常，如臀先露、肩先露。中骨盆狭窄影响已入盆的胎头内旋转，导致持续性枕横位、枕后位等。

（3）估计头盆关系：正常情况下，部分初孕妇在预产期前2周，经产妇于临产后，胎头应入盆。若已临产，胎头仍未入盆，则应充分估计头盆关系。检查头盆是否相称的具体方法：孕妇排空膀胱，仰卧，两腿伸直。检查者将手放在耻骨联合上方，将浮动的胎头向骨盆腔方向推压。若胎头低于耻骨联合平面，表示胎头可以入盆，头盆相称，称为跨耻征阴性；若胎头与耻骨联合在同一平面，表示可疑头盆不称，称为跨耻征可疑阳性；若胎头高于耻骨联合平面，表示头盆明显不称，称为跨耻征阳性（图15－2－1）。对出现跨耻征阳性的孕妇，应让其取两腿屈曲半卧位，再次检查胎头跨耻征，若转为阴性，提示为骨盆倾斜度异常，而不是头盆不称。

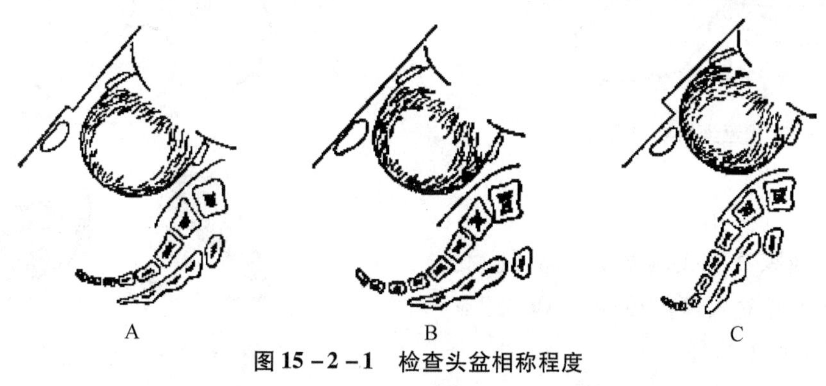

图15－2－1　检查头盆相称程度

A. 头盆相称；B. 头盆可能不称；C. 头盆不称

4. 骨盆测量

（1）骨盆外测量：各径线 < 正常值 2cm 或以上为均小骨盆；骶耻外径 < 18cm 为扁平骨盆。坐骨结节间径 < 8cm，耻骨弓角度 < 90°，为漏斗型骨盆。骨盆两侧斜径（以一侧髂前上棘至对侧髂后上棘间的距离）及同侧直径（从髂前上棘至同侧髂后上棘间的距离），两者相差 > 1cm 为偏斜骨盆。

（2）骨盆内测量：骨盆外侧量发现异常，应进行骨盆内测量。对角径 < 11.5cm，骶岬突出为骨盆入口平面狭窄，属扁平骨盆。中骨盆平面狭窄及骨盆出口平面狭窄往往同时存在。应测量骶骨前面弯度（图 15－2－2）、坐骨棘间径、坐骨切迹宽度（即骶棘韧带宽度）（图 15－2－3）。若坐骨棘间径 < 10cm，坐骨切迹宽度 < 两横指，为中骨盆平面狭窄。若坐骨结节间径 <8cm，应测量出口后矢状径及检查骶尾关节活动度（图 15－2－4），估计骨盆出口平面的狭窄程度。若坐骨结节间径与出口后矢状径之和 < 15cm，为骨盆出口平面狭窄。

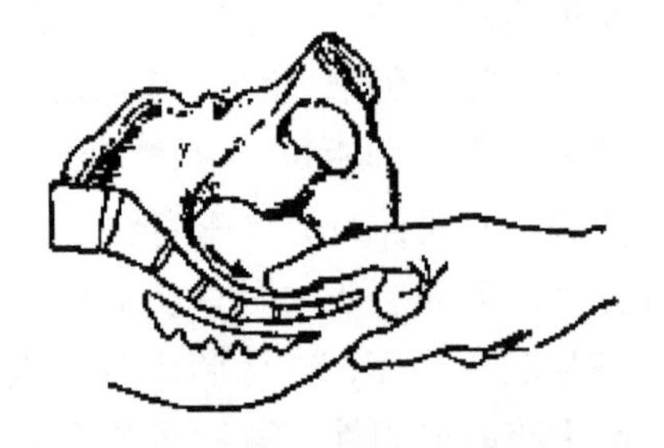

图 15－2－2　检查骶骨前面弯度

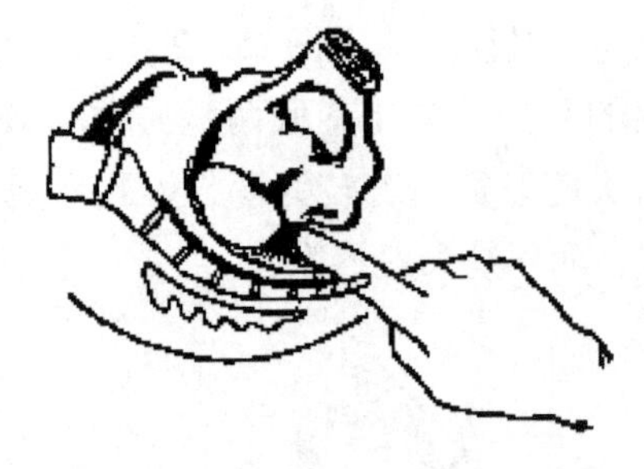

图 15－2－3　检查坐骨切迹宽度

（三）临床表现

1. 骨盆入口平面狭窄　我国妇女较常见。测量骶耻外径 < 18cm，骨盆入口前后径 < 10cm，对角径 < 11.5cm。常见以下两种：

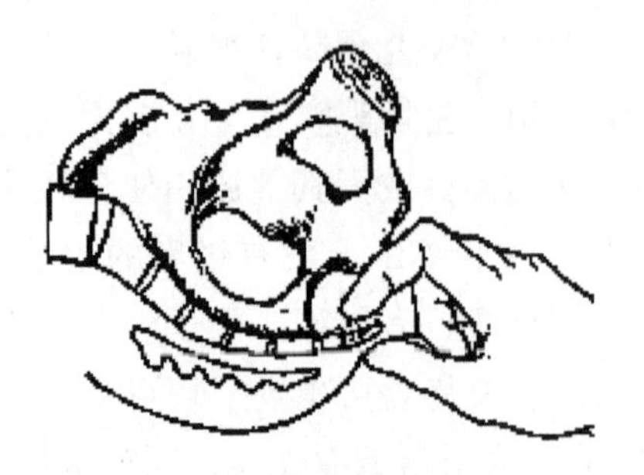

图 15－2－4　检查骶尾关节活动度

（1）单纯扁平骨盆：骨盆入口呈横扁圆形，骶岬向前下突出，使骨盆入口前后径缩短而横径正常（图 15－2－5）。

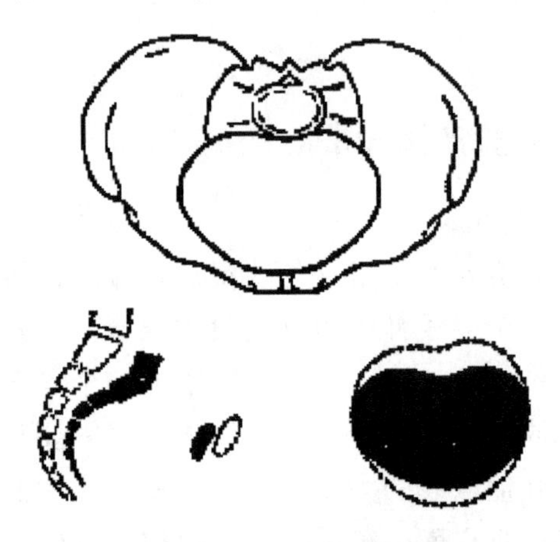

图 15－2－5　单纯扁平骨盆

（2）佝偻病性扁平骨盆：由于童年患佝偻病骨骼软化使骨盆变形，骶岬被压向前，骨盆入口前后径明显缩短，使骨盆入口呈肾形，骶骨下段向后移，失去骶骨的正常弯度，变直向后翘。尾骨呈钩状突向骨盆出口平面。由于髂骨外展，使髂棘间径等于或大于髂嵴间径；由于坐骨结节外翻，使耻骨弓角度增大，骨盆出口横径变宽（图 15－2－6）。

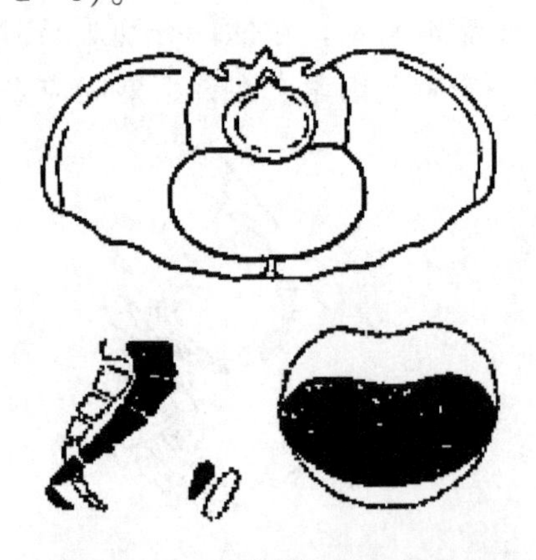

图 15－2－6　佝偻病性扁平骨盆

2. 中骨盆及骨盆出口平面狭窄

（1）漏斗骨盆（funnel shaped pelvis）：骨盆入口各径线值正常。由于两侧骨盆壁向内倾斜，状似漏斗，故称漏斗骨盆。特点是中骨盆及骨盆出口平面均明显狭窄，使坐骨棘间径、坐骨结节间径缩短，耻骨弓角度 < 90°。坐骨结节间径与出口后矢状径之和 < 15cm，常见于男型骨盆（图 15－2－7）。

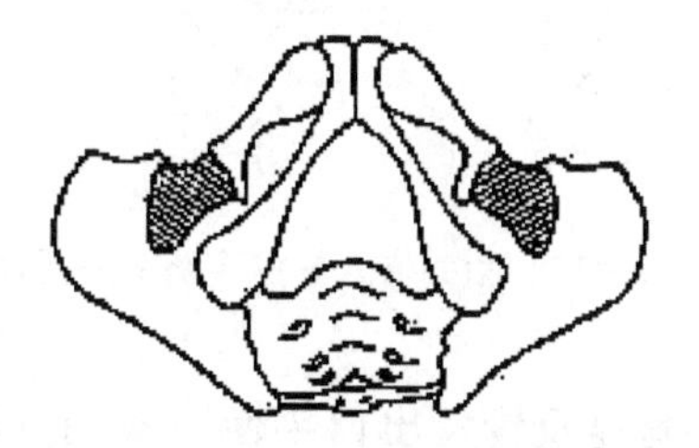

图 15－2－7　漏斗骨盆出口

（2）横径狭窄骨盆（transversely contracted pelvis）：与类人猿型骨盆类似。骨盆入口、中骨盆及骨盆出口的横径均缩短，前后径稍长，坐骨切迹宽（图 15－2－8）。测量骶耻外径值正常，但髂棘间径及髂嵴间径均缩短。

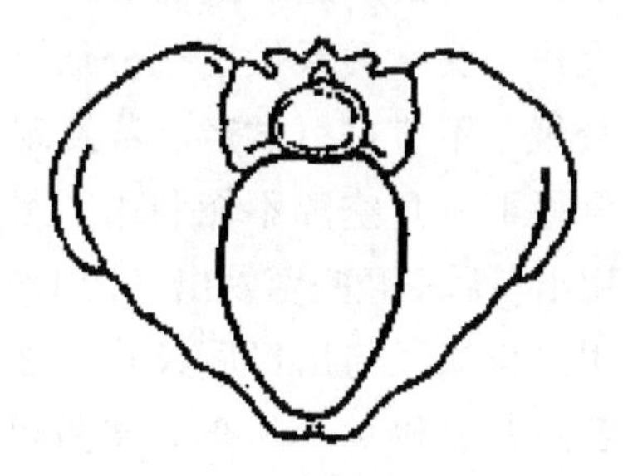

图 15－2－8　横径狭窄骨盆

3. 骨盆三个平面狭窄　骨盆外形属女性骨盆，但骨盆入口、中骨盆及骨盆出口平面均狭窄，每个平面径线均小于正常值 2cm 或更多，称为均小骨盆（generally contracted pelvis）（图 15－2－9），多见于身材矮小、体型匀称的妇女。

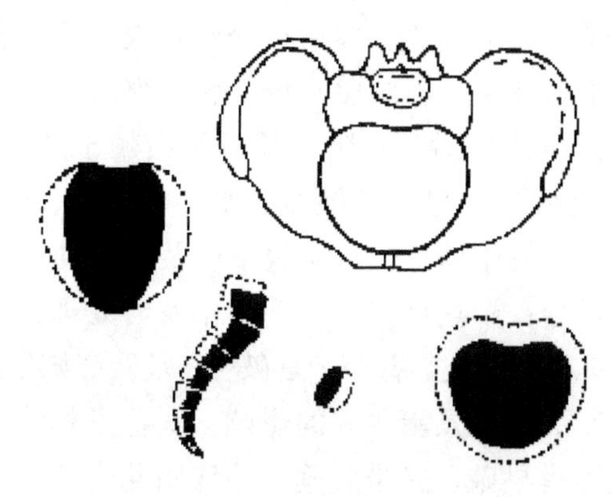

图 15－2－9　均小骨盆

4. 畸形骨盆　骨盆失去正常形态。仅介绍下列两种：

（1）骨软化症骨盆（osteomalacic pelvis）：现已罕见。系因缺钙、磷、维生素 D 以及紫外线照射不足，使成人期骨质矿化障碍，被类骨组织代替，骨质脱钙、疏松、软化。由于受躯干重力及两股骨向内上方挤压，使骶岬突向前，耻骨联合向前突出，骨盆入口平面呈凹三角形，粗隆间径及坐骨结节间径明显缩短，严重者阴道不能容纳两指（图 15－2－10）。

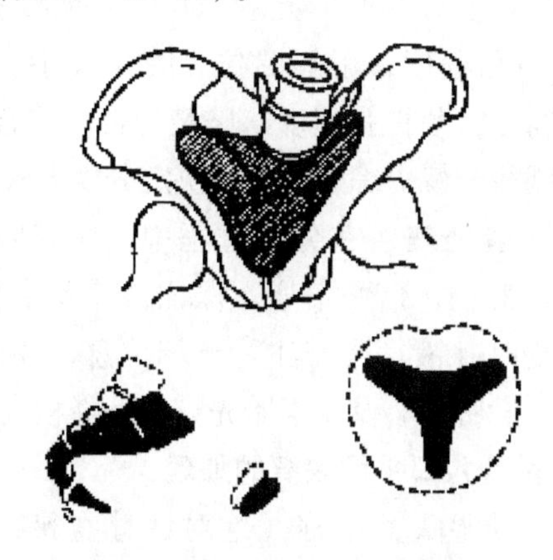

图 15－2－10　骨软化症骨盆

（2）偏斜骨盆（obliquely contracted pelvis）：系一侧髂翼与髋骨发育不良所致骶髂关节固定，以及下肢和髋关节疾病，引起骨盆一侧斜径缩短的偏斜骨盆（图 15－2－11）。

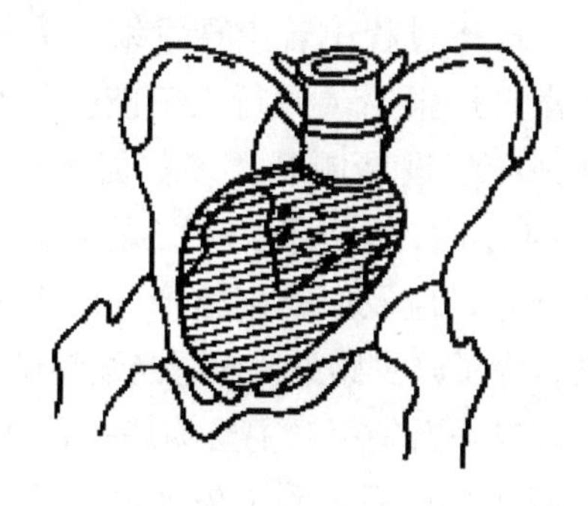

图 15－2－11　偏斜骨盆

（四）狭窄骨盆对母儿影响

1. 对母体的影响　若为骨盆入口平面狭窄，影响胎先露部衔接，容易发生胎位异常，引起继发性子宫收缩乏力，导致产程延长或停滞。若中骨盆平面狭窄，影响胎头内旋转，容易发生持续性枕横位或枕后位；胎头长时间嵌顿于产道内，压迫软组织引起局部缺血、水肿、坏死、脱落，于产后形成生殖道瘘；胎膜早破及手术助产增加感染机会；严重梗阻性难产若不及时处理，可导致先兆子宫破裂，甚至子宫破裂，危及产妇生命。

2. 对胎儿及新生儿的影响　头盆不相称容易发生胎膜早破、脐带脱垂，导致胎儿窘迫，甚至胎儿死亡；产程延长，胎头受压，缺血缺氧容易发生颅内出血；产道狭窄，手术助产机会增多，易发生新生儿产伤及感染。

（五）治疗

狭窄骨盆分娩时的处理原则是：明确狭窄骨盆的类别和程度，了解胎位、胎儿大小、胎心、宫缩强弱、宫颈扩张程度、破膜与否，结合年龄、产次、既往分娩史综合判断，决定分娩方式。

1. 一般处理　在分娩过程中，应安慰产妇，使其精神舒畅，信心倍增，保证营养及水分的摄入，必要时补液。还需注意产妇休息，要监测宫缩强弱，勤听胎心及检查胎先露部下降程度。

2. 骨盆入口平面狭窄的处理

（1）明显头盆不称（绝对性骨盆狭窄）：骶耻外径 < 16cm，骨盆入口前后径 < 8.5cm 者，足月活胎不能入盆，不能经阴道分娩。应在接近预产期或临产后行剖宫产结束分娩。

（2）轻度头盆不称（相对性骨盆狭窄）：骶耻外径 16 ~ 18cm，骨盆入口前后径 8.5 ~ 9.5cm，足月活胎体重 < 3000g，胎心率正常，应在严密监护下试产。试产过程中若出现宫缩乏力，胎膜未破者可在宫口扩张 3cm 时行人工破膜。若破膜后宫缩较强，产程进展顺利，多数能经阴道分娩。若试产 2 ~ 4 小时，胎头仍迟迟不能入盆，或伴有胎儿窘迫征象，应及时行剖宫产术结束分娩。若胎膜已破，为了减少感染，应适当缩短试产时间。

骨盆入口平面狭窄，主要为扁平骨盆的妇女，于妊娠末期或临产后，胎头矢状缝只能衔接于入口横径上。胎头侧屈使其两顶骨先后依次入盆，呈不均倾式嵌入骨盆入口，称为头盆均倾不均，若前顶骨先嵌入，矢状缝偏后，称前不均倾；若后顶骨先嵌入，矢状缝偏前，称后不均倾（图 15 – 2 – 12）。当胎头双顶骨均通过骨盆入口平面时，即能较顺利地经阴道分娩。

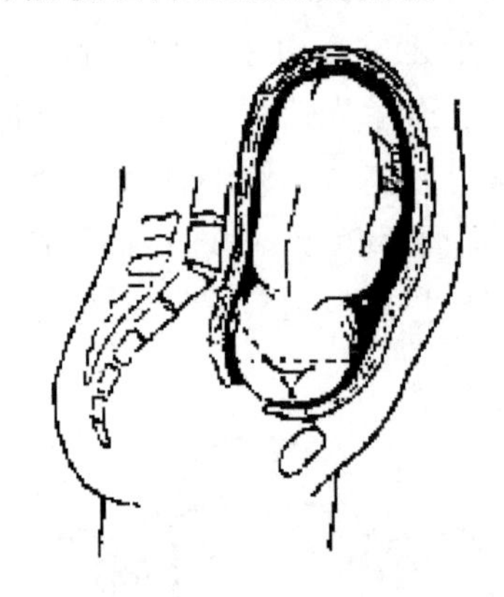

图 15 – 2 – 12　胎头嵌入骨盆姿势——后不均倾

3. 中骨盆及骨盆出口平面狭窄的处理　在分娩过程中，胎儿在中骨盆平面完成俯屈及内旋转动作。若中骨盆平面狭窄，则胎头俯屈及内旋转受阻，易发生持续性枕横位或枕后位。若宫口开全，胎头双顶径达坐骨棘水平或更低，可经阴道助产。若胎头双顶径未达坐骨棘水平，或出现胎儿窘迫征象，应行剖宫产术结束分娩。

骨盆出口平面是产道的最低部位，应于临产前对胎儿大小、头盆关系做出充分估计，决定能否经阴道分娩，不应进行试产。若发现出口横径狭窄，耻骨弓下三角空隙不能利用，胎先露部向后移，利用出口后三角空隙娩出（图 15 – 2 – 13）。临床上常用出口横径与出口后矢状径之和估计出口大小。若两者之和 > 15cm 时，多数可经阴道分娩；两者之和在 13 ~ 15cm 时，多数需用胎头吸引术或产钳术助产；两者之和小于 13cm，足月胎儿一般不能经阴道分娩，应行剖宫产术结束分娩。

4. 骨盆三个平面均狭窄的处理　主要是均小骨盆。若估计胎儿不大，头盆相称，可以试产。若胎儿较大，有绝对性头盆不称，胎儿不能通过产道，应尽早行剖宫产术。

5. 畸形骨盆的处理　根据畸形骨盆的种类、狭窄程度、胎儿大小、产力等情况具体分析。若畸形严重，头盆不称明显者，应及时行剖宫产术。

二、软产道异常

软产道包括子宫下段、宫颈、阴道及外阴。软产道本身的病变可引起难产，生殖道其他部分

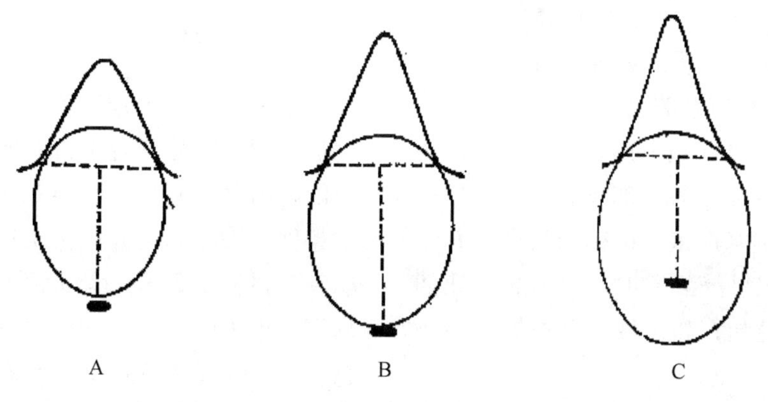

图 15-2-13　出口横径与后矢状径的关系

A. 正常；B. 横径虽小，后矢状径长，胎头可利用后三角区娩出；C. 横径及后矢状径均小，胎头不能娩出

及其周围病变也可影响软产道使分娩发生困难，但以前者较常见。软产道异常所致的难产远比骨产道异常所致的难产少见，因而易被忽略，造成漏诊。故应于妊娠早期常规行阴道检查，以了解生殖道及盆腔有无异常。软产道异常亦可引起难产，故在早孕期做一次阴道检查，以了解外阴、阴道及宫颈情况，以及有无盆腔其他异常等，具有一定的临床意义。

（一）临床表现

1. 子宫颈部异常

（1）高龄初产妇，颈管坚韧，弹性差，宫颈扩张缓慢，易水肿，致使产程延长。

（2）宫颈电熨、锥形切除、部分截除成形术后，瘢痕形成。此类病史明确。产程若有停滞，行阴道检查可辨明原因。

2. 生殖器官肿瘤

（1）子宫颈癌：孕期多有白带增多和不规则流血。若孕期未发现，产程中可有出血或宫颈扩张缓慢等；若用窥器检查不难辨识。

（2）子宫肌瘤：常随妊娠子宫增大而长大，检查发现附在宫体上的瘤状包块。若瘤体位于子宫间质部，可致使宫腔变形，有的影响胎位，有的可致流产和早产。若位于子宫下段或宫颈部肌瘤可阻碍产道，影响胎先露入盆或下降。

（3）卵巢肿瘤：若占据小骨盆腔的一部分，可发生产道梗阻。若肿瘤在腹腔，可扪及宫体外包块，若无扭转等并发症多无感觉。但分娩中有诱发肿瘤破裂者，症状酷似子宫破裂。

（4）阴道壁囊肿或肿瘤：肛诊和阴道检查多能发现异常，明确诊断。

3. 产道畸形

（1）阴道纵隔、横膈、双阴道、双子宫等，因灼伤、手术、炎症所致的阴道瘢痕性狭窄。

（2）残角子宫妊娠，多须辅助检查方可明确诊断，如B型超声波检查或X线摄影等。

（3）双角子宫经过 Strassmann 矫形手术后妊娠者。

4. 其他　会阴坚韧、外阴部水肿、静脉瘤等。

（二）治疗

1. 宫颈水肿　若宫颈口停滞在5～6cm不继续开大，则应行剖宫产术。若宫颈口近开全，水肿的范围不大，可在行阴道检查时上推胎头，调整胎头位置，解除胎头与耻骨之间的压迫，用手指轻轻把水肿部分的宫颈上推，使其消退，有时可经阴道分娩。还可试行水肿部位注射阿托品0.5mg或东莨菪碱0.3mg，也可试用宫颈旁组织封闭，即以0.25%普鲁卡因注射，每侧5mL，用药后观察1～2小时仍不见缓解，宫口不能继续扩张宜行剖宫产术。

2. 宫颈瘢痕　如系宫颈瘢痕妨碍宫口继续扩大，不宜久等，即行剖宫产术为宜，以防裂伤。宫颈坚韧者少见，多合并有其他并发症，也宜剖宫产结束分娩。

3. 子宫颈癌　若在妊娠期发现子宫颈癌，当行剖宫取胎中止妊娠，若已近妊娠晚期或临产时更应剖宫产，后给予放射治疗。若病变范围许可也可行根治手术。

4. 子宫肌瘤　若在子宫下段且充塞部分盆腔

者阻塞产道，须剖宫产。若不影响产道须预防产后出血。子宫肌瘤挖除术后妊娠足月者须严密观察，以防宫缩引起子宫瘢痕破裂。

5. 卵巢肿瘤　如在妊娠早期要严密观察，待妊娠14～18周时行手术切除。卵巢肿瘤若占据小骨盆腔之一部分者阻塞产道，可行剖宫产，并手术切除肿瘤。在卵巢肿瘤切除时，均需做快速病理检查，以确定其性质，如恶性肿瘤根据病情进一步处理。

6. 单纯阴道侧壁囊肿　可行穿刺抽液，待分娩后作适当处理。阴道肿瘤少见，可根据具体部位、大小作适当处理，以不影响产道为原则，如阻塞产道，则应剖宫产。

7. 产道畸形　尽可能在孕期确诊，并估计对分娩影响的程度，临产时作相应的处理。若为残角子宫妊娠，应行剖宫产术，并切除其残角子宫。双角子宫经过Strassmann手术后妊娠者，分娩时应严密观察，预防瘢痕破裂，应放宽剖宫产指征。此类多有胎盘粘连，分娩后预防出血。

8. 会阴部水肿　水肿严重者可在无菌条件下行多点穿刺放水肿液，分娩后预防感染。阴部静脉瘤应预防破裂，一旦破裂，应压迫和缝扎止血，并在分娩后做适当处置。会阴坚韧者适时做会阴切开术，以减轻会阴裂伤。

第三节　胎儿因素性难产

胎儿异常包括胎位异常及胎儿发育异常。在骨盆和产力正常情况下，胎儿头先露以枕前位入盆则能适应产道而顺利分娩，故枕前位为正常胎位。除枕前位外的胎位均称胎位异常，其中包括臀位、横位、复杂先露等，以及头先露中持续性枕横位、枕后位、胎头高直位、面先露、额先露、颏先露等胎位异常，都会影响正常分娩过程，发生难产，有时还会造成母儿严重损伤或死亡。必须早期发现及时处理。胎儿发育异常对分娩影响较大的有，虽结构正常但过度发育的巨大儿（体重>4000g）、脑积水、连体胎儿等畸形儿和先天性有巨大肿瘤的胎儿，均可造成难产。

一、病因

生长发育异常-肩难产凡胎头娩出后，胎儿前肩被嵌顿于耻骨联合上方，胎儿用常规助产方法不能娩出胎儿双肩，称肩难产。可能发生肩难产的条件：①巨大胎儿；②B超测定胎儿胸径大于胎头双顶径1.3cm，胸围大于头围1.6cm或胎儿肩围大于头围4.8cm时，可能发生肩难产；③骨盆狭窄；④骨盆倾斜度过大及耻骨弓位置过低者；⑤胎儿颈部肿瘤、胎儿水肿等。

二、诊断

当较大胎头娩出后，胎颈回缩，双肩径位于骨盆出口前后径，使胎儿颏部紧压会阴，胎肩娩出受阻，除外胎儿畸形即可诊断为肩难产。

三、治疗

措施估计胎儿过大肩娩出可能困难者，应及时剖宫产。若已发生肩难产，应采取以下措施助产：

1. 屈大腿法　让产妇双腿向上尽可能屈曲紧贴腹部，双手抱膝，减小骨盆倾斜度，使前肩自然松解，适当用力向下牵拉胎头，前肩即娩出。

2. 压前肩法　在产妇耻骨联合上方向胎儿前肩加压，有助于嵌顿的前肩娩出。

3. 旋肩法　助产者以食、中两指伸入阴道紧贴胎儿后肩，并将后肩向侧上旋转，助手协助将胎头同向旋转，当后肩逐渐旋转至前肩位置时娩出。

4. 牵后臂法　助产者的手顺骶骨进入阴道，握住胎儿后上肢及手臂，沿胎儿胸面部滑出阴道而娩出胎儿后肩及后上肢，后肩娩出后，将胎肩旋转至骨盆斜径上，再牵拉胎头使前肩入盆后即可娩出。

5. 断锁骨法　以上方法无效，剪断胎儿锁骨，娩出后缝合软组织，锁骨能愈合。

胎儿先露的部位就是胎位。在怀孕期间或分娩的时候，于准妈妈腹中胎儿身体的某部位，最靠近准妈妈的子宫出口（子宫颈口）处，称为胎儿先露部，此部位就被称为胎位。通常胎儿生长至28周以前，浮游在羊水中可自由活动；但是过了8个月后，身体变大，胎儿头部渐渐变重而会朝下，临近生产时大都固定为头朝下的姿势，所以分娩的时候，约有96%的胎儿是从头部先生出来的，因而被称为正常胎位——头位。头位为了沿着准妈妈骨盆腔轴达到顺利自然的阴道分娩，其头部的姿势会尽量俯往胸前，让胎头的后枕骨做先锋，才能较快速通过产道而生出来，此种姿势称为“枕骨前位”，胎头的枕骨靠近产妇骨盆的前半部，是最能顺利生产的头位正常姿势。不良姿势的头位也叫胎位不正。若胎位是正常头位，但却保持不良的姿势，也会影响产程。这些不良姿势的头位，有时亦归类为胎位不正，包括：

（1）枕后位：胎头枕骨位在产妇骨盆的后半部，胎脸朝上，由于胎头无法适当地嵌入子宫下段，产程将会延长。

（2）颜面位：胎儿的先露部是颏部（下巴），因为胎头完全仰伸，使胎头后枕骨往胎儿背部靠拢，阴道内诊时可以摸到胎儿的嘴、颏、鼻、眼等脸部器官，其发生率约为0.2%~0.3%。颜面位常发生于过小的胎儿，或胎儿过大与产妇骨盆大小不成比例时，以致胎头无法适当屈曲；有时胎儿颈部有异样如长瘤时，也容易发生。

（3）额位：当胎头呈不完全仰伸姿势时，额头部位将成为胎儿的先露部。其发生率约占0.02%~0.03%，阴道内诊时可摸到胎儿的额头，有时也会发现有脐绕颈或颈部有囊性淋巴瘤。

（4）复合位：胎儿的手与头部或臀部同时位于子宫下段；或胎儿的脚与头部同时位于子宫下段，其发生率极低。

第四节 心理因素性难产

我们必须认识到，影响分娩的因素除了产力、产道、胎儿之外（图15-4-1），还有准妈妈的精神心理因素。初次分娩绝大多数是一个漫长的过程，剧烈的疼痛、待产室的陌生和孤独环境等都会增加准妈妈的恐惧和焦虑，使产程发生异常。

一、病因

产生该病的主要机制是气血虚弱或气滞血瘀，影响胞宫的正常活动，而致难产。

1. 气血虚弱 孕妇素体虚弱，正气不足；或产时用力过早，耗气伤力；或临产胞水早破，浆干血竭，以致难产。如《胎产心法》说：“孕妇有素常虚弱……用力太早，及儿欲出，母已无力，令儿停住，产户干涩，产亦艰难”。

2. 气滞血瘀 临产时过度紧张，心怀化惧，或产前过度安逸，以致气不运行，血不流畅；或感受寒邪，寒凝血滞，气机不利，致成难产。如《医宗金鉴·妇科心法要诀》说：“难产之由，非只一端。或胎前喜安逸不耐劳碌，或过贪眠睡，皆令气滞难产；或临产惊恐气怯……或胞伤出血，血塞产路。”已明确指出因气滞血瘀而致难产的机制。难产历时过久，可发生胎儿宫内窒息，产后血晕，产后发热等症，故需及时确诊，采取措施。

（二）中医治疗

难产一证，有虚有实。虚者阵痛微弱，坠胀不甚；实者阵痛剧烈，腹痛不已。治以调和气血为主。虚者补而调之，实者行而调之。分别采用养血益气，温经化瘀等法。但不宜过用攻破，以免耗气伤血，反致加重难产情况。

气血虚弱

证候：分娩时阵痛微弱，宫缩时间短，间歇时间长。产程进展缓慢，或下血量多而色淡，面色苍白，神疲肢软，心悸气短。舌淡苔薄，脉大而应成沉细而弱。

证候分析：气血俱虚，无力促胎外出，故阵痛微弱，宫缩短而间歇时间长。阳气衰微，气虚不摄，故下血量多而色谈。血虚不能上荣，故面色苍白。气虚中阳不振，则神疲肢软，心悸气短。舌淡苔白，脉虚大或细弱，皆为气血虚弱之征。

治法：大补气血。

方药：蔡松汀难产方（经验方）。方中党参、黄芪大补元气；当归、白芍、川芎养血活血；茯神健脾宁心；枸杞滋补肝肾；龟板填精补血，润胎催产。

气滞血瘀

证候：分娩时腰腹疼痛剧烈，宫缩虽强，但间歇不匀，产程进展缓慢，或下血暗红，量少。面色紫黯，精神紧张，胸脘胀大，时欲呕恶。舌红，苔正常或腻，脉弦大而至数不匀。

证候分析：气滞血瘀，气血运行受阻，胎儿

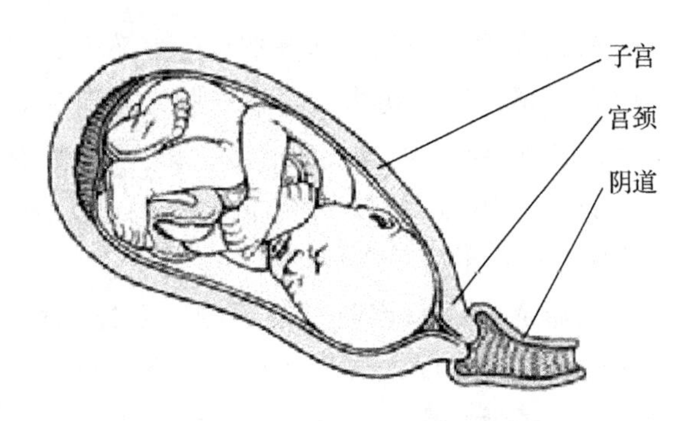

图 15-4-1　胎儿产出示意图

欲娩不出，故腰腹剧痛，辗转不安，久产不下。因气滞血行不畅，故血色暗红，量少。气血凝滞，气机不利，升降失调，故面色紫黯，胸闷脘胀，时欲呕恶；舌黯红，脉弦大，均为气滞血瘀所致。

治法：理气活血，化瘀催产。

方药：催生饮（《济阴纲目》）加益母草。方中芎、归、益母草活血；大腹皮、枳壳破气散结下胎；白芷芳香通窍。共奏行气活血，催生下胎之功。

1. 一般处理　首先应解除孕妇的思想顾虑，消除紧张情绪，鼓励产妇多进饮食，使产妇有适当的休息和睡眠，保持产妇有充沛的精力，排空膀胱，全身情况改善后，产力常可恢复正常。

2. 针灸治疗　针灸具有催产作用，现代早期的报道见于50年代初。而在临床上较多的应用，则是70年代中期以后的事。大量观察表明，针灸可以加强宫缩，扩张宫口，加速产程，无论针刺、艾灸、电针、耳针还是穴位注射等，都具有类似的作用。目前，针灸催产的有效率在85%左右。需要指出的是，针灸催产主要适用于子宫收缩无力，而无明显骨盆狭窄，头盆不称或软产道异常分娩。另外，对于妊期29~40周的各类胎位异常的孕妇，艾灸矫正胎位率可达90%以上。

关于针灸催产的机制，研究尚不够深入，一般认为可能是通过调节神经体液的功能活动（如促使垂体后叶素分泌增加等）而实现的。

（1）体针

1）取穴：①主穴：合谷、三阴交、足三里；②配穴：秩边、曲骨、横骨、太冲、阴陵泉、中脘、次髎。

2）治法：以主穴为主，如催产效果不满意，据症加配穴，如血压偏高加太冲，小便不利加阴陵泉，饮食不进加中脘等。合谷、足三里施以捻转提插之补法，中等量刺激；太冲、三阴交用泻法，宜用较强刺激，能导引针感向上放射为佳。秩边，以26~28号3~4寸长毫针，刺入2.5寸左右（不可超过3寸深），以捻转结合小提插之泻法，使针感向前达小腹部（如针感下传或肛门均须调整）；曲骨、横骨，直刺8分~1寸，令针感达外阴部或整个小腹部呈重胀感。余穴采用平补平泻法。留针20~30分钟，甚至1小时，间断予以运针。主穴亦可接通G6805型电针仪，疏密波，强度以患者耐受为度。一般仅针刺1次。过期妊娠者，则上午、下午各1次，连续3日。

3）疗效判别标准：优级：宫缩比原有基础提高一倍以上，且在起针后产程缩短者。大多初产妇在起针后9小时以内，经产妇在4小时以内结束分娩。良级：宫缩在原有基础上提高30%至一倍，或针刺时，宫缩加强但不持久，之后再发生正规宫缩，产程缩短在正常范围内者。无效：针刺后，宫缩较原有基础提高在30%以下或无变化者。

（2）电针

1）取穴：以背部方穴、腹部方穴、肩井为主。

2）治法：三穴可同用，亦可仅取肩井或单用腹、背方穴。腹部方穴针法：以10cm长毫针两根，一针自左外陵透右外陵穴，另一针自右归来透左归来穴，皮下平刺，二针平行相对；背部方穴针法：以7.5cm长毫针四根，于上髎、中髎、下髎三对穴中任取二对，髎孔进针深刺1~1.5寸；肩井穴，取双侧，直刺进针0.8寸左右，不可过深，得气为度。然后，将上述穴位，接通G6805型电针仪，电流强度一般为15~30mA，频率40~60次/秒，留针30分钟至1小时。

3）疗效：电针催产177例，总有效率87.00%~92.21%。其中，腹部方穴和背部方穴镇痛均较明显，而腹部方穴更有加速产程的效果。

（3）耳针

1）取穴：①主穴：子宫、皮质下、腰骶椎、内分泌；②配穴：神门、肾。

2）治法：以主穴为主，根据情况加配穴。首次取3~4穴。探得敏感点后，进针行捻转强刺激，留针直至分娩第三产程结束，或继续延长1小时后出针。每隔3～5分钟捻转强化1次。亦可以在其他穴针刺的同时，于子宫穴（双侧）各注入0.2mL催产素（每mL含10单位）。

3）疗效：共催产186例，有效率在80%左右。

（4）穴位注射

1）取穴：以合谷为主穴。

2）治法　以催产素1～2单位，于一侧合谷穴位注射。针头刺入至患者觉酸麻胀感后，推入药液。观察5分钟，如仍不见宫缩明显改善时，于15分钟后同侧或对侧合谷重复注射1次。

3）疗效　本法主要用于宫口开全，胎头已达盆底或胎头已剥露，且无骨盆狭窄存在，但由于宫缩不好胎儿不能娩出者。应注意，穴注时第二产程不能超过1小时30分钟。共治疗220例，结果显效（穴位注射3～5分钟后宫缩增强）82例，有效（用药后宫缩5～10分钟明显改善，或经重复穴注后增强）134例，无效4例，总有效率98.2%。

3. 其他措施

（1）产程进展过程中应严密观察，时刻注意母子情况，子宫收缩强弱，胎头下降情况及子宫扩张速度等。

（2）针灸无效的病例，多为胎儿本身的因素（如胎儿过大，脐带缠颈等）或产道因素（如骨盆偏狭等）。应该立即采取其他措施，包括行剖腹产等。

第五节　产后出血

胎儿娩出后24小时内出血量超过500mL者称产后出血。发生在2小时内者占80%以上。分娩24小时以后大出血者称晚期产后出血。产后出血是分娩的严重并发症，在导致产妇死亡的原因中居首位。少数严重病例，虽抢救成功，但可出现垂体功能减退即席汉氏综合征。

一、病因

（一）西医病因

以宫缩乏力、软产道损伤、胎盘因素及凝血功能障碍四类常见，子宫内翻者较少。

1. 产后宫缩乏力　占产后出血的70%～75%。正常情况下，胎盘娩出后，子宫肌纤维收缩与缩复使宫壁上的胎盘床血窦关闭和血栓形成，出血迅速减少。如收缩、缩复功能障碍，胎盘床血窦不能关闭则可发生大出血。

影响子宫收缩、缩复功能的因素有：全身性因素多因分娩时宫缩乏力，产程过长造成产妇极度疲劳及全身衰竭所致。此外，产妇体弱，有全身急慢性疾病，或使用镇静剂过多，或产科手术时深度全身麻醉均可引起。

局部性因素因多胎妊娠、巨大胎儿、羊水过多等引起子宫肌纤维过度伸展；多次分娩而致子宫肌肉退行性变；妊娠高血压综合征或重度贫血致子宫肌层水肿；前置胎盘附着的子宫下段收缩不良；胎盘早剥离而子宫肌层有渗血；或因子宫肌瘤、子宫发育异常等，影响子宫的收缩、缩复。

2. 产道损伤　包括会阴、阴道、宫颈及子宫破裂出血。子宫收缩力过强产程进展过快，胎儿过大接产时未保护好会阴或阴道手术助产操作不当等，均可引起会阴、阴道、宫颈裂伤，严重者裂伤可达阴道穹窿、子宫下段。过早行会阴切开也可引起失血过多。

3. 胎盘因素　胎盘在胎儿娩出后30分钟尚未排出者称胎盘滞留。胎盘滞留、胎盘粘连及部分胎盘和（或）胎膜残留均可影响宫缩，造成产后出血。

影响胎盘正常剥离与娩出的因素有：

（1）胎儿娩出后过早或过重按摩子宫，促使胎盘娩出，干扰了子宫的正常收缩和缩复，致胎盘部分剥离，剥离面血窦开放而出血不止。

（2）宫缩乏力或因膀胱充盈压迫子宫下段，致胎盘虽已剥离而滞留于宫腔，影响子宫收缩止血。

（3）宫缩剂使用不当或粗暴按摩子宫等，刺激产生痉挛性宫缩，在子宫上、下段交界处或宫颈外口形成收缩环，将剥离的胎盘嵌闭于宫腔内，妨碍正常宫缩引起出血，血块多聚于子宫腔内，呈隐性出血。

（4）由于子宫内膜慢性炎症或人流、剖宫产等手术损伤，致蜕膜发育不全，或因胎盘附着面广，均可造成胎盘与宫壁粘连，甚至胎盘绒毛侵入子宫肌层，形成植入性胎盘。前者不易，后者不能自宫壁剥离。完全不剥离者可不出血，但部分性粘连或植入者其余部分可剥离，剥离的胎盘影响宫缩，威胁最大。由于挤压子宫、牵拉脐带，或胎盘发育异常，常致胎盘胎膜残留，影响宫缩，可发生大量或持续少量的出血。

4. 凝血功能障碍　主要是产科情况，如胎盘早剥、羊水栓塞、死胎等引起的凝血功能障碍，少数由原发性血液疾病如血小板减少症、白血病、再生障碍性贫血或重症病毒性肝炎等引起。

5. 子宫内翻　少见，多因第三产程处理不当造成，如用力压迫宫底或猛力牵引脐带等。

（二）中医病因

1. 血虚气脱　产妇素体气血虚弱，或多产耗气，气虚无力摄血，复因产时失血过多，以致营阴下夺，气随血脱。

2. 瘀阻气闭　产妇因产时耗气，正气已虚，若产时或产后受寒，血为寒凝，瘀血不去，新血不得归经。

二、临床表现

产后大出血可发生在胎盘娩出之前、之后或前后兼有，且多发生在胎儿娩出后 2 小时内。阴道流血可为短期内大出血，亦可长时间持续少量出血。一般为显性，但也有隐性出血者。临床表现主要为阴道流血、失血性休克、继发性贫血，有的失血过多，休克时间长，还可并发 DIC。症状的轻重视失血量、速度及原来体质和贫血与否而不同。短期内大出血，可迅速出现休克。如有隐性或缓慢的出血，由于代偿功能存在，脉搏、血压及一般状况变化不明显，当失血到一定程度时，才出现休克，这样易被忽视而造成严重后果。此外，如产妇原已贫血或体质虚弱，即使出血不多，亦可发生休克，且不易纠正。因此，对每个产妇必须做全面仔细地观察和分析，以免延误抢救时机。

三、诊断

1. 胎盘因素出血　胎盘娩出前有较多的出血，徒手取出胎盘后，出血停止者为胎盘滞留出血。如检查取出的胎盘胎膜有缺损或有副胎盘存在的可能，且阴道仍流血者为胎盘残留出血。如胎盘需徒手剥离或刮宫后才能取出者为胎盘粘连。如徒手无法剥离取出者应考虑为植入性胎盘，确诊须行病检。

2. 宫缩乏力性出血　胎盘排出后，阴道仍有阵发暗红色血液流出，检查发现宫体软，轮廓不清，有的因宫腔积血而增大，宫底升高，按摩和挤压宫底时，可有大量血液和血块流出。

3. 软产道损伤性出血　宫腔排空后，宫缩良好，阴道仍有鲜红血液持续流出，检查产道可发现损伤。

4. 凝血功能障碍性出血　宫缩良好，产道无损伤或修补，但流血持续不断，且血液经久不凝，无血块。相应的病史和化验能提供诊断依据。

5. 子宫内翻性出血　子宫内翻，宫颈收缩使静脉回流受阻，造成严重失血，创伤与低血容量使产妇很快进入深度休克。检查阴道口或阴道内可发现梨形包块，而腹部扪不到宫底，但可扪及子宫翻出的凹陷，B 超有助于诊断。

四、治疗

（一）西医治疗

1. 止血

（1）宫缩乏力性出血

1）刺激子宫收缩：腹部按摩子宫是最简单有效地促使子宫收缩以减少出血的方法。出血停止后，还须间歇性均匀节律的按摩，以防子宫再度松弛出血。必要时可置一手于阴道前穹窿，顶住子宫前壁，另有一手在腹部按压子宫后壁，同时进行按摩。

2）应用宫缩剂：麦角新碱 0.2～0.4mg 静脉推注及催产素 10～30U 加入 5% 葡萄糖液中滴注。

3）宫腔填塞：以上治疗无效时，为保留子宫或为减少术前失血，行宫腔填塞。方法：重新消毒外阴后，一手经腹固定子宫底，另一手中、食指或用环钳夹持 2cm 宽的无菌长纱布条，自宫底及两侧角向宫腔填塞，要塞紧填满，不留空隙，以达到压迫止血的目的。纱条亦有刺激子宫收缩作用。如出血停止，纱条可于 24～48 小时后取出。填塞后需用抗生素预防感染，取出前应注射宫缩剂。

4）选择性血管栓塞：局麻下经皮从股动脉插管造影，显示髂内动脉后，注射一种能被吸收的栓塞剂，使髂内动脉栓塞从而达到止血目的。

5）结扎双侧子宫动脉上行支及髂内动脉：妊娠时90%的子宫血流经过子宫动脉，结扎双侧上行支及髂内动脉，出血多被控制。以上措施均可保留子宫，保留生育机能。

6）子宫切除：是控制产科出血最有效的手段。各种止血措施无明显效果，出血未能控制，在输血、抗休克的同时，即行子宫次全或全子宫切除术。

（2）胎盘滞留或胎盘胎膜残留所致的出血：胎儿娩出后超过30分钟，虽经一般处理胎盘仍未剥离，或伴大出血者，应尽快徒手剥离胎盘。方法为：重新消毒外阴，换手套，一手沿脐带经阴道入宫腔，触到胎盘边缘后，用手指慢慢将其自宫壁剥离，另一手在腹壁上固定宫底配合操作，胎盘完全剥离后，握于手中随宫缩缓慢取出。胎盘自然娩出或人工剥离后，检查胎盘胎膜有残留者，可用大刮匙轻轻搔刮清除之。如遇产后数日胎盘不下而求治者，此时宫颈内口多已紧缩，可肌注阿托品0.5～1mg或皮下注射1：1000肾上腺素1mL，如宫口仍紧，可行全麻下胎盘剥除术。植入性胎盘不宜强行徒手剥离。出血多者，即行全子宫或次全子宫切除术。

（3）软产道损伤所致出血：宫颈裂伤多发生在两侧，也可呈花瓣状，严重者延及子宫下段，甚至盆壁，形成腹膜后血肿或阔韧带内血肿。阴道裂伤多发生在侧壁、后壁和会阴部。多呈不规则裂伤。会阴裂伤按程度分3度：

Ⅰ度系指会阴皮肤及阴道黏膜撕裂，未达肌层，一般出血不多。

Ⅱ度系指裂伤已达会阴体肌层，累及阴道后壁黏膜，甚至阴道后壁两侧沟向上撕裂，裂伤多不规则，使原解剖结构不易辨认，出血较多。

Ⅲ度系肛门外括约肌已断裂，甚至阴道直肠隔及部分直肠前壁有裂伤。此种情况虽严重，出血量不一定多。

发现软产道损伤时处理原则是立即缝合。

（4）凝血功能障碍所致出血：首先除外其他三个原因，积极输新鲜全血、补充血小板、纤维蛋白原、凝血酶原复合物、凝血因子等，纠正DIC。

（5）子宫内翻：在全麻下试行经阴道子宫内翻复位术。用手伸进阴道，将内翻之宫体置于术者掌中，用力往前上方推出盆腔，如胎盘尚未剥离，则剥离取出，成功后给予宫缩剂，并用纱布条填塞宫腔，以免再度翻出。

2. 防治休克 发生产后出血时，应在止血的同时，酌情输液、输血，注意保温，给予适量镇静剂等，以防休克发生。出现休克后就按失血性休克抢救。输血量及速度应根据休克的程度及失血量而定输血前可用平衡盐、低分子右旋糖酐、葡萄糖及生理盐水以暂时维持血容量。

3. 预防感染 由于失血多，机体抵抗力下降，加之多有经阴道宫腔操作等，产妇易发生产褥感染，应积极防治。

4. 纠正贫血 消除产后出血病因，去除诱因，纠正贫血对症处理以提高对产后出血的耐受力，产时、产后输血可改善贫血症状，产后给予补充铁剂。

（二）中医治疗

血虚气脱

证候：面色苍白，昏不知人，眼闭口开，四肢厥冷，冷汗淋漓；舌淡无苔，脉微欲绝或浮大而虚。

治法：补气摄血，益气固脱。

方药：可用独参汤，以益气摄血止血；或用参附汤，或用参附龙牡汤回阳救逆止血，或用固本止崩加减：人参12g、黄芪30g、白术12g、熟地黄30g、当归9g、姜炭3g、阿胶12g（烊冲）、仙鹤草30g。

加减：头晕目眩者，加煅龙骨30g（先煎）、煅牡蛎30g（先煎）、茜草根9g，腹痛者加艾叶炭3g。

瘀阻气闭

证候：产后恶露不下或量少，少腹疼痛拒按，心下急满，不省人事，两手握拳，面色青紫；舌唇紫黯，脉涩。

治法：活血祛瘀，益气止血。

方药：可用夺命散加当归、川芎或用逐瘀止血汤加味：熟地黄15g、制大黄10g、赤芍10g、三七粉3g（分吞）、没药9g、牡丹皮9g、当归尾9g、枳壳10g、桃仁9g、阿胶12g（烊冲）、黄芪30g。

加减：腹痛剧，有血块者，加益母草30g、川芎9g、血竭末9g（包煎）；伴腹胀者，加木香9g、枳壳10g、香附10g。

产后出血的病情发展极快，可以在短时间内发生休克，甚至死亡，因而对产后出血的治疗必须把握诊断和治疗时机。中药治疗产后出血，对由子宫收缩乏力引起的有效，而对产道损伤或凝血功能障碍性疾病、胎盘因素和产科并发症等因素引起的产后出血都需配合西医疗法，综合治疗才能脱离危险。

第六节　羊水栓塞

羊水及其中的有形成分（包括皮鳞屑、黏液、毳毛、胎粪、皮脂）进入母血循环，引起肺栓塞、休克、凝血功能障碍等一系列症状的综合征，称之为羊水栓塞。此征一般发生于分娩过程中，亦可发生于中期妊娠引产后。起病急，无先兆，发生率虽低，但死亡率高，总死亡率＞86%，其中有25%～50%在1小时内死亡，为严重而危险的产科并发症之一，也是产妇死亡主要原因之一。

一、病因

（一）子宫、宫颈静脉或胎盘附着部位的血窦有裂口存在（如宫颈裂伤、子宫破裂、剖宫产术、前置胎盘、胎盘早剥、羊膜囊穿刺引产等），且胎膜已破者。

（二）有引起宫内压增高，促使羊水进入母体循环的因素，如宫缩过强或强直性收缩、催产素应用不当；又如破膜后儿头下降或剖宫产急于在宫缩时取胎儿，均可阻挡羊水流出，使宫内压升高，将羊水逼入母血循环。

二、病理

主要表现为：①肺动脉高压及肺水肿，急性右心衰竭及周围循环衰竭；②过敏性休克；③低氧血症；④弥散性血管内凝血（DIC）。

当羊水中的有形成分及羊水促使血液凝固形成的纤维蛋白栓进入肺循环后，使肺小血管阻塞狭窄，同时迷走神经兴奋，引起反射性肺血管痉挛和支气管分泌亢进。肺小动脉和微血管内压突然升高，导致急性右心功能衰竭。左心房的回心血量显著减少，致左心室排血量亦减少引起周围循环衰竭，血压下降。加之羊水中胎粪或其他颗粒物质可能为致敏原，使羊水栓塞时发生类似过敏反应的寒战及血压迅速下降或消失。由于肺动脉高压，灌流量减少，使通气/血流比例失调而出现急性呼吸衰竭和肺水肿，引起严重的全身低氧血症，使之全身组织和重要器官功能障碍，特别是肺、脑、肾功能障碍可导致产妇迅速死亡。羊水栓塞有50%并发DIC。因为妊娠期凝血因子增加，纤溶活性降低，本身即呈高凝状态，而羊水中富含凝血活酶，一旦进入血流，可引起急性DIC，出现暂时性高凝状态，使血中纤维蛋白原下降，同时激活纤溶系统，使血液由高凝状态迅速转入纤溶状态，致血液不凝而发生严重的产后出血。

三、临床表现和诊断

早诊断、早治疗，是挽救患者的关键。但本症不易做到早诊断，故只有根据临床表现做出初步诊断后，就应立即进行抢救，在抢救的同时进一步检查以确诊。

（一）临床表现

1. 休克期　多突然发生，先有一声惊叫，有的伴寒战、抽搐，数秒内出现青紫、呼吸困难、胸闷、烦躁不安和呕吐，短时间内进入休克状态。多数短时间内死亡，少数出现右心衰竭症状，右心室急性扩大，心律快，颈静脉怒张，肝大且压痛。同时出现肺水肿，患者呼吸困难，咳嗽、咯粉红色泡沫状痰，双肺满布啰音。继而呼吸循环衰竭、昏迷。

2. 出血期　产后有大量持续不断的阴道流血，血不凝，即使宫缩良好流血也不会停止，同时全身有广泛出血倾向，皮肤、黏膜、呼吸道、消化道、泌尿道、切口创面以及穿刺部位等处广泛出血和出现淤斑、淤点。

3. 肾功能衰竭期　出现少尿、无尿以及尿毒症症状。由于休克时间长，肾脏微血管栓塞缺血而引起肾组织损伤。

上述三个阶段有时不全出现，分娩期常以肺动脉高压为主，而产后以凝血功能障碍为主。

（二）辅助检查

1. 血液沉淀试验　取上或下腔静脉的血液做沉淀试验，血液沉淀后分层，底层为细胞，中层为棕黄色血浆。

上层为羊水碎屑。取上层物质作涂片染色镜检，如见鳞状上皮细胞、黏液、毳毛等，即可确诊。

2. X线拍胸片　可见弥漫而散在的点片状浸润阴影，沿肺门周围分布，轻度肺不张及轻度心脏扩大。

3. 心电图　提示右心房及心室扩张，心肌劳损。

4. DIC的实验诊断　三项筛选试验全部异常，即血小板计数 $150\times10^9/L$ 以下；凝血酶原时间 > 15秒；纤维蛋白原在1.6g/L以下。即可做出弥漫性血管内凝血的诊断。如只有两项异常，应再做一项纤溶试验，如有异常，方可确诊。

四、预防

严格掌握剖宫产、破膜、扩张宫颈等手术的指征。人工破膜要在宫缩间歇时进行；剖宫产应尽量吸尽羊水后再娩出胎头。羊膜腔穿刺时，用细穿刺针，技术应熟练准确，避免反复穿刺。合理使用宫缩剂，防止宫缩过强，对死胎及胎膜早破者更应谨慎。急产或产力过强时，酌情用宫缩抑制剂，遇高张性宫缩时，在宫缩间歇时破膜，尽量放出羊水。避免创伤性阴道手术，如高中位产钳术、困难的毁胎术。

五、治疗

（一）西医治疗

原则：抗过敏、抗休克；解除肺动脉高压，改善心肺功能；纠正凝血障碍；防治肾功能衰竭及感染；正确处理产科问题。

1. 抗过敏、抗休克

（1）气管插管，加压给氧。

（2）腔静脉插管监护中心静脉压，指导输血输液量及速度。

（3）及早使用大量抗过敏药。氢化可的松200mg静脉推注，其后100～300mg加入液体中静滴或地塞米松20mg静推，继用20mg静滴。

（4）补充血容量，以低分子右旋糖酐、葡萄糖及生理盐水为宜。尤其前者，及早应用对防止和阻断DIC的发展有效。

（5）升压及扩血管药物的应用：①多巴胺20～80mg加于右旋糖酐或葡萄糖液中静滴；②间羟胺20～80mg静滴，常与多巴胺合用；③酚妥拉明3～5mg静推，或20～40mg静滴。若与快速利尿剂合用，有利于肺水肿消退。

（6）纠正酸中毒，可用4%碳酸氢钠静脉滴注。

2. 解除肺动脉高压，改善心肺功能

（1）盐酸罂粟碱首量30～90mg缓慢静推，必要时肌肉或静脉重复注射，每日量300mg，对心、脑、肺动脉均有扩张作用。与阿托品合用可阻断迷走神经反射，扩张肺动脉，为解除肺动脉高压首选药。

（2）阿托品1～2mg，每15～30分静脉注射1次，直至面部潮红，症状好转为止。

（3）氨茶碱250～500mg静脉注射。

（4）毒毛旋花子苷K 0.25mg或毛花苷C 0.4mg静脉注射。

3. 纠正凝血功能障碍

（1）抗凝剂肝素可防止微血栓的形式。在DIC高凝阶段应用效果好，在纤溶亢进期应用应与抗纤溶剂及补充凝血因子的同时应用。分娩后应慎用。用量：1mg/kg体重（1mg＝125U），24小时量150～200mg。首量50mg加入100mL生理盐水中，60分钟滴完。为预防DIC，可用小量0.25～0.5mg/kg（12.5～25mg），每12小时1次，皮下注射。一旦DIC得到控制，促凝血因素解除，肝素用量应迅速减少，以防过量而致出血。如疑有肝素过量，可用1%鱼精蛋白对抗，1mg鱼精蛋白可中和1mg肝素，效果显著。

（2）抗血小板黏附和聚集药物，除低分子右旋糖酐外，可用双嘧达莫450～600mg静滴。

（3）抗纤溶药物使用肝素后，纤溶活性过强而出血不止时可加用，如对羧基苄胺、6-氨基己酸等。

（4）新鲜血及纤维蛋白原输入，在肝素保护下补充凝血因子。亦可输入纤维蛋白原，一次1～6g，每1g可提高血浆纤维蛋白原0.5g/L。

4. 防治肾功能衰竭及感染　当休克纠正，循环血量补足时出现少尿，用利尿剂后尿量仍不增加者为肾功能衰竭，必须限水、限盐，进食高糖、高脂肪、高维生素及低蛋白饮食。多尿期应注意电解质紊乱。选用对肾脏无损害的大剂量广谱抗生素防治感染。

5. 正确处理产科问题，及早除去病因

（1）第一产程发病，胎儿不能立即娩出者，应行剖宫产结束分娩。

（2）第二产程发病者，应及时助产娩出胎儿。

（3）对无法控制的阴道流血患者，即使在休克状态下，亦应行全子宫切除术，以减少胎盘剥离面血窦大出血，且可阻断羊水内容物继续进入母血循环，进而控制羊水栓塞。

（二）中医治疗

血虚气脱

证候：产时产后流血过多，突然晕仆，心悸烦闷，甚或昏不知人，眼闭口开，四肢厥冷，冷汗淋漓，舌淡无苔，脉微欲绝或浮大而虚。

治法：补气摄血，益气固脱。

方药：可用独参汤，以益气摄血止血。

瘀阻气闭

证候：产时产后，阴道出血量少，少腹疼痛拒按，气粗喘促，神昏口噤，不省人事，牙关紧闭，面色青紫，脉涩。

治法：应行血祛瘀，益气止血。

方药：可用夺命散加减。

第十六章

产褥期与产后病

产妇全身器官除乳腺外，从胎盘娩出至恢复或接近正常未孕状态所需的时期称为产褥期，一般为6周。产褥期是介于分娩及完全性生理恢复及精神调节适应之间。一些潜在的疾病可在产褥期激变（如感染或晚期产后出血等），也可由于产妇或家人的旧习俗处理引起疾病（如中暑）。产褥期母婴的健康对其以后的身心健康又具有重要的意义。

第一节 产褥生理

一、产褥期妇女的生理变化

产妇产后机体各生理功能逐渐自然恢复到非妊娠状态称生理调适。主要器官的生理变化及过程为：

（一）生殖系统

1. 子宫 子宫是产褥期变化最大的器官。妊娠子宫自胎盘娩出后逐渐恢复至未孕状态的过程称子宫复旧（involution of uterus），需6~8周。

子宫复旧包括子宫体肌纤维的缩复、子宫内膜再生、子宫颈复原和血管的变化。

（1）子宫体肌纤维的缩复：胎盘及胎膜娩出后，子宫立即收缩成硬实略扁的球实体，上段厚而下段薄。宫体的缩复过程不是肌细胞数目的减少，而是肌细胞体积的缩小。随着肌纤维的不断缩复，子宫体逐渐缩小，同时子宫峡部收缩使内腔变窄，与宫体合成一处。

产后1周缩小至约妊娠12周大小；产后10日，在腹部们不到子宫底；产后6周恢复至非妊娠期大小。于妊娠期子宫潴留的大部分水分和电解质随之消失，子宫重量也逐渐减少，分娩后子宫重约1000g，产后1周后约500g，产后2周时约300g，产后6周时则约50g。子宫肌层血管受压狭窄，最后闭锁形成血栓，最后被吸收。

（2）子宫内膜的修复：分娩后，遗留的蜕膜厚薄不一，特别在胎盘附着部高低不平。遗留的蜕膜分为两层，外层细胞发生退行性变，坏死、脱落随恶露自阴道排出，深层遗留下的腺体和间质细胞迅速增生，形成新的子宫内膜。这一过程约需3周。但胎盘附着处全部修复的时间约需6周。

（3）子宫颈的复原：胎儿娩出后，宫颈外口如袖口状，产后1周，子宫颈外形及子宫颈内口恢复至未孕状态。产后4周，子宫颈完全恢复至正常形态。常因子宫颈两侧（3点及9点处）分娩时发生轻度裂伤，使初产妇的子宫颈外口由产前的圆形（未产型）变为产后的“一”字形横裂（已产型）。

2. 阴道及外阴 分娩后的外阴轻度水肿，2~3天自行消退。会阴部如有轻度撕裂或会阴切口缝合术后均在3~5日愈合，处女膜因在分娩时撕裂形成痕迹，称处女膜痕，是经产妇的重要标志。阴道分娩后变松弛，肌张力降低，黏膜皱襞消失。产褥期内阴道腔逐渐缩小，阴道壁肌张力逐渐恢复，黏膜皱襞约于产后3周重新出现。若分娩次数过多，间隔时间短，盆底组织松弛，较难完全恢复正常，这也是导致子宫脱垂，阴道壁膨出的原因。

3. 盆底组织 盆底肌及其筋膜在分娩时过度扩张致弹性减弱，且常伴肌纤维部分断裂。如无严重损伤，产后一周内水肿和瘀血迅速消失，组织的张力逐渐恢复。

（二）乳房

产褥期乳房的主要变化是泌乳。妊娠期，雌激素刺激乳腺管发育。孕激素刺激乳腺腺泡发育。分娩后随着胎盘的剥离排出，雌激素、孕激素水平急剧下降，体内呈低雌激素、高泌乳激素水平，乳汁开始分泌。当婴儿吸吮乳头时。由乳头传来的感觉信号经传入神经纤维抵达下丘脑，通过抑制下丘脑多巴胺及其他催乳激素抑制因子，使垂体泌乳激素呈脉冲式释放，促进乳汁分泌。乳汁产生的数量和产妇足够睡眠、愉悦情绪和健康状况密切相关。同时，吸吮动作反射性地引起脑神经垂体释放催产素。使乳腺腺泡周围的肌上皮细胞收缩，喷出乳汁。因此，吸吮是保持乳腺不断泌乳的关键。

产后7天内所分泌的乳汁称初乳，质稠、半透明。产后3天每次哺乳约可吸出初乳2～20mL，其中含有β-胡萝卜素等有形物质、较高的蛋白质及IgA，脂肪和乳糖相对较少。产后7～14天所分泌的乳汁为过渡乳，蛋白质量逐渐减少，脂肪、乳糖含量逐渐增加。产后14天以后所分泌的乳汁为成熟乳，呈白色，含蛋白质2%～3%、脂肪4%、糖类8%～9%、无机盐0.4%～0.5%、维生素等。

（三）血液循环系统

子宫胎盘循环结束后，大量血液从子宫进入产妇的体循环，加之妊娠期潴留在组织中的液体也进入母体血循环中。在产后3天内，因子宫收缩及胎盘循环的停止，大量血液从子宫流到体循环，同时产后大量的组织间液回吸收，使体循环血容量增加15%～25%，特别是产后24小时，使心脏的负担加重。应注意预防心力衰竭的发生。一般产后2～6周，血循环恢复至孕前水平。

产后一段时间内，产妇血液仍处于高凝状态，这有利于胎盘剥离创面迅速形成血栓，减少产后出血。白细胞于产褥早期较高，可达15×10^9～30×10^9/L，中性粒细胞和血小板数也增多，淋巴细胞的比例下降，一般于产后1～2周恢复至正常水平。

（四）消化系统

妊娠期胃液分泌减少，尤其是胃液中的盐酸分泌减少，使胃肠肌张力及蠕动减弱，容易发生便秘。产后由于黄体酮水平上升，促使消化功能逐渐恢复。胃酸分泌一般在产后1～2周恢复正常。产妇多喜进流质、半流质等清淡饮食，也有产妇因产程中进食少，产后腹腔压力降低，产后有饥饿感，食欲增加。

（五）泌尿系统

妊娠期体内潴留的过多水分在产后主要由肾脏排出，故产后数日尿量增多。分娩过程中膀胱受压造成黏膜水肿、充血、肌张力降低。以及会阴伤口疼痛、不习惯卧床排尿等原因，容易发生一过性尿潴留，尤其是产后最初12小时。妊娠期肾盂及输尿管生理性的扩张一般在产后4～6周恢复。产后2～3日内，由于机体排出妊娠时潴留的水分，产妇往往多尿，但因分娩过程中膀胱受压使其黏膜水肿、充血，肌张力降低，加之会阴切口疼痛，使产后产妇容易发生排尿困难，特别是产后第一次排尿，容易发生尿潴留及尿路感染。

（六）内分泌系统

妊娠期，腺垂体、甲状腺及肾上腺增大，功能增强，在产褥期逐渐恢复正常。分娩后雌激素和孕激素水平在产后急剧下降，至产后1周已降至未孕水平。甲状腺功能于产后1周恢复功能。肾上腺皮质功能于产后四日恢复正常。血HCG产后2周内血中已测不出。胎盘生乳素于产后3～6小时已不能测出，垂体PRL则因哺乳而在数日内降至60μg/L，不哺乳者降至20μg/L。产褥期恢复排卵的时间与月经复潮的时间因人而异，哺乳期产妇月经复潮前仍有可能怀孕。

（七）免疫系统

产褥期机体免疫功能逐渐恢复，NK细胞和LAK细胞活性增加，有利于对疾病的预防。腹壁皮肤受妊娠子宫膨胀的影响，弹力纤维断裂，腹直肌呈不同程度分离，使产后腹壁明显松弛，需

6～8 周恢复。妊娠期出现的下腹正中线色素沉着在产褥期逐渐消退。紫红色的妊娠纹变为白色，不能消退。

二、产褥期妇女的临床表现及常见问题

1. 生命体征　正常产妇体温大多在正常范围。其体温在产后 24 小时内可稍升高，但不超过 38℃，可能与产程长过度疲劳有关。产后 3～4 日可能出现“泌乳热”，乳房充血影响血液和淋巴回流，乳汁不能排空，一般不超过 38℃。脉搏略缓慢，为 50～60 次/分，于产后一周恢复正常，与副交感神经兴奋有关。产后腹压降低，产妇以腹式呼吸为主，呼吸深慢为 14～16 次/分。血压在产褥期无明显变化，如为妊娠高血压综合征产妇，其血压在产后变化较大。

2. 产后复旧和宫缩痛　产褥早期，因宫缩引起下腹部阵发性疼痛。一般在产后 1～2 日出现，持续 2～3 日后自然消失。经产妇比初产妇多见。哺乳时反射性的子宫收缩可使疼痛加重。不需特殊用药，也可对症给予镇痛剂。

3. 恶露　产后随子宫蜕膜的脱落，血液、坏死蜕膜组织经阴道排出称恶露。恶露分为 3 种：

（1）血性恶露：产后最初 3 日，色鲜红，含大量血液，量多，有时有小血块，有少量胎膜及坏死蜕膜组织。

（2）浆液恶露：产后 4～14 日，色淡红，含少量血液，有较多的坏死蜕膜组织、子宫颈黏液、阴道排液。

（3）白色恶露：产后 14 日以后，色较白，黏稠，含大量白细胞、坏死蜕膜组织、表皮细胞及细菌等。若有胎盘、胎膜残留或感染，可使恶露时间延长，并有臭味。

4. 褥汗　产褥早期，大量多余的组织间液需要排泄，使皮肤排泄功能旺盛，大量出汗。尤其是睡眠和初醒时明显，产后 1 周好转。

三、产褥期处理

若不能正确处理产褥期这些变化，则可能由生理变化转变为病理状态。

1. 产后 2 小时　需在产房密切观察产妇，产后2 小时内极易发生严重并发症，如产后出血、心力衰竭、产后子痫和羊水栓塞等。注意观察生命体征，产后立即测血压、脉搏、呼吸，每小时一次。对于有心脏病，妊娠高血压综合征产妇更要密切注意。观察阴道流血及子宫收缩情况。产后排空膀胱，若宫缩不佳，按摩子宫，同时注射宫缩剂如缩宫素、欣母沛等。产后 2 小时进行阴道和直肠指检，注意有无阴道壁血肿及会阴切口缝合情况。检查一切正常，将产妇及新生儿送回病房。

2. 产后一周　这时仍需注意生命体征情况，观察血压、脉搏、呼吸、体温，同时注意预防晚期产后出血。有内科并发症应注意对相应疾病的观察和处理。

3. 营养与饮食　产妇胃肠道功能恢复需要一定的时间，以清淡、高蛋白饮食为宜，注意补充水分，建议少食多餐。

4. 排尿　产后鼓励产妇尽早自行排尿，产后 4 小时即应让产妇自行排尿。排尿困难，可用温开水冲洗会阴，热敷下腹部刺激膀胱肌收缩。肌注新斯的明兴奋膀胱逼尿肌，促进排尿。若无效，可留置导尿 2～3 天。

5. 观察子宫复旧及恶露　产后 1 周内应在每天大致相似的时间内手测宫底高度，了解子宫复旧情况。每日观察恶露数量、颜色和气味。若子宫复旧不良，应及时给予子宫收缩剂。若合并感染，应让产妇取半卧位利于恶露排出，同时给予广谱抗生素控制感染。

6. 乳房处理　世界卫生组织提倡母乳喂养，母婴同室，早接触、早吸吮，于产后 30 分钟内开始哺乳。哺乳产妇尤其是初产妇在最初几日哺乳后容易产生乳头皲裂。大多是因为产前乳头准备不足或产后哺乳姿势不当引起。乳头皲裂时，表现为乳头红、裂开、有时有出血，哺乳时疼痛。产妇取正确、舒适且松弛的喂哺姿势，哺前湿热敷乳房和乳头 3～5 分钟，同时按摩乳房，挤出少量乳汁使乳晕变软易被婴儿含吮。先在损伤轻的乳房哺乳，以减轻对另一侧乳房的吸吮力。让乳头和大部分乳晕含吮在婴儿口内。增加哺喂的次数，缩短每次哺喂的时间。哺喂后，挤出少许乳汁涂在乳头和乳晕上，短暂暴露并使乳头干燥，因乳汁具有抑菌作用且含丰富蛋白质，能起修复

表皮的作用。疼痛严重时可用乳头罩间接哺乳或用吸乳器将乳汁吸出，以免影响乳汁分泌。产后3天内，因淋巴和静脉充盈，乳腺管不畅，乳房可胀实并有硬结，触之疼痛，还可有轻度发热。一般于产后1周乳腺管畅通后自然消失。

7. 下肢静脉血栓　下肢静脉血栓的形成较少见。由于产后产妇的血液处于高凝状态，下肢静脉血液循环缓慢，血液易淤积于静脉内，形成静脉血栓，表现为下肢体表温度下降或感觉麻木，患侧肢体有胀痛感。

8. 产后抑郁　产妇在产后2~3日内发生的轻度或中度的情绪反应。表现为易哭、易激惹、忧虑、不安，有时喜怒无常，一般在几日后自然消失。

四、产后随访

包括产后随访和产后健康检查。

1. 产后随访　产妇出院后3日、14日、28日由医疗保健人员进行家庭访视，内容：

（1）了解产妇的饮食起居、睡眠等情况，同时了解产妇心理，对有并发症的产妇要了解原发病及治疗情况。

（2）检查两侧乳房，了解哺乳情况。

（3）检查子宫复旧及恶露情况。

（4）检查会阴或腹部切口情况。

（5）了解新生儿生长发育、喂养、预防接种情况，指导哺乳。

2. 产后健康检查　产后42天应去医院做健康检查，内容：

（1）全身检查：血压、心率、血常规、尿常规。

（2）若合并有内科或产科并发症，需做相应检查。

（3）妇科检查：了解子宫复旧情况，观察恶露，检查乳房。

（4）婴儿全身检查。

（5）计划生育指导。

第二节　晚期产后出血

晚期产后出血亦称继发性产后出血，是指分娩24小时后产褥期内发生的子宫大量出血。或指产后24小时至产褥末期的异常阴道流血。在产后6周以后的出血则包括分娩原因以外的月经、流产等。晚期产后出血的发生率为0.2%~0.7%，多发生于产后1~2周，也可迟至分娩后6~8周。常常表现为一次性大出血或为持续或间断的少量至中等量的阴道流血。晚期产后出血尚缺乏统一的诊断标准，且多在产妇家中发生，很难正确估计出血量，并多伴发宫腔感染，常因出血过多，导致严重贫血，甚至发生休克，以致个别患者不得不切除子宫。因此，一旦发生晚期产后出血，应及时寻找原因，采取正确的防治措施。

一、病因与诊断

1. 胎盘异常　胎盘残留引起的晚期产后出血是最常见的原因。多发生于产后10天左右，残留的胎盘组织发生变性、机化。表面聚积着凝血块，不断析出纤维蛋白沉着，形成胎盘息内，坏死脱落时暴露基底部血管，引起大量出血。检查时发现子宫复旧不全，宫口松，有时可触及残留组织，宫腔刮出物病理检查有绒毛。

原胎盘附着部宫腔感染复旧不全引起的晚期产后出血宫腔原胎盘附着部发生感染，影响修复，血栓脱落，血窦重新开放而发生出血，多在产后2周左右，刮出物病理检查仅见坏死蜕膜组织，而无绒毛。

在之前妊娠时患有母胎滋养细胞异常相互作用的并发症，如前置胎盘、胎儿生长受限、自然流产或胎盘滞留时，晚期产后出血的发生率增加。

2. 感染　子宫内膜炎是晚期产后出血的另一个原因。如有子宫压痛、发热及恶露异味时，首先考虑子宫内膜炎。如因出血多需紧急刮宫，在刮宫前6~12小时应用抗生素，控制感染后给予刮宫。晚期产后出血患者，不宜应用纯孕激素避孕药，因为孕激素不利于子宫内膜恢复，也不利于胎盘部位恢复。剖宫产术后子宫切口感染裂开引起的晚期产后出血子宫颈部以结缔组织为主，血供不如下段，如切口过低，或术时缝合过密，结扎过多，影响血供及切口愈合。子宫下段横切口的两侧接近子宫血管，术中止血不良，形成局部小血肿或局部组织感染坏死，切口愈合不全，缝合的可吸收线溶解后，血管重新开放引起出血。多发生于术后2～3周，并多发生于切口两侧角，且由于妊娠子宫多右旋，左侧血管更易损伤。故切口感染裂开出血尤易发生在左侧角。

3. 产道血肿 可发生于自然或手术产后，特别多见于产程延长使胎先露压迫产道造成坏死、血管破裂或产道损伤缝合不全者，症状可依出血部位和出血量不同而异。疼痛是重要的症状，产妇感到剧烈疼痛时不能只认为是切开缝合部位疼痛而忽略了产道血肿形成的可能。如果血肿扩展至膀胱周围，可出现尿频等膀胱刺激症状，血肿累及肛门周围时则出现排便感及肛门坠痛，血肿上升至宫旁阔韧带内或肾周时则出现剧烈腰痛或侧腹疼痛。并可在子宫旁及侧腹部扪及质硬、触痛的不活动包块。

4. 血液 少见。较早期的产后出血（产后一周内）与凝血功能异常有关。由于血管性血友病因子（von Wilebrand Factor，vWF）在妊娠期生理性增加，产后vWF因子轻微下降，就可能发生无法估计的大出血。

5. 既往子宫疾病 子宫肌瘤或宫颈肌瘤等，影响产褥期子宫复旧。

6. 产后首次月经 在排除其他原因后诊断，表现为产后14～28天突然大量出血，这种出血可能是产后首次月经出血，由不排卵月经周期引起。

二、治疗

（一）西医治疗

首先应了解既往孕育史，特别是人工流产、宫腔手术、产后出血、胎盘粘连等以及此次分娩时是否有产程延长、急产、双胎、难产、宫腔操作、副胎盘、轮廓胎盘、胎盘缺损及产后出血史。妇科检查要查明子宫的大小、有无压痛、宫口是否关闭或有无组织物或血块堵塞外，还要注意检查产道软组织有无裂伤、血肿，缝合口是否有裂开，宫颈、阴道是否有肿瘤。

1. 产后出血 若患者表现为少量或中等量阴道流血，检查可排除产道损伤或肿瘤者，B超检查又未发现胎盘残留时，可先给抗生素及宫缩剂，必要时加用雌激素，促进子宫内膜修复。

2. 胎盘胎膜残留 B超检查胎盘残留的主要声像图特征是宫腔显示有光点密集、边缘轮廓较清晰的光团，常可显示残存胎盘的绒毛膜板，大块胎盘或副胎盘残留时可显示典型的胎盘小叶结构，多呈环状，且回声增强。如果B超检查疑有胎盘残留，可用抗生素制感染3～4天后行清宫术，清宫时操作宜轻，以防子宫穿孔及损伤宫壁引起日后宫腔粘连。刮出物应常规送病理检查。术后继用抗生素及子宫收缩剂。如为大量出血，应立即注射子宫收缩剂输液、输血，防止或治疗休克的同时行清宫术。剖宫产后大量出血，经积极保守治疗无效者应及时考虑行全子宫切除，不宜行刮宫术及宫腔填塞纱条。

3. 宫腔感染 子宫复旧不良：B超检查的宫腔感染复旧不良显示宫腔内膜线增粗，不光滑，子宫肌层亦可出现不均质的光点增多，甚至可显示边缘较模糊的大小不等的光团，多提示子宫肌炎存在。产时严格执行无菌技术，产后应用抗生素及子宫收缩剂。

4. 产道血肿 产道软组织损伤或血肿，应及时缝合止血。清除血肿，结扎出血点，不能缝合时可在阴道内填塞纱布压迫止血。阔韧带内血肿，多由子宫不全破裂所致，应行剖腹探查术。

5. 剖宫产后伤口裂开 如患者情况良好，出血不多，可暂卧床休息，予抗生素、宫缩剂和止血剂治疗。放置导尿管，对于伤口不大者可自愈。

若出血多，甚至处于失血性休克状态，在积极补充血容量、快速输血、抢救休克，应用抗生素治疗同时，应立即剖腹探查，术中发现切口裂开，做子宫全切或次全子宫切除术。不可放置纱条填塞止血，以免扩大裂口，引起更多出血。

（二）中医治疗

1. 辨证论治

气虚

证候：恶露量多或淋漓不止，色淡红质稀无异味，少气懒言，神疲肢软，面色苍白，舌淡苔白，脉缓弱。

治法：益气健脾，摄血固冲。

方药：1）固本止崩汤：熟地黄15g、白术10g、黄芪20g、当归10g、炮姜6g、人参15g、益母草30g，水煎服。

2）补中益气汤加减：黄芪、党参各20g，白术、升麻、柴胡、陈皮各10g，甘草3g。

血热

证候：恶露量多或淋漓不断，色红，质黏稠，面色潮红，口渴心烦；舌红少苔，脉细数。

治法：养阴清热，凉血固冲。

方药：1）保阴煎加减：生地黄12g、熟地黄12g、黄芪12g、白芍12g、川断12g、甘草10g、山药15g、女贞子15g、墨旱莲15g、阿胶10g（烊化）、乌贼骨15g，水煎服。

2）两地汤加减：生地黄、玄参、白芍、地骨皮、阿胶（烊化）、焦艾各10g，益母草20g，水煎服。

3）舒郁清肝饮：生地黄、柴胡、白芍、茯苓、白术、山栀仁、黄芪各12g。

热毒

证候：恶露多或淋漓不止，色紫黯，臭秽，小腹疼痛拒按，发热，口渴，尿黄便干；舌红苔黄，脉数。

治法：清热解毒，凉血止血。

方药：凉血解毒汤：金银花30g、蒲公英15g、连翘15g、赤芍12g、牡丹皮12g、益母草30g、败酱草15g。

血瘀

证候：恶露淋漓不断，量时多时少，色紫黯，有血块，小腹疼痛拒按；舌质紫，脉弦涩。

方药：生化汤和失笑散加味：当归10g、川芎10g、桃仁10g、炮姜10g、生甘草10g、蒲黄10g、五灵脂10g、益母草30g、三七粉3g（分冲），水煎服。

气脱

证候：产后出血如血崩，手足厥冷，冷汗淋漓；脉细无力，或浮大无根，舌质淡白。

方药：参附汤加减：人参15g、附子10g、益母草30g、黄精30g。

2. 针灸治疗

（1）体针：取关元、足三里、三阴交等穴，用补法，亦可艾灸；用于气虚型产后恶露不绝者；血瘀者取中极、石门、地机等穴，施泻法后，方可施灸法，每天一次。

（2）耳针：取子宫、神门、交感、内分泌、肝、脾、肾、皮质下等穴，每天1次，每次选2～3个穴，中等刺激，留针15～20分钟；亦可用油菜籽贴穴按摩，用于虚症恶露不绝。

三、预防

1. 产后　应仔细检查胎盘、胎膜，如有残缺，应及时取出。第三产程或产后2小时内阴道流血较多时应仔细检查产道有无裂伤、血肿，缝合口有无出血，以便及时缝合防止继续大出血，产时应检查胎盘是否完整。对出血较多的产妇更应仔细重复检查胎盘，如发现缺损应即行宫腔探查，及时清宫。如仅发现胎盘母体面粗糙。则可给抗生素及子宫收缩剂，3～4天后行B超检查，多可明确有无胎盘残留，B超疑有胎盘残留时，即使阴道出血不多，也应行清宫术，以防发生晚期产后出血。在不能排除胎盘残留时，以进行宫腔探查为宜。术后应用抗生素预防感染。避免产褥感染，必要时使用抗生素预防感染。提倡母乳喂养，防止感染，促进子宫收缩亦是防止晚期产后出血不可忽视的重要环节。产后注意休息，忌食辛辣食物。

2. 剖宫产时　切口不宜过低，缝合不可过密，不要使缝针穿透蜕膜层。有学者建议，缝合时先用“8”字缝合左、右两侧角各一针，然后连续一次缝合其间的切口部分。以避免切口两侧角愈合不良。

第十七章

不孕症

有生育要求的夫妇正常性生活未避孕1年未孕，称为不孕症（infertility），在男性则称为不育症。其中从未妊娠者称为原发不孕；有过妊娠而后不孕者称为继发不孕。中医学把原发不孕症称为“全不产”，继发不孕为“断绪”，其对女性先天生理缺陷和畸形的不孕总结为“五不女”，即螺（又作骡）、纹、鼓、角、脉五种，其中脉之外，均非药物治疗能奏效的，故不属本节论述范畴。不孕症发病率的在不同国家、民族、地区有很大差别，这与社会发展、民族习俗、文化卫生等因素有关。我国的不孕症发病率为7%~10%，低于日本（20%）、英国（17%）和美国（15%）。我国西部山区、贫穷地区的不孕率高于东部经济发达省市，改革开放以来，不孕症有明显的增加趋势。

一、病因

（一）西医病因

不孕病因可能有女方因素、男方因素、男女双方共同因素和不明原因，其中女方因素占40%~50%，男方因素占25%~40%，男女双方共同因素占20%~30%，不明原因占10%。

1. 女性不孕因素

（1）排卵障碍占25%~35%，主要原因有：①持续性无排卵，下丘脑性（神经性厌食，颅咽管肿瘤、颅脑损伤）、垂体性（希恩综合征、垂体瘤）、卵巢性（Turner综合征、睾丸女性化综合征或雄激素不敏感综合征）；②多囊卵巢综合征；③高泌乳素血症；④黄素化未破裂卵泡综合征；⑤黄体功能不足；⑥卵巢早衰或卵巢功能减退等。

（2）输卵管因素占40%，主要原因有：①输卵管结核；②非特异性盆腔感染；③子宫内膜异位症；④输卵管结扎或绝育后；⑤异位妊娠术后；⑥输卵管发育不良等。

（3）子宫因素占10%，包括：①子宫畸形（纵隔子宫和双角子宫较为常见）；②子宫肌瘤（体积较大影响宫腔形态的肌壁间肌瘤、黏膜下子宫肌瘤）；③子宫内膜息肉或慢性炎；④宫腔粘连；⑤先天性无子宫、无阴道。

（4）子宫颈因素占10%，包括：①子宫颈炎；②子宫颈狭窄；③子宫颈管息肉；④子宫颈黏液功能异常。

（5）外阴及阴道因素包括：①处女膜发育异常；②阴道部分或完全闭锁；③阴道外伤引起的瘢痕狭窄；④严重的阴道炎。

2. 男性不育因素

（1）精液问题：①少精症：精子密度 $<20.0\times10^6$/mL；②弱精症：精子密度 $>20.0\times10^6$/mL，正常精液中快速直线前进及慢速直线前进精子相加应达到45%；③畸形精子症：密度及活动度在正常范围内，但头部形状不正常，正常者≤30%；④少、弱、畸精症（olig-atheno-terato apermia，OATS），为以上三种为主的合并情况；⑤无精症：精子密度 $=0.0\times10^6$/mL，精浆量 >0.0mL；⑥无精浆症：精液量 =0.0mL。

（2）性功能和（或）射精功能障碍：外生殖

器发育不良或因性交频率不足、生理或心理因素引起的勃起不足，不射精、逆行射精等，均可引起男性不育。

3. 免疫因素

（1）精子免疫

1）自身免疫：精子有其特异性抗原，可引起自身或者同种免疫。由于睾丸局部血生精小管屏障的存在，睾丸是人体的免疫豁免器官之一。一旦这一屏障受到破坏，如输精管损伤、睾丸或者附睾炎症等，都会引起精子的自身免疫，产生抗精子抗体结合于精子膜表面，引起精子的凝集，并影响精子的运动和受精功能。

2）同种免疫：宫颈上皮细胞能产生分泌型IgA、IgG和极少量的IgM，当女性生殖道黏膜破损、出血时性交或精浆中的免疫抑制物受到破坏时，精子和精浆中的抗原物质则通过上皮屏障进入上皮下淋巴细胞而产生抗精子抗体，从而导致不孕。

（2）女性体液免疫异常：女性体内可产生抗透明带抗体，改变透明带的性状而阻止受精。抗心磷脂抗体（anti cardiolipin antibody，ACA）多发生于组织炎症、损害及粘连后，主要是引起小血管内血栓形成倾向而引起蜕膜或胎盘血流不足。

（3）子宫内膜的局部免疫问题：在正常月经周期及早孕期子宫内膜中，典型的$CD3^+$、$CD4^+$、$CD8^+$的淋巴细胞分别较少，不典型淋巴细胞$CD56^+$较多（又称NK细胞），并随着月经周期及妊娠期而变化，这些免疫细胞在胚胎种植中发挥帮助绒毛实现免疫逃逸和绒毛周围组织的溶细胞作用，有利于胚胎种植。因此子宫内膜局部的免疫细胞功能异常都可导致种植失败和不孕。

4. 男女双方因素

夫妻双方的性生活障碍、对性知识缺乏及精神高度紧张都得可导致不孕。

5. 不明原因

不孕大约有10%的患者用标准不孕评估手段找不到发病的病因。实际上，这些患者中大多数人能够自然妊娠或经过治疗后可妊娠。

（二）中医病因

中医学认为，男女双方肾气盛，天癸成熟，并使任脉流通，冲脉气盛，作用于子宫、冲任，使之气血调和，男女适时交合，两精相搏，便可媾成胎孕。可见不孕主要与肾气不足，冲任气血失调有关。临床常见有肾虚、肝郁、痰湿、血瘀等类型。

1. 肾虚 肾藏精，精化气，肾中精气的盛衰主宰着人体的生长、发育与生殖，并主宰肾－天癸－冲任－胞宫生殖轴功能协调。先天肾气不足，或房事不节，损伤肾气，冲任虚衰，胞脉失养，不能摄精成孕；或肾阳不足，命门火衰，不能化气行水，寒湿滞于冲任，湿壅胞脉，不能摄精成孕；或经期摄生不慎，涉水感寒，寒邪伤肾，损及冲任，寒客胞中，不能摄精成孕；或房事不节，耗伤精血，肾阴亏损，以致冲任血少，不能凝精成孕；甚则阴血不足，阴虚内热，热伏冲任，热扰血海，以致不能凝精成孕。

2. 肝郁 肝血不足，肝失所养，肝气郁滞；或七情所伤，情志抑郁，暴怒伤肝；或肝郁化火，郁热内蕴，均可导致疏泄失常，气血不调，冲任失和，胞宫不能摄精成孕。肝郁克脾，化源不足，冲任血少，亦难以受孕。

3. 痰湿 素体肥胖，或恣食膏粱厚味，痰湿内盛，阻塞气机，冲任失司，躯脂满溢，闭塞胞宫；或脾失健运，饮食不节，痰湿内生，湿浊流注下焦，滞于冲任，湿壅胞脉，都可导致不能摄精成孕。

4. 血瘀 情志内伤，气机不畅，血随气结；经期产后余血未净之际，涉水感寒，或不禁房事，邪与血结，瘀阻胞脉，以致不能摄精成孕。

二、检查与诊断

1. 女方检查与诊断

（1）病史包括：现病史（不孕时间、性交频率、近期辅助检查及治疗经过、近期心理、情绪、生活方式改变及体重变化），月经史（月经初潮年龄、月经周期、经期、经量的变化、是否合并痛经及发生的时间和严重程度），婚育史（婚姻及性生活状况、避孕方法、孕产史及有无并发症），既往史（结核病及其他全身疾病、盆腹腔手术史、自身免疫性疾病史），个人史（吸烟、酗酒、职业及特殊环境、毒物接触史），家族史（家族中有无出生缺陷）及流产史。

（2）体格检查包括：体型、有无男性表现、毛发分布、体重、身高、体重指数（body mass index，BMI = 体重（kg）/身高（m^2））、乳房及甲状腺情况。盆腔检查包括外阴发育，阴毛，阴道和宫颈异常排液和分泌物，子宫大小和位置，附件有无肿物、增厚及压痛，子宫直肠陷凹的包块、触痛和结节，盆腔和腹壁压痛和反跳痛。

（3）女方不孕的特殊检查

1）基础体温：周期性连续的基础体温测定可以大致反映排卵及黄体功能，但不能作为独立诊断的依据，推荐联合其他排卵监测的方法辅助使用。

2）超声监测卵泡发育：推荐使用经阴道超声，一般于月经第 8 天开始，优势卵泡直径近 18 ~22mm 排卵，卵泡消失，盆腔内出现液体。优势卵泡不破裂而突然增大，可能是未破裂卵泡黄素化综合征（Luteinized Unruptured Follicle Syndrome，LUFS），如果逐步缩小即是卵泡闭锁。

3）基础激素水平测定：一般在排卵异常和高育龄妇女（ >35 岁）中进行。包括月经周期第 2 ~4 天的 FSH、LH、E2，可反映卵巢的储备功能和基础状态，TSH 反映甲状腺功能，PRL 反映是否存在高泌乳素血症，T 反映是否存在高雄激素血症等内分泌紊乱导致的排卵障碍。

4）生殖免疫学检查包括：精子抗原、抗精子抗体、抗子宫内膜抗体的检查，有条件者可进一步做体液免疫学检查，包括 $CD50^+$、IgG、IgM、IgA 等。

5）子宫内膜活检：通过发现分泌物子宫内膜来检测排卵反应的一种方法，因为有创性，在临床实践中主要应用于子宫内膜可疑病理改变或黄体功能不足的妇女。

6）输卵管通畅实验：子宫输卵管通液术是一种简便价廉的方法，但准确性不高。B 超下输卵管通液即指在腹部或阴道 B 超下观察液体能否通过输卵管进入腹腔。B 超创伤小，但不如腹腔镜和子宫输卵管碘油造影，如有阻塞也不知阻塞部位。子宫输卵管造影可显示子宫及输卵管内部形态、结构。

7）宫腔镜检查：可发现宫腔内病变及输卵管间质部病变。联合腹腔镜时可分别在输卵管内口插管，注射染料（亚甲蓝），以判别输卵管通畅度。

8）腹腔镜检查：可与腹腔镜手术同时进行，用于盆腔情况的检查诊断，可同时进行腹腔镜粘连分离术和异位病灶电灼术、子宫肌瘤剔除术。

2. 男方检查与诊断

（1）病史包括：不育时间、性生活频率、性功能等情况、近期不育相关检查及治疗过程、既往是否有腮腺炎、结核病史、外生殖器外伤史、手术史、个人职业及环境暴露史。

（2）体格检查包括：全身检查和局部生殖器检查，注意发育情况、是否存在炎症、畸形和瘢痕等异常。

（3）精液常规检查：是不孕症夫妇首选的检查项目。根据精液检测手册初诊时男方一般要进行2 ~3 次精液检查，以获取基线数据。

三、治疗

（一）一般治疗

1. 受孕知识宣教 掌握性知识，学会预测排卵，选择适当日期（排卵日或排卵前 1 ~2 天日或排卵 24 小时内）性交，可增加受孕机会。性交次数应适度，不能过频或过稀。

2. 矫正不良生活习惯 不抽烟、不酗酒。

3. 精神疗法 男女双方因不孕而过度思想紧张可影响精子的产生、排卵和输卵管功能，因此应解除思想顾虑。

4. 增强体质 增进健康有利于不孕症患者恢复生育能力。

（二）西医治疗

年龄是不孕最重要的因素之一。选择恰当的治疗方案应充分估计到女性卵巢的生理年龄、治疗方案的合理性和有效性，以及性能价格比。尽量采取自然、安全、合理的方案治疗。首先应改善生活方式，对体重超重者减轻体重至少 5% ~10%；对体质瘦弱者，纠正营养不良和贫血，保持乐观的生活态度，戒烟戒酒，养成良好的生活习惯，掌握性知识。

1. 器质性病变的治疗

（1）输卵管成形术及疏通术主要包括：输卵管粘连分离、伞部整形、造口、吻合及输卵管子宫移植术等。但对于输卵管积水严重功能丧失者，目前多主张切除或结扎，阻断积水对子宫内膜环境的不良影响，为辅助生育技术创造条件。由于妇科腹腔镜技术的不断发展，目前输卵管成形术多数在腹腔镜下完成，可达到微创、术后盆腔粘连少等优点。

（2）卵巢肿瘤：有内分泌功能的卵巢肿瘤可影响卵巢排卵，应予以切除，性质不明的卵巢肿块，应经量在不孕症治疗前得到诊断，必要时手术探查。对于不孕者，卵巢良性肿瘤或病变手术时应经量保留卵巢组织，避免用电凝等操作破坏残余的卵巢组织。对于多囊卵巢综合征且促排卵药物治疗无效者，可行腹腔镜双侧卵巢电凝打孔术。

（3）子宫病变：子宫肌瘤、子宫内膜息肉、子宫纵隔、子宫粘连等如果影响宫腔环境，干扰受精卵着床和胚胎停育，可行宫腔镜下切除、粘连分离或矫形手术。黏膜下子宫肌瘤手术时术中要注意对子宫内膜的保护，浆膜下或肌壁间肌瘤，可经腹腔镜切除，对于腹腔镜手术困难者，可开腹切除，术中缝合子宫肌层要尽量对合良好。子宫畸形矫形术及粘连分离后术后必要时放置宫内节育器，给予人工周期以促进子宫内膜生长。

（4）子宫内膜异位症：首诊应进行腹腔镜诊断和治疗，对于复发性内异症、卵巢功能明显减退的患者，慎重手术。对中重度病例术后可辅以孕激素或GnRH-a治疗3～6个周期，重度和复发者可考虑辅助生殖技术。

（5）生殖系统结核：活动期应行抗结核治疗，用药期间采取避孕措施。因盆腔结核多累计输卵管和子宫内膜，多数患者需借助辅助生殖技术妊娠。

2. 排卵障碍的治疗　促排卵治疗常应用于女方排卵障碍所致的不孕症，在应用促排卵治疗前必须明确输卵管情况并除外男方因素。促排卵药物有多种，作用在下丘脑－垂体－卵巢轴的不同水平，并通过不同机制产生效应。

（1）枸橼酸氯底酚胺或克罗米酚（clomiphene citrate，CC），又称氯米芬，是应用最广泛的、临床首选促排卵药，适用于体内有一定雌激素水平和下丘脑－垂体轴反馈机制健全的患者。CC具有类雌激素结构，与垂体雌激素受体结合产生低雌激素效应，反馈性诱导内源性促性腺激素分泌，促进卵泡发育。同时也有抗雌激素作用，影响子宫颈黏液的清亮度，使之变黏稠，精子不易穿入；也会降低子宫内膜甾体激素受体，影响子宫内膜发育不利胚胎的着床，用药后排卵率为80%，妊娠率30%～40%，未破裂卵泡黄素化综合征发生率较自然周期的10%上升到31%。用法：月经第3～5日起，初始每日50mg，共5日，应用3个周期后若无排卵，则加大剂量至100～150mg，共5日，每种剂量可试用2～3周期。用药期间应行阴道B超监测卵泡生长，卵泡增大到18～20mm时加用绒促性素5000U肌内注射，36～40小时后可自发排卵。排卵后可加用黄体酮20～40mg/d肌内注射，或微粒化黄体酮200mg每日2次口服，或地屈孕酮20mg/d口服，或绒促性素2000U，隔3日肌内注射1次，共12～14天进行黄体酮功能支持。

克罗米酚不良反应较少，偶有面部潮红，腹胀或酸痛，乳房不适，恶心、呕吐，约有1.5%的人出现视物障碍包括视物模糊，眼前闪光或出现黑点或异常认识，常在用药后1～2周消失。

（2）来曲唑是第三代芳香化酶抑制剂，为人工合成的苄三唑类衍生物。来曲唑通过抑制芳香化酶，使雌激素水平下降，通过解除雌激素对下丘脑－垂体的反馈抑制作用使垂体促性腺激素分泌增多，诱导卵泡生长发育；同时抑制雄激素向雌激素的转化，导致卵巢局部雄激素浓度提高，而雄激素可提高促卵泡生长激素受体的表达或通过胰岛素样生长因子的作用来增强卵泡对促卵泡生长激素的敏感性，提高多囊卵巢综合征患者对促排卵药物的敏感性。用法为绝经第3～7天给来曲唑2.5mg/d，共5天。将可能作为替代克罗米酚的促排卵药物，当然来曲唑促排卵后妊娠情况及对后代有无长期的影响，有待进一步研究。

（3）人绝经期促性腺激素（human menopausal gonadotripin，HMG），又称尿促性素，是从绝经后妇女尿中提取的，每支HMG含FSH及LH 75IU。应用于克罗米酚治疗无排卵或者有排卵但为妊娠者，可单独使用，也可和克罗米酚联合应用。用法：月经周期第2～3天开始，每日或隔日肌注HMG 1～2支，连续5～7天。在卵巢直径18～

20mm时肌注绒促性素5000～1000U诱导排卵，36～38小时进行简单的助孕手术或绒促性素注射2日自然性交。排卵率为60%～95%，妊娠率58%～72%，多胎妊娠率0%～30%，OHSS发生率10%～50%。

（4）FSH包括尿提取促卵泡生长激素（u-FSH），尿提取高纯度促卵泡生长激素（u-FSH HP）及基因重组促卵泡生长激素（r-FSH）。u-FSH和u-FSH HP含极少量的LH，r-FSH不含LH。适用于连续应用HMG/HCG方案治疗三周前仍不能诱发排卵者。用法同人绝经期促性腺激素。

HMG和FSH应用过程中应严密监测卵巢反应，包括B超监测结合血激素检查，根据卵泡数量、大小及生长速度和激素水平，随时调整剂量，必要时停用FSH和绒促性素，防止卵巢过度刺激综合征的发生。

（5）GnRH应用于下丘脑垂体功能低下不排卵患者，可以避免多卵泡的发生。

3. 免疫性不孕的治疗

（1）避免抗原刺激：采用避孕套局部隔绝法，或中断性交或体外排精法避孕6～12月，避免因精子与女性生殖道接触，刺激女性体内持续产生抗精子抗体。复查抗体阴性后，排卵期性生活，妊娠率为50%。如抗精子抗体持续阳性，妊娠率约10%。可与其他治疗方法联合应用。

（2）免疫抑制剂：局部用氢化可的松制剂置阴道内，用于宫颈黏液中存在抗精子抗体患者。小剂量口服泼尼松5mg每日3次，共3～12月，用于抗精子抗体阳性的患者和少精症患者。大剂量间歇疗法不良反应较重，适用于精子计数等其他指标正常且女方有正常排卵，甲基泼尼松每次32mg，每日3次，连用7天（女方月经周期第21～28天或第1～7天应用），可连续6个月。各种方法的妊娠率为10%～30%。

对于抗磷脂抗体综合征阳性的自身免疫性不孕患者，应在明确诊断后，采用泼尼松每次10mg，每日3次，加阿司匹林80mg/d，孕前和孕中期长期口服，防止反复流产和死胎。

（3）人工授精（intrauterine insemination，IUI）：以避开子宫颈黏液，洗涤上游法可将精液中抗体的有害作用减少到最低，但由于整个生殖道可发生免疫作用，效果不理想。

4. 不明原因不孕的治疗 因病因尚不明确，目前缺乏肯定有效的治疗方法和疗效指标，一般对于年轻、卵巢功能良好的夫妇，可行期待治疗，一般不超过3年。对卵巢功能减退和年龄大于30岁夫妇，一般慎重选择期待。可行宫腔内人工授精3～6个周期诊断性治疗。

5. 辅助生殖技术 包括人工授精、体外授精－胚胎移植及其衍生技术等。

（三）中医治疗

不孕症的辨证，主要依据月经的变化、带下病的轻重程度，其次依据全身症状及舌脉，进行综合分析，明确脏腑、气血、寒热虚实，以指导治疗。治疗重点是温养肾气，调理气血，使经调病除，则胎孕可成。此外，还须情志舒畅，房事有节，择氤氲的候而合阴阳，以利于成孕。

1. 肾虚型

肾气虚

证候：婚久不孕，月经不调，经量或多或少，头晕耳鸣，腰酸腿软，精神疲倦，小便清长；舌淡，苔薄，脉沉细，两尺尤甚。

证候分析：肾气不足，冲任虚衰，不能摄精成孕，而致不孕；冲任失调，血海失司，故月经不调，量时多时少；腰为肾府，肾主骨生髓，肾虚致腰酸腿软；髓海不足，则头晕耳鸣，精神疲倦；气化失常，则小便清长；舌淡、苔薄，脉沉细，为肾气不足之证。

治法：补肾益气，填精益髓。

方药：毓麟珠（《景岳全书》）：人参、白术、茯苓、芍药、川芎、炙甘草、当归、熟地黄、菟丝子、鹿角霜、杜仲、川椒。

肾阳虚

证候：婚久不孕，月经后期，量少色淡，甚则闭经，平时白带量多，腰痛如折，腹冷肢寒，性欲淡漠，小便频数或不禁，面色晦黯；舌淡，苔白滑，脉沉细而迟或沉迟无力。

证候分析：肾阳不足，命门火衰，冲任失于温煦，不能摄精成孕，故致不孕；阳虚气弱，不能生血行血，冲任空虚，血海不按时满，故使月经后期，量少色淡，甚则闭经；肾阳虚，气化失常，水湿内停，伤及任带，故带下量多；肾阳不足，命门火衰，胞脉失煦，故腰痛如折，腹冷肢寒，性欲淡漠；肾阳不足，气化失常，关门不固，故小便频数或不禁；面色晦黯，舌淡，苔白滑，脉沉细而迟或沉迟无力，为肾阳不足之证。

治法：温肾助阳，化湿固精。

方药：胞温饮（《傅青主女科》）：巴戟天、补骨脂、菟丝子、肉桂、附子、杜仲、白术、山药、芡实、人参。

加减：若寒客胞中，致宫寒不孕者，症见月经后期，小腹冷痛，畏寒肢冷，面色青白，脉沉紧，方用艾附暖宫丸（《沈氏尊生书》）：艾叶、香附、当归、续断、吴茱萸、川芎、白芍、黄芪、生地黄、肉桂。

肾阴虚

证候：婚久不孕，月经错后，量少色淡，头晕耳鸣，腰酸腿软，眼花心悸，皮肤不润，面色萎黄；舌淡，苔少，脉沉细。

证候分析：肾阴亏损，精血不足，冲任空虚，不能凝精成孕，则月经后期，量少色淡，婚久不孕；精血亏少，血虚不能上荣清窍，则头晕耳鸣眼花；内不荣脏腑，则心悸，腰酸腿软；外不荣肌肤，则皮肤不润，面色萎黄。舌淡，苔少，脉沉细，为精血亏虚之证。

治法：滋肾养血，调补冲任。

方药：养精种玉汤（《傅青主女科》）：熟地黄、当归、白芍、山萸肉。

加减：若血虚伤阴，阴虚内热者，症见月经先期，量少，色红，腰酸腿软，手足心热，甚则潮热盗汗，口燥咽干，颧赤唇红，舌红而干，脉细数，治宜养阴清热，方用清血养阴汤（《妇科临床手册》）：生地黄、牡丹皮、白芍、玄参、黄柏、女贞子、墨旱莲；若兼有潮热者，酌加知母、青蒿、龟板、鳖甲等以滋阴而清虚热。

2. 肝郁型

证候：多年不孕，月经愆期，量多少不定，经前乳房胀痛，胸胁不舒，小腹胀痛，精神抑郁，或烦躁易怒；舌红，苔薄，脉弦。

证候分析：情志不舒，则肝失条达，气血失调，冲任不能相资，故多年不孕；肝郁气滞，故经前乳房胀痛，胸胁不舒，小腹胀痛；肝郁疏泄失常，血海失司，则月经愆期，量多少不定；舌红，苔薄，脉弦，为肝郁之证。

治法：疏肝解郁，理血调经。

方药：开郁种玉汤（《傅青主女科》）：当归、白芍、白术、茯苓、牡丹皮、香附、天花粉。

加减：若见乳胀有结块者，加王不留行、路路通、橘核破气行滞；乳房胀痛灼热者，加蒲公英清热泻肝；如梦多寐差，加炒酸枣仁、夜交藤宁心安神。

3. 痰湿型

证候：婚久不孕，形体肥胖，经行延后，甚或闭经，带下量多，色白质黏无嗅，头晕心悸，胸闷泛恶，面色㿠白；苔白腻，脉滑。

证候分析：肥胖之人，痰湿内盛，气机不畅，则冲任阻滞，脂膜壅塞于胞而致不孕；冲任阻滞，则经行延后，甚或闭经；痰湿中阻，清阳不升，则面色㿠白，头晕；痰湿停于心下，则心悸，胸闷泛恶；湿浊下注，故带下量多，色白黏无嗅。苔白腻，脉滑，为痰湿内蕴之证。

治法：燥湿化痰，调理冲任。

方药：苍附导痰丸（《叶氏女科证治》）：茯苓、法半夏、陈皮、甘草、苍术、香附、胆南星、枳壳、生姜、神曲。

加减：若胸闷气短者，酌加瓜蒌、胆南星、石菖蒲宽胸利气以化痰湿；经量过多者，黄芪加量，酌加续断补气益肾以固冲任；心悸者，酌加远志以祛痰宁心；月经后期或经闭者，酌加鹿角胶、淫羊藿、巴戟天以补益冲任；痰瘀互结成瘕者，加昆布、海藻、石菖蒲、三棱、莪术，软坚化痰消瘕。

4. 血瘀型

证候：多年不孕，月经后期，量少或多，色紫黑，有血块，经行不畅，甚或漏下不止，少腹疼痛拒按，经前痛剧；舌紫黯，或舌边有淤点，脉弦涩。

证候分析：瘀血内停，冲任受阻，胞脉不通，则致多年不孕。瘀血阻滞，故使经行后期量少，色紫黑，有血块及少腹疼痛；血不归经，或致漏不止；舌脉也为瘀血内阻之证。

治法：活血化瘀，温经通络。

方药：少腹逐瘀汤（《医林改错》）：小茴香、干姜、肉桂、当归、川芎、没药、蒲黄、五灵脂、延胡索、赤芍。

加减：若血瘀日久化热者，症见下腹灼痛，拒按，月经量多，色红，质黏有块，舌红，苔黄，脉滑数，治宜消热解毒，活血化瘀，方用血府逐瘀汤（《医林改错》）加味：当归、生地黄、桃仁、红花、枳壳、赤芍、柴胡、甘草、桔梗、川芎、牛膝、红藤、败酱草、薏苡仁、金银花；若兼血虚者，伴头昏眼花，心悸少寐，治宜养血活血，方用调经种玉汤（《万氏妇人科》）：当归、川芎、熟地黄、香附、白芍、茯苓、陈皮、吴茱萸、牡丹皮、延胡索。

第十八章 子宫脱垂与阴道壁膨出

第一节 女性盆底组织解剖与功能

女性盆底是由封闭骨盆出口的多层肌肉和筋膜组成，尿道、阴道和直肠则经此贯穿而出。盆底组织承托并保持子宫、膀胱和直肠等盆腔脏器于正常位置。

盆底前方为耻骨联合下缘，后方为尾骨，两侧为耻骨降支、坐骨升支及坐骨结节。盆底肌肉中，肛提肌起着最为主要的支持作用。肛提肌是一对宽厚肌肉，两侧肌肉相互对称，向下向内聚集成漏斗状，每侧肛提肌右前向后外由耻尾肌、髂尾肌和坐尾肌三部分组成。盆腔内筋膜即覆盖盆腔器官表面的筋膜，其内在两侧聚集而形成韧带，对盆腔脏器有很强的支持作用。

盆底功能障碍（pelvic floor dysfunction，PFD）是各种病因导致的盆底支持薄弱，进而盆腔脏器移位，连锁引起其他盆腔器官的位置和功能异常。

第二节 子宫脱垂

子宫从正常位置沿阴道下降，宫颈外口达坐骨棘水平以下，甚至子宫全部脱出阴道口以外，称为子宫脱垂（uterine prolapse）。常伴有阴道前后壁脱垂。中医称本病为“阴下挺”“阴挺”“阴菌”等。

一、病因

（一）西医病因

1. 妊娠与分娩 为主要的病因。分娩过程中，特别是产钳或胎吸下困难的阴道分娩时，盆腔筋膜、韧带和肌肉可能因过度牵拉而削弱其支撑力量。若产后过早参加体力劳动，特别是重体力劳动，将影响盆底组织张力的恢复而发生盆腔器官脱垂。

2. 腹压增加 长期慢性咳嗽、腹水、腹型肥胖、持续负重或便秘而造成腹腔内压力增加，可致腹压增加导致脱垂。

3. 盆底组织发育不良或退行性变 偶见于未产妇，甚至是处女。

4. 医源性原因 包括没有充分纠正手术时所造成的盆腔支持结构的缺损。

（二）中医病因

主要病机为气虚下陷与肾虚不固致胞络受损，不能提摄子宫。

1. 气虚 素体虚弱，中气不足；或临盆过早，产程过长；或产后过劳；或长期咳嗽、便秘、致脾气虚弱，中气下陷，固摄无权，故阴挺下脱。

2. 肾虚 禀赋素弱；或年老体虚；或房劳多产，致胞络损伤，子宫虚冷，提摄无力，亦令下脱。

此外，子宫脱出阴户之外，若调护不慎，邪气入侵，则湿热下注，可致溃烂。

二、临床表现

（一）症状

轻者一般无不适。重者可有不同程度的腰骶部酸痛或下坠感，站立过久或劳累后症状明显，卧床休息后症状减轻。重者常伴有排便困难、便秘，残余尿增加，部分患者可发生压力性尿失禁。随着膨出的加重，其压力性尿失禁可消失，取而代之的是排尿困难，甚至需要用手压迫阴道前壁帮助排尿，易并发尿路感染。脱出的子宫经卧床休息后有的能自行回缩，有的患者经手也不能还纳。暴露在外的宫颈及阴道黏膜长期摩擦，可致宫颈和阴道壁发生溃疡而出血，伴有感染则有脓性分泌物。脱垂的程度一般不会影响月经，轻度的也不会影响受孕、妊娠及分娩。

（二）体征

不能回纳的子宫脱垂常伴有阴道前后壁膨出，阴道黏膜增厚角化，宫颈肥大并延长。

（三）临床分度

临床上有几种方法，手术治疗前后只要采用的是同一种方法即可。国际上目前应用最多的是盆腔器官脱垂定量分期法（pelvic organ prolapse quantitation，POP-Q）。程度评价均以患者平卧最大用力向下屏气时的脱垂程度为准。此分期系统是分别利用阴道前壁2点（Aa、Ba）、阴道顶端2点（C、D）、阴道后壁2点（Ap、Bp）共六点与处女膜的关系来界定脱垂程度。与处女膜平行为0，位于处女膜以上用负数表示，处女膜以下用正数表示。另有阴裂的长度（gh）、会阴体的长度（pb）、阴道总长度（TVL），共九个点。

1. 各点详细描述

（1）Aa 阴道前壁中线距处女膜3cm处，相当于尿道膀胱沟处，正常范围即 -3cm 至 +3cm。

（2）Ba 阴道顶端或前穹窿到 Aa 点之间阴道前壁上段中的最远点处，无脱垂时，这段距离的最远点正是 Aa 点；子宫切除术后阴道完全外翻时，最远点正是阴道的总长度（TVL），即范围为 -3cm 至 +TVL。

（3）C 宫颈或子宫切除后阴道顶端所处的最远端，范围 -TVL 至 +TVL。

（4）D 有宫颈时的后穹窿的位置，它提示了子宫骶骨韧带附着到近端宫颈后壁的水平，范围 -TVL 至 +TVL 或空缺（子宫切除后）。

（5）Ap 阴道后壁中线距处女膜3cm处，与 Aa 点相对应，范围 -3cm 至 +3cm。

（6）Bp 阴道顶端或后穹窿到 Ap 点之间阴道后壁上段中的最远点处，无脱垂时，这段距离的最远点正是 Ap 点；子宫切除术后阴道完全外翻时，最远点正是阴道的总长度（TVL），即范围为 -3cm 至 +TVL。

（7）gh 尿道外口中线到处女膜后缘的中线距离，正常4cm。

（8）Pb 阴裂的后端边缘到肛门中点的距离，正常3cm。

（9）TVL 阴道顶端复位后的阴道深度，正常11cm。除 TVL 外，其他指标均以用力屏气时为标准。

2. POP-Q 分期法

（1）0度无脱垂，Aa、Ap、Ba、Bp 均在 -3cm 处 C、D 两点在 TVL 和 TVL -2cm 之间。

（2）Ⅰ度脱垂最远点在处女膜平面上，距处女膜 >1cm 处，即量化值 < -1cm。

（3）Ⅱ度脱垂最远点在处女膜边缘1cm内，即 > -1cm，且 <1cm。

（4）Ⅲ度脱垂最远处在处女膜外，距处女膜边缘 >1cm 处且 <TVL -2cm。

（5）Ⅳ度下生殖道呈全长外翻，脱垂最远端即宫颈或阴道残端脱垂超过 TVL -2cm。

3. POP-Q 结果记录　中国沿用的传统分度是根据我国在1981年部分省、市、自治区"两病"科研协会组的意见，将子宫脱垂分为3度（见表18-2-1）。

表18-2-1　POP-Q 结果记录

Aa 前壁	Ba 前壁	C 宫颈或顶端
Gh 生殖裂孔	Pb 会阴体	TVL 阴道全长
Ap 后壁	Bp 后壁	D 后穹窿

（1）Ⅰ度轻型：宫颈外口距处女膜缘 <4cm，未达处女膜缘；重型：宫颈已达处女膜缘，阴道口可见子宫颈。

（2）Ⅱ度轻型：宫颈脱出阴道口，宫体仍在阴道内；重型：部分宫体脱出阴道口。

（3）Ⅲ度宫颈与宫体全部脱出阴道口外。

三、诊断

根据病史及检查所见容易确诊。妇科检查前，应嘱咐患者向下屏气或加腹压，判断子宫脱垂的最重程度，并予以分度。同时注意有无溃疡存在，及其部位、大小、深浅、有无感染等。嘱患者在膀胱充盈时咳嗽，观察有无溢尿情况，即压力性尿失禁情况。注意子宫颈的长短，做宫颈细胞学检查。如为重症子宫脱垂，可触摸子宫大小，将脱出的子宫还纳，做双合诊检查子宫两侧有无包块。

四、鉴别诊断

1. 阴道壁肿物　在阴道壁内，固定、边界清楚。膀胱膨出时可见阴道前壁有半球形块状物膨出，柔软，指诊时可于肿块上方触及宫颈和宫体。

2. 宫颈延长　双合诊检查阴道内宫颈虽长，但宫体在盆腔内，屏气并不下移。

3. 子宫黏膜下肌瘤　患者有月经过多病史，宫颈口见红色、质硬之肿块，表面找不到宫颈口，但在其周围或一侧可扪及被扩张变薄的宫颈边缘。

4. 慢性子宫内翻　罕见。阴道内见翻出的宫体，被覆暗红色绒样子宫内膜，两侧角可见输卵管开口，三合诊检查盆腔内无宫体。

五、治疗

以安全、简单和有效为原则。

（一）西医治疗

1. 非手术疗法

（1）盆底肌肉锻炼和物理疗法：可增加盆底肌肉群的张力。适用于国内分期轻度或 POP-Q 分期Ⅰ、Ⅱ度的子宫脱垂。嘱患者行收缩肛门运动，持续 3 秒钟以上后放松，每次 10～15 分钟，每日 2～3 次。

（2）放置子宫托：是一种支持子宫和阴道壁并使其维持在阴道内而不脱出的工具。适用于患者全身状况不适宜做手术；妊娠期和产后。放置前体内应有一定水平雌激素；应在每天清晨起床后放入，每晚睡前取出；放托后 3～6 个月复查一次；Ⅲ度子宫脱垂伴盆底明显萎缩以及宫颈或阴道壁有炎症或溃疡的不宜应用，经期和妊娠期停用。

2. 手术治疗　对脱垂超出处女膜的有症状的患者可考虑手术治疗。手术的主要目的是缓解症状，恢复正常的解剖位置和脏器功能，有满意的性功能并能够维持效果。具体的手术方式主要根据患者不同年龄、生育要求及全身健康状况来选择。合并压力性尿失禁患者应同时行膀胱颈悬吊手术或悬带吊术。常用的手术方法如下：

（1）曼氏手术（manchester 手术）：包括阴道前后壁修补、主韧带缩短及宫颈部分切除术，适用于年龄较轻，宫颈延长，希望保留子宫的Ⅱ、Ⅲ度子宫脱垂伴阴道前后壁脱垂者。

（2）经阴道子宫全切除及阴道前后壁修补术：适用于年龄较大、无须考虑生育功能的患者，但重度子宫脱垂患者的术后复发概率较高。

（3）阴道封闭术：包括半封闭术（又称 Le-Fort 手术）和全封闭术，适用于年老体弱不能耐受较大手术、不需保留性交功能者。

（4）阴道前后壁修补术：阴道前后壁膨出的无症状的患者不需手术，重度有症状的可行手术治疗。

（5）盆底重建术：主要针对中盆腔的建设，通过吊带、网片和缝线把阴道穹窿组织或宫骶韧带悬吊固定于骶骨前、骶棘韧带，也可自身宫骶韧带缩短缝合术。

（二）中医治疗

1. 辨证论治　本病主因为气虚及肾虚，可兼有湿热之标证。遵《黄帝内经》“虚者补之，陷者举之，脱者固之”的治疗原则，以益气升提、补肾固脱为主，兼湿热者，佐以清热利湿。

气虚

证候：子宫下移或脱出于阴道口外，劳则加剧；小腹下坠，少气懒言，四肢乏力，面色少华，小便频数，或带下量多，色白质稀；舌淡苔薄，脉虚细。

证候分析：脾虚气弱，中气下陷，提摄无力，故子宫脱垂，下腹坠胀；脾主肌肉四肢，脾虚中阳不振，则四肢乏力，少气懒言，面色少华；下元气虚，膀胱失约，故小便频数；湿浊下注，则带下量多，质清稀；舌淡苔薄，脉虚细，均为气虚之象。

治法：补中益气，升阳举陷。

方药：补中益气汤及金樱子、杜仲、川续断。

加减：若兼带下量多，色黄质黏腻，有臭气，为湿热下注，加黄柏、败酱草、薏苡仁清热利湿；若小便频数或失禁，为膀胱失约，加覆盆子、桑螵蛸固缩小便。

肾虚

证候：子宫下移或脱出阴道口外，劳则加剧；小腹下坠，腰膝酸软，头晕耳鸣，小便频数，入夜尤甚；舌淡，苔薄，脉沉弱。

证候分析：胞络者系于肾，肾虚则冲任不固，胞络损伤，提摄无力，故子宫脱垂，腰膝酸软，小腹下坠；肾虚膀胱气化失司，故小便频数，夜间尤甚；肾精不足，髓海失养，故头晕耳鸣；舌淡，苔薄，脉沉弱均为肾虚所致。

治法：补肾固脱，益气升提。

方药：大补元煎加升麻、鹿角胶、金樱子。

加减：若兼腰膝酸冷，为命门火衰，加补骨脂、肉桂温肾壮阳；若兼带下量多，色白质稀，为湿浊下注，加海螵蛸、芡实固涩止带。若子宫脱出阴道口外，摩擦损伤，继发湿热证候，证见局部红肿溃烂，黄水淋漓，带下量多，色黄如脓，其气臭秽，不论气虚、肾虚，轻者于原方酌加黄柏、苍术、土茯苓、车前子等清热利湿，重者可选用龙胆泻肝汤加减。

2. 其他疗法

（1）外洗

1）蛇床子 60g、乌梅 60g，煎水熏洗，每日 1 次。

2）枳壳 50g，煎水熏洗，每日 1 次。

（2）针灸

1）体针：取穴百会、关元、维胞、维道、三阴交。用补法，每日 1 次，10 次 1 疗程。

2）耳针：取穴子宫、皮质下、外生殖器、交感。每次选 2～3 穴，10 次 1 疗程。

六、预防

除先天性盆底组织发育不良外，本病的预防更重于治疗。应针对病因，做好妇女“五期”保健（青春期、月经期、孕期、产褥期及哺乳期）。推行计划生育，提高助产技术，加强产后体操锻炼，避免产后重体力劳动。积极预防和治疗使腹压增加的疾病。

第三节　阴道壁膨出

一、阴道前壁膨出

多因膀胱和尿道膨出所致，以膀胱膨出常见，常伴有不同程度的子宫脱垂。可单独存在，或合并阴道后壁膨出。

（一）病因

1. 西医病因　阴道前壁主要由耻骨尾骨肌、膀胱宫颈筋膜和泌尿生殖膈的深筋膜支持。分娩时上述筋膜、韧带过度伸展或撕裂，产褥期又过早参加体力劳动，致使阴道支持组织不能恢复正常，膀胱及与其紧邻的阴道前壁上 2/3 段即向下膨出，形成膀胱膨出（cystocele）。当支持尿道的耻骨膀胱宫颈筋膜前段受损，尿道及与其紧邻的阴道前壁下 1/3 段，以尿道外口为固定点，向后旋转和下降，形成尿道膨出（urethrocele）。

2. 中医病因　参见本章第二节“子宫脱垂”。

（二）临床表现

1. 症状　轻者无症状，重者自诉阴道内有肿物脱出，伴腰酸、下坠感。休息时变小，站立过久或活动过度时增大。膀胱难于排空小便时，有残余尿存在，易发生膀胱炎，患者可有尿频、尿急、尿痛等症状。膀胱膨出多伴有尿道膨出，此时常伴有压力性尿失禁症状。如膀胱膨出加重，可导致排尿困难，需用手将阴道前壁向上抬起方能排尿。当咳嗽、用力屏气等腹压增加时有尿液溢出，称为压力性尿失禁（stress urinary incontinence，SUI）。

2. 体征　检查可见阴道前壁呈球状膨出，阴道口松弛，膨出膀胱柔软，该处阴道壁黏膜皱襞可消失，反复摩擦，可有溃疡等。

3. 临床分度　根据患者屏气下膨出程度将阴道前壁膨出分为 3 度：

Ⅰ度阴道前壁形成球状物向下突出，达处女

膜缘，但仍在阴道内，有时伴有膨出的膀胱。

Ⅱ度部分阴道前壁突出于阴道口外。

Ⅲ度阴道前壁全部突出于阴道口外，均合并膀胱膨出和尿道膨出。

4. 辅助检查

（1）妇科检查检查脱垂程度。

（2）压力性尿失禁检查

1）压力试验（stress test）：患者膀胱充盈时，取截石位检查。嘱患者咳嗽同时观察尿道口。如果每次都伴随着尿液的不自主溢出，则可提示压力性尿失禁。延迟溢尿，或有大量的尿液溢出提示非抑制性的膀胱收缩。截石位下没有尿液溢出，让患者改为站立位重复压力试验。

2）指压试验（Bonney test）：检查者把中示指放入阴道前壁的尿道两侧，指尖位于膀胱与尿道交接处，向前上抬高膀胱颈，再行诱发压力试验，如压力性尿失禁现象消失，则为阳性。

3）棉签试验（Q-tip test）：患者仰卧位，将涂有利多卡因凝胶的棉签置入尿道，使棉签头处于尿道膀胱交界处，分别测量患者在静息时及Valsalva动作（紧闭声门的屏气）时棉签棒与地面之间形成的角度，角度差小于15°为良好结果，有良好的解剖学支持；如角度差大于30°，说明解剖学支持薄弱；15°～30°之间，结果不能确定。

4）尿动力学检查及尿道膀胱镜检查等。

（三）诊断

妇科检查膨出的阴道前壁，膨出诊断和分度并不困难，但要注意是否合并膀胱或尿道膨出，或者两者合并存在。还要了解有无压力性尿失禁存在。应注意阴道前壁膨出或膀胱膨出不一定合并压力性尿失禁，压力性尿失禁者不一定有阴道前壁膨出或膀胱膨出。

（四）鉴别诊断

与阴道前壁囊肿相鉴别，导尿时阴道前壁的肿物内不能触及导尿管。

（五）治疗

1. 西医治疗　无症状的轻度患者无须治疗。重度有症状的患者应行阴道前壁修补术，加用医用合成网片或生物补片来达到加强修补、减少复发的作用。合并压力性尿失禁者应同时行：①耻骨后膀胱尿道悬吊术：最常见为缝合至髂耻韧带，适用于解剖型压力性尿失禁；②阴道无张力尿道中段悬吊术：可用自身筋膜或合成材料，适用于解剖型压力性尿失禁、尿道内括约肌障碍型压力性尿失禁和合并有急迫性尿失禁的混合性尿失禁。

2. 中医治疗　参见本章第二节“子宫脱垂”。

（六）预防

参见本章第二节“子宫脱垂”。

二、阴道后壁膨出

常伴有直肠膨出（rectocele）。阴道后壁膨出可以单独存在，也常合并阴道前壁膨出。

（一）病因

1. 西医治疗　阴道分娩时损伤是主要原因。分娩后，若受损的耻尾肌、直肠、阴道筋膜或泌尿生殖等盆底支持组织未能修复，直肠向阴道后壁中段逐渐膨出，在阴道口能见到膨出的阴道后壁黏膜，称为直肠膨出阴道穹窿处支持组织薄弱可形成直肠子宫陷凹疝，阴道后穹窿向阴道内脱出，甚至脱出至阴道口外，内有小肠，称肠膨出（enterocele）。

2. 中医治疗　参见本章第二节“子宫脱垂”。

（二）临床表现

1. 症状　轻者无不适。严重者自觉下坠、腰痛及排便困难，有时需用手指推压膨出的阴道后壁方能排出粪便。

2. 体征　可见阴道后壁黏膜呈球状物膨出，阴道松弛，多伴有陈旧性会阴裂伤。肛门检查手指向前方可触及向阴道凸出的直肠，呈盲袋。阴道后壁有两个球状突出时，位于阴道中段的球形膨出为直肠膨出，而位于后穹窿部的球形突出是肠膨出，指诊可触及疝囊内的小肠。

3. 临床分度　根据患者屏气下膨出程度将阴道前壁膨出分为3度：

Ⅰ度阴道后壁达处女膜缘，但仍在阴道内。

Ⅱ度阴道后壁部分脱出阴道口。

Ⅲ度阴道后壁全部脱出阴道口外。

（三）诊断

妇科检查对其诊断和分度并不困难，肛门指诊时注意肛门括约肌功能，还应注意盆底肌肉组织的检查，主要了解肛提肌的肌力和生殖裂隙宽度。

（四）治疗

1. 西医治疗　轻者无症状者不须治疗。重者行阴道后壁修补术，修补过程中应将肛提肌裂隙及直肠筋膜缝合于直肠前，以缩紧肛提肌裂隙。可加医用合成网片或生物补片可加强局部修复。

2. 中医治疗　参见本章第二节“子宫脱垂”。

（五）预防

参见本章第二节“子宫脱垂”。重度子宫脱垂者在行阴式子宫切除应同时盆底重建，以免术后发生穹窿膨出和肠膨出。

第十九章 计划生育

第一节 避孕

宫内节育器可干扰受精卵着床，使子宫内环境不适宜孕卵生长。避孕套、阴道隔膜等可阻止卵子和精子相遇。避孕药可抑制排卵。外用杀精剂可改变阴道环境，不利于精子生存和获能而实现避孕目的。

一、临床常用避孕方法

1. 工具避孕法 ①宫内节育器：是一种安全、有效、经济、简便的避孕工具；②阴道隔膜；③阴茎套。

2. 药物避孕法。

3. 其他避孕法 ①安全期避孕法；②体外排精避孕；③免疫避孕法。

二、各种避孕方法的适应证、禁忌证及并发症

1. 工具避孕法

（1）宫内节育器　适应证：已婚育龄妇女，愿意选用而无禁忌证者均可放置。

禁忌证：放置节育器前，必须排除妊娠、生殖器官炎症、近3个月月经紊乱、生殖器肿瘤、子宫颈口过松、重度子宫脱垂、严重的全身性疾患、严重的出血性疾病患者。

并发症：宫内节育器嵌顿、子宫穿孔、盆腔炎。

（2）阴道隔膜　禁忌证：有盆底损伤性疾患，如子宫脱垂、膀胱或直肠脱垂以及阴道炎、宫颈重度糜烂等。

2. 药物避孕法

（1）适应证：凡身体健康、愿意避孕且月经基本正常的育龄妇女均可使用。

（2）禁忌证：严重高血压、糖尿病、肝肾疾病及甲状腺功能亢进者；血栓性疾病、充血性心力衰竭、血液病及哺乳期妇女；子宫肌瘤、恶性肿瘤或乳房内有肿块者。

第二节 绝育

女性绝育是用人工方法使输卵管闭塞，阻碍精子和卵子相遇，达到永久性不孕的目的。

一、输卵管结扎术

适应证：已婚妇女，夫妇双方自愿绝育者；由于疾病因素，不宜生育者。

禁忌证：感染、身体虚弱不能耐受手术者、严重的神经官能症或对绝育手术有顾虑者、24小时内体温两次高于37.5℃者。

二、输卵管粘堵术

适应证：同输卵管结扎术。

禁忌证：内外生殖器畸形、炎症及肿瘤患者；

各种疾病的急性期，术前24小时有2次体温超过37.5℃，或全身情况不良不能耐受手术者，癫痫，严重神经官能症者，过敏体质者。

并发症：输卵管结扎术后综合征，感染。

第三节　避孕失败的补救措施与并发症的处理

一、人工流产

因意外妊娠、疾病等原因应用人工方法终止妊娠，即为人工流产。人工流产对女性生殖健康有一定的影响，做好避孕工作非常重要。

（一）适应证和禁忌证

1. 人流负压吸引术

（1）适应证：①妊娠10周内要求终止妊娠而无禁忌证者；②妊娠10周内因某种疾病而不宜继续妊娠者。

（2）禁忌证：①生殖器官急性炎症；②各种疾病的急性期，或严重的全身性疾病不能耐受手术者；③妊娠剧吐酸中毒尚未纠正者及术前相隔4小时两次体温在37.5℃以上者。

2. 药物流产　米非司酮配伍前列腺素类药物法。

（1）适应证：①正常宫内妊娠，孕龄7周以内；②高危人流对象；③对手术流产有恐惧心理者。

（2）禁忌证：①肾上腺疾病或内分泌有关的肿瘤、糖尿病、肝肾功能异常、血液病和血栓性疾患者；②心血管系统疾病、青光眼、胃肠功能紊乱、哮喘、离血压、贫血者；③过敏体质者；④带器妊娠或疑宫外孕者；⑤妊娠剧吐；⑥生殖器官急性炎症；⑦长期服用利福平、异烟肼、抗抑郁药、西咪替丁、前列腺素抑制剂及巴比妥类药物等；⑧距医疗单位较远而不能及时就诊者。

（二）并发症的中西医治疗

1. 人流综合征　西医治疗：发生在手术结束时且不重者可平卧；反应较重，心率在每分钟50次以下者，应静脉注射阿托品0.5mg，并吸氧。

2. 子宫穿孔　西医治疗：保守疗法，剖腹探查。

3. 人流不全

（1）西医治疗：流血不多者，可先用2~3天抗生素，并服中药治疗；流血多者，应立即清宫，术后用抗生素和宫缩剂；不全流产伴有大出血、失血性休克时，应先行休克抢救，情况好转时再进行刮宫；伴有急性感染应将大块胎盘组织轻轻夹出，同时应用大量抗生素控制感染后再行刮宫。

（2）中医治疗

肝郁血热

证候：人流术后，阴道流血，量时多时少，色鲜红或紫黯，质黏稠夹块，小腹隐痛；舌红，苔薄黄，脉弦数而滑。

治法：清热解郁，凉血止血。

方药：舒郁清肝饮。

阴虚血热

证候：人流术后，阴道流血量多，或淋漓不净，色鲜红、质稠，小腹隐痛，腰酸膝软；舌红，苔少，脉细数。

治法：滋阴清热，止血固冲。

方药：两地汤合二至丸。

气虚

证候：人流术后，阴道流血，量多，色淡红，小腹空坠，神疲乏力；舌淡，苔薄白，脉细缓沉弱。

治法：补气摄血固冲。

方药：补中益气汤。

4. 宫腔或宫颈内口粘连

（1）西医治疗：宫颈内口粘连者，用探针深入颈管，慢慢分离并探入宫腔，并用宫颈扩张器至7~8号；宫腔粘连者，用探针或4号扩张器伸入宫腔后左右横向摆动，分离宫腔粘连后，可放置宫内节育器。

（2）中医治疗

气虚血瘀

证候：人流术后，月经量少，色黯红，质稠，小腹疼痛，坠胀拒按；舌紫黯，苔薄白，脉弦涩。

治法：活血化瘀，益气补肾。

方药：补肾化瘀汤。

5. 人流术后感染

（1）西医治疗：广谱抗生素，静脉注射或肌内注射给药，疗程至少1周。

（2）中医治疗

血瘀

证候：人流术后，高热、寒战，小腹疼痛拒按，阴道流血或多或少，色紫黯如败酱，气味臭秽，烦躁口渴，大便燥结；舌红，苔黄或干燥，脉弦数有力。

治法：清热解毒，凉血化瘀。

方药：五味消毒饮合失笑散。

二、中期引产

中期引产与早期人工流产相比，难度及风险增加，应尽量避免中期引产。

（一）药物性引产

1. 芫花引产（芫花萜、芫花醇） 目前应用芫花萜剂量为60～80μg，芫花醇为0.2～1.5g，成功率为97%～99%。

方法：羊膜腔注射法及宫腔注射法。

不良反应：发热、寒战。轻者数分钟可缓解，重者可有胸闷、肢端青紫，少数可有高热。反应严重者可静脉注射地塞米松5mg。

2. 天花粉引产 天花粉制剂能引起胎盘滋养叶细胞急性凝固性坏死、绒毛粘连及纤维蛋白沉着，阻断胎盘血循环，并引起强烈宫缩，促使分娩。

方法：羊膜腔内注射或肌内注射，使用前须做皮试或试探实验，阴性者方可使用。

禁忌证：过敏体质，心、肝、肾功能不良，有明显出血倾向，凝血功能障碍，精神病及智力障碍者慎用。

不良反应：主要是发热或头痛、关节痛，暂时性白细胞总数和中性粒细胞比例增加，一般2～3天后可自行缓解。少数反应严重者，可解痛、抗组织胺药物或肾上腺皮质激素治疗。个别患者可出现过敏性休克、脑水肿和心力衰竭。偶有凝血功能障碍发生。

3. 依沙吖啶引产 方法：羊膜腔注射法及宫腔注射法。

适应证：妊娠16～24周要求终止妊娠而无禁忌证者；某种疾病不宜继续妊娠者。

禁忌证：各种疾病的急性阶段；有急慢性肝肾疾病及肝肾功能不良者；生殖器官急性炎症；穿刺部位皮肤感染或子宫壁上有疤痕者；术前24小时内两次体温在37.5℃以上者。

4. 卡孕栓引产 适应证：妊娠14～24周之内要求终止妊娠者；无前列腺素禁忌证；水囊引产失败者；妊娠中期合并胎死宫内、慢性肾炎、妊娠高血压疾病、羊水过少、宫内感染等需立即结束妊娠者。

禁忌证：心血管系统疾病，青光眼，胃肠功能紊乱，哮喘；生殖器官急性炎症，尤其是阴道炎和宫颈炎者；严重过敏体质者；妊娠期间有反复阴道出血者。

（二）水囊引产

适应证：妊娠14～24周，要求终止妊娠而无禁忌证者；因某种疾病不宜继续妊娠者；不宜用依沙吖啶或卡孕栓引产者。

禁忌证：生殖器官急性炎症；有剖宫产史或子宫上有瘢痕者；妊娠期间有反复阴道出血者；严重高血压、心脏病或血液病；各种疾病的急性阶段；术前24小时内两次体温在37.5℃以上者。

（三）并发症的中西医治疗

1. 引产感染

（1）西医治疗：感染发生在引产后，治疗参照“急性盆腔炎”治疗，如感染发生在流产前，则应静脉给大量抗生素和激素以控制感染和抗休克，与此同时决定引产或手术方式。

（2）中医治疗：参照“人流术后感染”。

2. 子宫破裂及宫颈阴道断裂伤 及时缝合裂伤，子宫破裂及时剖腹探查，失血较多并休克时，应积极抗休克，术后用抗生素防感染。

3. 胎盘残留 应及时行清宫术，胎盘滞留或粘连，应在消毒下行徒手剥离术，若有阴道活动性出血则应清宫，产褥期发现有胎盘残留应及时清宫并送病理检查，术后常规用宫缩剂及抗生素防感染。

第二十章 妇产科常用特殊检查

第一节 生殖道细胞学检查

生殖道脱落细胞主要来自阴道上段和宫颈阴道部，也可来源于宫腔、输卵管、卵巢及腹腔上皮。生殖道上皮细胞受卵巢激素影响具有周期性变化。因此检查生殖道脱落细胞可反映体内激素水平，但一次涂片仅能反映当时的卵巢功能，故必须连续观察才能正确掌握卵巢的动态变化。此外，取自不同部位的脱落细胞，通过检查可发现不同部位的肿瘤。

一、涂片种类及标本采集

（一）阴道涂片

主要是了解卵巢功能。常用的标本采取法有：

1. 阴道侧壁刮片 以阴道窥器扩张阴道（窥器不要蘸润滑油）用干燥木刮板在阴道侧壁上1/3处轻轻刮取分泌物及细胞，以免混入深层细胞影响诊断，薄而均匀地涂于玻片上，置于95%乙醇内固定。

2. 棉签采集 未婚妇女用卷紧的无菌棉签先蘸生理盐水湿润，伸入阴道侧壁上1/3处涂抹，取出棉签，横放玻片上向一个方向滚涂，置于95%乙醇内固定。

（二）宫颈刮片

是筛查早期宫颈癌的重要方法。

1. 宫颈刮板刮取法 取材应在宫颈外口鳞柱状上皮交接处，用干棉球轻轻拭净表面黏液，以宫颈外口为圆心，用木制小脚刮板轻刮一周，避免损伤组织出血影响检查结果。

2. 宫颈双取器取材法 将双取器顶端的毛刷送入宫颈管内，带有毛刷的菱形架的斜面贴于子宫颈外口表面，转动一周，取出双取器，将套管上移，菱形架和毛刷成一直线，在玻片上涂抹。使用宫颈双取器可同时采取鳞柱状上皮交接处及宫颈管上皮两处的标本。

（三）宫颈管吸片

为了解宫颈管内情况，先将宫颈管表面分泌物拭净，以吸管轻轻放入宫颈管口内，吸取颈管分泌物，制成涂片；也可用浸湿的生理盐水棉签伸入宫颈管口内，轻旋一周取出做涂片。

（四）宫腔吸片

疑有宫腔内恶性病变者采用此法。先做妇科检查，明确子宫大小及位置。常规消毒外阴、阴道及宫颈。将塑料管轻轻放入宫底部，上下左右移动吸取标本并制成涂片。取出吸管时停止抽动，以免将宫颈管内容物吸入。

（五）局部印片

用清洁玻片直接贴按病灶处做印片，经固定、染色、镜检。细胞学染色方法有多种，常用的是巴氏染色法。此法既可用于检查雌激素水平，又可查找癌细胞。

二、正常阴道脱落细胞的形态特征

（一）鳞状上皮细胞

阴道及宫颈阴道部上皮细胞分为表层、中层

及底层，其生长与成熟受卵巢雌激素影响。女性一生中不同时期及月经周期中不同时间，各层细胞比例均不相同。细胞由底层向表层逐渐成熟。

鳞状细胞的成熟过程：细胞由小逐渐变大，细胞形态由圆形变为舟形、多边形，胞质染色由蓝染变为粉染，胞质由厚变薄，胞核由小变大，由疏松变为致密。

1. 底层细胞　相当于组织学的深棘层，按细胞形态、大小及胞质多少而分为：

（1）内底层细胞：圆形，大小为中性多核白细胞的4～5倍，胞质幅缘约与胞核直径相等，圆形核，巴氏染色胞质蓝染。卵巢功能正常时此种细胞不出现。

（2）外底层细胞：圆形，比内底层细胞大，大小不一，为中性多核白细胞的8～10倍，胞质幅缘大于胞核直径；巴氏染色呈淡蓝色或淡绿色；核为圆形或椭圆形，染色质细而疏松，核膜清楚。

2. 中层细胞　相当于组织学的浅棘层，是由底层逐渐向表层发育的移行层。接近底层者细胞呈舟状；接近表层者细胞大小与形状接近表层细胞。胞质巴氏染色淡蓝；核为圆形或卵圆形，染色质疏松为网状。

3. 表层细胞　相当于组织学的表层，细胞大，为多边形，胞质薄，透明；胞质粉染或淡蓝，核小固缩。核固缩是鳞状细胞成熟的最后阶段。

（二）柱状上皮细胞

柱状上皮细胞分为宫颈黏膜细胞及子宫内膜细胞。

1. 宫颈黏膜细胞　有黏液细胞和带纤毛细胞两种。在宫颈刮片或宫颈管吸片中均可见。

（1）黏液细胞呈高柱状或立方状，核在底部，呈圆形或卵圆形，染色质分布均匀，胞质易分解而留下裸核。

（2）带纤毛细胞呈立方状或矮柱状，带有纤毛，核为圆形或卵圆形，位于细胞底部。

2. 子宫内膜细胞　为低柱状，较宫颈黏膜细胞小，为中性多核白细胞的1～3倍。核为圆形，核大小、形状一致，多成堆出现，胞质少，边界不清。

三、阴道脱落细胞在内分泌方面的应用

阴道鳞状上皮细胞的成熟程度与体内雌激素成正比。雌激素水平越高，阴道上皮细胞分化越成熟。

（一）阴道脱落细胞成熟程度指标和诊断标准

1. 成熟指数（MI）　计数上阴道上皮三层细胞在总细胞计数中的百分率。按底层、中层、表层顺序写出，如底层5、中层60、表层35，则MI应写成5/60/35。若雌激素水平增高，表层细胞百分率高，称为右移；若雌激素水平低落，底层细胞百分率高，称为左移；若中层细胞百分率高，称为中移（也称居中）；若三层细胞百分率相似，称为展开（也称分散型）。

2. 成熟值（MV）　按上述方法计数涂片中各鳞状上皮细胞，按下列公式计算得出数值。MV＝底层细胞×0＋中层细胞×0.5＋表层细胞×1。MV＜50表示雌激素水平低落。

（二）性激素对阴道脱落细胞的影响

1. 雌激素水平低落　当极度低落时，涂片中几乎全部为底层细胞，阴道上皮严重萎缩，胞核较小、深染，见于老年妇女和卵巢切除者；中度低落，底层细胞占20%～40%，并有白细胞和少量黏液，见于绝经前及卵巢缺损者；轻度低落者，底层细胞占20%以下。是雌激素维持阴道上皮正常厚度的最低水平。

2. 雌激素的影响　有雌激素影响的涂片，基本上无底层细胞。轻度影响时，表层细胞占20%以下，白细胞少；见于经后至排卵前或接受小剂量雌激素治疗的患者；中度影响，表层细胞占20%～60%，见于排卵前期或接受中等剂量的雌激素治疗；高度影响，表层细胞占60%以上，见于排卵期或接受大剂量雌激素治疗的患者；当表层细胞占90%以上，或持续在60%～70%，为雌激素过高的表现，见于卵巢颗粒细胞癌，子宫内膜囊状增生，子宫肌瘤，卵泡膜细胞癌等。

（三）性成熟期阴道脱落细胞的周期性变化

青春期之后，随着卵巢发育成熟，阴道上皮细胞在月经周期内呈周期性变化。

1. 行经期　涂片中可见大量红细胞及成团脱落的子宫内膜细胞，伴有白细胞和黏液。经末期卵泡开始发育，雌激素轻度影响，表层前细胞增多。

2. 卵泡期　周期第5～13天。卵泡发育至成

熟，由于雌激素影响，表层前细胞发展为表层细胞并增多。阴道杆菌和黏液增多，白细胞和杂菌减少，背景较清晰。

3. 排卵期　周期第14～16天。雌激素高度影响，全部为表层细胞。表层细胞占50%～70%。涂片背景清晰，胞质鲜艳多彩，可见大量阴道杆菌及蛋清样黏液。

4. 黄体期　周期第16～24天。受黄体影响，孕激素增多，表层细胞减少，主要是中层细胞。细胞聚集成堆，边缘卷折，黏液变稠，白细胞和杂菌增多，阴道杆菌减少。

5. 经前期　周期第25～28天，黄体萎缩，雌、孕激素下降，可无表层细胞，涂片中上皮细胞破碎，聚集成堆，边缘不清，易见裸核和碎屑，白细胞和杂菌大量出现，阴道杆菌裂解、黏液黏稠。

（四）妊娠期阴道脱落细胞的表现

妊娠期在高水平雌激素的作用后，孕激素引起尚未完全角化的表层细胞与中层细胞脱屑。同时有糖原沉积和阴道pH降低，使阴道抵抗外来感染的能力增强。

（五）阴道脱落细胞检查的临床应用

可了解卵巢功能状况和雌激素的水平，以指导闭经、功能失调性子宫出血、不孕症等疾病的诊断与治疗。

1. 闭经　涂片检查见有正常周期性变化，提示闭经原因在子宫及其以下的部位。涂片中见中层和底层细胞，表层细胞及少或无，无周期性变化，若促卵泡生长激素升高，提示病变在卵巢（年轻妇女）。涂片表示不同程度雌激素低落，或雌激素轻度影响，而FSH、LH均低，提示闭经原因在垂体或下丘脑。

2. 功血

（1）无排卵性功血：一般涂片表现中、高度雌激素影响，但也有较长期处于低、中度雌激素影响。雌激素水平升高时MI右移显著，当雌激素水平下降时，出现阴道流血。

（2）有排卵性功血：涂片表现周期性变化，MI右移明显，中期出现高度雌激素影响，但排卵后，细胞堆积和皱褶较差或持续时间短。

四、阴道细胞学在妇科肿瘤中的应用

（一）癌细胞的特征

主要表现在细胞核、细胞及细胞间关系的改变。

1. 细胞核的改变　核增大，核浆比例失常，核大小不等，形态各异，核圆形、卵圆形，核深染且染色质分布不均。呈颗粒粗或团块状，因核分裂异常，可见双核及多核。

2. 细胞改变　细胞大小不等，形态各异，胞质减少。

3. 细胞间关系改变　癌细胞可单独或成群出现，排列紊乱。早期癌涂片背景干净清晰，晚期癌涂片背景较脏，见成片坏死细胞、红细胞及白细胞等。

（二）阴道细胞涂片中癌细胞的分类

1. 鳞状细胞癌

（1）细胞核的改变：核增大且大小不一致，呈不规则圆形、卵圆形或畸形，核深染，核膜增厚，不规则，可见双核或多核，甚至裸核。

（2）细胞质的改变：胞质量减少，染色为蓝色、粉色或橘红色；细胞变性时，胞质可见空泡，或胞膜模糊，或为裸核；胞质内有时出现吞噬现象。

（3）细胞形态的改变：大多数癌细胞体积大，甚至比浅层细胞还大，称为巨型瘤细胞；也有少数癌细胞较小，称为小型癌细胞。癌细胞形态多异，可出现纤维状、蝌蚪状及其他畸形。

（4）细胞间关系的改变：癌细胞可以单个或成群出现，排列紊乱。早期癌涂片背景多清晰，洁净；晚期癌则可见成片坏死细胞、红细胞或多核白细胞。

2. 宫颈腺癌

（1）高分化细胞：细胞增大，高柱状，成群出现，边界清楚，排列成花瓣状或乳头状或为散在的单个细胞；胞质蓝染，有时可见空泡；核圆形或卵圆形，偏心，深染，常见巨大核仁；核膜增厚，染色质粗。

（2）低分化细胞：细胞成团脱落，排列紊乱，互相重叠；胞质少，边界不清楚，或融合成片；核大小不一致，深染，偏心，可见大核仁。

3. 子宫内膜腺癌　细胞较正常子宫内膜细胞

增大，边界不清，胞质少，细胞排列紊乱，有重叠，单个子宫内膜腺癌细胞为圆形或卵圆形，高分化的腺癌细胞仍可保持其柱状形态。胞质蓝染，可见小空泡，也可见到大空泡将核挤到一边。核为卵圆形，单核，偶见双核或多核，深染，染色质分布不匀，颗粒粗，核偏心，多为小核仁。核的大小及核仁大小与数目多少，与癌细胞的分化程度有关。分化差的癌细胞核增大明显，深染，并可见大核仁。

五、阴道细胞学诊断的报告形式

报告形式主要为分级诊断和描述性诊断两种。

（一）分级诊断

我国多采用分级诊断。临床常用巴氏5级分类法，其诊断标准如下：

Ⅰ级：正常。为正常阴道细胞的涂片。

Ⅱ级：炎症。细胞核普遍增大，淡染或有双核。有时炎症改变较重，染色质较多者，需要复查。

Ⅲ级：可疑癌。主要是核异质，表现为核大深染，核形不规则或双核。

Ⅳ级：高度可疑癌。细胞有恶性特征，但在涂片中数量较少。

Ⅴ级：癌。具有典型的恶性细胞特征且量多。

（二）描述性诊断

为了使宫颈/阴道细胞学的诊断报告与组织病理学术语一致，使细胞学报告与临床处理密切结合，1988年美国制定阴道细胞学TBS命名系统。国际癌症协会于1991年对宫颈/阴道细胞学的诊断报告正式采用了TBS分类法。近年我国也逐渐推广TBS分类法。

TBS描述诊断的细胞病理学诊断报告中包括：为临床医师提供有关标本（涂片）质量的信息、病变的描述、细胞病理学诊断及处理的建议。

TBS描述诊断的主要内容包括：

1. 感染 有无真菌、细菌、原虫、病毒等感染。可诊断滴虫、念珠菌阴道炎；细菌性阴道病；衣原体感染；单纯性疱疹病毒或巨细胞病毒感染；以及人乳头瘤病毒（HPV）感染等。

2. 反应性和修复性改变 如炎症（包括萎缩性阴道炎）或宫内节育器引起的上皮细胞反应性改变，以及放疗后的反应性改变。

3. 上皮细胞异常

（1）鳞状上皮细胞异常：

1）不典型鳞状上皮细胞，性质待定。

2）低度鳞状上皮内病变：包括HPV感染；鳞状上皮轻度不典型增生；宫颈上皮内瘤样变Ⅰ级。

3）高度鳞状上皮内瘤样变：包括鳞状上皮中度和重度不典型增生及原位癌；宫颈上皮内瘤样变Ⅱ级和Ⅲ级。

4）鳞状上皮细胞癌。

（2）腺上皮细胞异常：

1）绝经后出现的良性子宫内膜细胞。

2）不典型腺上皮细胞，性质待定。

3）宫颈腺癌。

4）子宫内膜腺癌。

5）宫外腺癌。

6）腺癌，性质及来源待定。

4. 其他恶性肿瘤细胞

近年来，计算机辅助细胞检测系统，利用电脑及神经网络软件对涂片进行自动扫描、读片、自动筛查，最后由细胞学专职人员做最后诊断，克服直接显微镜下读片，视觉疲劳造成漏诊。

第二节 女性生殖器官活组织检查

生殖器官活组织检查指生殖器官病变处或可疑部位取小部分组织做病理学检查，简称活检。绝大多数的活检可以作为诊断的最可靠依据，常用的取材方法有局部活组织检查、诊断性宫颈锥形切除、诊断性刮宫、组织穿刺检查。

一、外阴活组织检查

1. 适应证

（1）确定外阴白色病变的类型及排出恶变者。

（2）外阴部赘生物或久治不愈的溃疡，以明确诊断及排出恶变者。

2. 禁忌证

（1）外阴急性化脓性感染。

（2）月经期。

（3）疑恶性黑色素瘤。

3. 方法 患者取膀胱截石位，常规消毒外阴，铺无菌孔巾。于取材处用0.5%利多卡因行浸润麻醉，小赘生物可自蒂部剪下或用活体钳钳夹，局部压迫止血，病变面积大者行约1cm×0.5cm梭形切口。切口以丝线缝合1~2针，覆以无菌纱布，4~5日拆线。标本固定于10%甲醛溶液中，送病理检查。

4. 注意事项 切除病灶范围要包括病灶外围的部分正常皮肤；并注意切除皮肤的全层及皮下组织。

二、阴道活组织检查

1. 适应证 阴道赘生物、阴道溃疡灶。

2. 禁忌证 急性外阴炎、阴道炎、子宫颈炎、盆腔炎。

3. 方法 患者取膀胱截石位，阴道窥器暴露活检部位并消毒。活检钳咬取可疑部位组织，对表面有坏死的肿物，要取至深层新鲜组织。无菌纱布压迫止血，必要时阴道内放置无菌带尾纱布或棉球压迫止血，嘱其24小时后自行取出。活检组织常规送病理检查。

三、宫颈活组织检查

宫颈活组织检查是取部分宫颈组织作病理学检查，以确定病变性质。临床上分为钳取法、宫颈勺搔刮术及宫颈锥形切除术。

（一）钳取法

1. 适应证 阴道镜检查时反复可疑阳性或阳性者；宫颈脱落细胞检查巴氏Ⅲ级或Ⅲ级以上；宫颈脱落细胞检查巴氏Ⅱ级经抗感染治疗后仍为Ⅱ级；TBS分类鳞状细胞上皮异常（LSIL）及以上者；疑有宫颈癌或慢性特异性炎症，需要明确诊断者。

2. 方法 有单点及多点取材两种。单点取材用于诊断为宫颈癌的病理类型或浸润程度；可疑宫颈癌者可选用多点取材。

（1）患者取膀胱截石位，窥器暴露宫颈并以消毒。

（2）用活检钳在宫颈外口柱状上皮与鳞状上皮交接处取材，多点取材者可选3、6、9、12点，并且将标本分别以10%甲醛固定，注明部位。

（3）为提高取材的准确性，可在阴道镜指导下或应用荧光诊断仪发现可疑病变区，或在宫颈阴道部涂以复方碘溶液，选择不着色区取材。钳取的组织要有一定的深度，含足够的间质。

（4）取材后宫颈创面填塞带尾无菌纱布以压迫止血，12~24小时取出。

3. 注意事项

（1）因各种原因引起的阴道炎，应治疗后再取活检。

（2）妊娠期原则上不做活检，以避免流产、早产，但临床高度怀疑子宫颈恶性病变者仍应检查。月经前期不宜做活检，以免与活检处出血相混淆，且月经来潮时创口不易愈合，有增加内膜在切口种植的机会，

（二）宫颈勺搔刮术

以确定宫颈管内有无病变或是否以侵犯宫颈管。宫颈活检与宫颈勺搔刮术同时进行，可早期发现宫颈上皮内瘤样变及早期宫颈癌。

宫颈勺搔刮术是用细小刮匙伸入宫颈管全面搔刮1~2周，所得组织送病理检查。也可使用宫颈管刷取代替宫颈刮匙。

（三）宫颈锥形切除术

1. 适应证

（1）宫颈脱落细胞检查多次见到恶性细胞，而宫颈多处活检及分段刮宫均未发现病灶。

（2）宫颈活检为原位癌或镜下早期浸润癌，而临床可疑为浸润癌，为明确病变累及程度及手术范围。

（3）宫颈锥切术作为宫颈上皮内瘤样变或重度糜烂患者的治疗手段。

2. 方法

（1）腰麻或硬膜外麻醉下，患者取膀胱截石位，消毒外阴、阴道铺无菌巾。导尿后，窥器暴露宫颈并消毒宫颈、阴道及宫颈管。

（2）以宫颈钳钳夹宫颈前唇向外牵引，扩张宫颈管并做宫颈勺搔刮术。在病灶外或碘不着色区外0.5cm处做环形切口，斜向宫颈管并深入1~2.5cm，锥形切除宫颈组织。

（3）切下标本的12点处做一标志，以10%甲

醛固定，送病理检查。

（4）次日行子宫切除者，可行宫颈管前后唇缝合以止血。若暂时或不需子宫切除者，行宫颈成形术或荷包缝合术，术毕探察宫颈管。

（5）术后置尿管 24 小时，持续开放。

3. 注意事项

（1）用于治疗者，应在月经净后 3～7 日内进行。术后 6 周探察宫颈管有无狭窄，2 月内禁性生活。

（2）锥切术最好选在子宫切除术的前 24～48 小时进行，以免感染影响以后的手术。

（3）用于诊断者，不宜用电刀、激光刀，以免破坏切源组织，影响诊断。

四、子宫内膜活组织检查

（一）子宫内膜活组织检查

子宫内膜活组织检查可间接反映卵巢功能，直接反映子宫内膜病变，判断子宫发育程度及有无宫颈管及宫腔粘连，故为妇科临床常用的诊断与鉴别诊断的检查方法。

1. 适应证

（1）月经失调的类型。

（2）检查不孕症的症因。

（3）异常阴道出血或绝经后出血，需排除子宫内膜器质性病变。

2. 禁忌证

（1）急性亚急性生殖道炎症。

（2）可疑妊娠。

（3）急性严重全身性疾病。

（4）手术前体温 >37.5℃者。

3. 取材时间及部位

（1）了解卵巢功能：闭经如能排除妊娠则随时可取；采取可靠的避孕措施者可在月经期前 1～2 日取，一般多在月经来潮 12 小时内取，自子宫腔前、后壁各取一条内膜。

（2）功能失调性子宫出血：如疑为子宫膜增生症，应于月经前 1～2 日或月经来潮 24 小时内取材，疑为子宫内膜剥脱不全时，则应于月经第 5～7 日取材。

（3）原发性不孕：应在月经来潮前 1～2 天取材，如分泌相良好，提示有排卵，如内膜仍呈增生期改变，则提示无排卵。

（4）疑有子宫内膜结核：应在经前 1 周或月经来潮 12 小时内诊刮，诊刮前 3 日及术后 3 日每日肌内注射链霉素 0.75g 及异烟肼 0.3g 口服，以防诊刮引起结核病灶扩散。

（5）疑有子宫内膜癌：随时可取，除宫体外，还应注意自宫底取材。

4. 方法

（1）排尿后取膀胱截石位，查明子宫大小及方位。常规消毒外阴，铺孔巾。窥器暴露宫颈，碘酒、酒精消毒宫颈及宫颈管外口。

（2）以宫颈钳夹持宫颈前唇或后唇，用探针测量宫颈管及宫腔深度。

（3）使用专用活检钳，以取到适量子宫内膜组织为标准。也要以小刮匙代替，将刮匙送达宫底部，自上而下沿宫壁刮取（避免来回刮），夹出组织，置于无菌纱布上，再取另一条。术毕，取下宫颈钳，收集全部组织固定于 10% 甲醛溶液中送检。检查申请单注明末次月经时间。

（二）诊断性刮宫

诊断性刮宫简称诊刮，是诊断宫腔疾病重要方法之一，其目的是刮取宫腔内容物做病理检查协助诊断。若疑有宫颈管病变时，则需进行宫颈管及宫腔分步刮取组织，称分段诊刮。

1. 适应证

（1）子宫异常出血或阴道排液，须诊断和排除子宫内膜癌、宫颈管癌者。

（2）月经失调，需了解子宫内膜变化及其对性激素的反应。

（3）不孕症，需了解有无排卵者。

（4）疑有子宫内膜结核者。

（5）因宫腔内有组织残留或功血长期多量出血时，不仅起诊断作用，还有治疗作用。

2. 方法

（1）、（2）同上“子宫内膜活组织检查方法（1）、（2）”。

（3）阴道后穹窿处置盐水纱布一块，以刮匙顺序刮取宫腔内组织，特别注意刮宫底及宫角处。取下纱布上的全部组织装瓶、固定、标记后送病理检查。查看无活动性出血，术毕。

（4）疑有宫颈管病变或排除子宫内膜癌，应做分段刮宫。先不要探查宫腔深度，以免将宫颈管组织带入宫腔混淆诊断。先以小刮匙自宫颈内口至外口顺序刮一周，刮取宫颈管组织后再探查宫腔深度并刮取子宫内膜。刮出物分别装瓶、固定，送病理检查。

3. 注意事项

（1）不孕症或功血患者，应选择月经前或月经来潮12小时内进行，以便判断有无排卵或黄体功能不良。

（2）不规则阴道出血或异常出血疑为癌变者随时可行诊刮刮出物肉眼观察高度怀疑为癌组织时，不应继续刮宫，以防出血及癌组织扩散。若肉眼观察未见明显癌组织时，应全面刮宫，以获得诊断依据和达到治疗效果。

（3）双子宫或双角子宫，应将两处的子宫内膜刮净，以免漏诊与术后出血。

（4）出血、子宫穿孔、感染，术后宫腔粘连是刮宫的并发症，应注意避免。

第三节　输卵管通畅检查

输卵管通畅检查的主要目的是检查输卵管是否通畅，了解子宫和输卵管腔的形态及输卵管的阻塞部位。常用的方法有输卵管通气术、输卵管通液术、子宫输卵管造影术。其中输卵管通气术因有发生气栓的潜在危险，且准确率仅为45%～50%，故临床上已逐渐被其他方法所取代。近年来随着内窥镜的临床应用，已普遍采用腹腔镜直视下输卵管通液检查、宫腔镜下经输卵管口插管通液试验和腹腔镜联合检查等方法。

一、输卵管通液术

输卵管通液术是检查输卵管是否通畅的一种方法，并具有一定的治疗功效。即通过导管向宫腔内注入液体，根据注液阻力大小、有无回流及注入液体量和患者感觉等判断输卵管是否通畅。由于操作简便，无须特殊设备，广泛用于临床。

1. 适应证

（1）不孕症，男方精液正常，疑有输卵管阻塞者。

（2）检验和评价输卵管绝育术、输卵管再通术或输卵管成形术的效果。

（3）对输卵管黏膜轻度粘连有疏通作用。

2. 禁忌证

（1）内外生殖器急性炎症或慢性炎症急性或亚急性发作者。

（2）月经期或有不规则阴道出血者。

（3）可疑妊娠期者。

（4）严重的全身性疾病，如心、肺功能异常等，不能耐受手术者。

（5）体温高于37.5℃者。

3. 术前准备

（1）月经干净3～7日，禁性生活。

（2）术前半小时肌内注射阿托品0.5mg，解痉。

（3）患者排空膀胱。

4. 方法

器械阴道窥器、宫颈钳、长弯钳、宫颈导管、20mL注射器、压力表、Y形管等。

常用液体生理盐水或抗生素溶液（庆大霉素8万U、地塞米松5mg、透明质酸酶1500U，注射用水20～50mL），可加用0.5%的利多卡因2mL以减少输卵管痉挛。

操作步骤：

（1）患者取膀胱截石位，外阴、阴道、宫颈常规消毒，铺无菌巾，双合诊了解子宫的位置及大小。

（2）放置阴道窥器充分暴露子宫颈，再次消毒阴道穹窿部及宫颈，以宫颈钳钳夹宫颈前唇。沿宫腔方向置入宫颈导管，并使其与宫颈外口紧密相贴。

（3）用Y形管将宫颈导管与压力表、注射器相连，压力表应高于Y形管水平，以免液体进入压力表。

（4）将注射器与宫颈导管相连，并使宫颈导管内充满生理盐水，缓慢推注，压力不可超过160mmHg。观察推注时阻力大小、经宫颈注入的液体是否回流，患者下腹部是否疼痛。

（5）术毕取出宫颈导管，再次消毒宫颈、阴道，取出阴道窥器。

5. 结果评定 输卵管通畅顺利推注20mL生理盐水无阻力，压力维持在60～80mmHg以下，或开始稍有阻力，随后阻力消失，无液体回流，患者也无不适感，提示输卵管通畅。

输卵管阻塞勉强注入5mL即感有阻力，压力表见压力持续上升而不见下降，患者感下腹胀痛，停止推注后液体又回流至注射器内，表明输卵管阻塞。

输卵管通而不畅注射液体有阻力，再经加压注入又能推进，说明有轻度粘连已被分离，患者感轻微腹痛。

6. 注意事项

（1）所有无菌生理盐水温度以接近体温为宜，以免液体过冷造成输卵管痉挛。

（2）注入液体时必须使宫颈导管紧贴宫颈外口，防止液体外漏。

（3）术后2周禁盆浴及性生活，酌情给予抗生素预防感染。

二、子宫输卵管造影

子宫输卵管造影是通过导管向子宫腔及输卵管注入造影剂，X线下透视及摄片，根据造影剂在输卵管及盆腔内的显影情况了解输卵管是否通畅、阻塞的部位及子宫腔的形态。该检查损伤小，能对输卵管阻塞做出较正确诊断，准确率可达80%，且具有一定的治疗作用。

1. 适应证

（1）了解输卵管是否通畅及其形态、阻塞部位。

（2）了解宫腔形态，确定有无子宫畸形及类型，有无宫腔粘连、子宫黏膜下肌瘤、子宫内膜息肉及异物等。

（3）内生殖器结核非活动期。

（4）不明原因的习惯性流产，于排卵后做造影了解宫颈内口是否松弛，宫颈及子宫是否畸形。

2. 禁忌证

（1）内、外生殖器急性或亚急性炎症。

（2）严重的全身性疾病，不能耐受手术者。

（3）妊娠期、月经期。

（4）产后、流产、刮宫术后6周内。

（5）碘过敏者。

3. 术前准备

（1）造影时间以月经干净3～7日为宜，术前3日禁性生活。

（2）做碘过敏试验，阴性者方可造影。

（3）术前半小时肌内注射阿托品0.5mg，解痉。

（4）术前排空膀胱，便秘者术前行清洁灌肠，以使子宫保持正常位置，避免出现外压假象。

4. 方法 设备及器械：X线反射诊断仪、子宫导管、阴道窥器、宫颈钳、长弯钳、20mL注射器。

造影剂目前国内外均使用碘造影剂，分油溶性与水溶性两种。油剂（40%碘化油）密度大，显影效果好，刺激小，过敏少，但检查时间长，吸收慢，易引起异物反应，形成肉芽肿或微病变不易观察，有的患者在注药时有刺激性疼痛。

操作步骤：

（1）患者取膀胱截石位，常规消毒外阴、阴道，铺无菌巾，检查子宫位置及大小。

（2）以窥器扩张阴道，充分暴露宫颈，再次消毒宫颈及阴道穹窿部，用宫颈钳钳夹宫颈前唇，探查宫腔。

（3）将40%碘化油充满宫颈导管，排出空气，沿宫腔方向将其置入宫颈管内，徐徐注入碘油，在X线透视下观察碘化油流经输卵管及宫腔情况并摄片。24小时后再摄盆腔平片，以观察腹腔内有无游离碘化油。若用泛影葡胺液造影，应在注射完后立即摄片，10～20分钟后第二次摄片，观察泛影葡胺流入盆腔情况。

（4）注入碘油后子宫角圆钝，而输卵管不显影，则考虑输卵管痉挛，可保持原位，肌注阿托品0.5mg或针刺合谷、内关穴，20分钟后再透视、摄片；或停止操作，下次摄片前先使用解痉药物。

5. 结果评定

（1）正常子宫、输卵管宫腔呈倒三角形，双侧输卵管显影形态柔软，24小时后摄片盆腔内见散在造影剂。

（2）宫腔异常患宫腔结核时子宫失去原有的倒三角形态，内膜呈锯齿状不平；患子宫黏膜下肌瘤时可见宫腔充盈缺损；有子宫畸形时有相应显示。

（3）输卵管异常患输卵管结核时显示输卵管形态不规则、僵直或呈串珠状，有时可见钙化点；有输卵管积水时输卵管远端呈气囊状扩张；24 小时后盆腔 X 线摄片未见盆腔内散在造影剂，说明输卵管不通；输卵管发育异常，可见过长或过短的输卵管、异常扩张的输卵管、输卵管憩室等。

6. 注意事项

（1）碘化油充盈宫颈导管时，必须排尽空气，以免空气进入宫腔造成充盈损，引起误诊。

（2）宫颈导管与子宫内口必须紧贴，以防碘油流入阴道内。

（3）导管不要插入太深，以免损伤子宫或引起子宫穿孔。注入碘化油时用力不可过大，推注不可过快，防止损伤输卵管。

（4）透视下发现造影剂进入异常通道，同时患者出现咳嗽，应警惕发生油栓，立即停止操作，取头低脚高位，严密观察。

（5）造影后 2 周禁盆浴及性生活，可酌情给予抗生素预防感染。有时可因输卵管痉挛而造成输卵管不通的假象，必要时重复进行造影。

三、妇产科内镜输卵管通畅检查

近年来，随着妇产科内镜的大量采用，为输卵管通畅检查提供了新的方法，包括腹腔镜直视下输卵管通液检查、宫腔镜下经输卵管口插管通液试验和腹腔镜联合检查等方法，其中腹腔镜直视下输卵管通液检查准确率可达 90%~95%。但由于内镜手术对器械要求较高，且腹腔镜仍是创伤性手术，故并不推荐作为常规检查方法，通常在对不孕、不育患者行内镜检查时例行输卵管通液（加用亚甲蓝染液）检查。内镜检查注意事项同上。

第四节 常用穿刺检查

妇产科常用的穿刺检查有腹腔穿刺、羊膜腔穿刺。腹腔穿刺又分为经腹壁腹腔穿刺、经阴道后穹窿穿刺。

一、经腹壁腹腔穿刺术

妇科病变多位于盆腔及下腹部，故可通过经腹壁腹腔穿刺术（abdominal paracentesis）明确盆、腹腔积液性质或查找肿瘤细胞。腹腔穿刺术是一种手段，即可用于诊断又可用于治疗。穿刺抽出的液体，除观察其颜色、浓度及黏稠度外，还要根据病史决定送检项目，包括常规化验检查、细胞学检查、细菌培养、药敏试验等。

1. 适应证

（1）用于协助诊断腹腔积液的性质。

（2）鉴别贴近腹壁的肿物性质。

（3）穿刺放出部分腹水，暂时缓解呼吸困难等症状，使腹壁松软易于作腹部及盆腔检查。

（4）腹腔穿刺注入药物行腹腔化疗。

（5）气腹造影时，穿刺注入二氧化碳，拍摄 X 线片，盆腔器官可清晰显影。

2. 禁忌证

（1）可疑腹腔内广泛粘连者，特别是晚期卵巢癌广泛盆、腹腔转移致肠梗阻者。

（2）疑为巨大卵巢囊肿患者。

3. 方法

（1）体位：根据病情和需要可取坐位、半卧位、平卧位，并尽量使患者舒服，以便能够耐受较长的操作时间。

1）腹水量较多及拟行囊肿内穿刺时，通常采取仰卧位。

2）腹水量较少时，多采用半卧位或侧卧位。

（2）穿刺点：可以选择腹部任一象限，但应避开手术皮肤瘢痕、肿大的肝或脾、充盈膀胱和腹直肌。

1）一般选择左下腹部或右下腹部脐与髂前上棘连线中、外 1/3 交界处。

2）脐与耻骨联合上缘连线中点下方、偏右或偏左 1.0~1.5cm 处。

3）侧斜卧位时，多选择经脐水平线与腋前线相交处。

4）拟行囊肿内穿刺时，穿刺点检查 B 型超声定位后选在囊性感明显的部位。

（3）术前准备：常规消毒，戴无菌手套后铺无菌洞单。

（4）麻醉：穿刺点自皮肤至腹膜壁层逐层用0.5%利多卡因局部浸润麻醉。

（5）具体操作方法：术者左手固定穿刺点皮肤，右手持能通过细塑料管且针尖较钝的穿刺针，经麻醉的穿刺点处垂直刺入腹壁，逐层进针，待推送穿刺针的手有落空感，即阻力突然消失时，提示穿刺针已经进入腹腔，拔出针芯即可有液体流出，接上20mL。若连续腹腔给药或进行腹腔化疗，则需选用静脉套管留置针，将该穿刺针刺入腹腔后抽出针芯，固定好塑料套管针，连接在注射器或静脉输液器上。若需腹腔放液减压时，在针座处接一消毒胶管，用血管钳夹住，进入腹腔后连接于引流袋，这样既能够计量，又能观察调节放液速度。

（6）术毕穿刺点处理：抽吸、给药或放液结束后拔出穿刺针，局部消毒后覆盖无菌纱布，用胶布固定。

4. 穿刺液性质和结果判断

（1）新鲜血液：放置6分钟以上不凝固，则为内出血，多见于异位妊娠或流产、黄体破裂、子宫穿孔或破裂及其他脏器如肝、脾的破裂。

放置后迅速凝固，或滴在洁白的纱布上能出现红晕者，为血管被刺伤，应改变穿刺针方向，或重新穿刺。

（2）淡血性液体或血性渗出液：见于出血性输卵管炎。

（3）巧克力色稠厚液液体：则为巧克力囊肿或囊肿破裂。

（4）陈旧性不凝血：见于陈旧性异位妊娠。

（5）微浑浊淡黄色或淡红色液体：多为炎性渗出液，见于急性盆腔炎或急性阑尾炎。

（6）脓液：多为盆腔脓肿或阑尾脓肿。

（7）血性腹水：多为恶性肿瘤如卵巢癌、输卵管癌等癌性腹水。

（8）草绿色或青绿色浑浊多泡沫液体：多为盆腹腔结核。

（9）抽出清亮无色少泡沫液体：多为漏出液，为肝硬化、心源性或肾源性腹水。

（10）抽出清亮淡绿色液体：多见于卵巢黄体囊肿、卵泡囊肿、黄素囊肿、多囊卵巢等。

5. 注意事项

（1）注意无菌操作，避免腹腔感染。

（2）术中严密观察患者的一般情况，如出现头晕、心悸、气促、恶心、脉搏加快及面色苍白者，应立即停止操作，并作必要的处理。

（3）穿刺时需谨慎小心，不可过深，也不可过分向前或向后，避免损伤肠管、膀胱及吸血管，腹腔内有粘连可疑或有腹膜炎史、手术史者应慎重选择适当穿刺部位，避免刺伤肠管，宜在B超下穿刺为好。

（4）腹腔穿刺抽不到液体，一个变换针头方向，或改变体位。腹水少时，可边退针边抽吸，易抽得液体；也可在B超定位后穿刺。

（5）穿刺成功拟大量放液时，针头必须固定牢靠，以免针头移动损伤肠管；放液速度不宜过快，放液量不宜太多，一般速度不超过1000mL/h，一次放液量不超过4000mL。

（6）给药或放液不畅时，可烧移动针头或改变体位。

（7）抽得的液体或内容物，应首先肉眼观察颜色、混浊度及黏度等性状，并立即送常规化验、细菌学及细胞学检查，包括比重、总细胞数、红细胞数和白细胞数、浆膜黏蛋白定性试验（Rivalta试验）、蛋白定量、细菌培养加药敏试验及有无癌细胞等，必要时作肿瘤标志物检测。

（8）腹腔给药完毕后，嘱患者转动身体以使药液均匀分布腹腔；放液完毕，嘱患者平卧，并注意针眼是否漏液。

（9）经腹壁腹腔穿刺行气腹造影患者，造影完毕后须再作腹腔穿刺，放出气体。

二、经阴道后穹窿穿刺术

直肠子宫陷凹是直立时腹腔最低部位，故腹腔内的积血、积液、积脓易积存于此。阴道后穹窿顶端与直肠子宫陷凹贴接，由此处行经阴道后穹窿穿刺术（culdocentesis），对抽出物进行肉眼观察、化验、病理检查，是妇产科临床常用的辅助诊断方法。

1. 适应证

（1）疑盆腔内有液体、积血或积脓时，可做穿刺抽液检查，以了解积液性质，有无癌细胞。

（2）盆腔脓肿的穿刺引流及局部注射药物。

（3）分娩过程中，发现卵巢囊肿在盆腔嵌顿，阻碍分娩，在排除恶性的情况下，可急行穿刺排出囊液，让胎先露自然下降，有条件时应行剖宫产术及囊肿切除术。

（4）盆腔肿块位于子宫直肠窝内，经后穹窿穿刺，直接抽吸肿块内容物作涂片，行细胞学检查，以明确性质。若高度怀疑恶性应尽量避免穿刺。一旦穿刺诊断为恶性，应及早在短期内手术。

（5）宫外孕破裂后，可在后穹窿抽出腹腔血液明确诊断。

2. 禁忌证

（1）盆腔严重粘连、子宫直肠窝被较大肿块完全占据并已突向直肠者。

（2）临床高度怀疑恶性肿瘤者。

（3）疑有肠管与子宫后壁粘连者。

（4）异位妊娠准备采用非手术治疗时，尽量避免穿刺，以免引起感染，影响疗效。

3. 方法

（1）排空小便，膀胱截石位，常规消毒外阴、阴道，窥器暴露子宫颈。

（2）宫颈钳钳夹宫颈后唇向前上方牵拉，暴露后穹窿，再次消毒。

（3）用5～10mL空注射器接22号长针头，检查针头有无堵塞，在后穹窿中央或稍偏病侧，距离阴道宫颈交界处稍下方平行宫颈管刺入，当针穿过阴道壁，有落空感后（进针深约2cm），立即抽吸注射器，必要时适当改变方向或深浅度，如无液体抽出，可边退针边抽吸。针管针头拔出后，穿刺点如有活动性出血，可用棉球压迫片刻。血止后取出阴道窥器。

4. 穿刺液性质和结果判断　基本同经腹壁腹腔穿刺。

5. 注意事项

（1）穿刺方向后穹窿中点进针，采用与子宫颈管平行的方向，深入至直肠子宫陷凹。不可过分向前或向后，以免针头刺入宫体或进入直肠。

（2）穿刺深度要适当，一般2～3cm，过深可刺入盆腔器官或穿入血管。若积液量较少时，过深的针头可超过液平面，抽不出液体而延误诊断。

（3）有条件或病情允许时，可先行B型超声检查，以协助诊断后穹窿有无液体及液体量多少。

（4）后穹窿穿刺未抽出血液，不能完全除外宫外孕。因为内出血量少，血肿位置高或与周围组织粘连时，均可造成假阴性。

三、经腹壁羊膜腔穿刺术

经腹壁羊膜穿刺术（amniocentesis）是在中晚期妊娠时，用穿刺针经腹壁、子宫壁进入羊膜腔抽取羊水，供临床分析诊断或注入药物用于治疗。

1. 适应证

（1）产前诊断：如35岁以上高龄孕妇、夫妇一方曾有染色体异常或先天性代谢障碍家族史、性连锁遗传病携带者需确定此次胎儿性别、曾分娩神经管缺损儿或此次母血清甲胎蛋白值明显升高者。

（2）胎儿成熟度的判断：对高危妊娠为保障母儿安全需提前终止妊娠引产者，可从羊水检测了解胎儿肺、肝、肾等功能成熟情况。

（3）怀疑有母儿血型不合溶血症者，可检查羊水中胆红素、雌三醇，判断胎儿预后。

（4）胎儿异常或死胎须做羊膜腔内注药（依沙吖啶等）引产终止妊娠者。

（5）必须短期内终止妊娠，但胎儿未成熟需行羊膜腔内注入皮质激素以促进胎儿肺成熟者。

（6）胎儿宫内发育迟缓者，可于羊膜腔内注入清蛋白、氨基酸等促进胎儿发育。

（7）羊水过多，胎儿无畸形，须放出适量羊水以改善症状及延长孕期，提高胎儿存活率者。

（8）羊水过少，胎儿无畸形，可间断于羊膜腔内注入适量生理盐水，以预防胎盘和脐带受压，减少胎儿肺发育不良或胎儿窘迫。

2. 禁忌证

（1）严重心、肝、肾疾患。

（2）急性生殖道炎症。

（3）一周内曾行穿刺失败。

（4）孕期曾有流产征兆。

（5）体温超过37.5℃以上时。

（6）胎盘早期剥离、腹部感染化脓者。

（7）各种疾病的急性阶段。

3. 术前准备

（1）孕周选择：胎儿异常引产者，宜在孕

16～26周之内；产前诊断者，宜在孕16～22周，此时子宫轮廓清楚，羊水量相对较多，易于抽取，不易伤及胎儿，且羊水细胞易存活，培养成功率高。

（2）穿刺部位的选择

1）宫底下2～3横指下方中线或两侧选择囊性感明显部位作为穿刺点。

2）B型超声定位：可在B型超声引导下穿刺，亦可经B型超声定位标记后操作。穿刺前先行胎盘及羊水暗区定位，穿刺时尽量避开胎盘，在羊水量相对较多的暗区进行。

（3）中期妊娠引产：常规术前准备测血压、脉搏、体温，进行全身及妇科检查，注意有无盆腔肿瘤，子宫畸形及宫颈发育情况；检查血、尿常规、出凝血时间、血小板和肝功能；会阴部备皮。

4. 方法　孕妇排尿后取仰卧位，腹部皮肤常规消毒，铺无菌孔巾。在选择好的穿刺点，0.5%利多卡因行局部浸润麻醉。用22号或20号腰穿针垂直刺入腹壁，穿刺阻力第一次消失，表示已进入腹腔，继续进针又有阻力表示进入宫壁，阻力再次消失表示已达羊膜腔。拔出针芯即有羊水溢出。抽取所需羊水量或直接注药。将针芯插入穿刺针内，迅速拔针，敷以无菌干纱布，加压5分钟后胶布固定。

5. 注意事项

（1）如抽不出羊水可调整穿刺方向与深度，每次最多试穿2～3次。若失败，间隔一周后可再试穿。

（2）穿刺术后应卧床休息数小时，有宫缩者宜给宫缩抑制剂。

（3）出生的婴儿应仔细检查有无刺伤痕迹。

（4）腔内注液或放水速度应缓慢。

（5）若穿刺部位为胎盘可另选穿刺点，或穿透胎盘进入羊膜腔。

（6）穿刺后发生流产或早产率为0.1%～0.2%。

（7）注意严格无菌，避免发生宫内感染。

第五节　羊水检查

羊水检查是经羊膜腔穿刺取羊水，进行羊水分析的一种诊断方法。早在20世纪50年代初已被用于母儿血型不合的检查，其后开始应用羊水细胞的性染色体检查判断胎儿性别，进而开展羊水细胞培养行染色体核型分析。此后还开展了羊水细胞培养进行酶的分析以及羊水各项生化测定等。总之，羊水是一个可以较直接反映胎儿各项功能的介质，随着各项检查技术的提高，羊水检查将为临床提供更多有关胎儿的情报。

（一）适应证

1. 宫内胎儿成熟度的判定　若高危妊娠需引产，在引产前需了解胎儿成熟度，以选择分娩的有利时机。

2. 某些疾病检查　超声波检查疑有神经管缺陷等胎儿畸形或母体血中甲胎蛋白异常高值者。母亲孕期有某些病原体感染，如风疹病毒、巨细胞病毒或弓形体感染。

3. 细胞遗传学检查　用于夫妇任何一方有染色体异常分娩史者，易发生胎儿染色体异常的35岁以上的高龄孕妇，夫妇一方是某种基因病患者或曾生育过某一基因病患儿的孕妇，胎儿诊断怀疑先天性代谢异常者。

4. 某些疾病的诊断　如疑为母儿血型不合的诊断。

（二）检查方法

经腹壁羊膜穿刺术，见“常用穿刺检查”。

（三）临床应用

1. 胎儿成熟度检查　胎儿成熟度的监测是决定高危妊娠选择合理的分娩时间和处理方针的重要依据，主要是通过羊水中某物质的消长来观察胎儿的器官功能是否发育完善。

（1）肺检查：胎儿肺成熟的检查对判定新生儿的特发性呼吸窘迫综合征（idiopathic respiratory distress syndrone，IRDS），即新生儿肺透明膜病极有意义。此种情况主要见于妊娠37周前分娩的早产儿。病死率为50%～70%，此病也可见于剖宫产儿及产母有糖尿病可妊娠高血压综合征的初生儿。

新生儿呼吸窘迫综合征占所有新生儿死亡病例为19.5%。患新生儿呼吸窘迫综合征的新生儿被证实为肺泡表面活性物质主要是卵磷脂的缺乏导致。因此使肺泡表面张力增加和稳定性丧失而导致呼气末肺泡萎陷，进行性两肺膨胀不全，机体缺氧，肺泡上皮细胞破坏，通透明性增加，含纤维蛋白原的液体不渗入肺泡壁形成透明膜，阻碍换气而死亡。

常用的检测方法有羊水泡沫振荡试验、羊水吸光度测定、薄层包谱法卵磷脂和鞘磷脂比值测定、酶法卵磷脂定量以及荧光偏振测定。

1）羊水泡沫试验：羊水中的一些物质可减低水的表面张力，经振荡后，在所液界面可形成稳定的泡沫。在抗泡沫剂乙醇的存在下，蛋白质、胆盐、游离脂肪酸和不饱和磷脂等形成的泡沫在几秒钟内即使迅速破坏消除。而羊水中的肺泡表面活性物质和磷脂是即亲水又亲脂的两性界面物质，它甩形成的泡沫在室温下可保持数小时，故经振荡后可在液界面出现环绕试管边缘的稳定泡沫层。该试验是最常用的床边试验，一般取试管两支。第一管羊水与95%乙醇之比为1∶1，第二管比例为1∶2，经强力振荡15～20秒后，静置15分钟后观察，如第二管表面还存在完整泡沫环，则L/S比值≥2，提示胎儿成熟；如仅第一管表面存在完整泡沫环，则L/S比值可能<2；如两管均不见泡沫环，则提示胎儿不成熟。进一步精确的羊水泡沫试验还可以将羊水与95%乙醇进行一系列的稀释试验。

2）羊水吸光度测定：羊水吸光度测定是以羊水中磷脂类物质的含量与其浊度之间的关系为基础的。测定时以蒸馏水调零，光径1cm，波长650nm，读取A值，有文献报道认为A650≥0.075为阳性，表示胎儿成熟。如A650≤0.050为阴性，表示胎儿不成熟。

3）薄层层析色谱测定卵磷脂/鞘磷脂比值：在妊娠早期羊水中卵磷脂浓度很低，35周后突然升高，而鞘磷脂在妊娠32～40周较稳定，因此L和S在组成上的变化可以明显反映该胎儿肺的成熟度，TLC法有较高的准确性，原量是用有机溶剂氯仿抽提羊水中的磷脂，将标本与L/S标准品置由硅胶G或H铺成的TLC板上展开，可选择不同的染色剂磷钼蓝、罗丹明B、硝酸氧铋、磷钼酸、氧化亚锡或饱和碘蒸气等，着色后依吸层快慢标准品显示磷脂酰甘油、磷脂酰丝氨酸、磷脂酰乙醇胺、磷脂酰肌醇、卵磷脂和鞘磷脂的位置，将样品与标准品对照，测量样品L和S色谱斑面积或用光密度计扫描求得L/S比值。以L/S>2.0作为判定胎儿肺成熟的阈值。以此值预测IRDS的灵敏度为84%，非特发性呼吸窘迫综合征的发病率却高于正常孕妇的新生儿，这点不应忽视。关于IRDS研究及其方法学进展很快，除上述方法外，还可用酶法直接测定卵磷脂和磷脂酰甘油，如卵磷脂<40mg/L则说明胎儿不成熟，羊水中如检出磷脂酰甘油，即使L/S<2.0新生儿也不会出现IRDS，荧光偏振微黏度测量是根据较高的表面活性物质可产生较低的偏振值，FP与微黏度呈负相关的原理，以净偏振为单位，将净偏振300mpol定为医学决定水平，来判定IRDS。其灵敏度为87%，特异性为92%。

（2）肾检查

1）肌酐测定：羊水中的肌酐来源于胎儿尿，为胎儿代谢产物，其排泄量反映肾小球的成熟度。虽然肌酐在反映胎儿成熟度方面是一个可靠的化学指标，但其浓度受几种因素干扰，因此在解释和判断胎儿成熟度时应注意：①羊水中肌酐浓度受羊水量和胎儿肌肉发育程度的影响；②孕妇血浆肌酐浓度会影响羊水肌酐浓度，羊水肌酐范围较宽，为159.1～353.6μmol/L，一般高于血浆值，肌酐浓度≥176.8μmol/L提示胎儿成熟，132.6～175.9μmol/L为可疑，≤131.7μmol/L为不成熟。

2）葡萄糖测定：羊水葡萄糖主要来自母体，部分来自胎儿尿。妊娠23周前随羊膜面积扩大，羊水增加，羊水葡萄糖逐渐增加，至24周达高峰2.29mmol/L左右，以后随胎儿肾成熟，肾小管对葡萄糖重吸收增强，胎尿排糖量减少，加上胎盘通透明性随胎龄增加而降低，羊水葡萄糖便逐渐降低，临产时可降到0.40mmol/L以下。羊水葡萄糖<0.56mmol/L，提示胎儿肾发育成熟；羊水葡萄糖>0.80mmol/L为不成熟。

（3）肝检查：羊水中的胆红素随着胎儿肝脏酶系统逐渐完善而减少，因此羊水中胆红素浓度可作为判断胎儿肝成熟的一个指标。根据胆红素中450nm有吸收峰的特点，取5～10mL羊水以滤纸去除上皮细胞与胎脂，以蒸馏水调零，光径1.0cm，波长450nm读取吸收光度。A450＜0.02提示胎儿肝成熟；0.02～0.04为可疑，A450＞0.04为未成熟。此外该项检测还可协助诊断胎儿溶血及估计溶血的进展情况，为胎儿出生前后的临床处置提供依据。如果孕妇本人有某种原因的溶血性贫血或严重肝功能不良的时，也会致羊水的胆红素升高，应予以注意。羊水胆红素定量应＜0.43μmol/L。

（4）皮脂腺检查：羊水中和脂肪细胞为从胎儿皮脂腺及汗腺脱落的细胞，晚期妊娠时，羊水中脂肪细胞出现率随胎龄增加而增高，可作为胎儿皮肤成熟的指标。将羊水的离心沉淀物滴于载玻片上，加1.36mmol/L硫酸尼罗蓝水溶液1滴混匀，1～2分钟后加盖片，于火焰上50～60℃缓缓加热2～3分钟，置显微镜下观察，脂肪细胞无核，染成杨橘黄色，其他细胞染成蓝色，计数200～500个细胞，计算脂肪细胞出现率。如出现率＞20%为成熟，10%～20%为可疑，＜10%为未成熟，但≥50%为过熟。

（5）唾液腺检查：羊水中淀粉酶来自胎儿胰腺及唾液腺。胰腺型同工酶自始至终变化不大，唾液腺型同工酶自妊娠28周左右开始增加较快，显示胎儿唾液腺有公泌功能，妊娠36周后其活性显著上升，因此测定羊水中淀粉酶含量，可作为判断胎儿成熟度的一个指标，胎龄＞38周，若酶活性＞120苏氏单位为成熟儿，否则为未成熟儿。

肌酐、葡萄糖、胆红素和淀粉酶测定方法详见“临床生物化学和生物化学检验”。

2. 产前诊断

（1）先天性遗传性疾病的产前诊断：先天性疾病包括遗传性疾病，即亲代的病态基因经生殖细胞配子结合形成合子时传给子代的疾病和非遗传因素，如一些在配子形成，染色体联会时的基因突变，受精卵以育等过程中由于某些外在因素的影响而引起和疾病。这类疾病表现为患儿智力，器官结构和功能等种种缺陷。

产前诊断中可将先天性遗传性关病分为三大类：

1）染色体病：由于遗传或环境因素引起染色体的数目及结构上的异常造成的疾病。在临床上可发现新生儿的有多种畸形并常伴有智力障碍。这类情况占出生总数的0.5%，产前诊断的25%～50%。

2）单基因遗传病：仅有一对基因发生突变或异常引起的疾病。绝大多数表现为酶的缺陷。临床上称为先天性代谢病。能用生化方法诊断的约有300种，其中50%为常染色体显性遗传，40%为常染色体隐性遗传，10%以X伴性遗传为多见。一般占出生总数的1.8%，产前诊断的6%～10%。

3）多基因遗传病：两对以上的多对基因突变。各对基因呈共显性，每对基因的作用是微小的，但若干对基因作用积累，或形成一个明显的效应，在临床上出现一个病状群，主要表现为一些先天畸形，如唇、腭裂和畸形足、脊柱裂、无脑儿、神经管畸形、幽门狭窄、先天性髋关节脱位、先天性心脏病等，这类病占出生总数的2.6%，产前诊断的40%～50%。某些多基因异常遗传病，如I型糖尿病、高血压病、冠心病、哮喘、精神分裂症等常是遗传因素与环境因素共同作用的结果，它只能从群体调查和家族系谱的发病率中了解其分布及复现率。

（2）染色体病核型分析：主要用于检查染色体结构异常而造成的遗传性疾病。一般是将新鲜的羊水20～30mL，经离心得到羊水中的细胞，经RPMI-1640培养液与25%小牛血清中培养8～10天后，以秋水仙素处理，使细胞均停止在M期，经获得分裂象细胞，将细胞经低渗、固定、制片处理后，进行Giemsa染色或用显带染色，然后进行核型分析。

（3）性染色质检查和性别基因诊断

1）性染色质检查：羊水细胞性染色质的检查有助于诊断性连锁性遗传病（sex linked inheritance disease），如甲、乙型血友病，原发性低丙种球蛋白血症，自毁容貌综合征，肌营养不良，G-6PD缺乏症。黏多糖沉积病二型，糖原代谢病二型如果父亲为X-连锁隐性基因携带者，父亲正常，则男胎一半正常，一半为患者；女胎一半正常，一半为基因携带者，可根据检测结果决定是否继续妊娠。常规的检查方法是将羊水10mL注入离心管，以1000r/min离心10分钟弃上清，管底沉淀物加甲醇冰乙酸液 8mL 固定 30 分钟，按前述条件离心弃上清，再加少许新鲜固定液制备成细胞悬液，取 1～2 滴于载玻片上，空气中干燥待染色。

羊水细胞制片选用：①X 染色质检查（examination of X chromatin 或 Barr rest）：一般采用甲苯胺蓝染色，经油镜观察。镜下可见到两类细胞核，一类核大，核膜完整，结构清晰，染色质均匀，称可数细胞；另一类核小固缩或染色过深，结构分辨不清或核重叠，有破损，为非或细胞。在可数细胞的核膜内缘处，见到呈深蓝色的三角形，半圆形或馒头形的染色质块，其大小为 1.2μm × 0.7μm 左右，即 X 染色质，记录 X 性染色质的细胞当选目算出其百分率，X 染色质≥6% 者判为女胎，≤5% 者判为男胎；②Y 染色质的检查采用米帕林荧光染色，在荧光显微镜下观察，可见细胞核的偏中心部或近核膜处有 0.3μm 大小的荧光弧状圆点，轮廓清晰，较其周围的核质荧光屏光为强，有时荧光点过大或过小，所发荧光很强，与其余核质所荧光分开，这种荧光小体就是 Y 染色质。当荧光点过大或过小，所发荧光很弱与核质荧光无区别时，则不是 Y 染色质。选择核均匀，核完整清晰的可数细胞，计算出有 Y 染色质细胞的百分率，Y 染色质细胞≥5% 诊断为男胎，< 4% 女胎。如羊水细胞中 X、Y 小体同时≥5%～6% 应考虑是否为性染色体数量异常，此种病例应进一步分析核型。

2）性别基因诊断：随着基因的诊断技术发展，胎儿性别诊断有了更准确、更灵敏的方法，使对于性连锁疾病诊断的正确性可靠性大为提高。

最常用的方法是：Y 特异 DNA 探针对人性别诊断。有关 Y 染色体 DNA 的探针有多种，如 PHY3.4，PHY2.1 等，目前最公认的是 Y 染色体特异的 SRY 基因，在男性性别决定中起关键作用。将羊水细胞用细胞裂解液解后，点于硝酸纤维膜上与 P 标记 SRY 基因探针直接进行斑点杂交，或将羊水细胞 DNA 经 0.7% 琼脂糖凝胶电泳分离后进行 Southern 印迹杂交，凡出现杂交斑点或代的为男性，不显示或显示极弱者为女性。

PCR 基因扩增法：测定性别以常规蛋白酶-SDS-酚法提取羊水细胞 DNA0.1～1.0μg 或直接羊水细胞裂解得到 DNA 为模板，进行 PCR 基因扩增测定胎儿性别，用于产前诊断胎儿性别的 Y 染色体基因有 4 种：DYZ1，DYS14，ZFY 和 SRY。目前认为 SRY 是睾丸决定因子的最佳候选基因，以两对 SRY 基因 HMGRox 保守序列的引物进行 DNA 扩增 1.5% 琼脂糖电泳，溴化己啶染色，根据分子量标准，男性胎儿在分子量为 271bp 处可见一 SRY 特异区带。

3. 羊水上清液的生化测定　主要用于遗传性代谢疾病的检测。已知的遗传性代谢病有 3000 多种，有 89 种可进行产前诊断。这些先天性代谢病产前诊断方法大都比较复杂。临床实验室能够开展一些简单方法主要用于黏多糖沉积病，开放性神经管缺陷和某些酶缺陷的检查。

（1）黏多糖沉积病的检查：黏多糖沉积病是由于细胞溶酶体酸性水解酶先天性缺陷所致。根据病因本病可分为八大类型，我国已报告 200 余例，主要表现为严重的骨骼畸形、肝脾大，智力障碍以及其他畸形。黏多糖沉积病产前诊断以测定培养羊水细胞内特异的酶活力最为可靠，但实验要求高，一般实验室难开展。两种较简单的实用的方法是甲苯胺蓝定性及糖醛酸法半定量测定。

1）甲苯胺蓝定性：方法同尿液黏多糖检查。妊娠早期羊水正常者可呈阳性，妊娠中后期为阴性如阳性提示胎儿患黏多糖沉积病。

2）糖醛酸半定量测定：羊水中酸性黏多糖与四硼酸钠硫酸溶液反应生成糖醛酸，以每毫克肌酐中糖醛酸的量反映酸性黏多糖的多少。随着妊娠的进展，糖醛酸含量逐渐减少，妊娠 16～20 周的参考值为 3.3～7.0mg/mgCr，如高于此值应考虑有黏多糖沉积病。本法除 Morguio 综合征外对其他类型的黏多糖沉积病均有诊断意义。

（2）神经管缺陷的检查

1）甲胎蛋白（AFP）测定神经管缺陷在产前诊断中占有很大的比例。而羊水甲胎蛋白的测定是诊断神经管缺陷的常规方法。AFP 主要在胎儿肝脏及卵黄囊内合成，羊水中 AFP 来自胎儿尿，小部分来自胎儿胃肠道、羊膜及绒毛膜。正常妊娠羊水中 AFP 在妊娠 15 周时最高，可达 40mg/L，20～22 周逐步下降，23 周后稳定下降，32 周后降至 25mg/L 并一直维持此水平至足月。开放性神经管缺陷的胎儿，如无脑儿和脊柱裂，胎血内的

AFP 可从暴露的神经组织和脉络丛渗入羊水，使 AFP 高于正常 10 倍以上。羊水中 AFP 测定对胎儿神经管缺陷诊断属非特异性检查。胎儿血中 AFP 含量比羊水高 150～200 倍，若穿刺伤及胎儿和胎盘，可出现假性升高，此点必须注意。AFP 测定需将妊娠中期羊水上清稀释 100 倍后，按血清 AFP 免疫学方法测定。

AFP 除用羊水检测外亦可用母体血筛查，诊断开放性神经管畸形的准确率达 90% 以上，因此具有特殊诊断价值。此外胎儿其他畸形如先天性肾疾病、食道闭锁、脑积水、骶尾畸形瘤、染色体异常、糖尿病、先兆子痫等各种原因引起的胎盘功能不足、流产、胎死宫内等，羊水 AFP 也可升高。

2）羊水总胆碱酯酶（TCHE）测定：常用于确认升高的羊水 AFP 水平。羊水含有的胆碱酯酶依其对乙酰胆碱亲和力的差异，分为真性胆碱酯酶和假性胆碱酯酶两种。胎儿早期机体内即已合成胆碱酯酶（CHE），于妊娠 12 周时可测得羊水中 CHE 显著升高，当胎儿神经稍不成熟时，从胎儿的脑脊液和血液渗出到羊水中的 CHE 比成熟时为多，故作为羊水 TCHE 测定，可用于对开放性神经管缺陷的诊断。测定方法为用丙酰硫代胆碱或乙酰硫代碱作为底物，5，5-二硫代双为显色剂的速率法或终点法。

3）羊水中真性乙酰胆碱酯酶测定：羊水中真性乙酰胆碱酯酶活性能增加与胎儿开放性神经管畸形高度相关，乙酰胆碱酯酶（ACHE）定性的聚丙烯酰胺凝胶电泳分析是当前常用的方法，特别是对神经管畸形可疑症的确诊。该方法首先经 pH 8.1 电泳将假性胆碱酯酶（PCHE）和乙酰胆碱酯酶（ACHE）分开，再根据酶学反应原理，与 CHE 底物乙酰硫代胆碱和反映示剂共同温育，CHE 分解底物产生的硫代碱胆与铜离子反应形成复合物，在酶区视野出现白色沉淀线。正常羊水电泳后可见一条慢速的 PCHE 区带，快速 ACHE 区带极微。开放性神经管缺陷羊水可见明显快泳的 ACHE 区带，而同时加入等量 ACHE 特异抑制剂 BW284C51 的样品电泳后，可见此 ACHE 区带消失。ACHE 定性电泳时一定要做阳性与阴性对照，以保证结合判断准确无误，凝胶电泳分析为无脑畸形和开放性脊柱裂的筛诊阳性率可达到 99.5%，但胎儿患脐疝流产和其他严重先天畸形时，羊水 ACHE 也可呈阳性。因此对于诊断结论，决定是否完成或终止妊娠必须结合其他检查综合考虑。

（3）胰腺纤维囊性变的检查

1）γ-谷氨酰转移酶（GGT）测定：正常妊娠羊水 GGT 活性以妊娠 14～15 周时最为高，为母体血浆的 10～100 倍，然后逐渐下降，至胎龄 30～40 周时，只有 15 周时的 1/40。于 15 周左右测定 GGT 的产前的早期诊断胰腺纤维囊性变的最佳指标，预测准确性达 77%～84%，GGT 下降的原因是富含 GGT 的小肠微绒毛停止发育或有酶的抑制物释入羊水所至。此外胎儿的染色体病，如 21 三体或 18 三体综合征畸胎，GGT 也明显的下降。

2）碱性磷酸酶（ALP）测定：羊水 ALP 在妊娠 19 周左右活性最高，然后逐渐下降，至 29 周后活性降至产前水平。在妊娠 16～24 周羊水 ALP 中 3/4 为小肠型，1/4 为肝、骨、肾型。胎儿胰腺纤维囊性变时由于肠黏膜表面微绒毛异常而致小肠型 ALP 极度下降，此外可协助诊断此外 21 三体或 18 三体综合征畸胎也可见 ALP 活性降低。

（4）死胎的检查

1）肌酸激酶（CK）测定：羊水 CK 活性与胎龄无关，在正常孕妇羊水中约为其血清浓度的 1/5 或更低，同工酶为 CK-BB、CK-MM。羊水中 CK 升高主要来源于死胎组织的骨骼肌分解，所以 CK 活性与死亡时间呈正相关，而且是 CK-MM 升高。此外畸胎瘤、腭裂或无脑畸胎羊水的 CK-BB 含量亦可升高。

2）乳酸脱氢酶（LDH）测定：死胎羊水乳酸脱氢酶活性明显升高，但由于宫内组织损伤、羊水受红细胞污染等均可引起羊水 LDH 增高，故特异性不强。

4. 胎儿血型

（1）胎儿血型的预测：羊水中存在 ABH（O）血型物质，故可在妊娠期预测胎儿的血型，以便对母体胎儿血型不合者进行围产期监护、治疗和对新生儿做好抢救准备。

（2）ABH（O）分泌型血型：本试验是根据羊中分泌的血型物质将相应抗血清中抗体中和原

理设计的。将羊水与0.2mL最适稀释度的抗A、抗B、抗H血清0.2mL分别混匀，充分作用10分钟后，使血型物质将抗体中和完全，再于各管加入相对应的2%标准A型、B型、O型红细胞悬液各0.2mL，充分混匀。置室温30分钟，低速离心1分钟观察有无凝集。结果判断见表20-5-1。

表20-5-1　羊水血型结果判断

血型判断	凝集情况		
	抗A血清（孔）	抗B血清（孔）	抗H血清（孔）
A型分泌型	—	4+	4+
B型分泌型	4+	—	4+
O型分泌型	4+	4+	—
AB型分泌型	—	—	4+
非分泌型	4+	4+	4+

本试验最关键的部分是要选择好抗血清的最适稀释度。即选择抗血清与2%标准红细胞悬液恰能产生4+凝集的最高稀释度，这样才能在加入羊水后将相应抗体中和掉不再出现4+凝集。通常是将抗血清0.2mL用生理盐水做1：1～1：256倍比稀释后，将2% A、B、O型标准红细胞加入0.2mL混匀，置室温1小时后观察结果，以出现4+凝块的最高稀释度定为最适稀释度。实验中要注意控制温度，以免由于抗血清中冷凝集素未被完全吸收而造成结果判断错误。

（3）ABH（O）血型：羊水ABH（O）血型物质的测定，无法预测非分泌型胎儿的血型。已知由A基因产生的N-乙酰氨基半乳糖转移酶能将N-乙酰氨基半乳连接在H物质末端的半乳糖上，形成A血型物质，B基因产生的D-半乳糖转移酶将D-半乳糖连接在H物质末端的半乳糖上，形成B血型物质。当有糖供体、二价锰离子与O型红细胞共同孵育时，羊水中的转移酶可在红细胞膜上合成A或B物质，利用血型测定的方法可检测分泌型胎儿的血型。这时有严重ABH（O）同种免疫史的孕妇非分泌型的胎儿血型鉴定提供了可能，也为在位于ABH（O）基因部位的遗传性疾病的产前诊断提供了可能，而可不必考虑胎儿是否为分泌型。

第六节　影像检查

现代科技的飞速发展给传统的影像学注入巨大活力，超声检查以其对人体损伤小、可重复、实时，诊断准确而广泛应用于妇产科领域。其他如X线、计算机体层成像（CT）、磁共振成像（MRI）、正电子发射提层显像（PET）及放射免疫定位，也是妇产科领域的重要影像学检查方法。

一、超声检查

妇产科常用的超声检查有B型超声检查、彩色多普勒超声检查和三维超声检查，途径有经腹及经阴道两种。

（一）B型超声检查

B型超声检查是应用二维超声诊断仪，在荧光屏上以强弱不等的光点、光团、光带或光环，显示探头所在部位脏器或病灶的断面形态及其与周围器官的关系，并可作实时动态观察和照相。

经腹部B型超声检查选用弧阵探头和线阵探头，常用频率为3.5MHz。检查前适当充盈膀胱，形成良好的“透声窗”，便于观察盆腔内脏器和病变。探测示患者取仰卧位，暴露下腹部，检查区皮肤涂耦合剂。检查者手持探头以均匀适度的压力滑行探测观察。根据需要做纵断、横断和斜断等多断层面扫查。

经阴道B型超声检查选用高频探头（5～7.5MHz），可获得高分辨率图像。检查前，探头需常规消毒，套上一次性使用的橡胶套（常用避孕套），套内外涂耦合剂。患者需排空膀胱，取膀胱截石位，将探头轻柔地放入患者阴道内，根据探头与监视器的方向标记，把握探头的扫描方向。经阴道B型超声检查，患者不必充盈膀胱，操作简单易行，无创无痛，尤其对急诊、肥胖患者或盆腔深部器官的观察，阴道超声效果更佳。而对超出盆腔的肿物，无法获得完整图像。无性生活史者不宜选用。

（二）彩色多普勒超声检查

彩色多普勒和频谱多普勒同属于脉冲波多普

勒，它是一种面积显像技术。在同一面积内有很多的声束发射和接受，利用靶识别技术经过计算机的编码，朝向探头编码为红色，背离探头编码为蓝色，构成一幅血流显像图，而频谱多普勒的曲线纵向表示血流的方向，朝向探头的血流显示在基线之上，背离探头的血流曲线显示在基线之下。在妇产科领域中，用于评估血管收缩期和舒张期血流状态的常用三个指数为阻力指数（RI）、搏动指数（PI）和收缩期（S）、舒张期（D）比值（S/D）。彩色超声探头也包括腹部和阴道探头。患者受检前的准备以及体位与B型超声检查相同。

（三）三维超声诊断法

三维超声诊断法（3-demension ultrasonography imaging，3-DUI）可显示出超声的立体图像。构成立体图像的方法有数种，目前应用的仪器多为在二维图像的基础上利用计算机进行三维重建。即用探头对脏器进行各种轴向的扫查，将二维图像加以存储然后由计算机合成立体图像，有静态三维超声和动态三维超声两种。静态三维影像以空间分辨力为主，动态三维影像以时间分辨力为主，目前尚未达到实时三维图像。三维超声诊断法对心脏、大血管等许多脏器在方位观察上有突出的优越性。

（四）超声检查在产科领域的应用

1. B型超声检查法　可通过B型超声测定胎儿发育是否正常，有无胎儿畸形，可测定胎盘位置、胎盘成熟度及羊水量。

（1）早期妊娠：妊娠时子宫随停经周数相应增大。妊娠5周时可见妊娠囊图像见圆形光环，中间为羊水呈无回声区；妊娠6周时妊娠囊检出率达100%。妊娠5～6周可见心管搏动。妊娠6～7周，妊娠囊内出现强光团，是胎芽的早期图像。妊娠8周初具人形，可测量从头至臀的数值，即头臀径，以估计胎儿的孕周，即孕周=头臀径+6.5，或查表知相应孕周。

（2）中晚期妊娠

1）胎儿主要生长径线测量：胎头表现为边界完整、清晰的圆形强回声光环，并可见大脑半球中线回声以及脑组织暗区。测量垂直于中线的最大径线即为双顶径（BPD），该值于妊娠31周前平均每周增长3mm，妊娠31～36周平均每周增长1.5mm，妊娠36周后平均每周增长1mm。若双顶径≥8.5cm，提示胎儿成熟。在妊娠中、晚期，胎儿脊柱、四肢、胸廓、心脏、腹部及脐带均明显显示，可发现有无异常。根据胎儿生长的各种参数，如双顶径、头围、腹围、股骨长以及各参数间的比例关系，连续动态观察，其值低于正常，或推算出的体重小于孕周的第10百分位数，即可诊断胎儿宫内发育迟缓（IUGR）。根据胎头、脊柱及双下肢的位置可确定胎产式、胎先露及胎位。

2）估计胎儿体重：是判断胎儿成熟度的一项重要指标。超声估测胎儿体重的方法有多种，如AC预测法、BPD与AC联合预测法、FL与AC联合预测法，上述方法均可根据所获数据，直接查专用图表即可查到胎儿体重。现以BPD与AC联合预测法为例，通过查表可知胎儿体重。很多超声仪器中带有根据多参数（AC、BPD、FL）来推算胎儿体重的公式，操作者仅需将有关参数的测量值输入，即可得到胎儿体重值，十分方便亦较准确。多数作者利用BPD与孕周之间的极显著相关性来测量，可通过下列方式：胎儿体重（g）=900×BPD（cm）-5200。但要注意无论采用何项参数均可能有±15%的差异。

3）胎盘定位：妊娠12周后，胎盘轮廓清楚，显示为一轮廓清晰的半月形弥漫光点区，通常位于子宫的前壁、后壁和侧壁。胎盘位置的判定对临床有指导意义。如判断前置胎盘和胎盘早剥，行羊膜穿刺术时可避免损伤胎盘和脐带等。随着孕周增长，胎盘逐渐发育成熟。根据胎盘的绒毛板、胎盘实质和胎盘基底层3部分结构变化进一步将胎盘成熟过程进行分级：0级为未成熟，多见于中孕期；Ⅰ级为开始趋向成熟，多见于孕29～36周；Ⅱ级为成熟期，多见于36周以后；Ⅲ级为胎盘已成熟并趋向老化，多见于38周以后。也有少数Ⅲ级胎盘出现在36周前。反之，也有Ⅰ级胎盘出现在36周者。因此，从胎盘分级判断胎儿成熟度时，还需结合其他参数及临床资料，做出综合分析。目前国内常用的胎盘钙化分度是：Ⅰ度：胎盘切面见强光点；Ⅱ度：胎盘切面见强光带；Ⅲ度：胎盘切面见强光圈（或光环）。

4）探测羊水量：羊水呈无回声的暗区、清亮。妊娠晚期，羊水中有胎脂，表现为稀疏的点状回声漂浮。妊娠早、中期羊水量相对较多，为清亮的无回声区，至妊娠晚期羊水量逐渐减少。单一最大羊水暗区垂直深度 > 7cm 时为羊水过多；< 3cm 为羊水过少。若用羊水指数法，则为测量四个象限的最大羊水深度相加之和，如 > 20cm 为羊水过多；< 8cm 为羊水过少。

5）确定胎儿性别：妊娠 28 周后能准确辨认胎儿性别。男性胎儿阴囊呈两对称椭圆形中等回声，阴茎呈小三角形回声；女性胎儿在会阴部见大阴唇呈三条平行的短小回声带。

（3）异常妊娠

1）葡萄胎：典型的完全性葡萄胎的声像特点是子宫增大，多数大于孕周；宫腔内无胎儿及其附属物；宫腔内充满弥漫分布的蜂窝状大小不等的无回声区，期间可见边缘不整、境界不清的无回声区，是合并宫内出血图像。当伴有卵巢黄素囊肿时，可在子宫一侧或两侧探到大小不等的单房或多房的无回声区。

2）鉴别胎儿是否存活：若胚胎停止发育则妊娠囊变形，不随孕周增大反而缩小；胎芽枯萎，超声探查原有胎心者，复诊时胎心搏动消失。胎死宫内的声像图表现为胎体萎缩。胎儿轮廓不清，可见颅骨重叠，无胎心及胎动，脊柱变形，肋骨排列紊乱，胎儿颅内、腹内结构不清，羊水暗区减少等。

3）判断异位妊娠：宫腔内无妊娠囊，附件区探及边界不十分清楚、形状不规则的包块。若在包块内探及圆形妊娠囊，其内有胎芽或心管搏动，则能在流产或破裂前得到确诊。若已流产或破裂时，直肠子宫陷凹或腹腔内可见液性暗区。

4）判断前置胎盘：检查前孕妇需充盈膀胱，胎盘组织声影部分或全部覆盖宫颈内口。

5）判断胎盘早剥：胎盘与子宫肌壁间出现形状不规则的强回声或无回声区。

6）探测多胎妊娠：显示两个或多个胎头光环，两条或多条脊椎像或心脏搏动像。

（4）探测胎儿畸形

1）脑积水：双顶径与头围明显大于孕周，头体比例失调，头围大于腹围；侧脑室与颅中线的距离大于颅骨与颅中线距离的 1/2；颅中线偏移，颅内大部分为液性暗区。

2）无脑儿：在胎儿颈部上方探不到胎头光环；胎头轮廓可呈半月形弧形光带；眼眶部位可探及软组织回声，似青蛙眼；常伴有羊水过多或脊柱裂。

3）脊柱裂：超声扫查脊柱时，应注意脊柱的连续性与生理性弯曲。开放性脊柱裂可见两排串珠状回声，但不对称，或一排不整齐，或串珠样回声形状不规则，不清晰或中断。纵切时，脊柱裂部位呈不规则“八”字形，横切呈“V”字形。

4）多囊肾：多为双侧，肾体积明显增大，外形不规则呈多囊状，肾实质内见多个大小不等的蜂窝状无回声区，常看不清正常结构，可合并羊水过少，膀胱不显示。另一种多囊肾为弥漫性小囊，肉眼看不清，B 型超声不能显示，显微镜下方能做出诊断。

2. 彩色多普勒超声检查法

（1）母体血流：子宫动脉血流是评价子宫胎盘血循环的一项良好指标。在妊娠早期，子宫动脉的血流与非孕期相同，呈高阻力低舒张期血流型。从妊娠 14～18 周开始逐渐演变成低阻力并伴有丰富舒张期血流。子宫动脉的 RI、PI 和 S/D 仍均随孕周的增加而减低，具有明显相关性。无论是单胎或双胎妊娠胎盘侧的子宫动脉的血流在整个孕期均较对侧丰富。此外还可测定卵巢和滋养层血流。

（2）胎儿血流：目前医生可以对胎儿脐带、大脑中动脉、主动脉及肾动脉等进行监测。尤其是测定脐带血流变化已成为常规检查手段。在正常妊娠期间，脐动脉血流的 RI、PI 和 S/D 与妊娠周数密切相关。在判断胎儿宫内是否缺氧时，脐动脉血流波形具有重要意义，若脐动脉血流舒张末期消失进而出现舒张期血流逆流，提示胎儿处于濒危状态。

（3）胎儿心脏超声：彩色多普勒可以从胚胎时期原始心管一直监测到分娩前的胎儿心脏，一般认为妊娠 24 周后对胎儿进行超声心动监测图像较清晰。

3. 三维超声波扫描技术　利用最新标准的三维超声设备可观察胎儿发育，诊断胎儿异常。操作者使用三维超声波扫描技术，通过更便于人眼分辨的多平面图，得到更自然和完整的影像。成像系统利用根据原始影像数据（而不是数字模式）产生的容量图扫查待查的胎儿结构。容量图既可平面显示，也可透彻显示，产生的影像与原形逼真，微细结构高度清晰。3-DUI 有助于检出胎儿唇裂、腭裂、脑畸形、耳朵和颅骨异常，还可检出心脏异常。专家建议 3-DUI 限用于高危畸形诊断。

（五）超声检查在妇科领域的应用

1. B 型超声检查法

（1）子宫肌瘤：是妇科最常见的良性肿瘤，其声像图为子宫体积增大，形态不规则，肌瘤常为低回声、等回声或中强回声。目前腹部超声能分辨直径 0.5cm 子宫前壁肌瘤，并可对肌瘤进行较精准定位。肌壁间肌瘤可挤向宫腔，使子宫内膜移位或变形；黏膜下肌瘤子宫可见增大，轮廓光滑，但肌瘤突向宫腔内，子宫内膜被肌瘤压迫及推移。浆膜下肌瘤则突出于浆膜下。

（2）子宫腺肌病和腺肌瘤：子宫腺肌病的声像特点是子宫均匀性增大，子宫断面回声不均，有低回声和强回声区；子宫腺肌瘤时子宫呈不均匀增大，其内散在小蜂窝状无回声区。

（3）盆腔炎：盆腔炎性包块与周围组织粘连，境界不清；积液或积脓时为无回声区或回声不均。

（4）卵巢肿瘤：表现为卵巢增大，内为单房或多房的液性无回声区或混合性回声团。若肿块边缘不整齐、欠清楚，囊壁上有乳头，内部回声强弱不均或无回声区中有不规则强回声团，常累及双侧卵巢并伴腹水者，应考虑为卵巢癌。经阴道超声在发现盆腔深部小肿块、显示其内部细微结构方面有明显优势，已成为早期筛选卵巢癌的重要辅助项目。

（5）监测卵泡发育：通常从月经周期第 10 日开始监测卵泡大小，正常卵泡每日增长 1.6mm，排卵前卵泡约达 20mm。

（6）探测宫内节育器：通过对宫体的扫查，能准确地判断宫内节育器在宫腔的位置及显示节育器的形状。可发现节育器位置下移。当节育器嵌顿、穿孔或外游走时，可在子宫肌壁间或子宫外发现节育器的强回声。嵌顿的节育器最好在超声引导下取出。

（7）介入超声的应用：在阴道超声引导下可对成熟卵泡进行采卵；对盆腔囊性肿块穿刺，判断囊肿性质，并可注入药物进行治疗。随着助孕技术的发展，介入超声还可用于减胎术。

2. 彩色多普勒超声检查　利用彩色多普勒超声能很好地判断盆、腹腔肿瘤的边界以及肿瘤内部血流的分布，尤其对滋养细胞肿瘤及卵巢恶性肿瘤，其内部血流信息明显增强，有助于诊断。

3. 三维超声波扫描技术　利用三维超声分析手段，对盆腔脏器结构及可能的病变组织进行三维重建，可以较清晰显示组织结构或病变的立体结构，呈现二维超声难以达到的立体逼真的图像，有助于盆腔脏器疾患的诊断，特别是良、恶性肿瘤的诊断和鉴别诊断。

二、X 线检查

X 线检查借助造影剂可了解子宫和输卵管的腔内形态，因此在诊断先天性子宫畸形和输卵管通畅程度上仍是首选检查。此外，X 线平片对骨性产道的各径线测定，骨盆入口的形态，骶骨的屈度，骶坐切迹的大小等方面的诊断可为临床判断有无自然分娩可能性提供重要参考。

1. 诊断先天性子宫畸形

（1）单角子宫造影仅见一个宫腔呈梭形，只有一个子宫角和输卵管，偏于盆腔一侧。

（2）双子宫造影见两个子宫，每个子宫有一个子宫角和输卵管相通。两个宫颈可共有一个阴道，或有纵隔将阴道分隔为二。

（3）双角子宫造影见一个宫颈和一个阴道，两个宫腔。

（4）鞍形子宫造影见子宫底凹陷，犹如鞍状。

（5）纵隔子宫可分为全隔和半隔子宫。全隔子宫造影见宫腔形态呈两个梭形单角子宫，但位置很靠近；半隔子宫造影显示宫腔大部分被分隔成二，宫底部凹陷较深呈分叉状，宫体部仍为一个腔。

2. 骨盆的测量

（1）仰卧侧位片可了解骨盆的前后径、中骨盆及盆腔的深度、骨盆的倾斜度、骶骨的高度和曲度及耻骨联合高度。

（2）前后位片可观察中骨盆横径、耻骨弓横径、骨盆侧壁集合度。

（3）轴位片观察骨盆入口的形态、左右斜径及耻骨联合后角。

（4）耻骨弓片可测量耻骨弓角度。

三、计算机体层扫描检查

计算机体层扫描检查（CT）除可显示组织器官的形态外，还可高分辨的显示组织密度以及X线不能显示的器官、组织的病变，尤其在脑、胆、胰、肾、腹腔和腹腔外隙的包块诊断上已展示其优越性。在妇产科领域，CT主要用于卵巢良、恶性肿瘤的鉴别诊断。良性肿瘤轮廓光滑，多呈圆形或椭圆形；而恶性者轮廓不规则呈分叶状，内部结构不均一，多呈囊实性，密度以实性为主，可有不定型钙化，强化效应明显不均一，多累及骨盆、腹腔，腹水常见。CT诊断良性卵巢肿瘤的敏感性达90%，确诊率达93.2%，而对恶性卵巢肿瘤病变范围的诊断与手术所见基本一致，能显示肿瘤与肠道的粘连，输尿管受侵，腹膜后淋巴结转移，横膈下区病变，故敏感性达100%，确诊率达87.5%。

CT检查的缺点是直径<2cm的卵巢实性病变难以检出，腹膜转移癌灶直径1~2cm也易遗漏，交界性肿瘤难以判断，且易将卵巢癌与盆腔结核混淆。

四、磁共振成像检查

磁共振成像（MRI）检查是利用原子核在磁场内共振所产生的信号经重建后获得图像的一种影像技术。MRI图像和CT图像不同，它反映的是不同的弛豫时间T1和T2的长短及MRI信号的强弱。MRI能清晰地显示肿瘤信号与正常组织的差异，故能准确判断肿瘤大小及转移情况并直接区分流空的血管和肿大的淋巴结，在恶性肿瘤术前分期方面属最佳影像学诊断手段。对浸润性宫颈癌的分期准确率可达95%。

五、正电子发射体层显像

正电子发射体层显像（positron emission tomography，PET）是一种通过示踪原理，以解剖结构方式显示体内生化和代谢信息的影像技术。目前在PET显像中应用最普遍的示踪剂是18F标记的脱氧葡萄糖（18F-FDG），它在细胞内的浓聚程度与细胞内葡萄糖的代谢水平高低呈正相关，显像的原理是肿瘤细胞内糖酵解代谢率明显高于正常组织。18F-FDG可以进行人体内几乎所有类型肿瘤的代谢显像，是一种广谱肿瘤示踪剂。

目前PET在妇科肿瘤中应用并不十分广泛，主要应用于卵巢癌的研究。一些大样本卵巢癌临床PET研究报道，PET在诊断原发和复发/转移性卵巢癌时，灵敏度和特异性显著高于CT和MRI。假阳性结果见于良性浆液性囊腺瘤、子宫内膜异位症、子宫肌瘤、内膜炎症以及育龄妇女卵巢月经末期的高浓聚，假阴性结果主要见于微小潜在病灶的诊断。因此，目前认为PET可用于原发或复发性卵巢癌的分期，但任何影像学方法都不能完全替代剖腹术。

第七节　内分泌与免疫学检查

一、促卵泡生长激素（follicle stimulating hormone，FSH）

1. 提取与测定　静脉血2mL，不抗凝或用肝素抗凝，分离血清或血浆进行测定。

FSH是由垂体前叶嗜碱性细胞分泌的一种糖蛋白激素，受下丘脑促性腺释放激素控制，其功能为促进卵泡的发育，在男性则促输精管形成和生精作用。根据月经周期的中期FSH和LH同时达到高峰值，因此FSH升高可预测排卵。

2. 结果分析

（1）正常参考值

男　1~7IU/L

女卵泡期　1~9IU/L

女排卵期　6~26IU/L

女黄体期　1~9IU/L

女绝经期　30~118IU/L

（2）异常结果分析　增高：睾丸精原细胞瘤、Kline flter综合征、Turner综合征、原发性闭经、原发性性腺功能低下、更年期综合征。

减低：女性不孕症、长期服用避孕药、大量应用性激素。

二、黄体生成素（Luteinizing hormone，LH）

1. 提取与测定　静脉血 2mL，不抗凝或用肝素抗凝，分离血清或血浆进行测定。

LH 和 FSH 一样，均由垂体前叶产生，并受下丘脑分泌促性腺释放激素控制。LH 呈脉冲式分泌，因此在 1h 内采集 3 ~ 4 次血，将标本混合后测定较好。LH 在血液中含量很少，月经中期出现高峰促成排卵。LH 和 FSH 有协同作用，可预测排卵，因此常同时测定。

2. 结果分析

（1）正常参考值

男	1 ~ 8IU/L
女卵泡期	1 ~ 12IU/L
女月经中期峰值	16 ~ 104IU/L
女黄体期	1 ~ 12IU/L
女绝经期	16 ~ 66IU/L

（2）异常结果分析　增高：多囊卵巢综合征、Turner 综合征、原发性性腺功能低下、卵巢功能早衰、卵巢切除后。

减低：长期服用避孕药。

三、催乳素（Prolactin，PRL）

1. 提取与测定　静脉血 2mL，不抗凝，分离血清进行测定。

PRL 由垂体前叶分泌，受下丘脑产生的催乳素释放因子和抑制因子调控。其生理作用主要是促进乳腺增生、泌乳。新生儿期、妊娠期，吸吮乳头可致 PRL 生理性升高。

2. 结果分析

（1）正常参考值

男	0 ~ 0.8 nmol/L（20ng/mL）
女卵泡期	0 ~ 0.92nmol/L（<23ng/mL）
女黄体期	0.2 ~ 1.6nmol/L（5 ~ 40ng/mL）
女妊娠期最初 3 月	0 ~ 3.4nmol/L（84ng/mL）
女妊娠期第二个 3 月	0.72 ~ 12.2nmol/L（18 ~ 306ng/mL）
女妊娠期第三个 3 月	1.36 ~ 15.4nmol/L（34 ~ 386ng/mL）
女绝经期	0.12 ~ 0.8nmol/L（3 ~ 20ng/mL）

（2）异常结果分析　增高：垂体肿瘤、肢端肥大症、原发性甲状腺功能减低；恶性肿瘤可异位分泌 PRL，如支气管肺癌、卵巢癌、绒毛膜上皮癌；某些药物：如氯丙嗪、利血平、口服避孕药、大剂量雌激素治疗，可致 PRL 水平升高。

四、人绒毛膜促性腺激素和人体绒毛膜促性腺激素-β 亚基（Human chorionic gonadotrophin and β-Human chorionic gonadotrophin HCG，HCG 和 β-HCG）

1. 提取与测定　静脉血 2mL，不抗凝，分离血清进行测定。

HCG 是由胎盘产生的一种糖蛋白，含有 α 及 β 两个亚基。α 亚基的组成和结构与其他糖蛋白激素（如 LH，FSH）有一定程度的交叉反应，而 β-HCG 的抗原特性强，在检测中能把交叉反应降到最低值。因而能准确地反映β-HCG 在血和尿中的浓度，是早期妊娠的灵敏指标。

2. 结果分析

（1）正常参考值

HCG	0 ~ 12.5IU/L
β-HCG	0 ~ 3.1IU/L

（2）异常结果分析　增高：在受孕后 9 ~ 13 天即有明显升高，妊娠 8 ~ 10 周时达高峰；葡萄胎、绒毛膜上皮癌以及生殖系统的恶性肿瘤等可见升高，经手术或化疗后降低，可作为临床治疗的监测指标；如果怀孕的最初 3 ~ 6 周β-HCG 不能持续以每天 66% 的速度递增，应考虑异位妊娠或先兆流产的可能性，应做进一步检查。

五、血雌二醇（Estradiol，E2）

1. 提取与测定 静脉血2mL，不抗凝或用EDTA抗凝，离心取血清或血浆进行测定。

E2为一种类固醇激素，主要由卵巢、胎盘或睾丸分泌释放入血，E2是生物活性最强的雌激素，血液中的E2水平随月经周期的变化而变化。

2. 结果分析

（1）正常参考值

男 70～190pmol/L（19～52pg/mL）
女卵泡期 37～330pmol/L（10～90pg/mL）
女排卵期 370～1850pmol/L（100～504pg/mL）
女黄体期 180～888pmol/L（49～242pg/mL）
女绝经期 54～150pmol/L（15～40pg/mL）

（2）异常结果分析 增高：卵巢肿瘤、原发性或继发性性早熟、男性女性化、妊娠期妇女、肝硬化患者。

减低：原发性或继发性卵巢功能不全、卵巢切除后、下丘脑病变、垂体前叶功能减退。

六、血总雌三醇（Total estriol，E3）

1. 提取与测定 静脉血2mL，不抗凝或用EDTA抗凝，离心取血清或血浆进行测定。

E3是E2和雌酮的代谢产物，妊娠时明显升高，主要反映胎儿－胎盘功能。

2. 结果分析

（1）正常参考值

成人 0～7nmol/L（2ng/mL）
女妊娠24周～28周 104～590nmol/L（30～170ng/mL）
女妊娠28周～36周 139～972nmol/L（40～280ng/mL）
女妊娠36周～40周 278～1215nmol/L（80～350ng/mL）

（2）异常结果分析 增高：见于双胎妊娠、孕妇肝肾功能损害。

减低：见于妊娠高血压综合征、先兆子痫、胎儿宫内生长迟缓、过期妊娠、胎儿宫内窒息、葡萄胎、胎儿先天畸形等。

七、血浆黄体酮（Plasma progesterone，PP）

1. 提取与测定 静脉血2mL，不抗凝或用EDTA抗凝，离心取血清或血浆进行测定。

PP测定是了解卵巢功能和胎盘功能的重要指标。正常妇女月经周期中，黄体期最高，卵泡期最低，妊娠时，黄体酮从第7周开始升高，至35周达高峰。

2. 结果分析

（1）正常参考值

男成人 0.4～3.1nmol/L（0.13～0.97ng/mL）
女育龄卵泡期 0.6～2.9nmol/L（0.2～0.9ng/mL）
女育龄黄体期 9.5～111.3nmol/L（3.0～35.0ng/mL）
女育龄妊娠期 63.6～1272nmol/L（20～400ng/mL）
女育龄绝经期 0.1～0.95nmol/L（0.03～0.3ng/mL）

（2）异常结果分析 增高：多胎妊娠、葡萄胎时黄体酮比正常妊娠者高。

减低：先兆流产前黄体酮尚在高值内，若有下降，则表示有流产趋势；怀孕后单次黄体酮 < 16nmol/L（5ng/mL），表示胎儿已死亡；排卵障碍、卵巢功能减退症、黄体功能不强。

八、血浆睾酮（Plasma testosterone，PT）

1. 提取与测定 静脉血2mL，不抗凝或用EDTA抗凝，离心取血清或血浆进行测定。

2. 结果分析

（1）正常参考值

男成人 10.4～34.7nmol/L（300～1000ng/mL）
脐血男 0.45～1.91nmol/L（13～55ng/dL）
男青春前期 0.35～0.70nmol/L（10～20ng/dL）
女成人 0.7～3.1nmol/L

	（20～88ng/dL）
脐血女	0.17～1.56nmol/L
	（5～45ng/dL）
女青春前期	0.35～0.7nmol/L
	（10～20ng/dL）
女绝经后	0.28～1.22nmol/L
	（8～35ng/dL）

（2）异常结果分析　增高：睾丸间质细胞瘤、先天性肾上腺皮质增生症（20和11羟化酶缺陷）、肾上腺肿瘤、女性多囊性卵巢综合征、Turner综合征、肥胖者可见增高。

减低：先天性睾丸发育不全综合征、睾丸炎。垂体前叶功能减退、性腺功能减退、隐睾、慢性肾功能不全。

九、血浆双氢睾酮（Plasma dihydrotestosterone，DHT）

1. 提取与测定　静脉血2mL，不抗凝或用EDTA抗凝，分离取血清或血浆进行测定。

2. 结果分析

（1）正常参考值

男　1.03～2.92nmol/L（30～85ng/dL）

女　0.14～0.76nmol/L（4～22ng/dL）

（2）异常结果分析　增高：女性多毛症、甲状腺功能亢进等。

减低：5α-还原酶缺陷所致的性分化异常、甲状腺功能减退、男性性发育不全等。

十、血清胰岛素（Serum insulin）

1. 提取与测定　空腹静脉采血2mL，不抗凝，分离血清进行测定，避免溶血。

胰岛素是胰岛β细胞分泌的多肽类激素，胰岛素分泌不足是导致血糖升高，形成糖尿病的主要原因。

2. 结果分析

（1）正常参考值

成人　29～172pmol/L（4～24μU/mL）

>60岁　42～243pmol/L（6～35μU/mL）

（2）异常结果分析　增高：肢端肥大症、库欣综合征、家族性高胰岛素血症。

减低：Ⅰ型糖尿病（IDDM）、嗜铬细胞瘤、醛固酮增多症、垂体功能低下。

十一、不孕不育全套七项

不孕不育全套七项包括抗心磷脂抗体（ACA）、抗精子抗体、抗子宫内膜抗体（EmAb）、抗卵巢抗体（AoAb）、抗透明带抗体（AZP-IgG），抗绒毛膜促性腺激素抗体（HCG-IgG），抗滋养层细胞膜抗体（ATAb），正常人均为阴性；任何一项阳性均提示不孕症的诊断，引起反复流产，还可以提示其他相关疾病的发生。

1. 抗心磷脂抗体　是一组针对各种酸性磷脂的自身抗体的总称，包括抗心磷脂抗体、抗磷脂酰乙醇胺、抗磷脂酰丝氨酸、抗磷脂酰甘油和抗磷脂酸等，其中又以抗心磷脂抗体最具有代表性，它的靶抗原是存在于细胞膜和线粒体膜中带负电荷的心磷脂，为甘油磷脂类结构。ACA可通过干扰凝血酶原转变成为凝血酶，阻止凝血因子Ⅱ和Ⅹ同磷脂的结合而延长磷脂依赖性凝血时间；亦可通过抑制血管内皮细胞产生前列环素（prostacyclin，PGI2），促进血小板产生血栓素（thromboxane，TXA2）等，与复发性动静脉血栓形成，反复自然流产（RSA）及血小板减少症关系密切。

（1）正常值：正常人血清中ACA测定结果一般为阴性。即①ACA结合率<20%（固相RIA法）；②待测血清与阴性对照吸光度比值（P/N）<2.1（ELISA法）。

（2）临床意义：①在抗磷脂抗体综合征、复发性动静脉血栓形成、反复自然流产、血小板减少症及中枢神经系统病变者中，ACA均有较高的阳性检出率，且高滴度的ACA，可作为预测流产发生及血栓形成的一种较为敏感的指标；②脑血栓患者以IgG型ACA阳性率最高，且与临床密切相关；约70%未经治疗的ACA，阳性孕妇可发生自然流产和宫内死胎，尤其是IgM型ACA可作为自然流（死）产的前瞻性指标；血小板减少症则以IgG型ACA多见，且与血小板减少程度呈正相关。

（3）抗心磷脂抗体的检测人群：干燥综合征、皮肌炎、硬皮病、白塞氏综合征、梅毒、麻风、AIDS、疟疾感染者及淋巴细胞增生障碍性疾病等患者。

（4）诊断条件：①满足1条临床表现指标加1条实验室指标；②白血病APL阳性2次，间隔>3个月；③随访5年以上排除系统性红斑狼疮SLE或其他自身免疫病。

（5）检查方法：自1983年Harris等建立了测ACA的方法以来，有关该抗体的研究在世界范围内得到广泛重视并迅速发展。

（6）相关疾病：妊娠合并系统性红斑狼疮、流产、乙型肝炎病毒性关节炎。

（7）相关症状：胎儿酒精影响，胎儿宫内发育迟缓，习惯性流产。

2. 抗精子抗体 是一个复杂的病理产物，男女均可罹患，其确切原因尚未完全明了。男性的精子、精浆，对女性来说皆属特异性抗原，接触到血液后，男女均可引起免疫反应，产生相应的抗体，阻碍精子与卵子结合，而致不孕。

女性生殖道，特别是子宫体内的巨噬细胞，在抗精子抗体阳性时便把精子当作“异物”识别并大肆进行吞噬。正常情况下，女性的血液中是没有抗精子抗体的，但在上述特殊情况下，女性机体对精子、精液这一抗原进行“自卫”“一家人不认识一家人”，引起免疫系统产生抗体。而在男性，则是自身产生“自卫”，引起自己的免疫系统产生抗体，导致“自相残杀”，使精子难以生存。

（1）抗精子抗体的检查方法：①混合抗球蛋白反应试验（简称MAR试验），混合抗球蛋白反应试验，是世界卫生组织所推荐的两种检查不孕症患者是否有抗精子抗体存在的方法之一；②免疫串珠试验（简称IBT试验），同样是目前运用率高、准确率高的检查方法，临床上多用于混合抗球蛋白反应试验无法检测的免疫性不孕不育患者。

（2）抗精子抗体的检查时间：一般来说抗精子抗体检查时间是没有限制的，随时可以检查。但只是针对男性来说。女性则是最好在月经3～5天检查；月经干净3～5天做阴道镜，动态数字化子宫输卵管造影和阴道彩超，一般就可以确诊。

（3）抗精子抗体的检测人群

1）不育男子：精子自发凝集，有睾丸外伤、手术或活检史，输精管阻塞，有输精管吻合手术史，有生殖道感染史。

2）不育妇女：性交后试验异常、原因不明的不育、生殖道感染、有肛交或口交史、行IVF-ET多次失败。

（4）检测方法及临床意义：抗精子抗体的检测方法有10余种，不同的方法，其敏感性、特异性及重复性有所不同。理想的检测抗精子抗体的方法应该是：①能确定免疫球蛋白类型；②能做抗体定量；③能判定抗体在精子上的结合部位；④方法的敏感性、特异性、重复性好。

因为免疫球蛋白的类型不同，所以选择的治疗治疗方法亦不同。抗体结合于精子的百分率不同或抗体的滴度不同，对生育力的影响亦不同。

（5）抗精子抗体的治疗方法

1）西医治疗：治疗免疫性不育的目的，是使体内抗精子抗体的滴度降低，甚至使抗精子抗体消失，从而精卵可正常结合，受孕生子。

西医的治疗方法是使用避孕套，使精子与女方脱离接触，不会产生新的抗精子抗体，原有抗体可逐渐消失。这一过程较为漫长，至少约需半年。另外可配合口服小剂量皮质类固醇激素，抑制免疫反应，如泼尼松、地塞米松、甲泼尼龙等，一般约需连服3个月以上。

近年来，中医学在治疗免疫性不育方面，经过临床探索和总结，积累了许多经验，显示了一定优势。中医学治疗免疫性不育常用的治疗方法有滋阴补肾法、清热解毒法、活血祛瘀法、利湿化浊法、健脾祛痰法等多种。这些治疗方法以内服药为主，简便易行，没有激素长期使用引起的不良反应，安全有效，缩短疗程。所以中医药治疗免疫性不育大有前途，应认真总结提高。

2）中医治疗

湿热蕴积

证候：抗精子抗体滴度（比值）较高，罹病时间较短，月经量多，且颜色较暗，或有血块，白带发黄，或伴外阴瘙痒、盆腔炎症，或有精液过敏史，身重肢怠，面红目赤，口干而渴，喜冷食，小便发黄，大便臭秽；舌苔厚腻或黄腻，脉滑或数。

治法：清利湿热。本法可明显缓解生殖道局

部渗出，避免对精子抗原再吸收，也可避免感染因子对抗原的免疫反应，从而阻止抗精子抗体的继续产生。

瘀血内阻

证候：抗精子抗体滴度较高，罹病时间较长，月经色暗有块，经期腹痛拒按，或月经延期而潮，胸闷不舒，经期乳房胀痛，精神抑郁，小腹作胀；舌质黯，或见淤斑，脉弦紧或涩。

治法：活血化瘀。本法可改善症状，抗炎抑菌，清除体内抗精子抗体，改善生殖系统血液循环防止生殖道黏膜粘连。

阴虚火旺

证候：抗精子抗体阳性，病程较长，月经提前，量偏少，色鲜红，头晕耳鸣，心情烦躁，睡眠不安，腰膝酸软，或见手足心热，心悸不安，口干欲饮；舌质红，苔少，脉细数。

治法：滋阴降火。本法可起到扶正祛邪的作用，对大量使用泼尼松之类药物未愈者，可减轻其不良反应，有较好的治疗效果。

（6）抗精子抗体基本数据：

1）抗精子抗体：男性不育症患者中，免疫性因素也是重要原因之一。本试验即检查精液中有无造成男性不育症的抗体。

2）抗精子抗体正常值：精子凝集试验：阴性。精子制动试验：小于2。免疫试验：阴性。混合免疫球蛋白试验：阴性。

3）抗精子抗体临床意义：25%~30%不育症患者的抗精子抗体试验阳性。但本试验还需结合精液量、精子计数、精子活动力、精子形态等生殖功能的检查，才能有效判断男性生育能力。

（7）抗精子抗体的病因：如果在不孕症检查中发现抗精子抗体阳性，首先应避免抗原刺激。常采用避孕套局部隔绝法，或中断性交或体外排精法避孕6个月，避免因精子与女性生殖道接触，刺激女性体内持续产生抗精子抗体。复查抗体阴性后，于排卵期性生活可提高受孕率。

抗精子抗体是一个复杂的病理产物，男女均可罹患，其确切原因尚未完全明了。男性的精子、精浆，对女性来说皆属特异性抗原，接触到血液后，男女均可引起免疫反应，产生相应的抗体，阻碍精子与卵子结合，而致不孕。上述的几种情况，即属于精子免疫性不育。抗精子阳性的女性患者，发病之前多有子宫内膜炎、阴道炎、输卵管炎等生殖系统炎症，这在输卵管阻塞不孕症中尤为多见。这些患者，常有经期、产后恶露未净、生殖器官异常出血时性交史。即使有机会成孕，受精卵或是抱病在身，或是元气已伤，极易发生萎缩，或在胚胎期死亡，导致自然流产。在男性不育症血液中约有10%的人抗精子抗体阳性。在正常情况下，睾丸和男性生殖道有坚固的免疫屏障，精子与自身机体的免疫系统不可能接触，故极少发生免疫反应。这种情况同样是由疾病引起的。如输精管道炎症或其他原因阻塞，致使精子出轨外溢，或因结扎切断输精管堵塞，均有可能导致精子这一抗原与机体免疫系统接触，自身产生抗精子抗体，从而精子凝集、制动，失去应有的活力，难以完成与卵子结合。

（8）抗精子抗体的检查

1）男方检查：注意有无慢性病史如结核腮腺炎等）了解生活习惯及有无性交困难，外生殖器检查有无畸形，精液检查有无异常正常精液量2~6mL，pH 7.5~7.8，液化时间不超过30分钟精子数每毫升6千万以上，活动数60%以上，异常精子不超过15%~20%，精子数如少于6千万则生育力差，有条件者可进一步做免疫及染色体检查。

2）女方检查：①妇科检查了解内外生殖器的发育有无炎症、肿瘤及畸形者，检查有无溢乳；②白带检查阴道的酸碱度及有关炎症及性病检查，包括滴虫、念珠菌淋菌及衣原体等检查；③输卵管通液检查或子宫输卵管造影术；④卵巢功能检查；⑤基础体温测定连续测量三个月，了解排卵的规律及黄体功能情况。

（9）抗精子抗体疗法：①免疫抑制疗法：临床多用肾上腺皮质激素，有局部使用，低剂量持续给药，大剂量间歇给药和冲击给药几种方法，免疫抑制疗法的目的是抑制体内免疫反应，使抗精子抗体滴度下降，当然，免疫疗法不良反应大，专家不建议患者采用；②隔离疗法：该疗法是使用避孕套，避免和减少女性生殖道与精子及其抗原物质的接触，而不产生新抗体，一般隔离6~12

个月，并且随访血清及宫颈黏液中的抗精子抗体滴度，待恢复正常后可能受孕。

（10）抗精子抗体免疫诊断要点：①症状与体征免疫性不育症的临床症状与体征有时并不十分明显，有的患者有外伤病史，或有生殖器官感染病史者可伴有相应的临床症状与体征，免疫功能低下者可在有免疫性不育的同时伴有其他免疫性疾病，有的患者可有局部手术病史可询；②检查抗精子抗体的测定是用于本病的主要检查方法，一般包括精子凝集法、精子制动法、混合抗球蛋白反应法、免疫标记法（包括荧光标记、酶标记和碘标记）等检测方法；③诊断要点：不育患者抗精子抗体检测阳性者即可明确诊断，生殖器官外伤及手术史者可有明确的病史及体征可询，前列腺炎、附睾炎、精索静脉曲张所致者可有相应的临床症状及体征，并可做相应的检查。

3. 抗子宫内膜抗体 当女性子宫内膜有炎症时，可能转化成抗原或半抗原，刺激机体自身产生相应的抗体。

抗子宫内膜抗体（AEMAb）临床意义：人工流产刮宫时，胚囊也可能作为抗原刺激机体产生抗体。便会导致不孕、停孕或流产。不少女性因在初次妊娠时作了人工流产，而继发不孕，这种继发不孕患者多数是因体内产生抗子宫内膜抗体所致不孕。

抗子宫内膜抗体阳性引起的不孕属于免疫性不孕。

引起抗子宫内膜抗体阳性的原因：①子宫内膜异位；②炎症，如子宫内膜炎。而你同时存在排卵期出血，如出血量很少的话，也是可以同房的，但如出血量大的话，建议先治疗，无出血后再同房。

1）隔绝疗法：精子同种免疫性不孕妇女使用避孕套 3 ~6 个月后，可避免精子抗原对女方的进一步刺激，待抗体效价消逝后，选择排卵期性交，可望获得受孕。

2）免疫抑制疗法：肾上腺皮质激素类药物可用于治疗免疫性不孕症，如排卵前两周应用泼尼松 5mg，每日 3 次。也有报道于阴道局部应用氢化可的松治疗宫颈黏液中存在抗精子抗体的不孕妇女。

3）宫腔内人工授精：当宫颈黏液中存在精子抗体干扰受孕时，可将其丈夫精液在体外进行处理，分离出高质量精子行宫腔内人工授精。

4）体外授精及胚胎移植（试管婴儿）：如妇女体内持续存在高滴度抗精子抗体是做“试管婴儿”的适应证。有人报道给免疫性不育者做体外授精和胚胎移植技术，受精率达 83%，妊娠率达 33%。

5）中西医结合治疗：免疫性不孕症是临床难治性疾患，单用免疫抑制剂难以奏效，且产生干扰生殖功能的不良反应。采用中药复方，配合辅助生殖技术，不失为免疫性不孕症的有效治疗手段。

4. 抗卵巢抗体 抗卵巢抗体是一种靶抗原在卵巢颗粒细胞、卵母细胞、黄体细胞和间质细胞内的自身抗体。

（1）产生后果：抗卵巢抗体的产生可影响卵巢和卵泡的发育和功能，导致卵巢早衰、经期不规律、卵泡发育不良，甚至不排卵产生抗生育效应，进而导致不孕。

（2）产生原因：

1）如果女性患者的染色体出现了异常，患有 Turner’s 综合征的话，会导致抗卵巢抗体阳性。

2）如果女性患者卵巢没有发育或者是存在着先天性的缺陷的话，会导致抗卵巢抗体阳性。

3）如果女性患者因为卵巢癌，或者是其他疾病将卵巢切除了，可能引发抗卵巢抗体阳性。

4）如果女性患者受到了感染，或者是进行抗癌治疗，比如化疗等。

5）抗卵巢抗体阳性是一种自身免疫性抗体，如果它和其他自身免疫疾病并发情况时，比如甲状腺炎、风湿性关节炎等，也会导致卵巢抗体阳性。

6）经过医学研究发现，基因突变也会导致女性抗卵巢抗体阳性的发生。

7）如果女性患有卵巢供血障碍的话，也会引起抗卵巢抗体阳性。

（3）治疗：抗卵巢抗体通常所采用的是中医治疗，中医对抗卵巢抗体的认识也达到一定的深度，现代医学认为女性生殖道炎症或出血时，生殖道黏膜渗透性加强，若此时性交，精子便成为抗原被吸收。其次，有局部的湿热血瘀，又有整体的肝肾阴阳气血失调的因素，但整体的阴阳气血失调尤为重要，阴虚火旺和夹有湿热占有主要地位。不过提醒女性朋友，在治疗的过程中，需要做到坚持用药，不能发现炎症有所好转就停止用药，这样，炎症不但无法治愈，还会继续加重。抗卵巢抗体发现了就要尽早治愈，不然对女性不孕会造成直接影响。同时生殖道内的细菌、病毒亦增加了机体对精子的免疫性，精子进入体内后便发生抗原—抗体反应，就形成了免疫性不孕。

5. 抗透明带抗体　透明带（zona pellucida，ZP）是围绕在卵细胞周围的一圈无结构、嗜酸性的明胶样物质，由卵细胞及其外围的卵泡细胞于卵的生长发育过程中共同分泌而成，是由 4 条多肽链通过二硫键结合的糖蛋白，具有很强的免疫原性，ZP 能诱发机体产生全身或局部的细胞与体液免疫反应，产生抗透明带抗体（AZP）。检测 AZP 的方法有免疫沉淀反应、间接免疫荧光法、间接血凝、胶乳凝集试验、RIA 及 ELISA 法等（以 ELISA 法最常用）。无论何种检测方法，均需有透明带抗原，由于猪和人卵透明带有共同的抗原成分，故常选用猪卵的透明带抗原进行 AZP 的检测。

（1）正常值：正常生育妇女血清 AZP 一般为阴性，即镜下所见卵细胞透明带不着染荧光或仅有极弱荧光（间接免疫荧光法），待测血清与阴性对照吸光度比值（P/N）<2.1（ELISA 法）。

（2）临床意义：异常结果：在女性出现的抗透明带抗体（AZP），可阻止精子对卵细胞的附着与穿透。据报道不育妇女中抗透明带抗体的发生率明显高于正常对照组，因而被认为 AZP 自身抗体可能与部分妇女不育相关。

6. 抗滋养层细胞膜抗体　研究显示，合体滋养层细胞的表面不表达人类白细胞抗原（HLA），但存在一种独特的抗原，称滋养层抗原（TA）。由于该抗原的抗血清能与淋巴细胞发生交叉反应，故命名为滋养层－淋巴细胞交叉反应抗原（trophoblast-lymphocyte cross reaction antigen，TLX）。TLX（实为抗 TA 的血清蛋白）在功能上能诱导母体产生封闭抗体。该抗体可与 TA 结合，使其不能刺激母体形成免疫反应过程。胎位不正的妇女，往往其 TLX 与配偶相似，难以启动封闭性抗体形成机制，结果是母体排斥胎儿，出现流产。

抗滋养层细胞膜抗体检测意义：在合体滋养层浆膜上有可被母体识别的抗原系统，它们的存在影响着孕妇与胎儿之间的免疫平衡，研究表明在不明原因流产的妇女血清中，抗滋养层细胞膜抗体比正常孕妇明显增高，这种抗体的增高与流产之间有着密切联系。其机制可能与封闭抗体的减少有关。

抗滋养层细胞抗体的检测，主要作为反复流产患者的辅助诊断指标。如果是曾经有流产史的女性结果属于阳性，应该在转阴之后考虑怀孕。

7. 抗绒毛膜促性腺激素抗体　免疫因素是影响很多女性生育和妊娠的原因，由于免疫性因素造成的不孕不育，甚至是习惯性流产的女性，体内不同抗体所造成的影响都是导致了疾病的重要因素，例如封闭抗体阴性、抗精子抗体阳性、抗人绒毛膜抗体阳性等等。

正常的女性在怀孕期间，胎盘会产生一种糖蛋白激素，叫作人绒毛膜促性腺激素。而在女性怀孕 2 个月左右时，体内的人绒毛膜促性腺激素浓度可达高峰。所以对人绒毛膜促性腺激素水平的测定对怀孕妇女具有一定意义。

由于人绒毛膜促性腺激素是维持早期妊娠的主要激素，而在流产过程中，人绒毛膜组织中的促性腺激素可能作为抗原而刺激母体产生抗体，这种抗人绒毛膜抗体就可以造成女性的不孕或者是习惯性流产。

除此之外，曾经接受过人绒毛膜促性腺激素来达到促排卵治疗的女性也有可能会导致抗人绒毛膜抗体阳性表现。

对于女性患者来说，免疫性因素导致的不孕和流产可以通过避免抗原接触、免疫抑制方法、子宫腔内人工授精以及体外授精等方法来进行治疗。通常可以通过给予以免疫治疗的方式，来改善孕妇流产的困扰。只要能够通过针对有效的治疗，那么这种免疫情况会得到改善的。

第八节 内镜检查

内镜检查（endoscopy）是用连接于摄像系统和冷光源的内窥镜（telescopy），窥探人体体腔及脏器内部。内镜已用于妇产科疾病的诊断和治疗。妇产科常用的阴道镜（colposcopy）、宫腔镜（hysterscopy）和腹腔镜（laparoscopy），此外还有输卵管镜（falloposcopy）和胎儿镜（fetoscopy）等。

一、阴道镜的检查

阴道镜是一种双目立体放大式的内窥镜，其通过透镜或电子及光学系统将组织上皮及血管放大后显示在监视器上，可将被观察的局部放大10～40倍，分为光学阴道镜和电子阴道镜，主要用于外阴、阴道和宫颈上皮结构及血管形态的观察，以发现与癌有关的异型上皮、异型血管，在可疑部位进行定位活组织检查，提高宫颈病变、外阴皮肤和阴道黏膜相关疾病的确诊率。这种用阴道镜进行的检查称为阴道镜检查术（colposcopy）。光学阴道镜和电子阴道镜均观察不到宫颈管，对鳞柱移行带位于宫颈管内者（多发生于绝经后）的应用受到限制。

1. 适应证

（1）宫颈刮片细胞学检查巴氏Ⅱ级以上或宫颈细胞学检查LSIL及以上、ASCUS伴高危型HPV DNA阳性或AGS者。

（2）妇科检查怀疑宫颈病变。

（3）HPV DNA检测16或18型阳性者。

（4）宫颈锥切前确定病变范围。

（5）可疑外阴、阴道上皮内瘤样病变；阴道腺病、阴道恶性肿瘤。

（6）宫颈、阴道及外阴病变治疗后复查和评估。

（7）可疑生殖道尖锐湿疣。

2. 禁忌证

（1）急性阴道炎、宫颈炎、急性或亚急性盆腔炎性疾病。

（2）经期内。

3. 检查方法 阴道镜检查前24小时内应避免性生活、阴道冲洗或上药、宫颈刮片和双合诊。

（1）患者排空膀胱后取膀胱截石位，阴道窥器充分暴露阴道及宫颈。棉球轻轻拭去宫颈分泌物。

（2）移动阴道镜距阴道口10cm（镜头距宫颈15～20cm），对准宫颈或病变部位，打开光源，调整阴道镜目镜以适合观察，在调节焦距至物像清晰，先用低倍镜观察宫颈阴道部外形、颜色、血管等变化，精细血管观察时需加用绿色滤光片。

（3）醋白试验：于宫颈表面涂3%醋酸溶液，使宫颈柱状上皮水肿、发白，呈葡萄状，鳞－柱状上皮交界处更清楚。上皮内癌时，细胞含蛋白质较多，涂醋酸后蛋白质凝固，上皮变白。需长时间观察时，每3～5分钟应重复涂擦3%醋酸1次，但涂后的效果远不如第一次涂后的效果好。

（4）碘试验：成熟鳞状上皮细胞富含糖原，涂复方碘液（碘30g、碘化钾0.6g，加蒸馏水至100mL），糖原与碘结合呈深棕色，称为碘实验阳性；柱状上皮、未成熟化生上皮、角化上皮及不典型增生上皮不含糖原，涂碘后均不着色，称为碘实验阴性。观察不着色区域的分布，在异常图像部位或可疑病变部位取多点活检送病理检查。

4. 结果

（1）正常宫颈上皮血管：

1）正常鳞状上皮：光滑呈粉红色。醋白试验上皮不变色。碘试验阳性。

2）正常柱状上皮：原始鳞－柱状上皮位于宫颈管外口（柱状上皮下移）。镜下呈微小乳头状，色红。醋白试验后迅速肿胀呈葡萄状。碘试验阴性；合并炎症是，血管增多、水肿，称为假性糜烂（pseudoersion）。

3）正常转化区：为原始鳞－柱状上皮交接部和生理鳞－柱状交接部之间的化生区，阴道镜下见树枝状毛细血管，形态规则；由化生上皮环绕柱状上皮形成的葡萄岛；在化生上皮区内可见针眼状的凹陷为腺体开口，或被化生上皮遮盖的潴留囊肿（宫颈腺囊肿）。醋白试验后化生上皮与圈内的柱状上皮明显对比。涂碘后，碘着色深浅不一。病理学检查为鳞状上皮化生。

4）正常血管：为均匀分布的小微血管点。

（2）异常宫颈上皮及血管：几乎均出现在转

化区内，碘试验均为阴性。

1）白色上皮：醋白试验后上皮呈局灶性白色，边界清楚，无血管。病理学检查可能为化生上皮或上皮内瘤变。

2）白斑：又称单纯性白斑、真性白斑、角化病。涂醋酸前肉眼或镜下即可见到表面粗糙隆起的白色斑块，且无血管。病理学检查为角化亢进或角化不全，有时为 HPV 感染。在白斑深层或周围可能有恶性病变，应常规取活检。

3）点状血管：是血管异常增生的早期变化，表现为醋白背景下有极细的红点（点状毛细血管）。病理学检查可能为上皮内瘤变。

4）镶嵌：又称白斑镶嵌。不规则的血管将醋白上皮分割成边界清楚、形态不规则的小块状，犹如红色细线镶嵌的花纹。若表面呈不规则突出，将血管推向四周，提示细胞增生过速，应注意癌变。病理学检查常为上皮内瘤变。

5）异型血管：指血管口径、大小、形态、分支、走向及排列极不规则，如螺旋形、逗点形、发夹形、树叶形、线球形、杨梅形等。病理学检查多为各种级别的宫颈上皮内瘤变。

（3）早期宫颈癌：上皮细胞增厚，表面结构不清，呈云雾、脑回、猪油状，表面稍高或稍凹陷。局部血管异常增生，管腔扩大，失去正常血管分支状，相互距离变宽，走向紊乱形态特殊，可呈蝌蚪形、棍棒形、发夹形、螺旋形或绒球等改变。醋白试验后，表面呈玻璃样水肿或熟肉状，常并有异形上皮。碘试验阴性或着色极浅。

二、宫腔镜的检查与治疗

宫腔镜检查（hysteroscopy）是应用膨宫介质扩张宫腔，通过插入宫腔内的光导玻璃纤维窥镜直视观察宫颈管、宫颈内口、宫内膜及输卵管开口的生理与病理变化，以便针对病变组织直观准确取材并送病理检查；同时也可直接在宫腔镜下手术治疗。

1. 检查适应证

（1）异常子宫出血。

（2）可疑宫腔粘连及畸形。

（3）超声检查有异常宫腔回声及占位病变。

（4）节育器定位。

（5）原因不明的不孕。

（6）子宫造影异常。

（7）复发性流产。

2. 治疗适应证

（1）子宫内膜息肉。

（2）子宫黏膜下肌瘤和肌壁间肌瘤向宫腔内突起。

（3）子宫纵隔切除术。

（4）子宫腔粘连分解术。

（5）颈管内赘生物。

（6）子宫内膜切除术。

（7）宫腔内异物取出，如嵌顿节育器或流产残留物。

（8）宫腔镜引导下输卵管插管通液、注药及绝育术。

3. 治疗禁忌证

（1）绝对禁忌证：①急性、亚急性生殖道感染；②心、肝、肾衰竭急性期及其他不能耐受手术者；③近期（3 个月）有子宫穿孔史或子宫手术史者。

（2）相对禁忌证：①宫颈瘢痕，不能充分扩张者；②宫颈裂伤或松弛，灌流液大量外漏者。

4. 术前准备及麻醉

（1）检查时间：以月经干净后 1 周内为宜，此时子宫内膜处于增殖期早期，薄且不易出血，黏液分泌少，宫腔病变易见。

（2）体检及阴道准备：仔细询问病史，进行全身检查、妇科检查、宫颈脱落细胞学及阴道分泌物检查。

（3）术前禁食：术前禁食 6 ~ 8 小时。

（4）麻醉：宫腔镜检查无须麻醉或行宫颈局部麻醉；宫腔镜手术多采用硬膜外麻醉或静脉麻醉。

5. 操作步骤

（1）操作流程：

1）患者取膀胱截石位，常规消毒外阴及阴道，铺无菌洞巾，窥器暴露宫颈，再次消毒阴道、宫颈，用宫颈钳夹持宫颈前唇，以探针探明宫腔深度和方向，扩张宫颈至大于镜体外鞘直径半号，接通液体膨宫泵，调整压力为最低有效膨宫压力，先排空灌流管内气体，以 5% 葡萄糖液膨开宫颈，宫腔镜直视下按其宫颈管轴径缓缓插入宫腔，冲洗宫腔内血液至液体清净，调整液体流量，使宫腔内压达到所需压力，宫腔扩展即可看清宫腔和宫颈管。

2）观察宫腔：先观察宫腔全貌，宫底和宫腔前、后、左、右壁再检查子宫角及输卵管开口，最后在缓慢推出镜体时，仔细检视宫颈内口和宫颈管。

（2）能源：高频电发生器，单极，双极电切及电凝常用于宫腔镜手术治疗。用于宫腔镜手术的能源还有激光和微波。

（3）膨宫液的选择：使用单极电切或电凝时，膨宫液体必须选择非导电的5%葡萄糖液，双极电切或电凝则选用生理盐水，后者可减少过量低渗液体灌注导致的TURP综合征。对于合并糖尿病患者可选用5%甘露醇膨宫。

6. 并发症 主要包括子宫穿孔、泌尿系及肠管损伤、出血、TURP综合征、感染、心脑综合征和术后宫腔粘连等。

三、腹腔镜的检查与治疗

腹腔镜手术是在密闭的骨盆、腹腔内进行检查或治疗的内镜手术操作。使用冷光源提供照明，将腹腔镜镜头（直径为3～10mm）插入腹腔内，运用数字摄像技术使腹腔镜镜头拍摄到的图像通过光导纤维传导至后级信号处理系统，并且实时显示在专用监视器上。通过视频检查诊断疾病称为诊断性腹腔镜（diagnostic laparoscopy）；在体外操纵进入盆、腹腔的手术器械。直视屏幕对疾病进行手术治疗称为手术腹腔镜（operative laparoscopy）。20世纪80年代后期，由于腹腔镜设备、器械不断更新，腹腔镜手术范围逐渐扩大，国际妇产科联盟（FIGO）提出在21世纪应有60%以上妇科手术在内镜下完成。

1. 适应证

（1）诊断腹腔镜：①子宫内膜异位症（金标准）；②明确盆腹腔肿块性质；③确定不明原因急、慢性腹痛和盆腔痛的原因；④明确或排除引起不孕的盆腔疾病；⑤计划生育并发症的诊断，如寻找或取出异位宫内节育器、确诊吸宫术导致的子宫穿孔等。

（2）手术腹腔镜：①有适应证实施经腹手术的各种妇科良性疾病；②早期子宫内膜癌的分期手术及早期子宫颈癌根治术；③中晚期子宫颈癌化疗前后腹膜淋巴结取样；④计划生育节育器手术，如异位节育器取出、绝育术等。

2. 禁忌证

（1）绝对禁忌证：①严重心肺功能不全；②凝血功能障碍；③绞窄性肠梗阻；④大的腹壁疝或膈疝；⑤腹腔内广泛粘连；⑥弥漫性腹膜炎；⑦腹腔内大出血。

（2）相对禁忌证：①盆腔肿物过大，超过脐水平；②妊娠大于16周；③晚期卵巢癌。

3. 术前准备

（1）详细采集病史：准确掌握诊断或手术腹腔镜指征。

（2）术前检查、肠道、阴道准备：同一般妇科腹部手术。

（3）腹部皮肤准备：注意脐孔的清洁。

（4）体位：在手术时需头低臀高并倾斜15°～25°，使肠管滑向上腹部，以暴露盆腔手术野。

4. 麻醉选择

（1）全身麻醉：多采用气管插管。此法镇痛完全，气道通畅，腹肌松弛，有利于手术操作，亦较安全，被多数医院采用，但需要较好的麻醉设备，其麻醉并发症比局麻多，术后恢复慢，费用较高。

（2）硬膜外麻醉：肌肉松弛及镇痛较好。但可能麻醉不全，并应警惕术中麻醉平面上升，血压下降。由于费用低于全麻，国内不少医院使用此类麻醉。

（3）局部麻醉：简单安全，不必输液或导尿，并发症少，术后恢复快，住院日短，费用低，仅需一般的手术室设备。但有时镇痛不全或气腹不满意。可进行诊断及较简单手术，不适于较复杂的手术。

5. 操作步骤

（1）常规消毒：腹部及外阴、阴道，放置导尿管和举宫器（有性生活者）。

（2）人工气腹：根据套管针外鞘直径切开脐孔下缘皮肤10～12mm，用布巾钳提起腹壁，与腹部皮肤呈90°沿切口穿刺气腹针进入腹腔，连接自

动 CO_2 气腹机，以 1～2L/min 流速进行 CO_2 充气，当充气 1L 后，调整患者体位至头低臀高位（倾斜度为 15°～25°），继续充气，使腹腔内压力达 12～15mmHg，拔去气腹针。

（3）放置腹腔镜：用布巾钳提起腹壁，与腹部皮肤呈 90°穿刺套管针，当套管针从切口穿过腹壁筋膜层时有突破感，使套管针方向转为 45°，穿过腹膜层进入腹腔，去除套管针针芯，将腹腔镜自套管针鞘进入腹腔，连接好 CO_2 气腹机，打开冷光源，即可见盆腔视野。

（4）腹腔镜探查：按顺序常规检测盆腔。检测后根据盆腔疾病进行输卵管通液或病灶活检。

（5）腹腔镜手术：在腹腔镜监测下，根据不同的手术种类选择下腹部不同部位的第二、三或第四穿刺点，分别穿刺套管针，插入必要的器械操作，穿刺时避开下腹部血管。

（6）手术操作基础：必须具备以下操作技术方可进行腹腔镜手术：①用腹腔镜跟踪、暴露手术野；②熟悉镜下解剖；③熟悉镜下组织分离、切开、止血技巧；④镜下套圈结扎；⑤熟悉腔内或腔外打结及腔内缝合技巧；⑥熟悉各种电能源手术器械的使用方法；⑦熟悉取物袋取出组织物的技巧。

（7）手术操作原则：遵循微创原则，按经腹手术的操作步骤进行镜下手术。

（8）手术结束：用生理盐水冲洗盆腔，检查无出血，无内脏损伤，停止冲入 CO_2 气体，放尽腹腔内 CO_2，取出腹腔镜及各穿刺点的套管针鞘，缝合穿刺口。

6. 并发症及预防处理措施

（1）血管损伤

1）腹部血管损伤：多发生于第二或第三穿刺部位，可在穿刺过程中使用腹腔镜透视法避免腹壁血管损伤，若损伤，应及时进行缝合或电凝止血或压迫止血。

2）腹膜后大血管损伤：妇科腹腔镜手术穿刺部位临近后腹膜腹主动脉、下腔静脉和髂血管，损伤这些血管可危及患者生命，应避免此类并发症发生，一旦发生应立即开腹止血，修补血管。腹膜后大血管损伤可见于闭合式穿刺和腹主动脉旁淋巴结和（或）盆腔淋巴结切除手术过程中误伤，开放式或直视下穿刺、熟练的剖腹手术经验、娴熟的腹腔镜手术技巧和熟悉腹膜后血管解剖结构可使损伤概率减少。

（2）手术视野出血：是手术性腹腔镜手术中最常见的并发症，特别在子宫切除或重度子宫内膜异位手术中容易发生。手术者应熟悉手术操作和解剖，熟练掌握各种腹腔镜手术的能量设备及器械的使用方法。

（3）肠管损伤：可能为机械伤或烧灼伤，如情况轻，可严密观察，保守处理，如有明显损伤，应立即缝合或做部分肠切除术；如为气腹针损伤可观察，套管针损伤则将针留原位作肠修补。

（4）膀胱或输尿管损伤：膀胱损伤，如破口不大，可置保留尿管，促使自行愈合；如为机械伤，术中常立即发生漏尿，需要缝合。输尿管烧灼伤常在术后 5～10 天出现腰痛，发热，漏尿症状，视病情插入输尿管导管保守治疗或开腹作修补术。

（5）与气腹相关的并发症：如高碳酸血症、皮下气肿、气体栓塞等。皮下气肿是由于腹膜外充气或套管针切口太大或套管针多次进出腹壁使气体进入皮下所致，如术中发现胸壁上部及颈部皮下气肿，应立即停止手术，若术后患者出现上腹部及肩痛，是 CO_2 气体对膈肌刺激引起，术后数日可自然消失。气体栓塞是由于气体进入血管引起，较少见，一旦发生应停止气腹，使患者左侧卧位，以免大量气体进入肺动脉，造成大面积的肺栓塞，以长针穿出右心气体，并加压给氧，同时请相关科室协同抢救。

（6）心肌缺氧，心脏骤停：此并发症较罕见，但一旦发生十分危险，应停止麻醉，保持呼吸道通畅，急救措施为加压给氧，排空气腹，请相关科室协同抢救，如自体外或开胸作心脏，心内注射肾上腺素等。

（7）其他并发症：腹腔镜手术中电凝、切割等能量器械引起的相关并发症；腹腔镜切口疝，大于 10mm 直径的穿刺孔，其筋膜层应予以缝合。

四、胎儿镜的检查与治疗

胎儿镜是用直径 0.5～2mm 的纤细光纤内镜通过孕妇腹壁进入羊膜腔观察胎儿，进行各种相关检查或者进行必要的治疗。近年来国内已有医院陆续开展了胎儿镜的检查和治疗，取得了较好的效果。

1. 适应证

（1）胎儿体表畸形的诊断，超声诊断困难，或者高度可疑存在体表畸形，如唇腭裂、脊柱裂、外生殖器畸形、脑脊膜膨出等。

（2）胎儿组织活检，如胎儿皮肤、肌肉及脐血活检。

（3）双胎输血综合征Ⅱ、Ⅲ期治疗。

（4）单卵双胎妊娠的选择性减胎。

（5）胎儿先天性膈疝。

（6）胎儿后尿道瓣膜病变。

（7）其他的胎儿畸形，如胎儿脑积水等。

2. 禁忌证

（1）穿刺时具有先兆流产症状者。

（2）体温高于37.0℃。

（3）有出血倾向（血小板≤70×10^9/L，凝血检查有异常）。

（4）有急性盆腔炎或宫腔感染征象。

（5）无明显指征的单纯性别鉴定。

3. 检查和治疗时间　一般建议在18周后进行手术。手需要在手术室进行，采用局部麻醉或全身麻醉，孕妇取仰卧位。常规消毒腹部皮肤，根据穿刺套管直径，在下腹部脐耻之间做相应大小的皮肤切口，在B型超声引导下穿刺进入羊膜腔，先抽取羊水15mL送检，在进行相应的诊断和治疗。

4. 并发症　主要的并发症有胎死宫内、流产、早产或羊膜炎。

五、输卵管镜的检查与治疗

输卵管镜是直接探查输卵管黏膜病变的工具，能在直视下观察输卵管的通畅性和宫腔的功能状态，更准确地找到病变。同时可以松解输卵管腔内的粘连，对输卵管性不孕的诊断、治疗及确定进一步治疗方案具有指导意义。输卵管镜有两种类型：经宫腔内输卵管开口输卵管镜和经输卵管伞端输卵管镜。虽然越来越多证据表明输卵管镜技术潜在的临床价值，输卵管镜仍未被广泛采用。生产技术限制可能是一个重要原因。由于目前输卵管镜技术尚不成熟，还需要更多临床研究资料。所以这一检查新的方法仅作为选择性应用而未成为临床常规检查。

1. 适应证

（1）输卵管性不孕患者的检查和治疗。

（2）不明原因不孕。

（3）输卵管异位妊娠的检查和治疗。

（4）输卵管内配子或胚胎移植。

（5）对子宫输卵管造影有禁忌证者。

2. 禁忌证

（1）盆腔活动性感染。

（2）子宫活动性出血。

（3）严重的宫腔粘连或较大的黏膜下肌瘤。

3. 操作步骤　输卵管镜手术一般在月经中期进行，术前予抗生素预防感染。

（1）同轴型（coaxial method）：①应用宫腔镜显示输卵管开口；②引导线经输卵管开口插入输卵管直至遇上阻力或已插入15cm；③包绕着引导线的导管沿着引导线插入输卵管，其插入深度与引导线相同；④撤出引导线；⑤经导管插入输卵管镜；⑥后撤输卵管镜并逆行观察输卵管管腔图像。

（2）线性外展导管型（linear everting catheter system）是同轴型的改进型。此检查系统含内外两根导管体，在远端头部内外两根导管体与一可扩张膜相连，内外两根导管体之间导管体之间隙内液压增大时可使膜膨胀成气球。在膜内加压情况下不断往前推进内导管，牵拉相连膜使其外翻展开，膜从输卵管开口处像铺地毯式慢慢在整个输卵管腔铺开。输卵管开口可通过在内导管导入输卵管镜，这样就不需要借助宫腔镜。输卵管镜随着膜的推进而相应推进达整个输卵管腔，同样可逆行观察管内情况。

4. 并发症　最常见的并发症为输卵管穿孔。输卵管部分或全部穿孔发生率在3%～10%，无须特殊处理且无远期后遗症；输卵管镜检查失败率为16%；偶有钳夹或固定输卵管时有轻度出血，血多自止或经电凝止血。

参考文献

1. 谢幸，苟文丽．妇产科学［M］．北京：人民卫生出版社，2013.
2. 丰有吉，沈铿．妇产科学［M］．2 版．北京：人民卫生出版社，2010.
3. 徐杰，蔡昱．妇科病中西医实用手册［M］．北京：人民军医出版社，2014.
4. 李贞莹，王海华．中国百年百名中医临床家丛书妇科专家卷王云铭［M］．北京：中国中医药出版社，2013.
5. 涂冰，韦安阳．不孕不育的诊断与治疗［M］．北京：人民军医出版社，2004.
6. 王辉皪．王成荣妇科经验集［M］．北京：中国中医药出版社，2014.
7. 刘敏如，谭万信．中医妇产科学［M］．2 版．北京：人民卫生出版社，2011.